KONSERVATIVE UND OPERATIVE ORTHOPÄDIE

VON

PROFESSOR DR. JULIUS HASS

LEITER DES UNIVERSITÄTS-AMBULATORIUMS UND DER ABTEILUNG FÜR
ORTHOPÄDISCHE CHIRURGIE IM ALLGEMEINEN KRANKENHAUS IN WIEN

MIT 333 ABBILDUNGEN

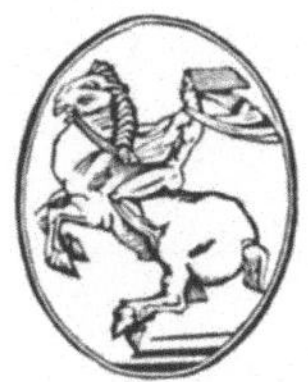

WIEN

VERLAG VON JULIUS SPRINGER

1934

ISBN 978-3-7091-9665-6   ISBN 978-3-7091-9912-1 (eBook)
DOI 10.1007/978-3-7091-9912-1

MEINEM LEHRER

ADOLF LORENZ

IN VEREHRUNG UND DANKBARKEIT

GEWIDMET

Vorwort.

Als der Verlag Julius Springer an mich mit dem Ersuchen herantrat, ein Lehrbuch der orthopädischen Therapie zu schreiben, war ich mir sehr wohl bewußt, daß auf diesem emsig bearbeiteten Gebiete eine Anzahl von vorzüglichen und umfangreichen Abhandlungen bereits vorhanden war. Wenn ich nun trotzdem der Aufforderung gerne Folge leistete, so geschah dies in der Überzeugung, daß es auch heute noch an einer kurz gefaßten, das Wesentliche hervorhebenden und den Bedürfnissen des in der Praxis stehenden Orthopäden und Chirurgen Rechnung tragenden Darstellung der orthopädischen Behandlungsmethoden mangelt. Ein solches Buch müßte vor allem eine genaue Schilderung der orthopädischen Technik und Indikationsstellung enthalten und außerdem durch klare und eindrucksvolle Abbildungen dem Leser sofort die richtige Vorstellung der geschilderten Maßnahmen übermitteln.

Mit dem vorliegenden Buche habe ich versucht, die genannten Voraussetzungen zu erfüllen, indem ich aus der Menge der zu Gebote stehenden Verfahren nur diejenigen herausgeholt habe, die von mir selbst erprobt wurden und sich andauernd bewährt haben. In diesem Bestreben war es nicht zu vermeiden, daß die Auffassungen und Methoden der LORENZschen Schule ganz besonders in den Vordergrund gerückt wurden und daß die Darstellung zuweilen eine subjektive Färbung erhielt; stützt sie sich doch hauptsächlich auf die eigenen Erfahrungen, die der Verfasser in seiner mehr als 20jährigen Tätigkeit an dem ungewöhnlich reichhaltigen und vielseitigen Material des Wiener orthopädischen Universitäts-Ambulatoriums sammeln konnte und die ihm nicht nur die Möglichkeiten, sondern auch die Grenzen und Gefahren vor Augen führten. Mit dieser persönlichen Einstellung glaube ich, dem Leser einen viel besseren Dienst zu erweisen, als wenn ich irgendwelche therapeutische Vorschläge kritiklos aufgezählt und die Auswahl ihm selbst überlassen hätte.

Mein Bemühen ging dahin, den Forderungen der Praxis in erster Linie Rechnung zu tragen. Der breiteste Raum wurde deshalb der Schilderung der Technik und Indikationsstellung gewidmet; auch die pathologische Anatomie und die Pathogenese wurden insoweit beachtet, als dies zum Verständnis der für die Therapie maßgebenden Gesichtspunkte notwendig erschien. Da man aus Fehlern lernen kann, sind diese am Schlusse jeder Behandlung besonders angeführt. Auch die so wichtige Nachbehandlung wurde eingehend berücksichtigt. Auf ausführliche Literaturangaben mußte allerdings, um den Umfang des Buches nicht über Gebühr zu erweitern, verzichtet werden. Die kurzen Hinweise auf größere zusammenfassende Arbeiten dürften genügen, um dem Leser die gewünschte Orientierung zu erleichtern.

Die Abbildungen sind, bis auf wenige Ausnahmen, durchweg Originalzeichnungen und wurden vom Maler CARL HAJEK unter meiner Kontrolle, zumeist nach dem Leben, angefertigt. Ihm sei an dieser Stelle bestens gedankt.

Zu ganz besonderem Danke bin ich dem Verlage für das verständnisvolle Eingehen auf meine Wünsche und das großzügige Entgegenkommen in bezug auf die Ausstattung des Buches verpflichtet.

Wien, im September 1934.

J. HASS.

Inhaltsverzeichnis.

Allgemeiner Teil.

Erster Abschnitt.

Zweiter Abschnitt.

Spezieller Teil.

Erster Abschnitt.

Dritter Abschnitt.

Anhang.

Allgemeiner Teil.

Allgemeine orthopädische Technik.

A. Orthopädische Ausrüstung.

Wer Orthopädie betreiben will, muß über das nötige Rüstzeug verfügen. Unbedingt notwendig sind:

1. *Ein einfacher Holztisch* mit einer Tischplatte aus Hartholz, dessen Maße aus Abb. 1 ersichtlich sind. Dieser Holztisch eignet sich sowohl zum Anlegen von Gipsverbänden als auch für alle Arten von Redressionen und Operationen und hat gegenüber jedem aus Metall gefertigten Universaltisch den Vorzug, daß er *nicht federt*. Die etwa erforderlichen Hilfsapparate können an ihm mittels Klammern befestigt werden.

2. *Die* LORENZ*sche Beckenstütze* (Abb. 2). Sie besteht aus einer Fußplatte, die an der Schmalseite des Tisches angeschraubt wird, und einer viereckigen Führungshülse, in welcher die herzförmige

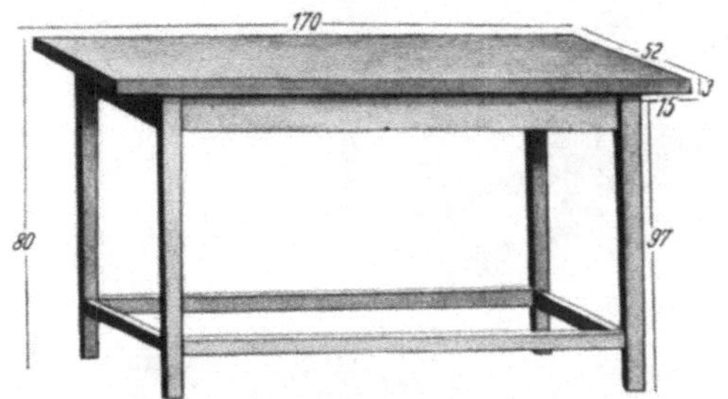

Abb. 1. Einfacher Holztisch zum Anlegen von Gipsverbänden und zur Vornahme von orthopädischen Operationen. Die verschiedenen Apparate können an der Tischplatte festgeschraubt werden.

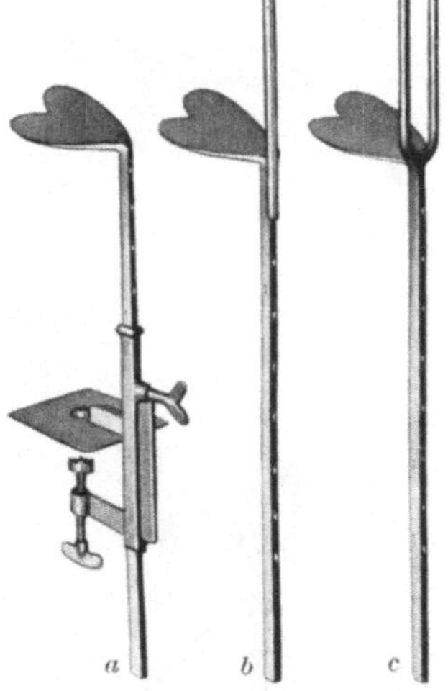

Abb. 2. LORENZsche Beckenstütze. *a* ohne Dorn, *b* mit einfachem Dorn, *c* mit doppeltem Dorn.

Stützplatte in beliebiger Höhe mittels einer Schraube festgestellt werden kann. Diese Stützplatten sind in drei Größen vorhanden und sind entweder ohne oder mit einem Dorn versehen. Die Beckenstütze mit Dorn wird überall dort verwendet, wo ein Längszug ausgeübt werden soll; wenn der Patient nur unterhalb des Beckens gestützt werden soll, wie beim einfachen Coxitisverband, genügt die Beckenstütze ohne Dorn. In letzter Zeit wenden wir, entsprechend den beiden Sitzknorren, nur Beckenstützen mit *doppeltem* Dorn an. Die Beckenstütze und Dorne müssen vor jedem Gebrauch gut gepolstert und mit einer sterilen Mullbinde umwickelt werden, da sonst Übertragung von Krankheitskeimen möglich ist. Zur Beckenstütze gehört noch ein einfaches VOLKMANNsches Bänkchen als Auflage für Schultern und Kopf (Abb. 3). Eine eigene Kopfstütze hiezu ist nicht notwendig.

3. *Der* LORENZ*sche Hüftredresseur* (Abb. 4). Der Apparat gestattet die Einstellung von Hüft- und Kniegelenk bis zur Vollendung des fixierenden Verbandes. Er besteht aus einer Beckenstütze mit doppeltem Dorn, wie vorher

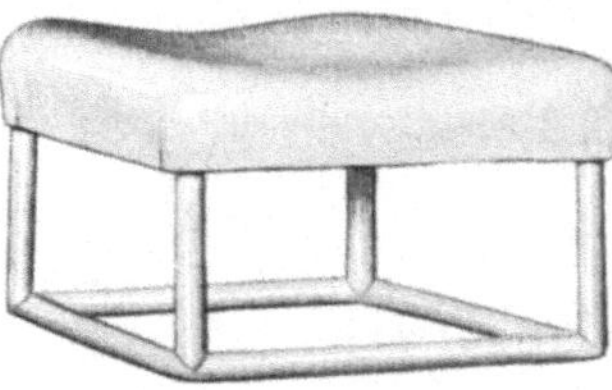

beschrieben, nur mit kräftigem Stangen- und
Zahngetriebe. An der Basis derselben ist eine
Führungshülse mit Zahngetriebe befestigt, in die
eine Längsstange verschieblich eingerichtet ist,
die an ihrem rechtwinkelig aufgebogenen Ende
einen halbkreisförmigen Bogen trägt. An diesem
Bogen werden die Fußteile befestigt. Diese Fußteile, die in letzter Zeit von uns wesentlich verbessert wurden, lassen den Fuß nach allen
Richtungen hin, sowohl dorsal und plantar, als

Abb. 3. Verbandbänkchen zur
Stütze von Kopf und Schultern.

auch im Sinne der Außen- und Innenrotation einstellen. Der Längszug wird
durch Betätigung der Hauptflügelschraube bewirkt. Die Fußteile sind auf der
Bogenstange verschieblich, so daß dem Hüftgelenk ein beliebiger Grad von

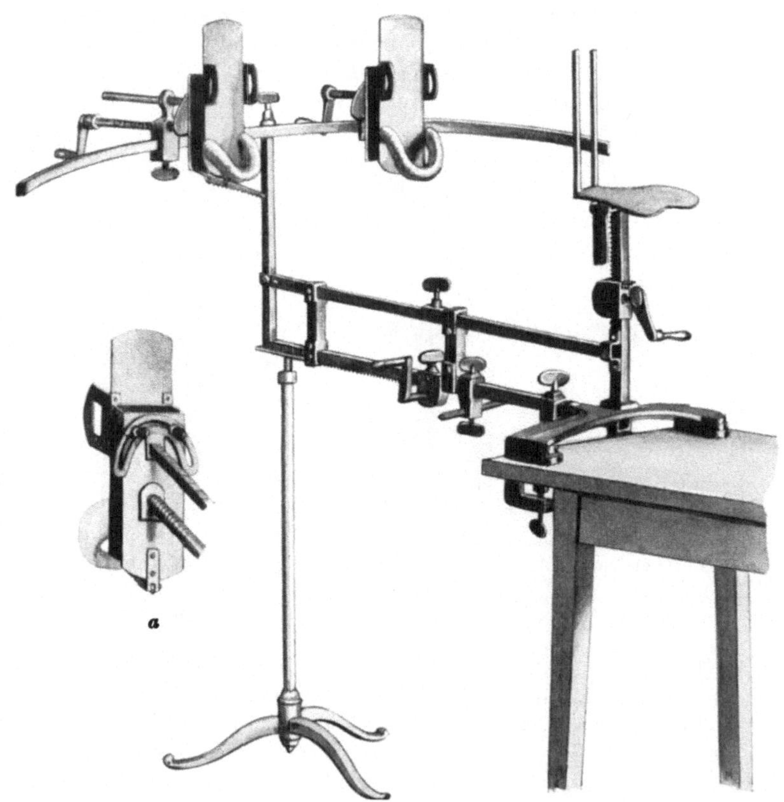

Abb. 4. Hüftredresseur nach LORENZ zur Streckung des Hüft- und Kniegelenkes und zum Anlegen
von Verbänden. Neuestes Modell mit allseitig verstellbaren Fußteilen. *a* Fußteil von vorne gesehen.

Abduktion und Adduktion gegeben werden kann. Durch gleichzeitigen Zug
und Druck mit der Schraubenkurbel an den Fußteilen kann das Becken je nach
Bedarf in frontaler Richtung verschoben und auf diese Weise eine Beckenhälfte
gesenkt oder gehoben werden. Der Grad der Beugung und Streckung der Hüfte
wird hingegen durch Heben oder Senken der Beckenstütze reguliert. An Quer-

und Winkelstangen, die an der Längsstange befestigt werden, kann mittels Bindezügels auf das Kniegelenk ein Zug in seitlicher Richtung oder nach unten und oben ausgeübt werden. Der ganze Apparat kann an jedem beliebigen Tisch mittels Befestigungsschrauben fixiert werden. Der LORENZsche Hüftredresseur ist jedenfalls viel einfacher und handlicher als jene Vorrichtungen, die mit dem Operationstisch fix verbunden sind und erst mittels eines komplizierten Mechanismus zum Vorschein kommen.

4. *Die* LORENZ*sche Extensionsschraube.* Sie besteht aus einer Schraubenspindel mit

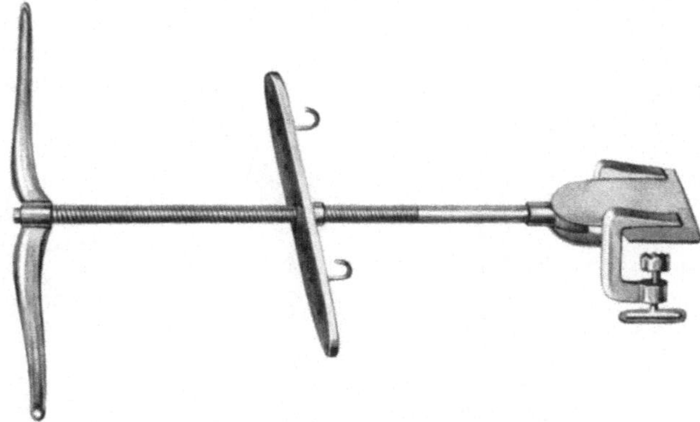

Abb. 5. Die LORENZsche Extensionsschraube.

einem beweglichen Querstück und wird an der Schmalseite des Tisches befestigt (Abb. 5). Die Schraube ist ein sehr wirksames Instrument und wird zu dem Zwecke verwendet, einen besonders starken Zug auf Hüfte

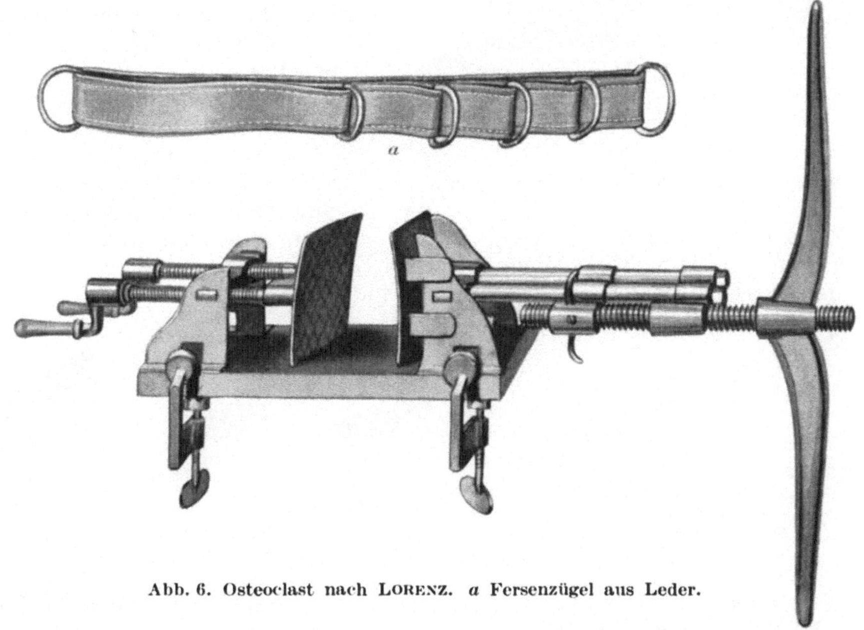

Abb. 6. Osteoclast nach LORENZ. *a* Fersenzügel aus Leder.

und Schenkel in der Längsrichtung auszuüben. Der Fuß wird mittels Wollsträhnen an dem Querstück befestigt. Der Gegenzug erfolgt durch ein zusammengelegtes Leintuch, das um die Hüftbeuge geschlungen und am oberen Ende des Tisches festgebunden wird. Die Haut der Knöchelgegend muß durch Umwickeln mit einer Kompresse entsprechend geschützt werden, weil sonst Hautabschürfungen entstehen können. Der Zug ist ein äußerst intensiver, kann aber im gegebenen Moment sofort nachgelassen werden. Der Wert der Schraube liegt

vor allem in der langsamen und dosierbaren Zugwirkung, die sich mit jeder
Schraubenwindung steigert und zur vorhergehenden addiert.

5. *Der Osteoclast nach* Lorenz (Abb. 6). Er findet bei der Korrektur von
Fußdeformitäten Verwendung überall dort, wo die menschliche Kraft für diesen
Zweck allein nicht ausreicht. Er besteht aus einem Fixationsteil, nämlich
zwei mit Gummiplatten versehenen Metallbacken, die den Unterschenkel gut fixieren, und aus der Schraube. Durch Drehen der Schraube kann vermittels Ledergurten oder eines zusammengelegten dreieckigen Tuches ein langsamer, aber energisch wirkender Zug auf den Fuß im Sinne der Umformung ausgeübt werden.

6. *Der Kompressionsosteoclast nach* Hass (Abb. 7). Er stellt eine Ergänzung des Lorenzschen Osteoclasten dar und dient vorzugsweise zur Korrektur des Hohlfußes und der Inflexionskomponente des Klumpfußes. Er besteht aus drei gegenüberstehenden gepolsterten Keilen, die durch einen Exzenterhebel betätigt werden. Der Exzenterhebel gestattet eine beliebige Steigerung des Druckes in rhythmischen Traktionen und ein sofortiges Nachlassen desselben, so daß das manuelle Redressement in vollkommener Weise nachgeahmt wird.

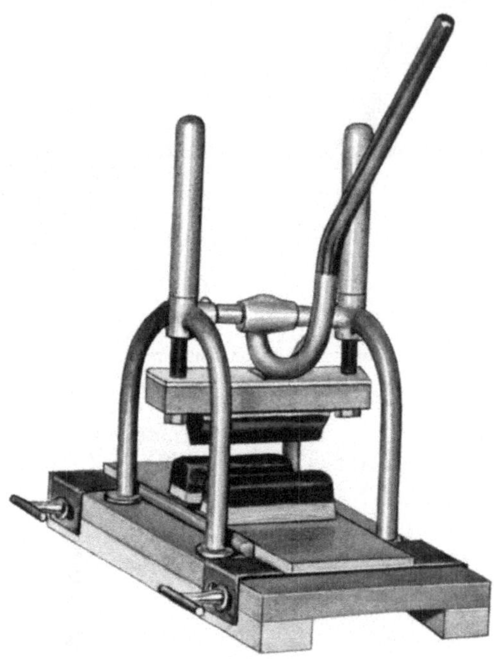

Abb. 7. Kompressionsosteoclast nach Hass.

7. Eine Steigerung der Hebelwirkung bezweckt auch das *Redressionsbrett*
nach Schulze (Abb. 8). Es sind zwei durch Doppelscharniere miteinander verbundene Bretter, die bei der Korrektur des Spitzfußes Verwendung finden, indem

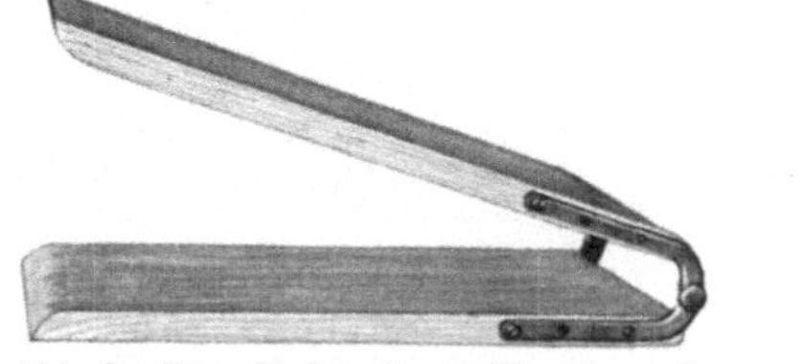

Abb. 8. Das Redressionsfußbrett nach
SCHULZE.

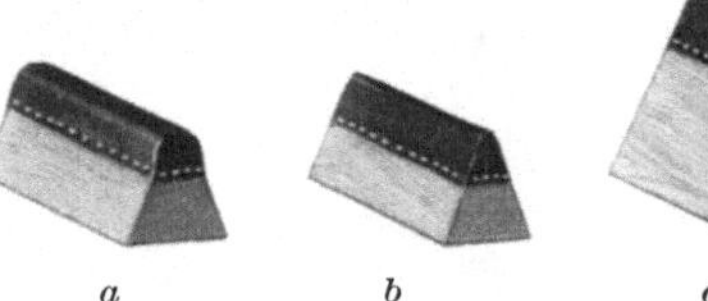

Abb. 9. Gepolsterte Holzkeile von verschiedener
Form und Größe. *a* stumpfer, *b* und *c* scharfer Keil.

der Fuß zwischen die beiden Bretter gelegt und durch Druck gegen die Fußsohle korrigiert wird. Die Haut muß mittels Gummiplatten geschützt werden.

8. Man benötigt ferner mehrere gepolsterte *Holzkeile* von verschiedener
Form und Größe (Abb. 9).

9. Zur orthopädischen Ausrüstung gehört außerdem eine *Suspensionsvorrichtung* zur Streckung der Wirbelsäule. Wir verwenden ein Rahmengestell
aus Eisenröhren, das in der Wand und im Fußboden eingelassen ist. Das Hochziehen des Patienten erfolgt mittels Flaschenzuges und einer Glissonschen
Kopfschlinge. Das Gerüst kann auch mit Scharnieren versehen und an die

Wand aufklappbar hergestellt werden, was namentlich bei Raummangel besonders empfehlenswert ist (Abb. 10).

10. Jeder größere orthopädische Betrieb sollte ferner mit einer *transportablen Röntgeneinrichtung* ausgestattet sein, die die Möglichkeit bietet, einerseits die Röntgenuntersuchungen am Krankenbett selbst, anderseits unmittelbar auf dem

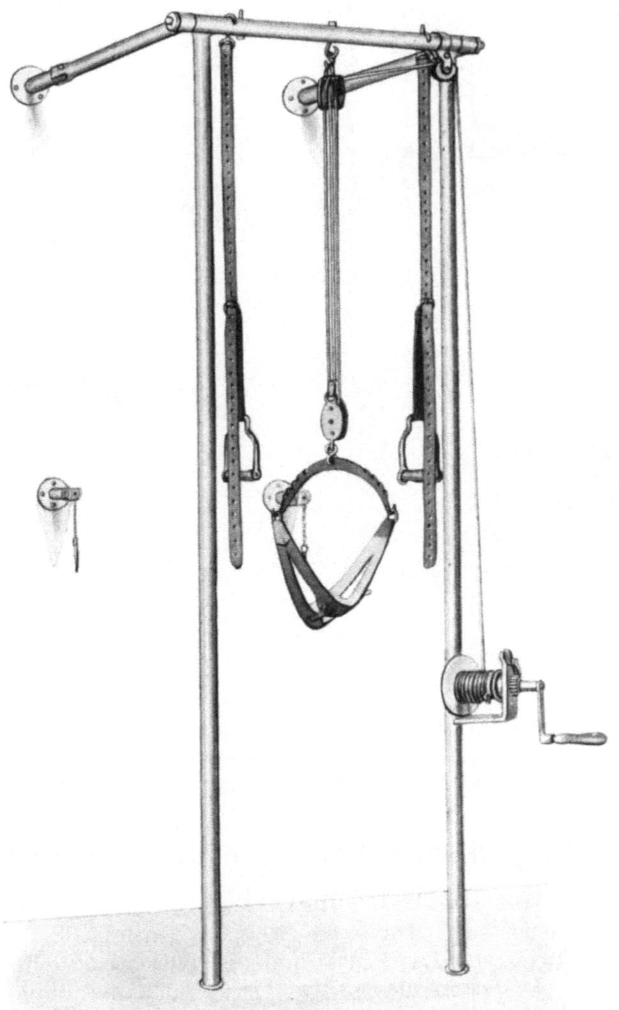

Abb. 10. Suspensionsgerüst zur Streckung der Wirbelsäule mit Flaschenzug, Bügel und GLISSONscher Kopfschlinge, an die Wand aufklappbar.

Operationstisch während der Operation oder auf dem Gipstisch vorzunehmen (Abb. 11). Der in unserer Klinik in Verwendung stehende Apparat ist ein fahrbarer, mit Hochspannungsleitung versehener Diag-Apparat, der in der Lage ist, Spannungen bis zu 85 kV abzugeben und die Röntgenröhre bis zu 30 mA zu belasten. Mit diesem Apparat erhält man nicht nur ein gutes Durchleuchtungsbild der Hüfte und der Wirbelsäule, sondern man kann auch durch den Gipsverband klare Bilder erzielen. Der Apparat bedient auch ein in den einfachen

Holztisch eingebautes Untertischdurchleuchtungsgerät, das speziell bei orthopädischen Operationen Verwendung findet und Durchleuchtung und Aufnahme des liegenden Patienten von unten nach oben gestattet. Der Tisch ist allseits verschalt, um ein zufälliges Berühren stromführender Leitungen zu vermeiden.

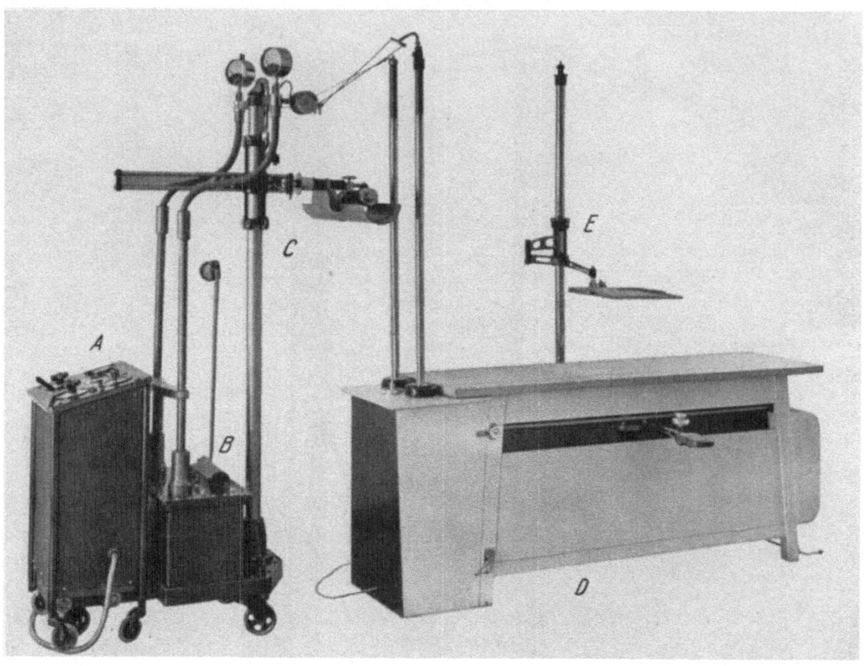

Abb. 11. Fahrbarer Röntgenapparat für Aufnahmen und Durchleuchtungen während der Operation. *A* Schalttischchen, *B* Öltransformator, *C* Röhrenstativ, *D* Untertischröhre, *E* Leuchtschirmträger.

Ein besonderer Leuchtschirmhalter läßt sich bequem an den Untersuchungstisch heranbringen und in jeder gewünschten Lage einstellen. Bei blutigen Operationen muß der Leuchtschirm auf der Unterseite steril abgedeckt werden [1].

B. Orthopädische Verbände und Apparate.

1. Der Gipsverband.

Der Gipsverband ist nach HOFFA die Seele der Orthopädie. Es gibt in der Tat kein besseres Mittel, eine Extremität in der gewünschten Stellung zu fixieren als den Gipsverband. Schon die leichte Beschaffung, die Billigkeit und der Umstand, daß er sofort gebrauchsfähig ist, sichert ihm den Vorzug vor allen anderen Fixationsarten.

Allerdings, wenn der Gipsverband seinen Zweck ganz erfüllen und zu keinerlei Störungen Anlaß geben soll, dann muß er auch *richtig* angelegt werden. Die Beherrschung der Gipsverbandtechnik ist daher eine der hauptsächlichsten Voraussetzungen zur orthopädischen Betätigung.

Wie wird ein Gipsverband richtig angelegt? Dazu braucht man vor allem Gipsbinden, das sind Mullbinden, in die der Gips gleichmäßig eingestrichen ist.

---

[1] Sämtliche hier angeführten Apparate sind von der Fa. Esterlus, Wien IX, Mariannengasse 2 zu beziehen. Der Röntgenapparat ist ein Modell der Fa. Otto Sommer, Wien VII, Richtergasse 12.

Man kommt mit drei Breiten, 8—14—20 cm und 5 m Länge aus. Die Gipsbinden werden jedesmal *frisch* hergestellt [1].

Herstellung der Gipsbinden. Man nimmt ein rechteckiges Kistchen, in das ein Brett schräg eingelegt ist. Während man mit der einen Hand die Mullbinde um ein Holzstäbchen gleichmäßig aufrollt, wird mit der anderen Hand der in der Kiste befindliche Gips gleichmäßig eingestrichen (Abb. 12). Man verwendet nur besten Alabastergips. Es soll nur soviel Gips eingerieben werden, daß die Maschen der Mullbinde mit Gips gefüllt sind. Zuviel Gips darf nicht aufgehäuft werden, weil sonst beim Einlegen der Binde in Wasser dicke Gipsklumpen entstehen. Auch dürfen die Binden nicht zu fest gewickelt sein, damit sie sich leicht mit Wasser vollsaugen können. Bei einiger Übung ist man mit dem Einstreichen des Gipses schnell fertig. Das Gipseinstreichen der Binden soll jedesmal frisch vorgenommen werden; die Gipsbinden dürfen keinesfalls länger als 2—3 Tage aufbewahrt werden, da der Gips leicht Feuchtigkeit anzieht und dann nicht mehr erhärtet. Man bewahrt die Gipsbinden am besten in Blechkisten auf.

Außer den Gipsbinden braucht man zum Anlegen eines Gipsverbandes *Trikotschläuche* von 8—14—20 cm Breite, ferner zur Polsterung nichtentfettete, geleimte *Tafelwatte* (nicht die BRUNSsche Watte, die sich nicht anziehen läßt) und schließlich Calicotbinden von verschiedener Breite [2].

Anlegen des Gipsverbandes. Wenn keine Hautwunde besteht, wird über die betreffende Gliedmaße ein Trikot-

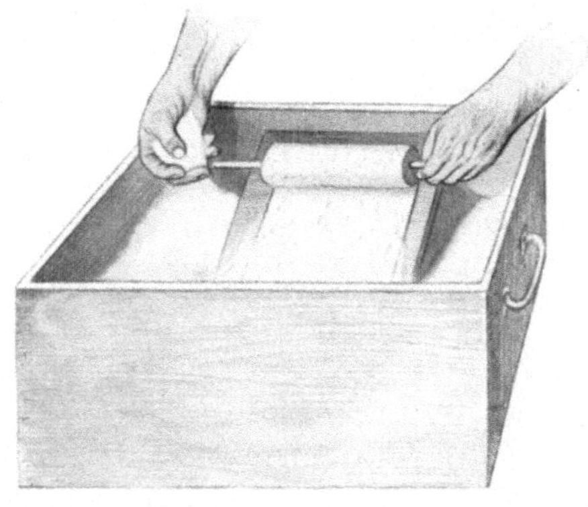

Abb. 12. Anfertigung der Gipsbinden. Während die eine Hand die Mullbinde aufrollt, wird mit der anderen der Gips eingestrichen.

schlauch von entsprechender Breite gezogen. Für den Arm genügt ein 8 cm breiter Schlauch, für das Bein ein Schlauch von 14 cm Breite, für den Rumpf von 20 cm Breite. Für die Hüfte muß eine Trikothose angefertigt werden, indem man ein Stück des Trikotschlauches schlitzt und mit einem ebenso geschlitzten Stück zusammennäht. Der Trikotschlauch hat den Zweck, die Haut zu schonen, das Jucken durch die Watte zu verhindern, außerdem nimmt er den Schweiß auf und verhindert das Zusammenballen der Watte zu dicken Knäueln. Ferner werden in den Trikotschlauch „Kratzbändchen" aus einfachen Calicotbinden eingelegt, mit welchem die Haut nach dem Erstarren des Verbandes durch Hin- und Herziehen gescheuert und trocken gereinigt werden kann. Über dem Trikotschlauch wird die geleimte Tafelwatte in einfacher Lage gleichmäßig umwickelt. Die geleimte Watte gestattet einen gewissen Zug, so daß dieselbe gut angeschmiegt liegt. Es ist durchaus nicht

---

[1] Die in den Handel gebrachten *gebrauchsfertigen* Gipsbinden *(Cellonabinden)* haben sich in der Praxis gut bewährt, sind jedoch wegen des hohen Preises nur in beschränktem Maße verwendbar.

[2] Der *ungepolsterte* Gipsverband, in der modernen Frakturenbehandlung vielfach erprobt, ist in der orthopädischen Technik vor allem wegen der Gefahr eines Decubitus oder einer Zirkulationsstörung sehr gewagt. Der durch die Polsterung bedingte elastische Zwischenraum ist gerade wegen der oft auftretenden Schwellungen und der manchmal notwendigen Nachkorrekturen sehr erwünscht. Ausschneiden von Fenstern, Spalten und Abnehmen des Verbandes sind beim gepolsterten Gipsverband viel einfacher als beim ungepolsterten. Wenn man übrigens nur eine *dünne* Wattelage nimmt, dieselbe mit der Calicotbinde fest anzieht und die Haftflächen im Gips gut ausmodelliert, dann fixiert der gepolsterte Gipsverband ebenso sicher wie der ungepolsterte, ohne daß ihm die Nachteile des letzteren anhaften.

notwendig, dickere Wattelagen zu verwenden. Nur die vorstehenden Knochenteile, welche gegen Druck empfindlich sind (Spinae, Kreuzbein, das Fibula-
köpfchen, Ferse usw.), müssen wegen Decubitusgefahr durch Auflegen von
Wattepölsterchen noch besonders geschützt werden (Abb. 13). Nunmehr wird
mittels einer Calicotbinde die Wattelage befestigt. Die Calicottouren müssen
fest angezogen werden und sollen glatt und faltenlos liegen.

Die Gipsbinden werden in eine mit warmem Wasser von etwa 40—50⁰ halb-
gefüllte Gipswanne eingelegt. Will man, daß der Verband rasch erhärtet, dann

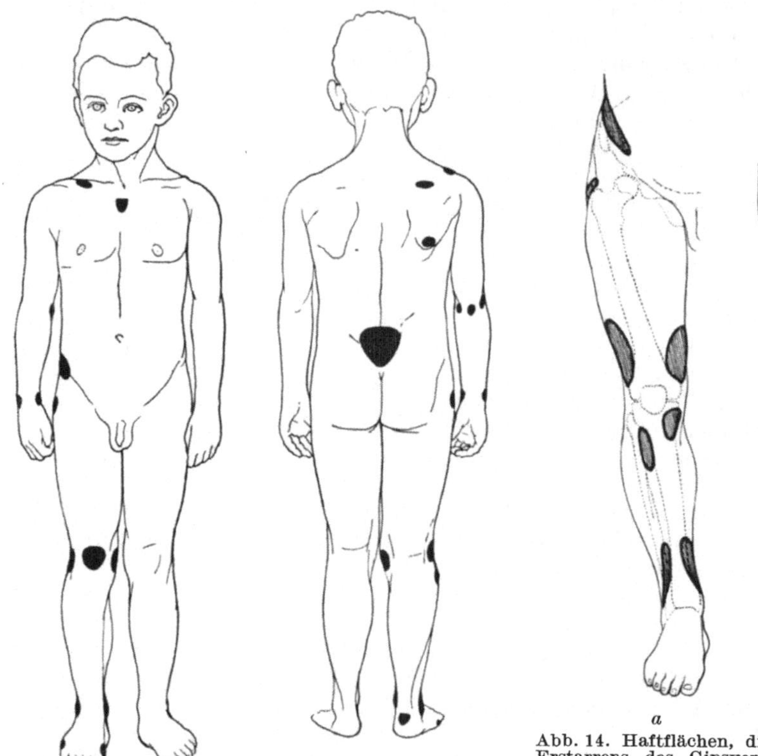

Abb. 13. Die Stellen, die gegen Druck besonders empfindlich sind und daher durch Wattepölster geschützt werden
müssen. (Nach LANGE.)

Abb. 14. Haftflächen, die während des
Erstarrens des Gipsverbandes herausmodelliert werden müssen und dem Verband den nötigen festen Sitz verleihen.
a untere Extremität von vorn, *b* von
rückwärts.

setzt man zu dem Wasser eine Handvoll Alaun oder Kochsalz hinzu. Bei
größeren Verbänden darf kein Zusatz verwendet werden, weil sonst die einzelnen
Lagen zu früh erhärten und sich nicht gut miteinander verbinden. Man legt
am besten drei Binden zu gleicher Zeit ein und wartet solange, bis keine Luft-
blasen mehr aufsteigen. Das ist das Zeichen, daß der Gips durch und durch
mit Wasser getränkt ist. Beim Herausnehmen fühlt sich die Binde ganz weich
an. Die Gipsbinden werden in gleichmäßigen Touren ebenso wie die Calicotbinden angelegt. Von der ersten Gipsbinde schneidet man den ersten Meter
ab, da gewöhnlich dieser Teil der Binde keinen Gips enthält. Bei den nächsten
Binden ist das nicht mehr notwendig. Zur Verstärkung des Gipsverbandes
werden Longuetten (Pflaster) verwendet, die auf einer Glasplatte aus je einer
Gipsbinde hergestellt werden. Für ein gewöhnliches Pflaster genügt eine sechs-
fache Lage, für ein Sohlenpflaster eine achtfache. Diese Gipslonguetten werden
bei den ersten Bindentouren auf den entsprechend zu verstärkenden Stellen

aufgelegt. Der Gipsverband soll nicht gleichmäßig dick sein, sondern nur dort verstärkt werden, wo er mehr beansprucht wird, das ist an den hinteren Flächen, an den Gelenkverbindungen usw. Besonders stark muß das Sohlenpflaster sein, das leicht durchgetreten und bröckelig wird. Während des Erstarrens des Verbandes werden gewisse *Haftflächen* des Verbandes ausmodelliert, z. B. am Sitzbein, über dem Trochanter major, oberhalb der Kondylen des Femurs, oberhalb und unterhalb der Malleolen, längs des Darmbeinkammes usw. (Abb. 14 und 15). Das Ausmodellieren der Haftflächen ist von großer Wichtigkeit, weil dadurch der feste Sitz des Verbandes gesichert und ein Verschieben und Drehen im Verbande unmöglich ist. Zum Schlusse wird durch Übergießen mit kaltem Wasser die Oberfläche des Verbandes geglättet. Will man den Gipsverband besonders widerstandsfähig machen, dann empfiehlt es sich, Schusterspäne oder seitlich CRAMER-Schienen zwischen die Gipsschichten einzulegen, die sich mit dem Gips zu einem besonders

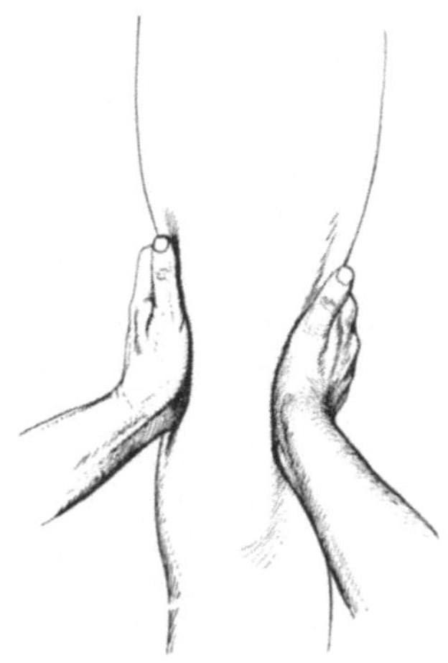

Abb. 15. Anmodellieren der Haftflächen beim Knieverband.

festen Gefüge vereinen, nur muß der Gips zwischen den Speichen der CRAMER-Schiene gut eingestrichen werden, damit keine Hohlräume entstehen. Nach dem Erstarren des Gipsverbandes, das gewöhnlich in

einigen Minuten vollzogen ist, werden die Ränder zurechtgeschnitten und leicht aufgebogen. Man schneidet über dem Knie die Patella kreisförmig aus, damit dort kein Decubitus entsteht und das „Spiel" der Patella ermöglicht wird; die Streckseite der Finger und Zehen muß stets frei bleiben, einerseits um die Zirkulation kontrollieren zu können, andererseits um die Bewegungen der Finger und Zehen nicht zu behindern; doch soll an der Beugeseite der Verband stets bis zu den Spitzen der Finger und Zehen reichen, da sonst leicht eine Beugekontraktur der Endglieder entsteht. 24 Stunden lang muß man den Verband offen liegenlassen, damit er gänzlich austrocknet. Innerhalb dieser Zeit bleibt er noch nachgiebig und kann leicht einbrechen. Man vermeide daher am ersten Tage das Sitzen oder Aufstützen im Verbande. Ist der Verband vollständig trocken, dann wird das Trikot über die Ränder umgeschlagen, miteinander vernäht, so daß keine Gipsbröckel in den Verband gelangen können, und der Verband bleibt rein.

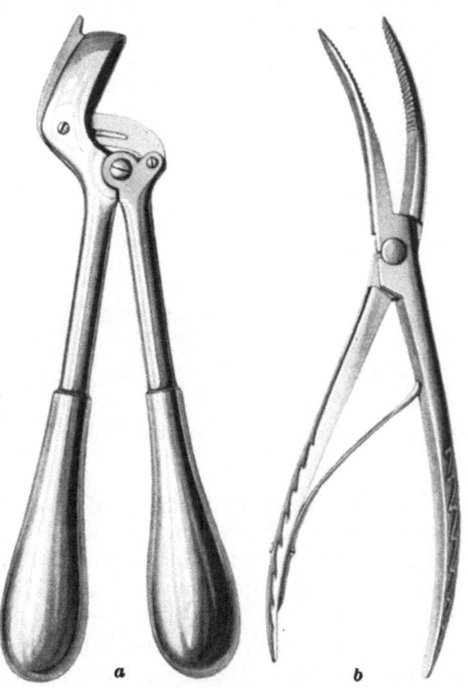

Abb. 16. Instrumente zum Abnehmen des Gipsverbandes. *a* STILLEsche Gipsschere, *b* Krokodilzange zum Aufbiegen der Ränder.

Ausgiebigen Gebrauch machen wir ferner von kombinierten Verbänden, vom Blaubinden-Gips oder Zinkleim-Gips.

Der **Blaubinden-Gips** wird wegen seines leichten Gewichtes insbesondere für die obere Extremität (Ellbogen, Handgelenk) gerne verwendet. Es wird an der Beugeseite eine Gipslonguette angelegt, die mit ein oder zwei Blaubinden befestigt wird.

Der **Zinkleim-Gips,** von PITZEN in die Verbandtechnik eingeführt, findet insbesondere bei der unteren Extremität Anwendung. Der aufgekochte Zinkleim

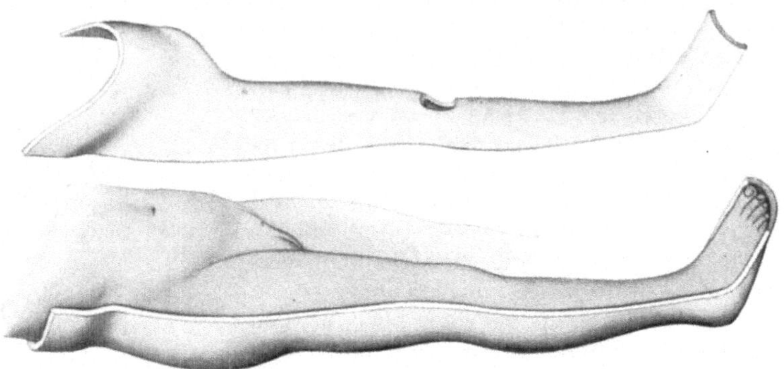

Abb. 17. Deckelförmig abnehmbarer Gipsverband für die untere Extremität.

wird direkt auf die Haut aufgetragen und darüber eine Mullbinde gewickelt, die wieder mit Zinkleim bestrichen wird. Man verwendet im ganzen etwa drei Lagen Mullbinden-Zinkleim, dann werden über den Zinkleimverband 1 oder 2 Touren Gipsbinden gelegt. Der Zinkleimverband soll den Gipsverband oben und unten um 2 cm überragen. Der Zinkleim-Gips eignet sich besonders zur Fixation des Kniegelenkes, weil er fest an der Haut haftet und das Rutschen und Drehen des Verbandes verhindert.

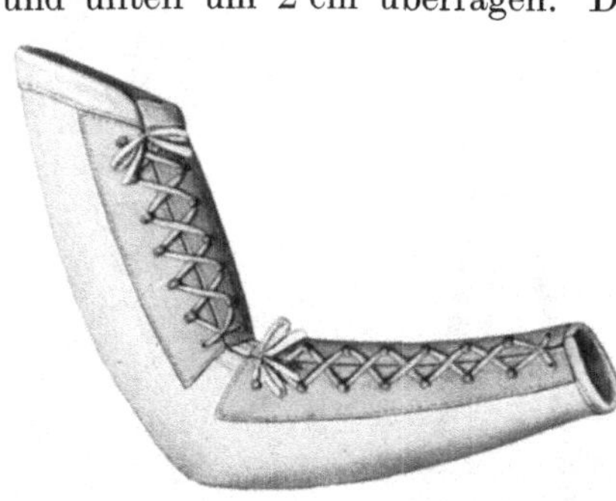

Sowohl Blaubinden-Gips als auch Zinkleim-Gips können durch Schusterspäne verstärkt werden.

Das Abnehmen des Gipsverbandes geschieht durch Aufschneiden mit der STILLEschen Schere und durch Aufbiegen der Ränder mit der Krokodilzange (Abbildung 16 a und b). Das Ausschneiden einzelner Stellen kann man sich dadurch erleichtern, daß man die betreffenden Stellen vorher mit Essig erweicht.

Abb. 18. Ellbogenverband, abnehmbar mit Schnürung versehen.

Eine besondere Bedeutung bekommt der Gipsverband, wenn man ihn *abnehmbar* gestaltet. Man schneidet den Verband deckelförmig auf und erhält zwei Schalen, die mittels einer Calicotbinde oder mit mehreren Riemen wieder geschlossen werden können (Abb. 17). Oder die Ränder werden mit einer Vorrichtung zum Schnüren versehen und man gewinnt auf diese Weise eine abnehmbare Gipshülse (Abb. 18). Dadurch hat man die Möglichkeit, Wunden zu kontrollieren, Massagen und Übungen vorzunehmen, die Extremität zu bestrahlen usw.

Ein großer Fortschritt in der Technik des Gipsverbandes besteht darin, daß man gelernt hat, die Gipsverbände auch *beweglich* zu machen. Es geschieht dies dadurch, daß man den Verband an der Stelle des Gelenkes entsprechend ausschneidet und Gelenkscharniere aus Stahl eingipst (Abb. 19).

Der Gipsverband kann nicht nur zur Fixation, sondern auch zur *Entlastung* eines Gelenkes der unteren Extremität verwendet werden. Es geschieht dies dadurch, daß man den Verband am Sitzknorren gut anmodelliert und statt des Fußteiles einen *Gehbügel* eingipst (Abb. 20). Der Gehbügel ist aus einfachem Bandeisen hergestellt und trägt eine mit Leder überzogene Fußplatte. Diese Platte muß so weit unter den Fuß herunterreichen, daß derselbe freischwebend ist. Dadurch wird die Belastung am Sitzknorren aufgefangen, dessen Haut relativ unempfindlich ist, und der Kranke ist dann imstande, mit einem derartigen Verbande zu gehen, ohne das Bein zu belasten.

Fehler und Gefahren des Gipsverbandes. So segensreich sich im allgemeinen der Gipsverband in der Hand des Geübten und Erfahrenen gestaltet, ebenso qualvoll und unerträglich kann er werden, wenn der Arzt mit der Technik desselben weniger vertraut ist und es an der nötigen Sorgfalt beim Anlegen des Verbandes sowie bei der weiteren Beobachtung fehlen läßt.

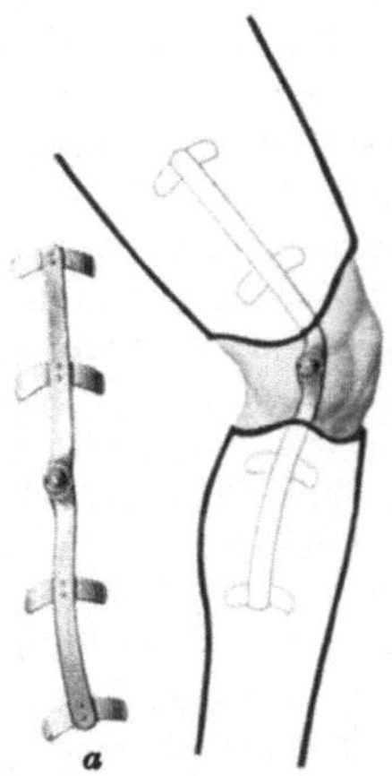

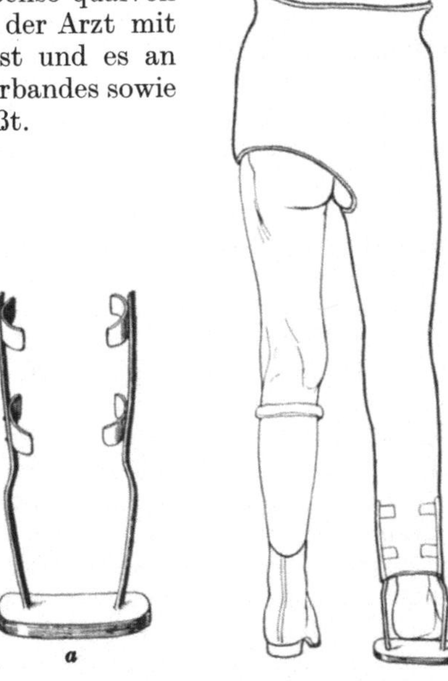

Abb. 19. Knieverband mit eingegipsten Stahlscharnieren, um das Kniegelenk beweglich zu machen. *a* Stahlscharnier zum Eingipsen.

Abb. 20. Entlastungsverband der Hüfte mit Gehbügel nach LORENZ. *a* Gehbügel zum Eingipsen.

Fehler beim Anlegen des Gipsverbandes sind:

α) Der Gipsverband ist zu *kurz*. Die Folgen sind: Schwellung, fortdauernde Schmerzhaftigkeit im erkrankten Gelenk; bei stark atrophischem Oberschenkel kann es zu einer suprakondylären Schaftfraktur infolge Abbiegung am unteren Ende des Verbandes kommen. Wenn ein Gelenk sicher fixiert werden soll, dann muß der Gipsverband bis zu den nächstbenachbarten Gelenken reichen, z. B. beim Kniegelenk bis zum Trochanter major nach oben und bis zu den Malleolen nach unten. Ja, bei besonders schmerzhaften Gelenkprozessen, z. B. tuberkulöser oder gonorrhoischer Arthritis, muß man, um das Gelenk vollkommen ruhig zu stellen und die doppelgelenkigen Muskeln auszuschalten, auch die benachbarten Gelenke in den Verband mitnehmen. So ist es oft notwendig, bei einer schmerzhaften Coxitis wenigstens im Anfangsstadium das Kniegelenk mitzufixieren und sogar den Fuß mit in den Verband einzubeziehen, um jede Bewegung, auch die Drehbewegung zu verhindern.

β) Der Gipsverband ist zu *locker* angelegt. Dann tritt Verschiebung auf, die Gipshülle dreht sich um die Extremität und es setzen Schmerzen ein. Die Ursache des lockeren Gipsverbandes liegt meist darin, daß die Wattepolsterung zu dick ist und die Haftflächen zu wenig ausmodelliert sind.

Die **Gefahren** des Gipsverbandes sind:

α) Der *Decubitus*. Er entsteht an vorspringenden Knochenteilen, wenn dieselben durch Auflegen von Wattepolsterchen nicht geschützt werden. Besonders gefährdet in dieser Hinsicht ist die Ferse. Man verabsäume daher bei Fußverbänden nie, die Ferse durch Auflegen eines dicken Wattepolsters hohl zu legen. Der Decubitus kündigt sich durch eine intensive Schmerzhaftigkeit an der Druckstelle an. Wenn der Patient andauernd jammert, dann hat er meist recht. Man verliere keine Zeit mit Beruhigungsmitteln und Beschwichtigungen, sondern schneide den Verband an dieser Stelle, die man mit Essig aufgeweicht hat, bis auf die Haut aus. Ein kleines Fenster schadet dem Verband gar nichts, hingegen nimmt die Abheilung eines Druckgeschwürs oft viele Monate in Anspruch.

β) Besonders und mit Recht gefürchtet sind die *Zirkulationsstörungen* im Gipsverband. Sie sind die Folge eines zu engen Verbandes oder einer nachträglichen Schwellung der Extremität. Man kontrolliert die Zirkulation an den Fingern und Zehen; deshalb müssen dieselben auf der Streckseite stets vom Verband freibleiben. Maßgebend sind Farbe, Temperatur, Gefühl und Beweglichkeit der Finger und Zehen. Sind dieselben schön rosa gefärbt und warm, sind Sensibilität und Motilität ohne Störung, dann ist die Zirkulation in Ordnung. Zirkulationsstörungen können aber auch nachträglich infolge zunehmender Schwellung der Extremität auftreten. Es ist daher ein striktes Gebot, Finger und Zehen immer wieder auf das Genaueste zu kontrollieren. Ambulante Kranke sind nachdrücklichst auf die Gefahren des Gipsverbandes aufmerksam zu machen[1].

Sind die Finger oder Zehen geschwollen, blau oder gar blaß, treten Sensibilitäts- und Motilitätsstörungen auf, dann muß der Verband sofort der ganzen Länge nach bis auf die Haut gespalten werden. Auch durch einen zirkulären Strang der Calicotbinde oder Watte kann die Zirkulation der Haut gestört werden. Gehen die Erscheinungen im Verlaufe einer halben Stunde nicht vollständig zurück, dann muß der Verband unbedingt deckelförmig abgenommen oder eventuell ganz entfernt werden. Es gibt kein größeres Unglück, als wenn infolge eines zu engen Verbandes eine Extremität abstirbt. In den Fällen, wo eine nachträgliche Schwellung der Extremität zu erwarten ist, z. B. nach Redressionen u. dgl., ist der Verband von vornherein der Länge nach zu spalten oder es wird ein Fenster ausgeschnitten, das bis auf die Haut reicht. Zur Vermeidung eines Fensterödems wird das Fenster mit einem Wattebausch verschlossen.

2. Der Quengelgipsverband.

Schon MIKULICZ hat die Quengelmethode zur Streckung des Kniegelenkes in der Weise verwendet, daß er das Kniegelenk frei ließ und an der Streckseite des Ober- und Unterschenkels je einen Hacken eingipste, die er mit einer Schnur verband und mittels eines Quengelstabes zusammenzog. Aber erst MOMMSEN[2] hat die Methode entsprechend ausgebaut und für die orthopädische Praxis brauchbar gemacht. Heute stellt die Quengelmethode einen der bedeutendsten Fortschritte auf dem Gebiete der Orthopädie dar, denn sie bietet die Möglichkeit, einen großen Teil der Kontrakturen auf *konservativem* Wege völlig schmerzlos und sicher zu beheben. Sie ist die Methode der Wahl bei Kontrakturen nach Polyarthritis rheumatica, aber auch bei solchen nach Frakturen und Lähmungen,

---

[1] Jeder Ambulanzschein unserer Station trägt auf der Rückseite den Vermerk:

„Die Patienten, welche erstarrende Verbände (aus Gips u. dgl.) erhielten, werden besonders darauf aufmerksam gemacht, daß sich einstellende Schmerzen oder Gefühllosigkeit und Schwellung unbedingt sofortige ärztliche Kontrolle des Verbandes nötig machen. Für die aus der Nichtbefolgung dieser Vorschrift möglicherweise eintretenden schweren Folgen *lehnt das Ambulatorium jede Verantwortung ab.*“

[2] MOMMSEN: Z. orthop. Chir. **42** (1922).

wenn die Schrumpfung der Weichteile nicht zu starr ist. Die Herstellung des Quengelgipsverbandes sei an dem Beispiel einer Kniebeugekontraktur erläutert (Abb. 21).

Ober- und Unterschenkel werden eingegipst, das Kniegelenk bleibt frei. Oberhalb der Kniescheibe und oberhalb der Ferse muß der Verband mit Sattelfilz oder Faktiskissen gut unterpolstert werden. Nun werden Ober- und Unterschenkelhülse durch Gelenkscharniere (siehe Abb. 19) miteinander verbunden. Die Scharniere müssen so ausgefeilt sein, daß noch ein mäßiger Grad von Überstreckung möglich ist. An der Oberschenkelhülse wird eine nach aufwärts gerichtete Eisenstange eingegipst, an der der eigentliche Quengelzug ansetzt. Um den Unterschenkel wird eine Filzlasche gelegt, die mit Rebschnüren versehen ist, die zur Stange geführt und hier geknotet werden. Mittels eines zwischen den Schnüren durchgeführten Holzspatels werden diese langsam aber stetig zusammengedreht. Dadurch verkürzen sie sich und ziehen den an der Lasche hängenden Unterschenkel mit sich nach oben. Indem man die Rebschnüre mehr oder weniger stark zusammendreht, kann man den Zug beliebig dosieren. In analoger Weise kann der Quengel zur Streckung an den anderen Gelenken (Ellbogen-, Schulter-, Hand-, Fingergelenken) angewendet werden. Der

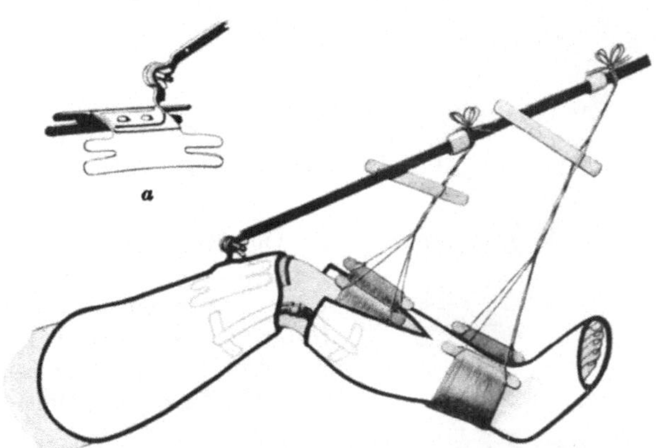

Abb. 21. Quengelverfahren nach MOMMSEN bei einer Kniebeuge-kontraktur. Der eine Quengelzug greift oberhalb der Ferse, ein anderer direkt unterhalb des Kniegelenkes an, um eine Subluxation nach hinten zu verhindern. *a* Quengelstange mit Stellschraube zum Eingipsen.

große Wert des Quengelverfahrens besteht darin, daß sich die Korrektur aus *kleinsten, täglich vorzunehmenden Teilstreckungen zusammensetzt, die gut dosierbar sind, noch unterhalb der Reizschwelle liegen und darum nicht schmerzhaft empfunden werden.* Außerdem wird jede schädliche Zerrung des entzündlichen Gelenkes vermieden.

Fehler beim Anlegen des Quengelverbandes. α) Der Verband reicht nicht genug distalwärts an das kontrakte Gelenk heran, dann kann es zur Abknickung oberhalb des Gelenkes, evtl. zu einer suprakondylären Infraktion kommen.

β) Der Gipsverband ist an seinen Enden nicht genügend unterpolstert, dann besteht die Gefahr eines Decubitus.

3. Die orthopädischen Apparate.

Sie sind hauptsächlich in der Nachbehandlung am Platze, um das gewonnene Resultat für längere Zeit festzuhalten. Sie dienen aber auch dazu, gewisse Bewegungen zu regulieren und Verkrümmungen durch Zug oder Druck allmählich wieder in die normale Lage zurückzuführen. Sie haben ferner den Zweck, gelähmte Gliedmaßen zu stützen und ihre Funktion zu verbessern, und schließlich dienen sie zum Ersatz fehlender Glieder. Im letzteren Falle nennen wir sie *Prothesen.* Wer mit der Gipstechnik vertraut ist, wird sich in vielen Fällen von den immerhin sehr kostspieligen Apparaten frei machen können. Sehr oft sind sie jedoch unentbehrlich. Auch werden die Apparate bei längerdauernden

Erkrankungen von den Patienten im allgemeinen den Gipsverbänden bei weitem vorgezogen. Jedenfalls soll der Arzt wenigstens über die Prinzipien der Apparattechnik unterrichtet sein, um die im gegebenen Falle zweckmäßigste Konstruktion angeben zu können und um nicht der Willkür des Bandagisten ausgesetzt zu sein.

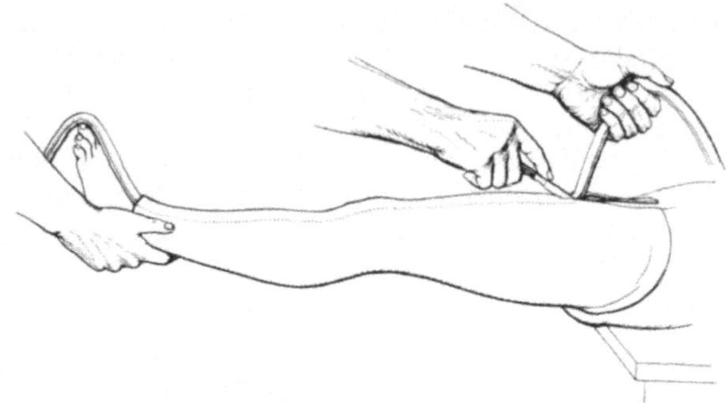

Abb. 22. Aufschneiden eines Gipsmodells über der „Wurst", um die Haut nicht zu verletzen.

Die Apparate werden in der Regel nach einem ganz genauen Gipsmodell hergestellt, das unbedingt vom Arzt angefertigt werden soll, der auch die Ausführung des Apparates durch den Bandagisten und die Proben am Patienten zu überwachen hat.

Anfertigung des Gipsmodells. Man legt vorne auf

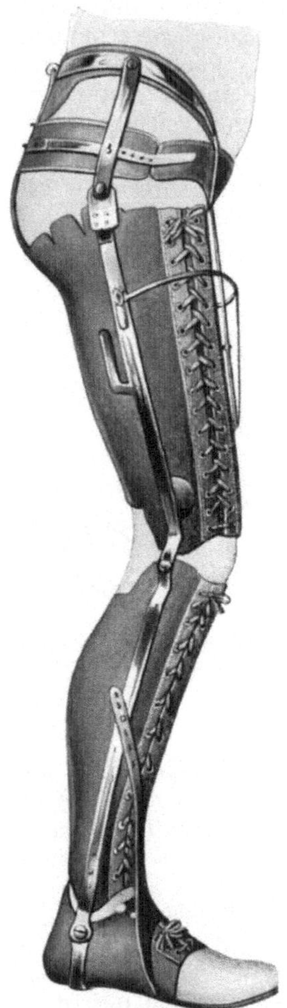

Abb. 23. Großer Hüftapparat nach HESSING mit Beckenkorb, Ober- und Unterschenkelhülse, verstellbaren Schienen und Gummizügen.

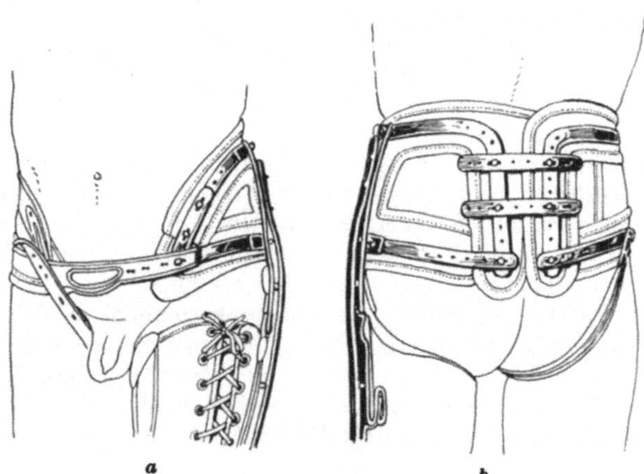

a   *b*

Abb. 24. Beckenkorb zum HESSINGschen Schienhülsenapparat. *a* von vorne, *b* von rückwärts gesehen.

die nackte Haut, die man vorher mit Vaselin eingefettet hat, eine aus Watte und Calicot gefertigte „Wurst" an, wickelt um die betreffende Gliedmasse mehrere Gipstouren herum und schneidet dann das Modell nach dem Erhärten in der Mitte über der Wurst auf (Abb. 22). Damit ist das Negativ fertig. Dieses Modell wird dem Bandagisten übergeben, der es mit Gipsbrei ausgießt, mit Filz überspannt und darauf den Apparat anfertigt.

Die orthopädischen Apparate bestehen in der Regel aus einem Stahlgerippe und einer Leder- oder Celluloidbespannung und gehen im großen und ganzen auf das System HESSINGS zurück (Abb. 23 u. 24). Sie sollen genau und möglichst flächenhaft den Körper umfassen, weshalb wir im allgemeinen die vollbespannten Hülsenapparate den Apparaten aus bloßem Stahlgerippe vorziehen. Apparate, die zur Entlastung dienen, können der Leichtigkeit halber als bloße Stahlgerippe angefertigt werden *(Halbzirkelapparate)*. In diesem Falle kann man statt der Sandale auch einen Schuhbügel verwenden (Abb. 25). Die Apparate können auch (bei Lähmungen) mit Gummizügen zum Ersatz der fehlenden Muskulatur versehen werden (Abb. 26), oder die Gelenke werden durch eine automatische Sperrvorrichtung während des Gehens vollständig fixiert (Abb. 27).

Die Linienführung des Stahlgerippes muß allen Anforderungen der Festigkeit genügen und auf die empfindlichen Knochenvorsprünge Rücksicht nehmen. Bei Kindern sind, um die Apparate entsprechend dem Wachstum zu verlängern, die Seitenschienen aus Doppelschienen angefertigt, die entsprechend ausgezogen werden können. Vorne werden die Apparate durch Schnürung oder Spangen geschlossen. Das Leder oder Celluloid der Hülse soll gelocht sein, damit die Hauttranspiration nicht gehindert ist. Für Korsetten kann man bei empfindlichen Patienten statt Leder auch Stoff verwenden.

Mit der Verordnung von Apparaten sei man sehr zurückhaltend und bedenke, daß das Tragen von Apparaten für jeden Patienten auf die Dauer ein *Unheil* bedeutet. Wo sich die Apparate vermeiden lassen,

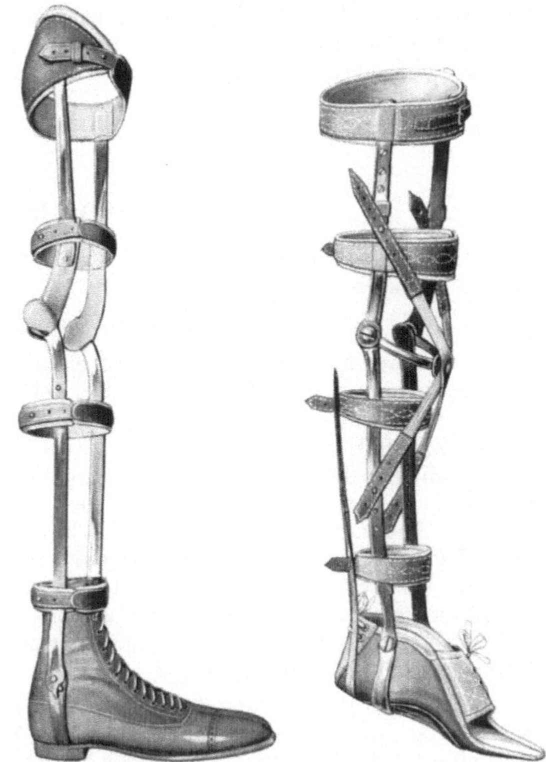

Abb. 25. Halbzirkelapparat zur Entlastung des Hüft- und Kniegelenkes bei Arthritis deformans mit Tuberstütze und Schuhbügel.

Abb. 26. Lähmungsapparat für die untere Extremität mit Gummizügen zum Ersatz der fehlenden Muskulatur.

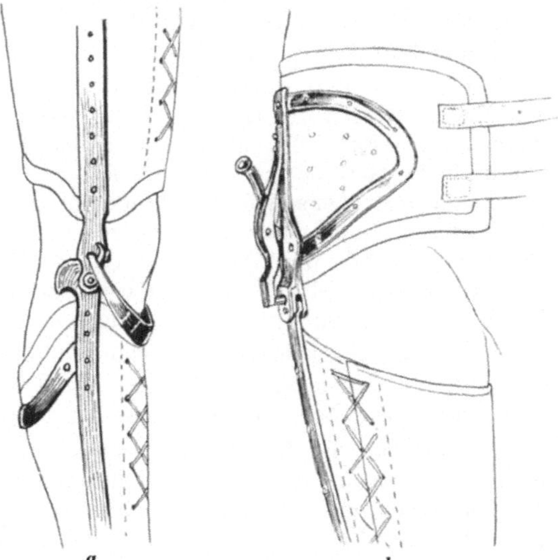

Abb. 27. Vorrichtungen zur Sperre des Knie- und Hüftgelenkes im Gehen. *a* Kniebügel (gesperrt), *b* Hüftsperre (geöffnet). Durch Heben des Bügels bzw. Hebels wird das Gelenk geöffnet, durch Senken gesperrt.

muß dies mit allen Mitteln angestrebt werden. Auch ist den sozialen Verhältnissen möglichst Rechnung zu tragen. Die Apparate sollen einfach und billig sein. Auch müssen die Patienten über das Anlegen und Handhaben der Apparate genau unterrichtet werden.

Die *Prothesen* werden im Anhang dieses Buches besprochen werden.

C. Mechanotherapie.

Zur Mechanotherapie zählen wir die Massage, die Heilgymnastik, die Wärme und die Elektrizität.

1. Die Massage.

Die Massage hat die Aufgabe, durch eine Reihe von Handgriffen mechanische Reizwirkungen am Körper des Patienten hervorzubringen, und ist vor allem bei allen atrophischen Zuständen der Muskulatur angezeigt. Sie wirkt belebend auf die Zirkulation des Muskels und beseitigt gleichzeitig Cyanose und Kältegefühl. Mit der Behebung der Zirkulationsstörung wird auch eine Anregung des Stoffwechsels erzielt. Ferner ist die Massage resorptionsfördernd und vermag daher die Aufsaugung von Exsudaten zu begünstigen. Sie wirkt weiters schmerzstillend und ist daher beim Muskelrheumatismus, aber auch bei vielen chronischen Gelenksentzündungen am Platze, so bei Arthritis deformans, ferner bei Gelenksergüssen. Die Massage kommt ferner bei allen Gewebsschrumpfungen und Narbenbildung zur Anwendung, um das Gewebe bzw. die Narben zu verdünnen und zu erweichen.

Nach A. Müller [1] handelt es sich allerdings in den meisten Fällen um die Beseitigung des „Hartspanns". Zufolge der Ansicht A. Müllers antwortet der Muskel auf jede Schädigung mit einer Steigerung des Tonus, mit einem *Hypertonus*. Dieser Hypertonus kann durch die den Muskel direkt treffende Schädigung ausgelöst werden oder er tritt reflektorisch auf, wenn die benachbarten Knochen, Gelenke, Sehnenscheiden oder Schleimbeutel erkrankt sind, die Reizzentren für die Muskulatur darstellen. Der Hypertonus beschränkt sich nicht auf eine Muskelgruppe, sondern umfaßt das ganze Muskelgebiet der physiologischen (funktionellen) Bewegungseinheit.

Die Massage kann in der Hand des Ungeübten oft großen Schaden stiften. Bei Erkrankungen der Haut und des Unterhautzellgewebes können infektiöse Keime verbreitet, bei akuten Gelenksentzündungen unter Umständen das entzündliche Gewebe von neuem stark gereizt werden. Bei Gelenkstuberkulose ist die Massage ebenso wie jede andere mechanisch reizende Manipulation kontraindiziert und kann unabsehbare Folgen nach sich ziehen, wie: Propagierung des Prozesses, Zerfall und Absceßbildung, ja sogar eine allgemeine Tuberkuloseaussaat. Ebenso ist die Massage bei bestehender Varicositas, insbesondere bei Neigung zur Thrombophlebitis strengstens untersagt.

Aus diesen angeführten Beispielen ergibt sich, wie verfehlt es ist, die Massage ungebildeten Laien zu überlassen. Ohne ärztliche Anordnung und ärztliche Kontrolle sollte keinem Laien die Ausübung der Massage gestattet werden.

Wir wenden die Massage nur *manuell* an. Für die menschliche Hand gibt es keinen Ersatz. Unersetzbar ist der gezielte, dosierte mechanische Reiz, den die Hand des geschulten Arztes ausübt, unersetzbar das Tastgefühl, das uns über den Grad der Resistenz und die notwendige Kraftanwendung belehrt.

Die wichtigsten Handgriffe sind: das Streichen, Kneten und Klopfen.

---

[1] Müller, A.: Lehrbuch der Massage. Bonn: Marcus & Weber 1926.

Das *Streichen* sorgt für eine bessere Durchblutung des Gewebes, wirkt anregend auf die Zirkulation und aufsaugend auf vorhandene Exsudate und Ergüsse.

Das *Kneten* übt eine vorübergehende Quetschung auf das Gewebe aus und löst Verwachsungen und Verklebungen.

Das *Klopfen* endlich wirkt im Sinne einer plötzlichen aktiven Hyperämisierung der Haut und im Sinne der Auslösung von Muskelzuckungen.

Was die **Technik der Massage** anlangt, sei zunächst betont, daß sie selbstverständlich auf der nackten Haut zu erfolgen hat, *denn man muß sehen und fühlen, was man massiert.* Als Gleitmittel dient ein einfaches Puder (Talkum oder HÖFERs Streupuder). Die Muskulatur des Patienten muß erschlafft sein. Ferner soll die Haltung des Patienten während

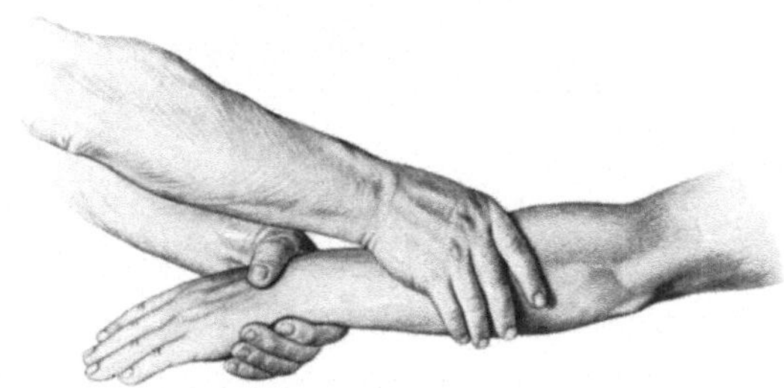

Abb. 28. Streichmassage des Unterarmes mit einer Hand.

der Massage eine möglichst bequeme sein. Wir verwenden einfache Liegebänke zur Massage der unteren Extremitäten, für die Massage der oberen Extremitäten Massagebänkchen von 80 cm Höhe.

Das *Streichen* geschieht mit der Handfläche der rechten Hand, während die linke die betreffende Extremität an ihrem Ende hält (Abb. 28). Das Streichen muß immer in zentripetaler Richtung herzwärts erfolgen, nur so können die Venen entleert werden. Die massierende Handfläche soll sich dem Objekte möglichst anschmiegen und den ganzen zu massierenden Teil umfassen. Man muß sich stets die anatomischen Verhältnisse der zu massierenden Muskelgruppe vor Augen halten.

Das *Kneten* erfolgt mit beiden Händen quer zur Verlaufsrichtung des Muskels (Abb. 29). Das

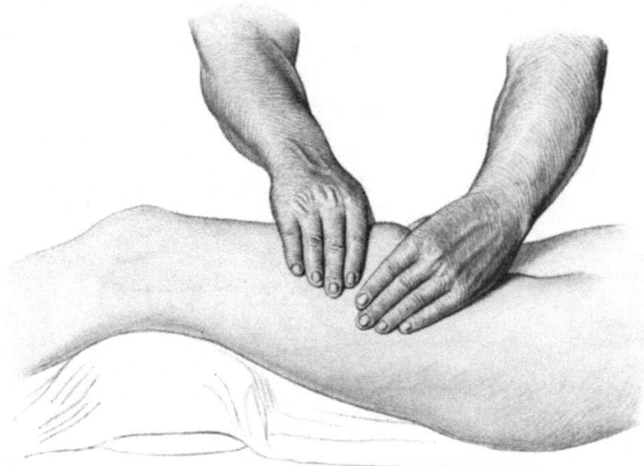

Abb. 29. Knetmassage des Oberschenkels (Quadriceps) mit beiden Händen.

Gewebe soll wie ein Teig durchgearbeitet werden, dabei muß der Muskel vollkommen erschlafft sein. Dabei schreitet man ebenfalls von der Peripherie gegen das Zentrum vor.

Das *Klopfen* geschieht mit beiden quergestellten Händen ganz aus dem Handgelenk heraus in einem schnellen und gleichmäßigen Tempo, indem man die ulnaren Handkanten abwechselnd auf die Unterlage auffallen läßt (Abb. 30).

Nach MÜLLER ist es von größter Wichtigkeit, immer *das ganze, funktionell zusammengehörige Muskelgebiet der Massage zu unterziehen.* So muß bei Erkrankungen des Fußes das ganze Bein, bei Erkrankungen des Unterschenkels auch Oberschenkel und Hüfte und schließlich, wenn der Oberschenkel erkrankt ist, auch die Hüfte mitmassiert werden. Ebenso soll bei Erkrankungen der

Hände der ganze Arm einschließlich der Schultern massiert werden; wenn der Unterarm erkrankt ist, muß auch der Oberarm und die Schulter in die Massage miteinbezogen werden. Bei der Kyphose und Skoliose der Wirbelsäule soll nicht nur der Rücken, sondern auch Schulter, Hals, Hüften und das Becken massiert werden.

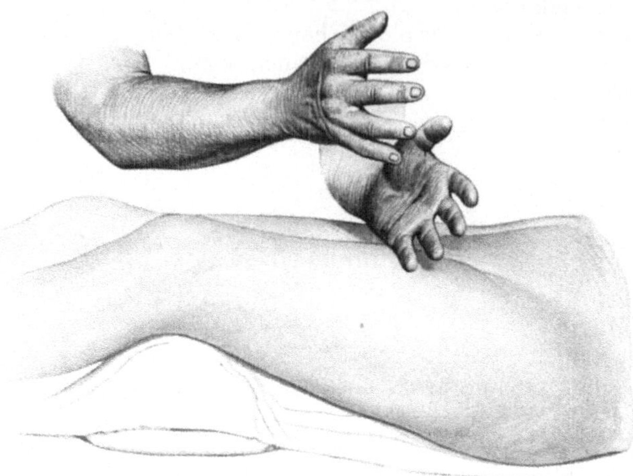

Abb. 30. Klopfmassage des Oberschenkels.

Außer den MÜLLERschen Verhärtungen gibt es auch, namentlich an rheumatischen Muskeln, Teilschwellungen, die mit den „Gelosen" SCHADEs und den „Muskelhärten" LANGEs übereinstimmen und die man durch Massage oder „Zerdrücken" („Gelotripsie") zum Verschwinden bringen kann.

Die Technik der *Gelotripsie* zur Behandlung der Myogelosen ist nach M. LANGE [1] folgende: Auf die mit Paraffinum liquidum eingefettete Haut werden die Finger der rechten Hand flach auf den zu massierenden Körperabschnitt aufgelegt. Die gestreckten Finger machen zunächst leichte Streich- oder kreisförmig gerichtete Bewegungen, wobei der Muskel ganz weich und entspannt bleiben muß. Über einer tastbaren Myogelose dringen die Fingerspitzen in die Tiefe ein und führen drückende, bohrende und kreisförmige Bewegungen im Bereiche der Myogelose aus. Um die Kraft der Finger der einen Hand zu verstärken, nimmt man die andere Hand zu Hilfe, die auf die massierende linke Hand aufgelegt wird (Abb. 31).

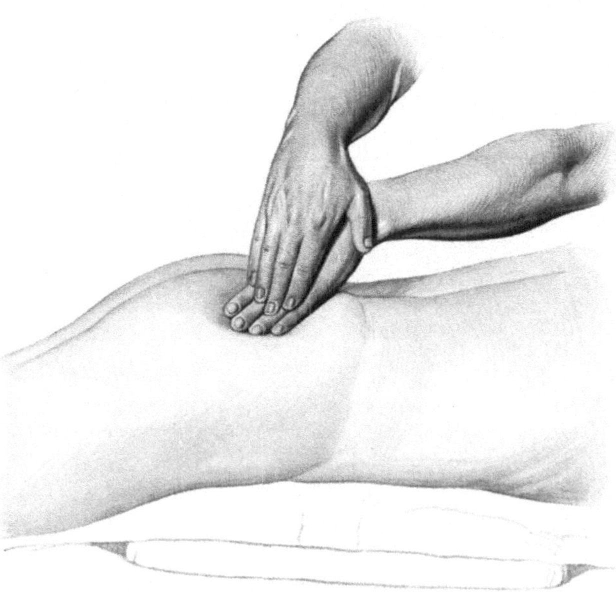

Abb. 31. „Gelotripsie" nach M. LANGE.

Die Massage wird nur selten allein angewendet. In der Regel wird sie noch mit einem anderen sehr wichtigen Teil der Mechanotherapie, der *Gymnastik*, kombiniert.

---

[1] LANGE, M.: Die Muskelhärten. München: J. F. Lehmann 1931.

2. Die Heilgymnastik.

Unter Heilgymnastik verstehen wir systematische Übungen zum Zwecke der Kräftigung der Muskulatur und der Mobilisierung der Gelenke. Wir teilen die Gymnastik in eine *aktive* und eine *passive* ein. Bei der aktiven Gymnastik führt der Patient die Bewegungen ohne jede fremde Hilfe mit der eigenen Muskelkraft aus. Bei der passiven Gymnastik gehen die Übungen mit dem Patienten von einer fremden Kraft aus. Die Kraft kann in diesem Falle entweder von einer zweiten Person oder durch medikomechanische Apparate erzeugt werden. Eine besondere Form der heilgymnastischen Übungen sind die Widerstandsbewegungen, die von dem Schweden Ling ausgearbeitet wurden und als schwedische Heilgymnastik allgemein verbreitet sind. Die einfachste Methode ist jene, bei der das Eigengewicht des Gliedes ausgenützt wird. Der Widerstand kann aber auch durch eine zweite Person oder durch ein maschinelles Gegengewicht gesteigert werden. Auch die modernen medikomechanischen Apparate beruhen zum Teil auf diesem Prinzip.

Die Anwendung der Gymnastik ist vor allem bei den Folgezuständen nach Verletzungen und Funktionsstörungen nach verschiedenen Krankheitsprozessen des Bewegungsapparates angezeigt. Die systematische Anordnung der orthopädisch-gymnastischen Übungen wird vor allem durch die Topographie der Verletzung und Funktionsstörung bestimmt. Da eine Bewegung nie örtlich begrenzt ist, sondern auch die benachbarten Muskeln und Gelenke miterfaßt, sind es immer größere Komplexe des Bewegungsapparates, die in Tätigkeit versetzt werden.

Was die allgemeinen Regeln für die Gymnastik anlangt, so ist zunächst an dem Grundsatz festzuhalten: *Mit Schmerzen gibt es keine Bewegung.* Jeder Patient scheut den Schmerz und spannt reflektorisch seine Muskeln an. Die Bewegungen sollen sich daher stets unterhalb der Grenze jeder intensiveren Schmerzempfindung halten. Brüskes Vorgehen führt selten zum Ziele und wirft die Behandlung um Monate zurück. Nur wenn man dem Patienten Zeit läßt, wird er sich bis zum Äußersten anstrengen.

Die „Führung" der Gelenke muß eine achsengerechte, den normalen Bewegungsrichtungen entsprechende sein. Zur Vornahme der Gymnastik genügen ganz *kleine* Kräfte. Mit gleichmäßigen, kleinen Übungen ist viel mehr zu erreichen als mit brüsken, energischen Maßnahmen. Diese Behandlung stellt allerdings die Geduld des Patienten und des Arztes oft auf eine harte Probe.

Als wichtige Regel gilt ferner die *Vermeidung von Übermüdung.* Die Übermüdung äußert sich meist auch in stärkeren Schmerzen und Zittern der Extremität, ein Zeichen, daß die Muskulatur der Anstrengung nicht gewachsen ist. Durch öftere Übermüdung wird der Muskel zweifellos geschädigt. Ein Mittel gegen Übermüdung besitzen wir in der richtigen Auswahl der Bewegungen, in der Einschränkung der Zeitdauer und in der Einschaltung von Bewegungspausen. Stets ist zu bedenken, daß für den geschwächten Muskel eine auch nur unbedeutende Bewegung im Anfang eine große Arbeitsleistung bedeutet. Bei der Wahl zwischen aktiver und passiver Gymnastik fordern wir unbedingt eine Betonung der *aktiven* Gymnastik. Sie deckt sich auch mit einer stärkeren Äußerung der Willensenergie des Patienten, eines Faktors, auf den wir in der Orthopädie nicht gut verzichten können.

Die *aktive* Gymnastik dient vor allem der Kräftigung der Muskulatur. Hierzu sind keine besonderen Geräte nötig. Wir verwenden höchstens Holzstäbe von 1 m Länge, ferner Hanteln von einem $^{1}/_{2}$ kg Gewicht, was meistens vollauf genügt Bei den Übungen müssen die Bewegungsrichtungen der Gelenke in ihren einzelnen Komponenten zerlegt und jene, die eingeschränkt sind, besonders beachtet werden.

Bei der *passiven* Gymnastik werden die Weichteile insbesondere auf ihre Dehnbarkeit beansprucht. Sie ist vielfach nutzbringend bei der Nachbehandlung lange Zeit fixierter Gelenke, ebenso bei den Kontrakturen. Am wirksamsten

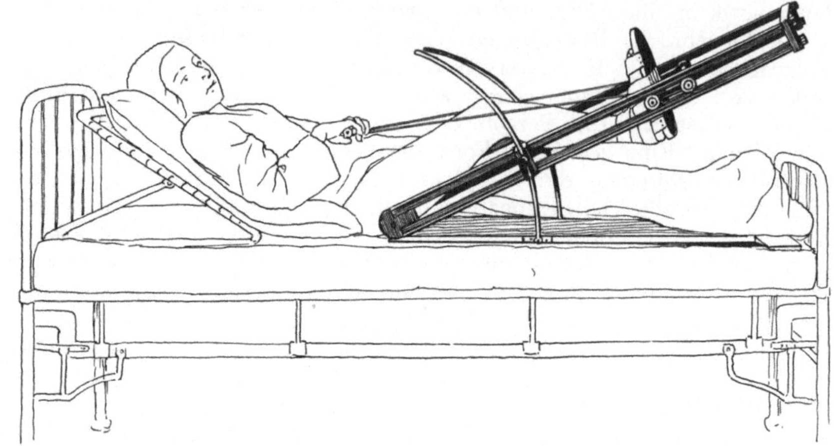

Abb. 32. Hüft- und Knieübungen mit dem ANSINNschen Apparat für bettlägerige Kranke.

sind die passiven gymnastischen Übungen, wenn sie durch die Hand des Arztes oder einer Hilfsperson mit genauer Einfühlung in die vorhandenen Widerstände erfolgen.

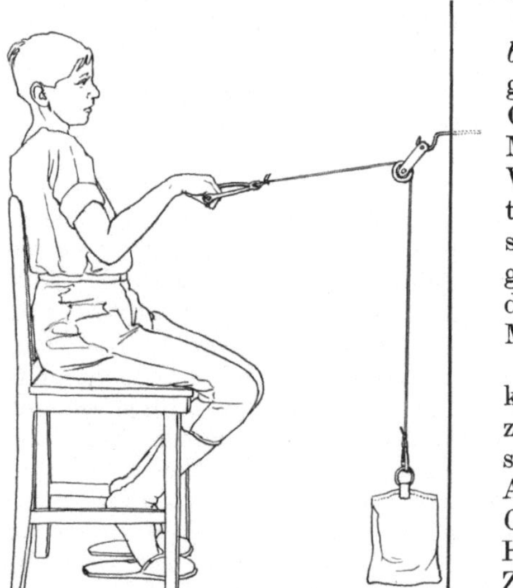

Abb. 33. Ellbogenübungen im Rollenzug. Aktives Beugen und passives Strecken.

Die Indikationen für die *Widerstandsbewegungen* in der Orthopädie sind ungefähr dieselben wie für die aktive Gymnastik. Es sollen vor allem die Muskeln des Patienten gestärkt und die Versteifungen der Gelenke und Kontrakturen beseitigt werden. Am wirksamsten und am wenigsten ermüdend sind gleichmäßig rhythmische Bewegungen, die eine immer stärkere Entfaltung der Muskelkräfte des Patient hervorrufen.

Als Ersatz der menschlichen Kraft kommen vor allem die *Pendelapparate* zur Anwendung. Selbst für große Anstalten genügt ein einfacher Satz von Apparaten für die sechs wichtigsten Gelenke: Schulter-, Ellbogen-, Hand-, Hüft-, Knie- und Fußgelenk. Die teuren ZANDER-Apparate sind nicht unbedingt erforderlich. Hingegen sind einfachere Vorrichtungen zu empfehlen, die in jedem Krankenzimmer verwendet werden können und den Patienten instand setzen, die normale Gelenksfunktion wieder aufzunehmen.

Zu diesen Apparaten gehört der ANSINNsche Apparat zum Selbstüben für bettlägerige Kranke. Er dient zum Bewegen des Hüft- und Kniegelenkes und besteht aus einer verstellbaren Doppelschiene, auf der eine mit vier Rollen versehene Fußplatte läuft. Die Anwendung ergibt sich aus obenstehender

Abbildung. Die passive Bewegung erfolgt durch Zug oder durch das Eigengewicht des Beines (Abb. 32).

Ganz besonders wichtig für die tägliche Praxis ist der einfache *Rollenzug* in horizontaler und vertikaler Richtung. Er besteht aus einer Rolle, über die eine Schnur mit einem Gewicht läuft. Der Rollenzug kann in jedem Tür- oder Fensterrahmen befestigt werden und eignet sich auch ganz hervorragend zur häuslichen Behandlung (Abb. 33). Seine mannigfaltigen Anwendungsmöglichkeiten ergeben sich aus der Art der Funktionsstörung von selbst.

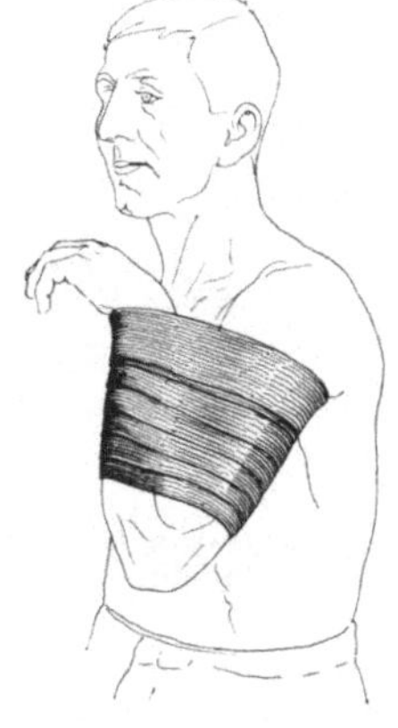

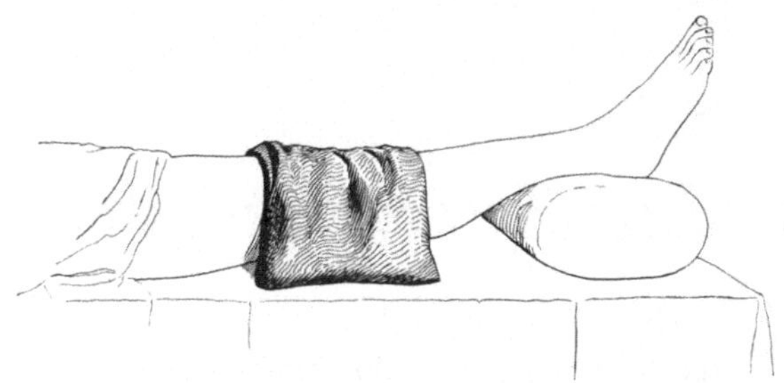

Abb. 34. Sandsackbelastung zur Streckung des Kniegelenkes.

Abb. 35. Anwendung der elastischen Binde zur Beugung des Ellbogens.

Bei stärkerem Widerstand von seiten der Weichteile verwenden wir außerdem noch Kräfte, die längere Zeit einwirken; als solche stehen uns zur Verfügung:

α) *Die Sandsackbelastungen.* Ein 3—6 kg schwerer Sandsack wird auf das betreffende Gelenk aufgelegt und übt durch seine Schwere einen dauernden

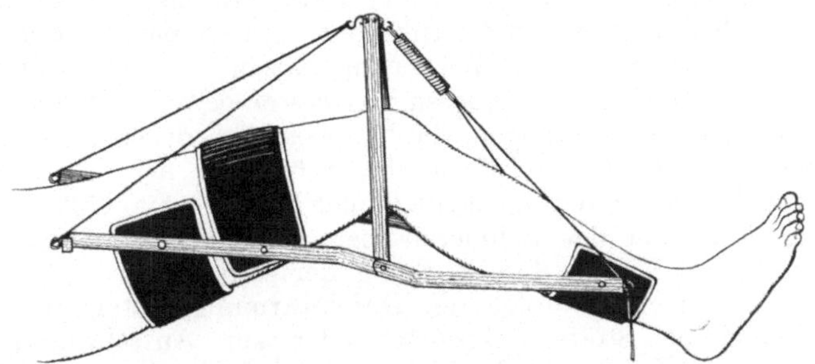

Abb. 36. SCHEDEsche Schiene zur Beseitigung einer Kniebeugekontraktur.

Druck im Sinne der Korrektur aus. Die Methode ist besonders geeignet zur Streckung des Hüft- oder Kniegelenkes (Abb. 34).

β) *Die elastische Binde.* Es ist dieselbe Binde, wie sie zur ESMARCHschen Blutleere benützt wird. Sie kann sowohl zur Beugung als auch mit Hilfe einer angewickelten Holzschiene zur Streckung verwendet werden (Abb. 35). Ihr Wert liegt in der Summation der elastischen Kräfte im Sinne der Korrektur. Jede neue Tour addiert sich zur vorhergehenden in ihrer Wirkung.

γ) *Die SCHEDEschen Schienen.* Sie sind für alle Gelenke vorhanden und ein ganz ausgezeichnetes Mittel zur temporären Streckung oder Beugung kontrakter Gelenke (Abb. 36).

δ) *Die Schienenhülsenapparate mit fortlaufender Schraube* haben den großen Vorteil, daß sie ganz unauffällig unter den Kleidern getragen und vom Patienten

selbst betätigt werden können (Abb. 37). Sie eignen sich daher ganz besonders
zur ambulatorischen Behandlung.

Alle diese Mittel sind sehr wirksam und dabei äußerst schonend, da sie mit
kleinsten Kräften arbeiten, die sich noch unter der Reizschwelle befinden, und erst
allmählich stärkere Kräfte entfalten. Dasselbe Prinzip, nur noch in verstärktem
Maße, verfolgt übrigens der bereits geschilderte Quengelverband (s. S. 12).

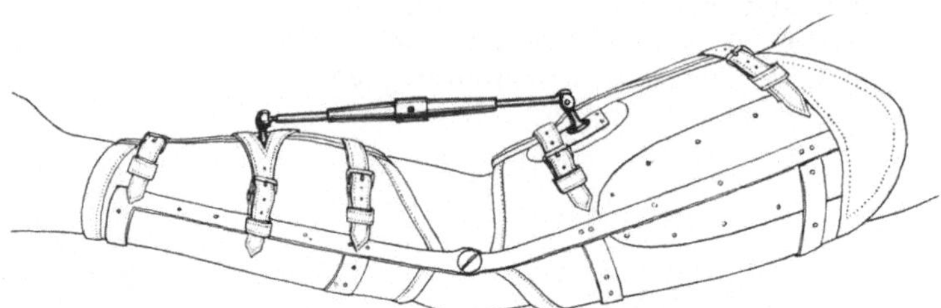

Abb. 37. Schienenhülsenapparat mit fortlaufender Schraube zur Beseitigung einer Beuge- oder Streckkontraktur des Ellbogens. Die fortlaufende Schraube kann vom Patienten selbst betätigt werden.

3. Die Wärme.

Sie wirkt in erster Linie auf die Haut und ihre Blutgefäße, bei intensiverer
Verwendung auch auf die tiefer gelegenen Gewebe. Sie erweitert die Gefäße
und steigert die Durchblutung, deckt sich also in ihrer Wirkung mit der örtlichen
aktiven Hyperämie. Die Anwendung der Wärme geschieht entweder in trockener
Form: Thermophor, Heißluft, Sandbäder, Solluxlampe, Diathermie, oder als
feuchte Wärme: Umschläge, Schlammpackungen, Bäder. Die durch die Wärme
hervorgerufenen Wirkungen sind vor allem schmerzstillend infolge der Hyperämie und gleichzeitiger Herabsetzung der reflektorischen Muskelerregbarkeit.
So sehen wir, daß Patienten mit Gelenkskontrakturen nach Verletzungen und
Entzündungen sofort nach der Wärmeapplikation weniger Schmerzen ver-
spüren und ihre versteiften Gliedmaßen viel besser bewegen können. Dies gilt
insbesondere für jene Versteifungen, die hauptsächlich durch Schmerz und den
reflektorischen Muskelspasmus infolge des Schmerzes hervorgerufen werden.
Wenn auch die Schmerzlinderung nicht immer lange Zeit anhält, so kann man
jedenfalls den Zeitraum der Schmerzfreiheit zur Vornahme ausgiebiger Bewegungen benützen. Eine andere Wirkung der Wärme ist ihre aufsaugende,
resorbierende. Durch die infolge der Durchwärmung gesteigerte Zirkulation
werden pathologische Stoffe aufgesaugt oder zur Ausscheidung gebracht.
Es können ferner Hämatome, Verklebungen und Wucherungen durch den
gesteigerten Blutstrom aufgelöst und resorbiert werden.

Wie bei allen physikalischen Heilmitteln ist auch bei Anwendung der Wärme
auf eine richtige Dosierung zu achten. Die durch übermäßige Hitzeanwendung
hervorgerufenen Schädigungen sind die jedermann bekannten Verbrennungen
und stets eine Folge der Überdosierung; sie entstehen meist durch Unacht-
samkeit des Wartepersonals. Es muß darauf hingewiesen werden, daß die
Wärmeempfindung individuell sehr verschieden sein kann und namentlich bei
Sensibilitätsstörungen und bei Lähmungen wesentlich herabgesetzt ist, so daß
Verbrennungen viel leichter auftreten können, da der Patient den sonst warnenden
Hitzeschmerz nicht spürt. In solchen Fällen sind mäßige Temperaturen, aber
dafür durch längere Zeit anzuwenden. Floride entzündliche Prozesse dürfen
unter keinen Umständen höheren Temperaturen ausgesetzt werden, da es sonst zu
einem stärkeren Aufflackern des Prozesses kommen kann. Insbesondere bildet die
Tuberkulose eine absolute Kontraindikation für jede Art von Wärmeanwendung.

4. Die Elektrizität.

Bezüglich der Elektrotherapie wollen wir uns nur insoweit mit ihr beschäftigen, als sie für die orthopädische Therapie in Betracht kommt. Wir verwenden den elektrischen Strom bei allen schmerzhaften Nervenaffektionen mit erhöhter Reizbarkeit (Neuritiden, Neuralgien, Krampfzustände), ferner bei allen Lähmungen und schließlich bei allen atrophischen Veränderungen (nach lange dauernder Fixation usw.). Wir wenden den elektrischen Strom entweder als *galvanischen* Strom oder als *faradischen* Strom an. Beim galvanischen Strom wird der Muskel nur im Momente der Öffnung und Schließung in Kontraktion versetzt, während beim faradischen Strom die Muskelkontraktion solange andauert, als der Strom durch den Muskel fließt. Bei der galvanischen Behandlung hat die Kathode eine erregende Wirkung, während die Anode einen reizmildernden Einfluß ausübt. Der galvanische Strom kommt insbesondere bei allen schmerzhaften Nervenaffektionen mit erhöhter Reizung in Betracht (Neuralgien, Neuritiden, auch bei Krampfzuständen), indem man die Anode mit der schmerzhaften Stelle in Berührung bringt. Will man die Erregung steigern wie bei Lähmungen, so ist die Kathode anzuwenden, und zwar ist die Kathode auf den Reizpunkt des Muskels aufzusetzen und Schließung und Öffnung durch einige Minuten vorzunehmen. Ist der Muskel faradisch erregbar, so wird bei allen atrophischen Zuständen die faradische Rolle benützt. Die angewendeten Ströme sollen jedenfalls so stark sein, daß sie vom Patienten empfunden werden, doch ist es unnütz, Schmerzen zu erzeugen. Sowohl beim galvanischen als auch beim faradischen Strom soll die Behandlung eine einschleichende sein, d. h. mit schwachem Strom begonnen und erst langsam gesteigert werden.

Die Elektrizität kommt ferner als Ersatzmittel der Massage und Gymnastik bei allen atrophischen Veränderungen zur Anwendung, wenn diese aus irgendwelchen Gründen nicht durchführbar sind.

Eine sehr wirksame Form des elektrischen Stromes stellt der EBELsche *Tonisator* dar. Der Apparat beruht auf dem Prinzip der faradischen Schwellströme und ist eine Kombination eines äußerst fein gearbeiteten Induktionsapparates mit einem durch ein Uhrwerk betriebenen schleifenden Kontakt, wodurch ein rhythmisches An- und Abschwellen des faradischen Stromes bewirkt wird. Die Bedeutung dieser Ströme liegt darin, daß Muskelzuckungen ausgelöst werden, welche den physiologischen Muskelbewegungen sehr ähnlich sind. Der Apparat dient sowohl schmerzstillenden (Neuralgien) als auch tonussteigernden Zwecken (Lähmungen). Ein besonderer Vorzug des Apparates ist seine schmerzlose Wirkungsweise, so daß er auch bei Kindern Anwendung findet.

D. Orthopädische Operationen.

Die orthopädischen Eingriffe sind teils unblutiger, teils blutiger Natur. Unter gleichen Bedingungen sind die unblutigen operativen Maßnahmen den blutigen vorzuziehen, denn die Verletzung ist bei ersteren eine geringere, die Heilungsdauer eine kürzere und das funktionelle Resultat in den meisten Fällen auch ein besseres.

Bei der Wahl des **Anästhesieverfahrens** wird man jener Methode den Vorzug geben, die ungefährlich, einfach in der Handhabung ist und der psychischen Schonung des Kranken in weitgehendem Maße Rechnung trägt. Dieses Ziel muß in der orthopädischen Praxis besonders vorangestellt werden. Die Verantwortlichkeit des Arztes bei jedem orthopädischen Eingriff ist in Anbetracht des Fehlens einer vitalen Indikation eine besonders große. Weiterhin ist zu berücksichtigen, daß die orthopädischen Operationen infolge der sich zumeist anschließenden Redressionen, Einstellungen, Röntgenkontrollen und Verbände geraume Zeit in Anspruch nehmen. Andererseits sind die orthopädischen Operationen relativ nur wenig eingreifend, insofern als sie keine lebenswichtigen Organe treffen und Komplikationen, wie sie die allgemeine Chirurgie kennt, hier nur selten zu befürchten sind.

Die Frage, ob Allgemeinnarkose oder Lokalanästhesie, läßt sich daher für unser Gebiet dahin beantworten, daß mit Hinblick auf die geringe Allgemeinschädigung, die durch die Operation zu befürchten ist, und die große Rolle, die der psychische Shock bei den orthopädischen Operationen, insbesondere den Knochenoperationen spielt, der *Allgemeinnarkose* der Vorrang gebührt. Ganz besonders gilt dies für die Mehrzahl unserer orthopädischen Patienten, die Kinder, bei welchen die Anwendung der Lokalanästhesie an sich schon eine Unmöglichkeit ist. Nur wo die Allgemeinnarkose aus bestimmten Gründen (Herzfehler, Nierenerkrankung, allgemeiner Schwächezustand) kontraindiziert ist, wird man die Operation in Lokalanästhesie ausführen.

Zur *Allgemeinnarkose* wählen wir die *Äthernarkose* in Form der Tropfnarkose als die relativ harmloseste Art der Betäubung. Als wichtiger Grundsatz gilt, daß die Narkose nur so tief zu halten ist, als die jeweilige Operation es gerade erfordert. Man wird daher je nach dem Alter des Patienten, nach der Art und Phase des Eingriffes individualisierend vorgehen. Da es sich bei den orthopädischen Operationen nur um die Erreichung der analgetischen Zone handelt, die Ausschaltung der Reflexe unnötig ist, kann in der Regel die Narkose oberflächlich gehalten werden.

Zur *Lokalanästhesie* verwenden wir ausschließlich die Anästhesierung mit Novocain-Suprareninlösung nach BRAUN. Die infiltrierende Umspritzung eignet sich nur für Eingriffe, die sich in einem umgrenzten Gebiet abspielen, wie Tenotomien, Zehenoperationen usw. Auch einfache Osteotomien können mit lokaler Umspritzung vollkommen schmerzlos durchgeführt werden. Dort wo größere Gebiete von dem Eingriff betroffen werden, ist die Leitungsanästhesie im weiteren Sinne (Plexusanästhesie, Lumbalanästhesie) vorzuziehen.

Bei der Vornahme der orthopädischen Operationen ist zunächst die Lagerung des Patienten von Wichtigkeit. Man überlege sich genau, in welcher Stellung man den Eingriff ausführt. Auch das Assistieren will gelernt sein. Die Assistenten haben darauf zu achten, daß der Körper des Patienten während der Operation unbeweglich bleibt und die betreffenden Gliedmaßen in der richtigen Stellung gehalten werden.

I. Die unblutigen orthopädischen Operationen.

Unter den unblutigen Eingriffen in der Orthopädie spielen vor allem drei Eingriffe eine Rolle, das ist die Reposition, das modellierende Redressement und die Osteoclase.

1. Die Reposition.

Die Reposition erfolgt unter langsamem Zug entweder manuell bezw. mit Hilfe der beschriebenen Extensionsschraube (s. Abb. 5) oder durch Hebelmanöver. Manchmal müssen beide Methoden miteinander kombiniert werden, oder es geht der eigentlichen Reposition eine Dauerextensionsbehandlung voran. Bei der Reposition muß man sehr vorsichtig zu Werk gehen, stets mit verhaltener Kraft, die Widerstände richtig abmessend und jederzeit bereit, mit der Kraft sofort nachzulassen. Man führt am besten mit der einen Hand die entsprechenden Hebelmanöver aus, während man mit Finger und Daumen der anderen Hand die Vorgänge in der Tiefe kontrolliert. Die Reposition erfolgt in der Regel unter einem deutlich hörbaren und sichtbaren Repositionsphänomen. Bei veralteten Fällen mit hochgradigen Verkürzungen stößt man oft auf unüberwindliche Schwierigkeiten. Man lasse sich ja nicht verleiten, die Reposition unter allen Umständen zu erzwingen. Ultra posse nemo tenetur! Ehe man sich versieht, ist der Schenkelhals abgebrochen und man hat dann zu dem ursprünglichen Übel noch ein zweites hinzugefügt, das auf das eigene Schuldkonto fällt. Sofort nach der gelungenen Reposition überzeuge man sich von dem richtigen Ergebnisse, indem man die betreffende Körperregion röntgenisiert. Auf diese Weise hat man die Möglichkeit, eventuell noch während der Narkose eine Korrektur vorzunehmen.

2. Das modellierende Redressement.

Es hat die Beseitigung einer Deformität zur Aufgabe und gründet sich auf die bereits von I. WOLFF entdeckte Tatsache, daß den Weichteilen des Gelenkes, besonders den Gelenkbändern eine außerordentlich große Dehnbarkeit und Plastizität eigentümlich ist. Infolge dieser Eigenschaft der Bänder gelingt es, selbst schwerste Fußdeformitäten in *einer Sitzung* vollständig zu korrigieren, ja selbst eine Überkorrektur zu erzielen. Aber nicht nur die Muskeln und Bänder, auch die Knochen selbst sind einer weitgehenden Umformung zugänglich. Ganz besonders ist dies bei jugendlichen Individuen der Fall, solange sich das Skelet in einem lebhaften Knochenumbau befindet. Das Wesen des modellierenden Redressements, dessen Ausbau wir in erster Linie LORENZ verdanken, ist die *Zerlegung der Deformität in ihre einzelnen Komponenten und die komplette Vernichtung der elastischen Widerstände in bestimmter zweckmäßiger Reihenfolge.* Das Redressement wird entweder manuell durchgeführt oder, wo die Kraft der Hände nicht ausreicht, instrumentell mit Hilfe eines der angegebenen Osteoclasten (s. S. 4). Zuletzt wird in einem Schlußredressement die Korrektur zusammengefaßt und die betreffende Gliedmaße in einer überkorrigierten Stellung eingegipst. *Dem Verband fällt jedoch kein Redressement sondern lediglich die Aufgabe zu, das gewonnene Resultat festzuhalten.* Das Redressement erfordert wegen des oft nachträglichen reaktiven Ödems genaue Beobachtung und vor allem Spaltung oder Fensterung des Verbandes.

3. Die Osteoclase.

Darunter versteht man das unblutige Einbrechen eines Extremitätenknochens, um einen verkrümmten Knochen gerade zu richten. Sie wird vorwiegend zur Korrektur rachitischer Unterschenkelverkrümmungen vorgenommen, findet aber auch bei Lähmungen usw. Anwendung. Bei der Osteoclase handelt es sich nur um eine subperiostale Infraktion des Knochens, wobei die Knochenfragmente miteinander verkeilt bleiben. Sie ist die schonendste Art zum Ausgleich einer Knochenverkrümmung und führt, da das Periost in toto erhalten bleibt, raschestens zur Heilung. Für die Osteoclase kommen allerdings nur bestimmte Stellen (suprakondyläre Partie des Oberschenkels und unteres Drittel des Unterschenkels) in Betracht und sie ist nur bei weichen, nachgiebigen Knochen anwendbar. Wir führen die Osteoclase entweder manuell über dem Keil oder mit Hilfe eines Osteoclasten aus. Bei der manuellen Osteoclase wird die Extremität mit dem Scheitel der Krümmung quer zum Keil auf diesen aufgelegt und die zu osteoclasierende Stelle zwischen den Händen eng gefaßt und durch mehrere, sich steigernde Traktionen, wobei man das eigene Körpergewicht mitwirken läßt, über dem Keil eingeknickt. Man fühlt genau, wie der Knochen zuerst in der Corticalis einbricht und der Rest des Querschnittes sich immer mehr abbiegt. Vorsicht ist vor dem Einknicken des letzten Stückes geboten, da sonst leicht eine Anspießung der Haut erfolgen kann.

Stößt die manuelle Osteoclase auf Schwierigkeiten, dann nimmt man den HASSschen *Osteoclasten* zu Hilfe. Der betreffende Knochen wird auf die unteren feststehenden Keile aufgelegt und der Knochen an der bestimmten Stelle mittels des Exzenters durchgebrochen.

Bei stark sklerosiertem Knochen ist die subcutane oder offene Osteotomie der Osteoclase vorzuziehen.

Die von REINER angegebene und früher vielfach geübte *unblutige Epiphysenlösung* zur Korrektur des Genu valgum wird von uns nicht mehr angewendet, da hiebei Schädigungen der Epiphysenfuge und nachfolgende Wachstumsstörungen infolge frühzeitiger Verwachsung der Epiphysenfuge vorkommen. Übrigens ist sie auch technisch schwer durchführbar; meist gelingt nur eine Infraktion neben der Epiphysenfuge.

II. Die blutigen orthopädischen Operationen.

Voraussetzung für das Gelingen blutiger Operationen ist peinlichste Asepsis; denn die geringste Störung der glatten Wundheilung stellt das Resultat in Frage, auch wenn es nicht zur offenen Eiterung kommt. Manche Gebilde, wie die Sehnenscheiden und die Synovia der Gelenke, sind der Infektion gegenüber außerordentlich empfindlich — viel empfindlicher als etwa das Peritoneum. Auch der kleinste Eingriff muß daher mit der größten Sorgfalt vorgenommen werden.

Wir operieren prinzipiell *ohne* künstliche Blutleere und mit genauester Blutstillung. Aber auch die Ansammlung von Sickerblut muß verhindert werden, indem man das Entstehen von toten Räumen vermeidet und sie mit körpereigenem Gewebe ausfüllt. Am besten eignet sich hierzu das *Fettgewebe*.

Die Hautschnitte wähle man möglichst klein, und zwar nur von solcher Ausdehnung, daß der notwendige Teil freigelegt wird und genügender Einblick möglich ist. Die Haut vernähen wir, wenn ein Gipsverband angelegt und längere Zeit nach der Operation belassen werden soll, mit Catgut, das bis zur Abnahme des Verbandes liegen bleiben kann. Man erspart sich auf diese Weise unnötige Öffnungen im Gipsverband.

1. Operationen an den Sehnen.

Für die Sehnenoperationen sind erst durch die überaus sorgfältigen Studien von BIESALSKI und L. MEYER die nötigen physiologischen Grundlagen geschaffen worden. Wir wissen jetzt, daß die Sehnen durch zarte Sehnenhäute, Mesotenon, Epitenon und Peritenon, mit Gefäßen versorgt werden und, wie notwendig es ist, diese Membranen zu schonen. Wir haben gelernt, wie wichtig der Gleitapparat für die Funktion der Sehnen ist und daß der wirkliche Erfolg bei Eingriffen an den Sehnen vor allem von der raschen Wiederherstellung der Gesamtfunktion abhängig ist. Auch die operative Technik erfordert eine besondere Sorgfalt. Vor allem ist es von Bedeutung, daß die Sehnen von jeder Quetschung und unnötigen Berührung verschont werden. Außerdem soll die Sehne vor dem Austrocknen geschützt werden. Man läßt daher die Sehnen so lange als möglich in ihrem natürlichen Lager und befeuchtet sie von Zeit zu Zeit mit physiologischer Kochsalzlösung.

a) Die Tenotomie. Die Tenotomie wird nach LORENZ stets von außen nach innen, d. h. von der Haut gegen die Tiefe und womöglich subcutan ausgeführt. Das Tenotom besteht aus einem feinen, ungefähr $2^1/_2$ cm langen

Messerchen, das einen 5 cm langen Hals besitzt, damit es genügend weit unter die Haut vorgeschoben werden kann (Abb. 38a). Um eine Diastase der Sehnenenden zu vermeiden, nehmen wir die Tenotomie prinzipiell in *schräger Richtung* vor, und zwar so schräg als möglich. Am besten läßt sich dies bei den flachen, breiten Sehnen, z. B. der Achillessehne durchführen. Beim Auseinanderziehen bleiben die beiden Enden noch in Kontakt und der Zusammenhang ist

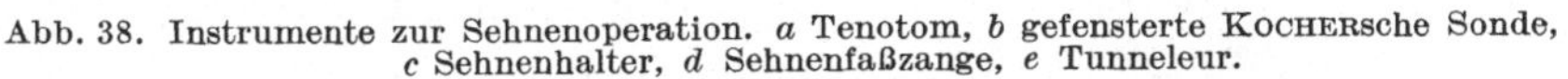

Abb. 38. Instrumente zur Sehnenoperation. *a* Tenotom, *b* gefensterte KOCHERsche Sonde, *c* Sehnenhalter, *d* Sehnenfaßzange, *e* Tunneleur.

gewahrt. Außerdem läßt sich die Verlängerung sehr gut dosieren und die Gefahr einer Überkorrektur wird vermieden. Statt der subcutanen schrägen Tenotomie kann man auch die subcutane *stufenförmige* Tenotomie nach v. BAYER anwenden, doch ist erstere technisch wesentlich einfacher und verläßlicher (Abb. 39).

Die *subcutane* schräge Tenotomie führen wir in folgender Weise aus: Der Assistent faßt die betreffende Gliedmaße und wählt jene Stellung, in der die Sehne am deutlichsten vorspringt. Dann sticht der Operateur, während er mit Finger und Daumen der einen Hand die Haut über der Sehne hochhebt, das Tenotom seitlich von der Sehne ein, schiebt dasselbe so weit nach vorne, bis er den anderen Rand der Sehne erreicht hat, richtet die Schneide des Tenotoms senkrecht gegen die Sehne und trennt dann mit kleinen sägenden Schnitten die Sehne in schräger Richtung durch (Abb. 40). Der Rest der Fasern weicht unter der Wirkung des Zuges auseinander.

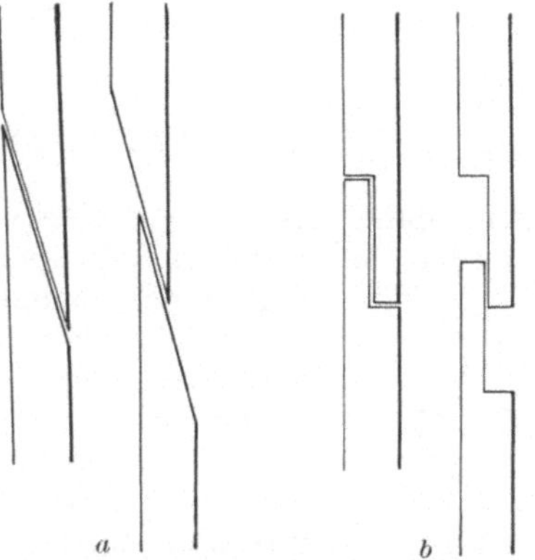

Abb. 39. Schema der schrägen und stufenförmigen Tenotomie. *a* schräge, *b* stufenförmige Tenotomie vor und nach der Korrektur.

Auf diese Weise bleibt das die feinen Gefäße zuführende Paratenon, das sich infolge seiner Dehnbarkeit der Verlängerung anpaßt, erhalten und man erzielt eine sichere Vereinigung der Sehnenenden und eine glatte Heilung des Sehnenschnittes. Handelt es sich um Durchschneidung einer Fascie (Tensor fasciae latae, Fascia plantaris), dann wird das Tenotom subcutan eingestochen und die Fascie entsprechend der flächenhaften Ausbreitung ziemlich oberflächlich in einem Zug quer durchschnitten.

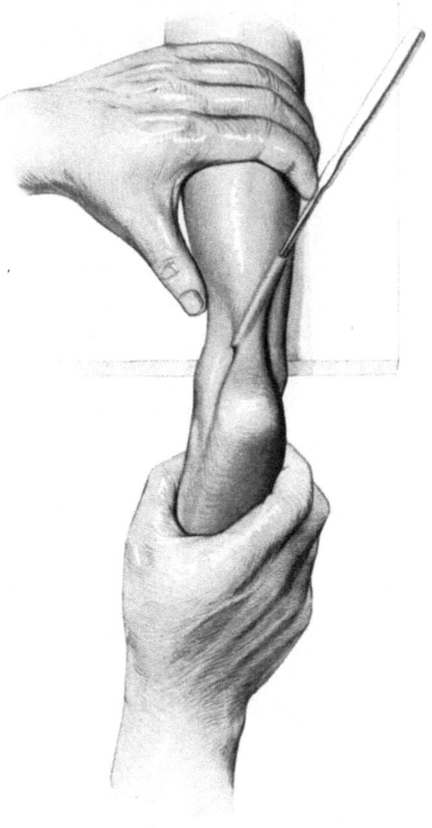

Dort, wo die Sehne nicht deutlich vorspringt und die subcutane Tenotomie wegen Gefahr der Verletzung eines Gefäßes oder Nachbarorgans unsicher ist, wenden wir die *offene* Tenotomie an. Man schneidet durch einen kleinen Hautschnitt direkt auf die Sehne längs ein, bis sie perlmutterartig durchglänzt, präpariert das Epitenon zu beiden Seiten ab und unterfährt mit der gefensterten KOCHERschen Sonde die Sehne. Nachdem man sich überzeugt hat, daß Gefäße und Nerven nicht mitgefaßt sind, wird die Sehne schräg durchschnitten.

Fehler der Tenotomie. α) Die Tenotomie wird *nicht schräg genug* vorgenommen, wodurch eine Diastase zwischen den Sehnenenden entstehen kann. Die Lücke wird zwar bindegewebig ersetzt, aber dieses Bindegewebe entartet mit der Zeit und kann bei starker Beanspruchung reißen.

β) Die Sehne wird vollständig *durchschnitten*, statt daß man die letzten Fasern stehen läßt. Dadurch geht der Zusammenhang verloren und die zarte Randgefäße zuführende Schicht der Sehne wird geschädigt.

γ) Man ist mit der Tenotomie *nicht nahe genug an die Insertionsstelle* herangerückt; dann kommt man leicht in die Muskelsubstanz, was eine stärkere Blutung zur Folge haben kann.

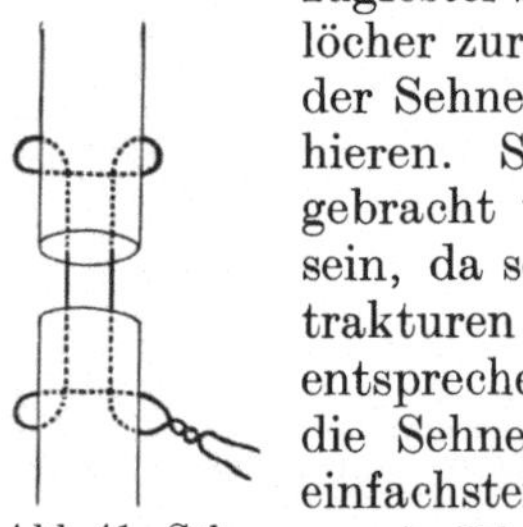

Abb. 40. Ausführung der schrägen subcutanen Tenotomie an der Achillessehne. Das Tenotom liegt zwischen Haut und Sehne, die Schneide gegen die Sehne gerichtet.

b) Die Sehnennaht. Die Schnittflächen der Sehnenenden sollen möglichst glatt sein, daher müssen zerfetzte oder gequetschte Sehnenenden erst angefrischt werden, bevor sie zur Naht geeignet sind. Man näht die Sehne mit feiner, aber zugfester Seide und verwendet dünne, runde Nadeln, die keine Stichlöcher zurücklassen. Besondere Aufmerksamkeit ist der Spannung der Sehne zuzuwenden, da sich durchtrennte Sehnen stark retrahieren. Sie müssen wieder auf ihre physiologische Länge zurückgebracht werden. Allerdings darf die Spannung nicht zu stark sein, da sonst das Muskelspiel gehindert ist und sehr leicht Kontrakturen entstehen können. Um das Durchschneiden der Fäden, entsprechend der Faserrichtung der Sehne, zu vermeiden, werden die Sehnen durch eigene Haftnähte miteinander verbunden. Am einfachsten ist die Sehnennaht nach KIRCHMAYR (Abb. 41).

Abb. 41. Sehnenvereinigung nach KIRCHMAYR.

c) Die Sehnenverlängerung. Außer durch die schräge Tenotomie kann man verkürzte Sehnen auch plastisch verlängern, um ihre Kontinuität aufrechtzuerhalten. Es ist dies besonders bei hochgradigen Spitzfüßen mit starker Verkürzung der Achillessehnen angezeigt. Zur plastischen Verlängerung dient entweder die stufenförmige Durchschneidung nach

B AYER oder die frontale Verlängerung der Sehne. Bei der Tenotomie nach B AYER wird in der offenen Wunde die Sehne durch einen Z-förmigen Schnitt in sagittaler Richtung durchtrennt und die Sehnenstümpfe nach erfolgter Verlängerung durch einfache Sehnennäht aneinandergefügt (Abb. 42). Bei der *frontalen* Verlängerung

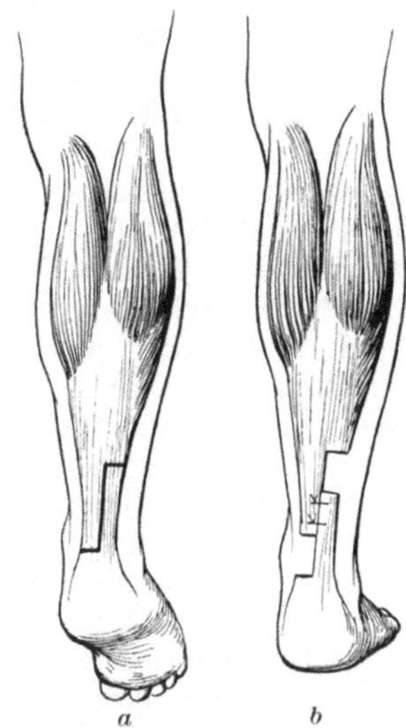

Abb. 42. Plastische *sagittale* Verlängerung der Achillessehne nach B AYER. *a* Schnittführung, *b* Naht der Sehnenenden nach der Verlängerung.

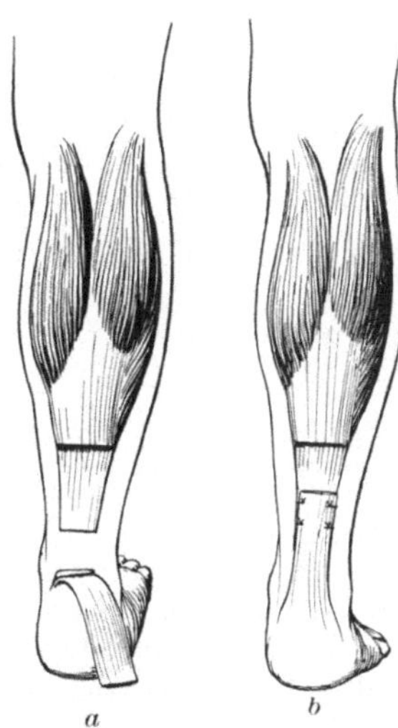

Abb. 43. Plastische *frontale* Verlängerung der Achillessehne. *a* Schnittführung , *b* Naht der Sehnenenden nach der Verlängerung.

sticht man die Sehne knapp oberhalb des Ansatzes mit einem schmalen feinen Messer quer durch und schneidet in proximaler Richtung aus; nach Zurücklegen des dorsalen Lappens wird die Sehne am unteren Ende quer durchschnitten und nun wird die Sehne durch kräftigen Druck auseinandergezogen und die beiden Sehnenenden zu beiden Seiten zart vernäht (Abb. 43).

Manchmal ist man genötigt, einen entstandenen *Sehnendefekt* oder zwei geschrumpfte Sehnenenden plastisch zu überbrücken. Um das zur Überbrückung notwendige Material zu gewinnen, wird, wie Abb. 44 zeigt, aus dem Sehnenende ein Lappen geschnitten und durch Herunterklappen des Lappens und Vernähen mit dem anderen Ende der Sehne die Kontinuität wieder hergestellt.

Man kann eine Sehne auch dadurch verlängern, daß man nach der Methode von L ANGE zur Überbrückung des Defektes starke Seidenfäden verwendet. Diese Fäden heilen als Fremdkörper ein und umgeben sich mit einem gut funktionierenden Gewebe.

Eine andere Methode des Sehnenersatzes ist die mittels eines frei transplantierten Stückes aus der Fascia lata nach K IRSCHNER, das man zu einem strangartigen Gebilde zusammenrollt und mit den Sehnenenden vernäht.

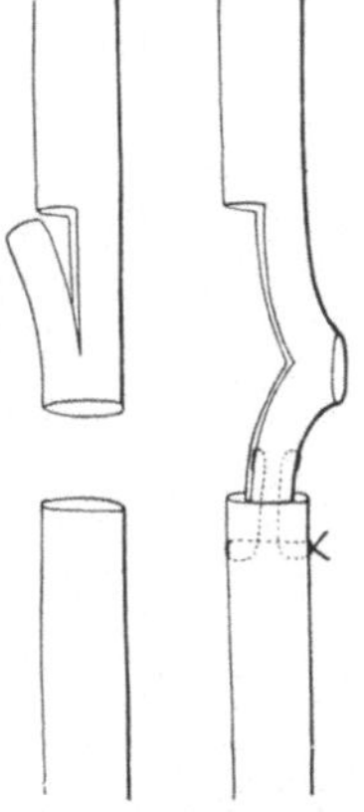

Abb. 44. Plastische Überbrückung zweier Sehnenenden bei größerem Defekt.

d) Die Sehnenverkürzung. Oftmals ist man auch gezwungen, eine zu lange Sehne zu verkürzen. Das kann selbstverständlich durch stufenförmige *Excision* eines Sehnenstückes und nachfolgende Naht der Sehnenstümpfe erfolgen (Abb. 45 *a*). Doch ist es mitunter sehr schwierig, das richtige Maß der Verkürzung zu treffen. Eine zu geringe Verkürzung verfehlt ihren Zweck, eine zu starke setzt den Muskel erneut einer schädlichen Überdehnung aus. Eine bessere Methode ist die *Sehnenraffung.* Wir führen dieselbe in Form der Sehnenfaltung in folgender Weise aus: Die zu lange Sehne wird mittels eines Einzinkers hochgehoben, soweit es die Spannung zuläßt; die dadurch entstandene Falte wird durch seitliche Nähte gerafft, an die Sehne angelegt und mit dieser durch Nähte vereinigt (Abb. 45 *b*).

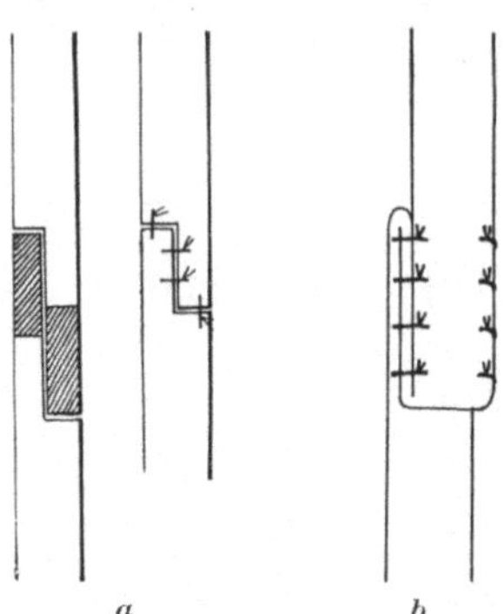

Abb. 45. Sehnenverkürzung. *a* durch stufenförmige Excision eines Sehnenstückes, *b* durch Sehnenraffung(Sehnenfaltung).

e) Die Sehnenverpflanzung. Sie hat den Zweck, die Funktion eines gelähmten Muskels durch die eines gesunden Muskels zu ersetzen (Abb. 46). Zunächst muß man sich über das Kräfteverhältnis und über Wert und Wirkung der in Betracht kommenden Muskelindividuen Aufschluß geben. Die Sehnenverpflanzung muß also nach einem schon vorher aufgestellten wohlerwogenen *Operationsplan* erfolgen. Die zu ersetzenden Muskeln bezeichnen wir als *Kraftnehmer*, die zu transplantierenden Muskeln als *Kraftspender*. Es ist einleuchtend, daß nur solche Muskel als Kraftspender in Betracht kommen, deren Arbeitsleistung der des gelähmten Muskels entspricht. Berücksichtigt man, daß ein Teil der Kraft auf dem neuen Wege noch verloren geht, so ergibt sich daraus, daß der kraftspendende Muskel die Arbeitsleistung des zu ersetzenden Muskels noch übertreffen muß. Außerdem ist zu beachten, daß nur jener Kraftspender gewählt werden darf, dessen Ausfall an seinem ursprünglichen Verwendungsort belanglos ist. So kann man von den Kniebeugern den Semitendinosus oder Biceps als Kraftspender für den gelähmten Quadriceps verwenden, da noch genügend Muskulatur für die Kniebeugefunktion zurück bleibt.

Für die Beurteilung der Arbeitsleistung der Muskel besitzen wir in den von Fick angegebenen Tabellen über „die mögliche Arbeitsleistung" eine zuverlässige und überaus wertvolle Aufschlußquelle. Die maximale Arbeitsleistung nach Fick ist das Produkt aus der Muskelkraft (physiologischer Querschnitt $\times$ Muskelkrafteinheit $= 10$ kg) und der Wegstrecke bei größter Verkürzung. Nach der Tabelle von Fick ergibt sich für die hauptsächlich in Betracht kommenden Muskeln folgende Aufstellung:

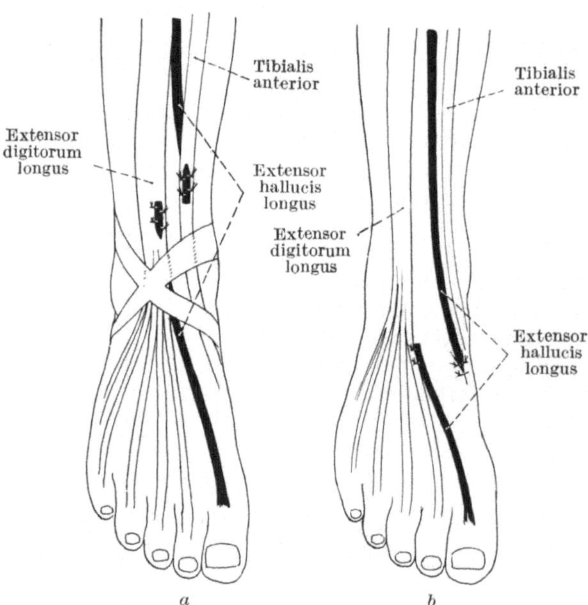

Abb. 46. Beispiel einer Sehnenverpflanzung. *a* Verpflanzung des Extensor hallucis longus (schwarz) auf den gelähmten Tibialis anterior (tendinös, supravaginal), *b* Verpflanzung des Extensor hallucis longus (schwarz) auf das Naviculare (periostal).

Mögliche Arbeitsleistung der wichtigsten Skeletmuskeln nach FICK[1].

Muskelname	Arbeits- möglichkeit in kg/m	Muskelname	Arbeits- möglichkeit in kg/m
Obere Extremität.		**Untere Extremität**	
I. Schultergelenksmuskeln.		*IV. Hüftmuskeln.*	
Subscapularis	15,134	Tensor fasciae latae	12,94
Deltoideus	11,385	Glutaeus max. unterster Teil	17,77
Teres major	11,22	,, ,, mittlerer Teil	11,57
Infraspinatus + Teres minor	10,426	,, ,, oberster Teil	4,88
Biceps	3,406	Adductor mag. oberster Teil	12,26
Triceps.	3,230	,, ,, mittlerer Teil	11,74
Coracobrachialis	4,400	,, ,, unterster Teil	8,10
Supraspinatus	3,98		
II. Ellbogengelenksmuskeln.		*V. Kniegelenksmuskeln.*	
a) Beuger:		a) Beuger:	
Brachialis	3,84	Semimembranosus	16,833
Biceps cap. long.	2,33	Semitendinosus	13,242
Biceps cap. brev.	2,25	Biceps femoris	10,248
Brachioradialis	2,21	Gracilis	3,082
Pronator teres	1,39	Sartorius	2,319
b) Strecker:			
Triceps cap. lat.	3,39	b) Strecker:	
Triceps cap. med.	2,66	Vasti	118,640
Triceps cap. long.	2,42	Rectus femoris	23,40
Anconaeus	0,83	Tensor fasciae latae	0,75
III. Handgelenksmuskeln.			
a) Beuger:		*VI. Unterschenkel-Fußmuskulatur.*	
Flexor digit. sublim. . . .	4,815		
Flexor digit. prof.	4,536	Gastrocnemius	11,66
Flexor carpi uln.	1,950	Soleus	9,80
Flexor pollic. long.	1,189	Tibialis anterior.	4,70
Flexor carpi rad.	0,821	Flexor halluc. long.	3,19
Abduct. pollic. long. . . .	0,092	Extensor digit. long. . . .	2,12
b) Strecker:		Tibialis post.	1,74
Extens. digit. comm. . . .	1,720	Flexor digit. long.	1,70
Extens. carpi uln.	1,113	Peroneus long.	1,63
Extens. carpi rad. long. . .	1,068	Peroneus brevis	1,37
Extens. carpi rad. brev. . .	0,888	Peroneus III	1,12
Extens. indic. prop. . . .	0,456	Extensor halluc. long. . . .	1,05
Extens. pollic. long. . . .	0,140		

Im übrigen kommt es nicht darauf an, *alle* Funktionskomponenten zu ersetzen oder komplizierte anatomische Verhältnisse *nachzuahmen*, sondern darauf, einen Zustand zu schaffen, der der *gesamten Funktion* des betreffenden Organs möglichst nahekommt. Von diesem Gesichtspunkte aus ist zu beachten, daß auch bei Zugrundelegung eines einfachsten Operationsplanes ganz neue Verhältnisse geschaffen werden, deren praktische Auswirkung genau vorausbestimmt werden muß. Die Sehnenverpflanzung ist außerdem noch von einer Reihe anderer Faktoren abhängig, die für das Gelingen der Operation mitbestimmend sind und bei deren Beachtung sich die Ursache mancher Fehlerquellen vermeiden läßt [2]. Das ist zunächst *der Weg des Kraftspenders.* Der Weg soll möglichst kurz und geradlinig sein. Scharfe Knickungen und Einzwängungen des Muskels sind zu vermeiden. Auch muß für ein entsprechendes *Gleitlager* gesorgt sein. Das beste und überall vorhandene Gleitgewebe für die

---

[1] FICK: Handbuch der Anatomie und Mechanik der Gelenke, III. Teil. Jena: Gustav Fischer 1911.

[2] Siehe STOFFEL: Z. orthop. Chir. **33** (1913).

transplantierte Sehne ist das subcutane Fettgewebe. Verwachsungen mit der
Haut oder dem Knochen sind zu verhindern, wenn man die künftige Hautnarbe nicht über die gelösten Sehnen anlegt.

Die *Sehnenscheidenauswechslung* nach BIESALSKI und MAYER[1], d. h. die
Einführung der kraftspendenden Sehne
in die Scheide der gelähmten Sehne zum
Zwecke der Erhaltung des Gleitapparates
hat bisher nur wenig Anklang gefunden,
da nicht immer geeignete Sehnenscheiden
vorhanden sind und die Durchführung
auch viel zu kompliziert ist. Sie wird
übrigens durch die von LORENZ[2] und
gleichzeitig von PERTHES angegebene *supravaginale* Verpflanzung umgangen, wobei
die Sehnenauswechslung *oberhalb* der Sehnenscheiden vorgenommen wird und der
Gleitapparat in toto erhalten bleibt.

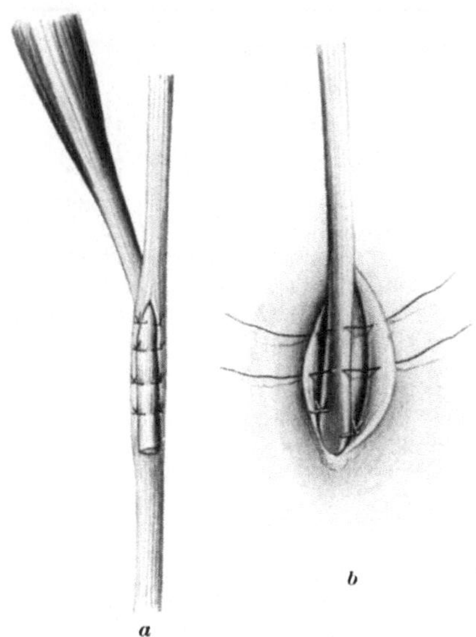

Abb. 47. Art der Sehnenbefestigung.
a bei der tendinösen, *b* bei der periostalen
Verpflanzung.

Eine zweite sehr wichtige Voraussetzung
für das Gelingen der Transplantation ist
die richtige *Spannung*, unter der die
Sehne am neuen Platz vernäht wird. Will
man den Vorschlägen STOFFELs folgen,
dann muß der nach der Durchschneidung
retrahierte Muskel wieder auf seine physiologische Länge zurückgebracht werden,
aber auch eine allzu starke Spannung
des Muskels ist von Schaden. Man geht
in der Weise vor, daß man das betreffende
Gelenk in eine Mittelstellung bringt und den Kraftspender insoweit spannt,
daß seine ursprüngliche Länge wiederhergestellt ist. Dadurch werden seine
contractilen Elemente nicht geschädigt und es bleibt ihm die Fähigkeit
gewahrt, sich physiologisch zu verkürzen.

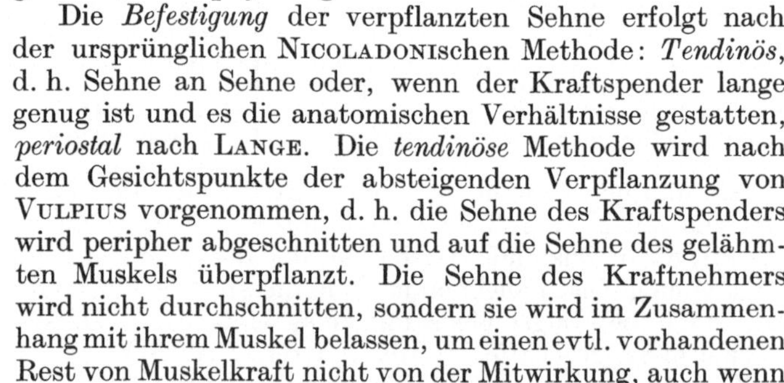

Abb. 48. Befestigungs-
knoten nach BIESALSKI.
a einfache, *b* doppelte
Umschlingung.

Die *Befestigung* der verpflanzten Sehne erfolgt nach
der ursprünglichen NICOLADONIschen Methode: *Tendinös*,
d. h. Sehne an Sehne oder, wenn der Kraftspender lange
genug ist und es die anatomischen Verhältnisse gestatten,
periostal nach LANGE. Die *tendinöse* Methode wird nach
dem Gesichtspunkte der absteigenden Verpflanzung von
VULPIUS vorgenommen, d. h. die Sehne des Kraftspenders
wird peripher abgeschnitten und auf die Sehne des gelähmten Muskels überpflanzt. Die Sehne des Kraftnehmers
wird nicht durchschnitten, sondern sie wird im Zusammenhang mit ihrem Muskel belassen, um einen evtl. vorhandenen
Rest von Muskelkraft nicht von der Mitwirkung, auch wenn
sie noch so gering ist, auszuschalten. Bei der Vereinigung von Sehne an Sehne
wird eine möglichst innige Verbindungsstrecke angestrebt. Die kraftspendende
Sehne wird durch einen schräg verlaufenden Schlitz der gelähmten Sehne
durchgeführt und durch entsprechende Knopfnähte befestigt (Abb. 47*a*). Bei
der *periostalen* Verpflanzung wird das Periost über dem Knochen gespalten,
die Sehne am Periost des Knochens gut befestigt und die beiden Periostlefzen

---

[1] BIESALSKI u. MAYER: Die physiologische Sehnenverpflanzung. Berlin: Julius Springer
1916.
[2] LORENZ: Zbl. Chir. **1917**, Nr 32. — PERTHES: Ebenda.

darüber vernäht (Abb. 47 b). Ein sehr guter Befestigungsknoten wurde von BIESALSKI angegeben (Abb. 48 a und b).

Die von LANGE [1] empfohlene Verwendung von künstlichen *Seidensehnen* (geflochtene Seidenfäden) bei der Sehnenverpflanzung hat sich bisher nicht einzubürgern vermocht, sicherlich nicht aus Verkennung seiner jahrelangen eifrigen Bemühungen, sondern aus begreiflicher Abneigung gegen alles „Artfremde". Mögen auch die Seidensehnen, wie LANGE nachweisen konnte, aseptisch einheilen, so haften ihnen doch die Nachteile eines toten Materiales an, das mit der Zeit morsch und nachgiebig wird und auf die Dauer keine Sicherheit verbürgt. Vor allem aber ergibt die Erfahrung, daß die Anwendung künstlicher Sehnen durchaus entbehrlich ist, da die eigenen Sehnen zur Überpflanzung vollkommen ausreichen, und daß in den seltenen Fällen, wo sie etwa zu kurz sind, arteigenes Material in Form von Fascienstreifen zum Ersatz herangezogen werden kann.

Für die Sehnenverpflanzung an der Hand oder am Fuß bedienen wir uns gerne steril auskochbarer *Operationsschienen* zur Lagerung der Extremität während der Operation (Abb. 49). Die Operationsschienen haben den Vorteil, daß während der ganzen Dauer der Operation die Stellung der Extremität gleichmäßig festgehalten und der Operateur durch die Hände der Assistenten nicht behindert wird.

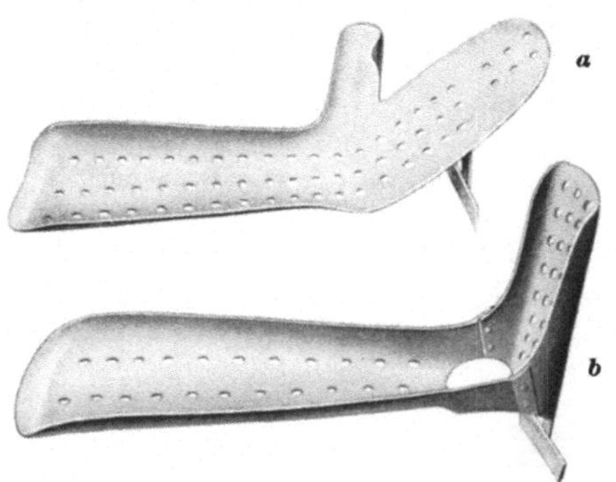
Abb. 49. Sterilisierbare Operationsschienen zur Sehnenverpflanzung. a Handschiene, b Fußschiene.

f) Die Tenodese. Sie verfolgt den Zweck, mit Hilfe von Sehnen ein Gelenk dauernd zu fixieren. Die Sehne wird bei dieser Gelegenheit in eine künstliche Rinne des Knochens eingelegt, darüber das Periost vernäht. Auf diese Weise wird die Sehne in eine Art Ligament umgewandelt (CODIVILLA, VULPIUS). Man muß jedoch bedenken, daß die Sehnen im Laufe der Zeit durch Dehnung nachgeben. Die Tenodese kommt daher für sich allein zur Fixation eines Gelenkes kaum in Betracht, sondern wird nur als ergänzende Operation verwendet (s. Arthrodese).

2. Operationen an den Knochen.

Die bei der Sehnenoperation vorausgeschickten allgemeinen Bemerkungen gelten bis zu einem gewissen Grade auch für die Knochenoperationen. Vor allem sind diese Operationen nach allen Regeln der Asepsis auszuführen. Auch hier verfolgen wir den Grundsatz, die Operationen möglichst einfach zu gestalten und mit dem geringsten Eingriff auszukommen. Wichtig ist die Lagerung des Patienten zur Operation. Man legt die Extremität am besten auf einen Sandsack; dies ist das schonendste und sicherste Widerlager für alle Knochenoperationen. Auch die Knochenoperationen werden prinzipiell nie unter künstlicher Blutleere vorgenommen.

a) Die Osteotomie. Unter Osteotomie versteht man die operative Kontinuitätstrennung des Knochens. Wir unterscheiden im allgemeinen eine quere, schräge, bogenförmige und Keilosteotomie. Daneben gibt es noch eine V-förmige und Z-förmige Osteotomie. Die *quere* Osteotomie wird zu dem Zwecke vorgenommen, um den Knochen einfach zu durchtrennen und ihn dann winkelig

---

[1] LANGE: Erg. Chir. **2** (1911); Dtsch. Orthop. Kongr. 1925.

abzubiegen. Die Fragmentenden verkeilen sich dabei ineinander (Abb. 50*a*). Die *schräge* Osteotomie führen wir dann aus, wenn die Bruchstücke aneinander vorbeigleiten sollen oder, wenn eine Drehverschiebung der Fragmente beabsichtigt ist, wie etwa bei der Bifurkation (Abb. 50*b*). Die *bogenförmige* Osteotomie

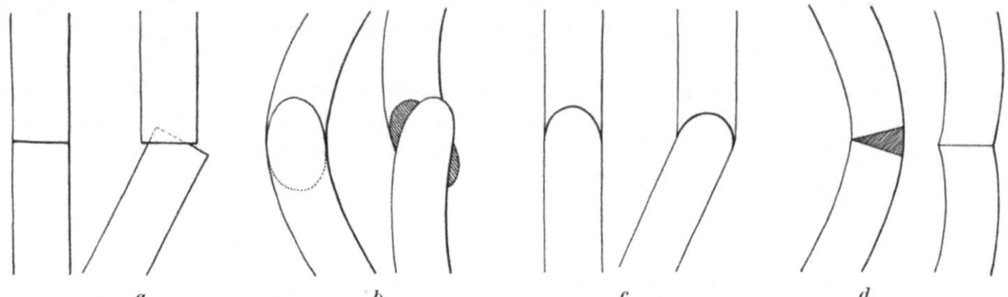

Abb. 50. Verschiedene Arten der Osteotomie. *a* quere, *b* schräge, *c* bogenförmige, *d* Keilosteotomie.

wird dann angewendet, wenn eine scharnierartige Drehung der Fragmentenden beabsichtigt ist. Sie kommt z. B. bei der Coxa vara in Betracht (Abb. 50*c*). Bei hochgradigen Verkrümmungen genügt oft die einfache Durchtrennung

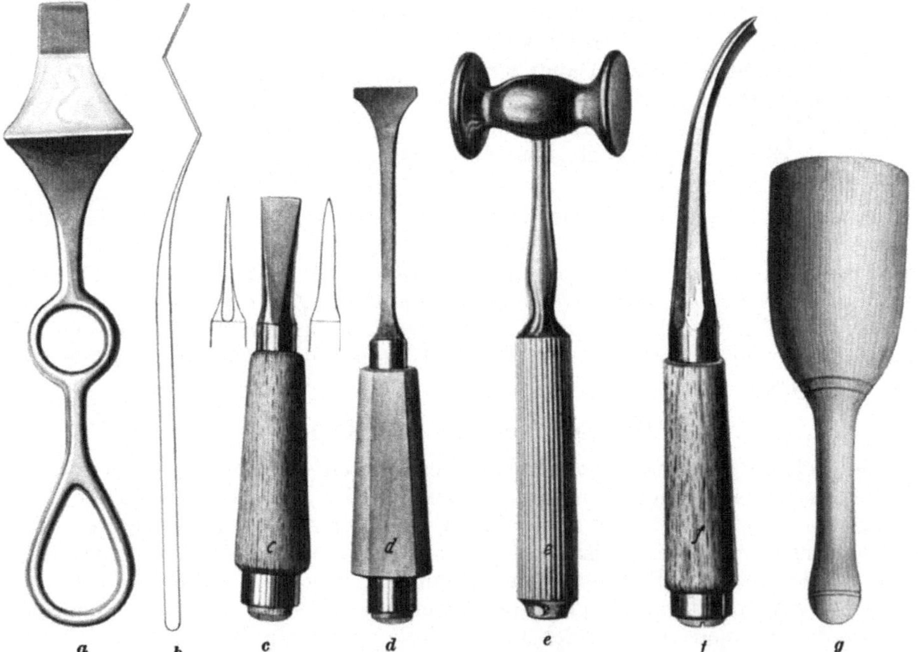

Abb. 51. Instrumente zu den Knochenoperationen. *a b* Knochenschaufeln nach HASS zum Schutz der Weichteile, *c* schneidender und sprengender LORENZ-Meißel, *d* LEXER-Meißel und *e* Metallhammer zu osteoplastischen Operationen, *f* Meißel zur bogenförmigen Osteotomie, *g* Holzhammer.

nicht, sondern es muß ein *Keil* mit der Basis an der Konvexität der Verkrümmung herausgenommen werden (Abb. 50*d*). Bei Totalverkrümmungen der Röhrenknochen müssen oft mehrere Osteotomien an verschieden verteilten Stellen der Extremität ausgeführt werden. Damit kann man selbst die schwersten Verkrümmungen ausgleichen. Eine Naht des Knochens nach der Osteotomie ist niemals notwendig, da der Gipsverband zur Fixation der Stellung vollkommen ausreicht.

Zur Osteotomie verwenden wir die von LORENZ angegebenen kurzen Meißel mit Holzgriff (Abb. 51c). Die Breite der Meißelschneide beträgt 1 cm. Wir unterscheiden schneidende und sprengende Meißel. Der schneidende Meißel hat eine messerscharfe Schneide und einen schmalen Querschnitt. Der sprengende Meißel hat einen keilförmigen Querschnitt und dient zum Auseinandertreiben besonders starker Knochen. Zum Hämmern wird ein gewöhnlicher Holzhammer aus Ahorn verwendet, wie ihn die Bildhauer benützen (Abb. 51g). Dieser Hammer hat den Vorteil, daß er schon durch seine Eigenschwere „zieht".

Was die *Meißeltechnik* bei der Osteotomie betrifft, kommt es bei derselben vor allem darauf an, daß der Meißel während des Hämmerns vom Knochen nicht abgleitet, ferner daß keine Längsrisse im Knochen entstehen, die zu unerwünschten Aussprengungen führen können. Der Meißel wird zuerst mit der Spitze eingesetzt und nach Art des Kerbschnittes unter gleichzeitigem Senken des Meißels mit kurzen Hammerschlägen in die Corticalis eingetrieben, dann rückt man mit der Spitze in der erzeugten Rinne etwas nach und wiederholt den Vorgang. Das Hämmern und Eintreiben des Meißels folgt stets in der Richtung gegen die Längsachse des Knochens. Während der ganzen Osteotomie darf der Meißel die Rinne nicht verlassen (Abb. 52). Zum Schutz der Weichteile verwenden wir eigene Knochenschaufeln, die so geformt sind, daß sie den Knochen vollständig umgreifen und nicht abrutschen können (Abb. 51a und b).

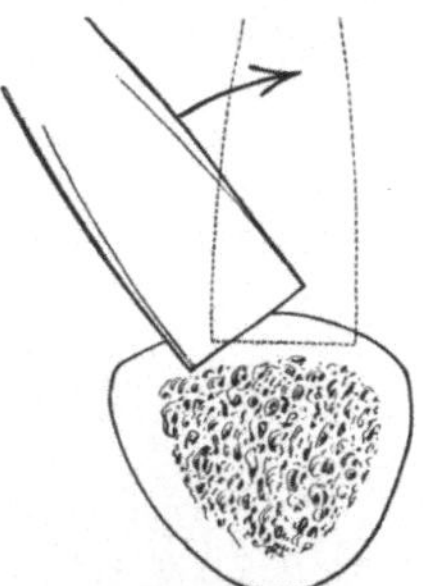

Abb. 52. Meißeltechnik bei der Osteotomie. Der Meißel wird mit der Spitze in den Knochen eingesetzt und unter gleichzeitigem Senken mit kurzen Hammerschlägen in die Corticalis eingetrieben.

Die einfache quere Osteotomie kann auch als *subcutane* Osteotomie ausgeführt werden, besonders wenn die Durchtrennung des Knochens an leicht zugänglicher Stelle erfolgt. Die Vorteile der subcutanen Osteotomie sind die kleine Hautwunde, die keinerlei Rücksicht erfordert, ferner die geringere Infektionsgefahr, vor allem aber die besseren Heilungsbedingungen der Knochenwunde, da der Periostschlauch und Muskelmantel zum größten Teil erhalten bleiben. Die subcutane Osteotomie kommt der Osteoclase am nächsten.

Durch einen ganz kleinen Längsschnitt in der Ausdehnung der Meißelbreite wird das Instrument durch die Haut bis auf den Knochen eingeführt. Nunmehr wird der Meißel um 90° gedreht, so daß er quer zum Knochen steht. Die Haut um den Meißel wird mit einer sterilen Gaze abgedeckt. Der Meißel wird hierauf fest gefaßt und die Durchmeißelung des Knochens in der oben beschriebenen Weise durchgeführt. Es genügt, die halbe Zirkumferenz der Corticalis zu durchmeißeln, der Rest wird eingebrochen. Die kleine Hautwunde wird mit 2 bis 3 Nähten geschlossen und die Osteotomie ist beendet.

Unter der *offenen* Osteotomie versteht man die Osteotomie unter Kontrolle des Auges. Nach einem Haut- und Fascienschnitt in der Längsrichtung des Knochens wird die Muskulatur längs ihrer Faserrichtung stumpf durchtrennt und das Periost der Länge nach mit einem Resektionsmesser durchschnitten. Hierauf wird mit einem scharfen Raspatorium das Periost mitsamt den Weichteilen vom Knochen abgehoben. *Es ist sehr wichtig, daß das Periost nicht von den Weichteilen entblößt wird, weil es sonst in seiner Ernährung gestört wurde.* Der Knochen wird hierauf zum Schutz der Weichteile mit den Knochenschaufeln umgriffen und nunmehr durchgemeißelt (Abb. 53).

Fehler der Osteotomie. α) Das *Abrutschen des Meißels* vom Knochen. Dies läßt sich vermeiden, wenn man nach der gegebenen Vorschrift vorgeht, den

Meißel mit der Spitze einsetzt und zunächst eine Rinne ausmeißelt. Während der ganzen Prozedur darf der Meißel die Rinne nicht verlassen.

β) *Längsaussprengungen* des Knochens. Sie können manchmal sehr unangenehm werden und zu einer Anspießung der Haut führen. Derartige Aussprengungen kommen nur dann zustande, wenn man einen zu breiten Meißel verwendet und den Hammer mit großer Wucht niedersausen läßt. Der Meißel darf nur mit kleinen kurzen Schlägen in den Knochen eingetrieben werden. Vor allem muß man sich beim Osteotomieren Zeit lassen.

γ) Der Knochen ist *nicht genügend durchgemeißelt*. Dies ist besonders dann der Fall, wenn man eine Brücke in der Corticalis stehen läßt. Beim Einbrechen des Knochens muß man dann größere Gewalt anwenden, wodurch das benachbarte Gelenk in Mitleidenschaft gezogen wird. Dieser Fehler läßt sich vermeiden, wenn man vor dem Einbrechen mit dem Meißel noch einmal die ganze Rinne durchgeht.

Nochmals wollen wir betonen, daß mit der Osteotomie allein die orthopädische Operation in der Regel noch nicht beendet ist, sondern daß als ebenso wichtiger Akt der Operation die richtige Einstellung der Fragmente und das genaue Festhalten derselben in der gewünschten Stellung bis zur Konsolidierung sich anschließt.

b) Die orthopädischen Resektionen. Sie kommen insbesondere bei hochgradigsten Flexionsankylosen des Kniegelenkes in Betracht, bei welchen die paraartikuläre Osteotomie zur vollständigen Korrektur der Winkelstellung nicht ausreichen würde. Als Vorbedingung für die orthopädische Resektion gilt, daß der akut entzündliche Prozeß des Gelenkes vollständig abgeklungen ist. Durch die Operation wird die winkelige Ankylose des Kniegelenkes in eine geradlinige übergeführt. Zu diesem Zwecke wird ein mit der Basis nach vorne gerichteter Keil aus dem Gelenk entfernt. Die Resektion führt man am besten mittels der Säge aus, nur die Durchtrennung des hinteren Abschnittes des Knochens wird mittels Meißel und Hammer vorgenommen.

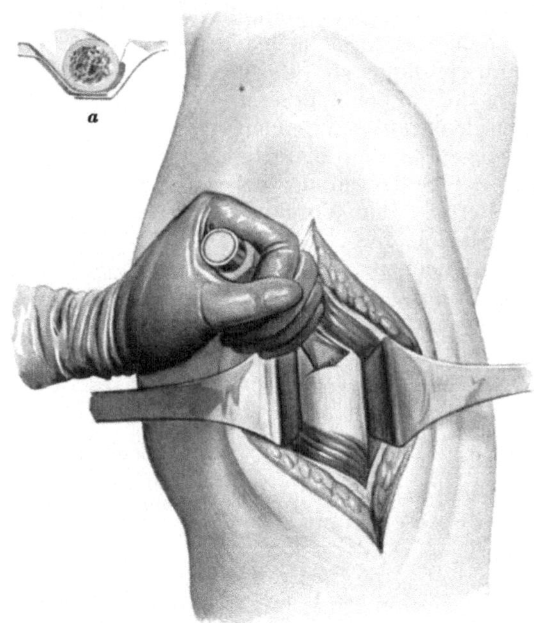

Abb. 53. Offene quere Osteotomie des Oberschenkels unterhalb des Trochanter major. *a* Lage der Knochenschaufeln während der Osteotomie.

c) Die plastischen Knochenoperationen. Die *osteoplastischen Operationen* verfolgen den Zweck, einen fehlenden Knochen durch andere Knochenteile zu ersetzen. Solche Operationen kommen vor allem bei *angeborenen Defektbildungen* in Frage. So hat schon ALBERT einen angeborenen Tibiadefekt dadurch ersetzt, daß er die Fibula in die Fossa intercondyloidea einfügte. Dadurch wurde eine feste Verbindung zwischen Ober- und Unterschenkel hergestellt. Diese Operation ist seither wiederholt mit Erfolg ausgeführt worden.

Ferner dienen die osteoplastischen Operationen zur Behandlung von *Pseudarthrosen* der Röhrenknochen. Die einfache quere Anfrischung der Knochenenden führt fast niemals zum Ziele. In Betracht kommen folgende Verfahren: Sind die Knochenenden lange genug und übereinander geschoben, z. B. nach Schrägfrakturen, dann wenden wir die *stufenförmige Anfrischung* der Knochenenden an. Dieselben werden nach gründlicher Entfernung aller Narbenmassen mit dem Meißel gründlich angefrischt und die Enden treppenförmig aneinander gelegt und mittels der KIRSCHNERschen Spannzange fest miteinander verdrahtet (Abb. 54a). *Die Anfrischung muß unbedingt bis ins gesunde Mark hineinreichen.* Besteht jedoch eine quere Knochenlücke oder ein mehr oder minder großer Defekt, dann müssen die Knochenenden durch ein neues Knochenelement überbrückt werden. Es geschieht dies am besten durch eine *lokale Knochenplastik* nach LEXER. Ganz besonders eignet sich diese Methode für die Pseudarthrose des Tibiaschaftes. Bei diesem Verfahren geht man folgendermaßen vor:

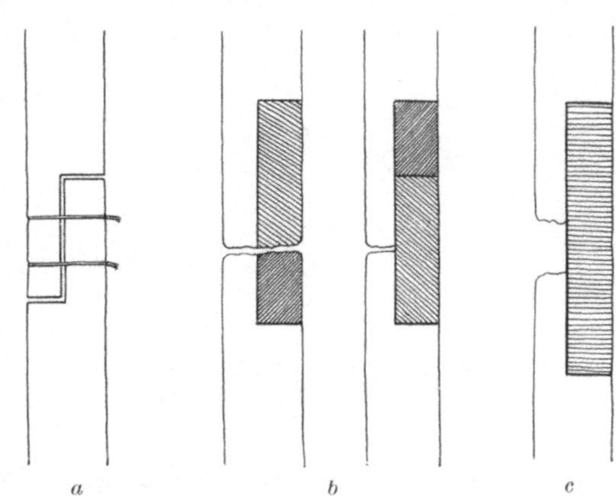

Abb. 54. Verschiedene Arten der Knochenüberbrückung bei Defekten und Pseudarthrosen. *a* stufenförmige Anfrischung und Verdrahtung, *b* Verriegelung nach LEXER, *c* freie Knochenplastik durch Einlagerung eines Tibiaspans.

Mittels einer elektrisch betriebenen Doppelblattkreissäge wird eine längs verlaufende, bis ans Knochenmark reichende, etwa 8—12 cm breite Doppelrinne gelegt, die etwa 8—10 cm über der Frakturstelle beginnt und etwa 5 cm

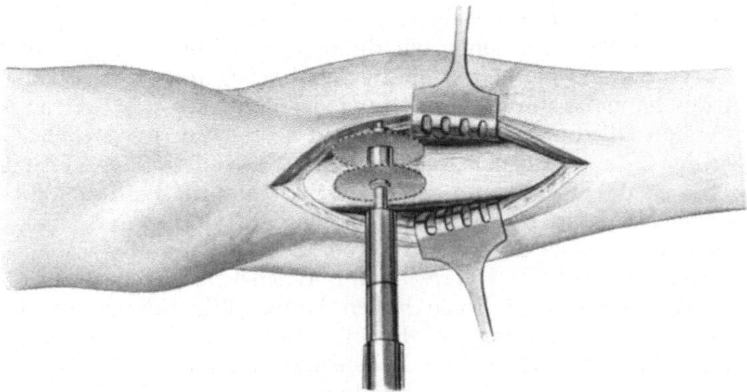

Abb. 55. Entnahme eines periostgedeckten Tibiaspans mittels der elektrisch betriebenen Doppelblattkreissäge.

unter die Frakturstelle reicht. Vorher wird das Periost mittels eines Resektionsmessers entsprechend umschnitten. Durch Querschnitte am oberen und unteren Ende werden die Knochenstücke freigemacht und nunmehr wird das obere längere Fragment wie ein Riegel in den unteren Falz geschoben; dadurch wird die Pseudarthrose knöchern überbrückt. Das kürzere Fragment wird in den oberen freigewordenen Raum versenkt (Abb. 54b). Die Fragmente werden mit Seidennähten fixiert. Die Anfrischung des übrigen Teiles der Pseudarthrose ist nicht notwendig, sondern wird zur Schienung des Transplantates belassen. Die Knochenneubildung geht lediglich vom Transplantat aus.

In manchen Fällen ist man genötigt, aus Mangel an Knochenmaterial von entfernt gelegenen Knochen Teile zu transplantieren *(freie Knochenplastik)*, und zwar wird das Material meist aus der Tibia entnommen (Abb. 54 c). Das Periost soll stets mitverpflanzt werden.

Die Tibia wird durch einen ausgiebigen, nach außen konvexen Hautschnitt freigelegt, das Periost mit dem Resektionsmesser umschnitten und nun das entsprechende Stück entweder mit Meißel und Hammer oder mittels der elektrischen Doppelblattkreissäge entnommen (Abb. 55). Der entstandene Defekt der Tibia wird durch einen Muskellappen gedeckt. Übrigens füllen sich diese Defekte sehr bald mit neuem Knochengewebe. Schon vorher wurde die Aufnahmsstelle freigelegt und nun wird das Transplantat in einen vorbereiteten Falz des Knochens eingelegt. Die Befestigung des Transplantats geschieht durch Drahtschlingen oder mittels der „Inlaymethode" ALBEES[1] (Abb. 56).

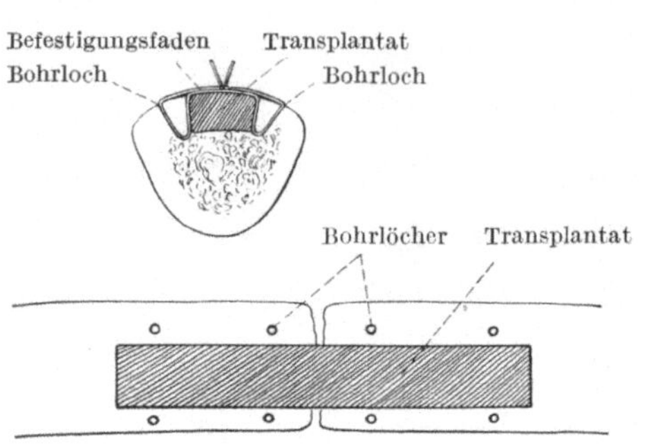

Abb. 56. Befestigung des Knochentransplantats nach ALBEE.

Zu den osteoplastischen Verfahren gehört auch die Versteifungsoperation bei Spondylitis tuberculosa mittels Einpflanzung eines Tibiaspans in die gespaltenen Dornfortsätze.

3. Operationen an den Gelenken.

Von den *Gelenks*operationen kommen in der Orthopädie vor allem die *Arthrodese und Arthroplastik* in Betracht.

a) Unter **Arthrodese** verstehen wir die operative Versteifung eines Gelenkes. Sie kommt vor allem bei den schlaffen Lähmungen zur Anwendung, wenn es sich darum handelt, durch Versteifung des Gelenkes die Leistungsfähigkeit der betreffenden Gliedmaße zu erhöhen, und besteht im wesentlichen aus einer Entfernung des Gelenksknorpels, bedeutet also die vollständige Vernichtung des Gelenkes. Sie ist daher nur dann gerechtfertig, wenn die betreffende Gliedmaße vollkommen gelähmt ist, so daß jede Aussicht auf eine aktive Muskelfunktion erloschen ist. Keinesfalls darf die Arthrodese im frühen Wachstumsalter vorgenommen werden, weil die Operation die Wachstumszonen schädigt und bedeutende Verkürzungen zur Folge haben kann. Wir führen sie niemals vor dem 15. oder 16. Lebensjahre aus. Bei den Gelenken der unteren Extremität soll man sogar bis zum 17. und 18. Lebensjahr warten.

Die Operation erfolgt in der Weise, daß man das Gelenk durch einen typischen Resektionsschnitt eröffnet und den Knorpelüberzug mit Knorpelmesser oder scharfem Meißel vollständig entfernt. Zur Erreichung eines innigen Flächenkontaktes werden die Gelenkflächen eben zugerichtet. Um einer vorzeitigen Lockerung des Gelenkes und späterer Nachbiegung vorzubeugen, ist eine langdauernde Fixation notwendig.

b) Die **Arthroplastik** wird zu dem Zwecke ausgeführt, um ein vollständig ankylotisches Gelenk zu mobilisieren. Sie besteht im wesentlichen in einer Durchmeißelung der Synostose, einer entsprechenden Modellierung der Gelenksenden und einer Zwischenlagerung von Gleitgewebe zwischen den Gelenkenden. Die meisten arthroplastischen Methoden verfolgen das Ziel, die natürlichen

---

[1] ALBEE: Orthopedic and reconstruction surgery. Philadelphia: Saunders Company 1921.

Grundformen des Gelenkes nachzuahmen (MURPHY, LEXER, PAYR). Wir ziehen im allgemeinen einfachere, „konstruktive" Gelenke vor, um den Kontakt der

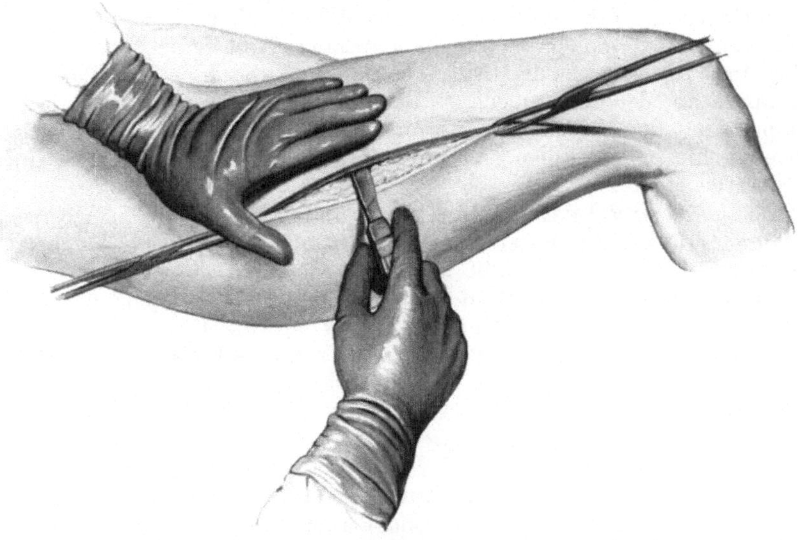

Abb. 57. Entnahme eines Fettlappens von der Außenseite des Oberschenkels nach LEXER. Messerführung zum Ablösen der Haut vom subcutanen Fettgewebe.

Gelenkflächen auf ein Minimum zu reduzieren und auf diese Weise eine Wiederverwachsung zu verhindern [1]. So wird das Ellbogen- und Kniegelenk zu

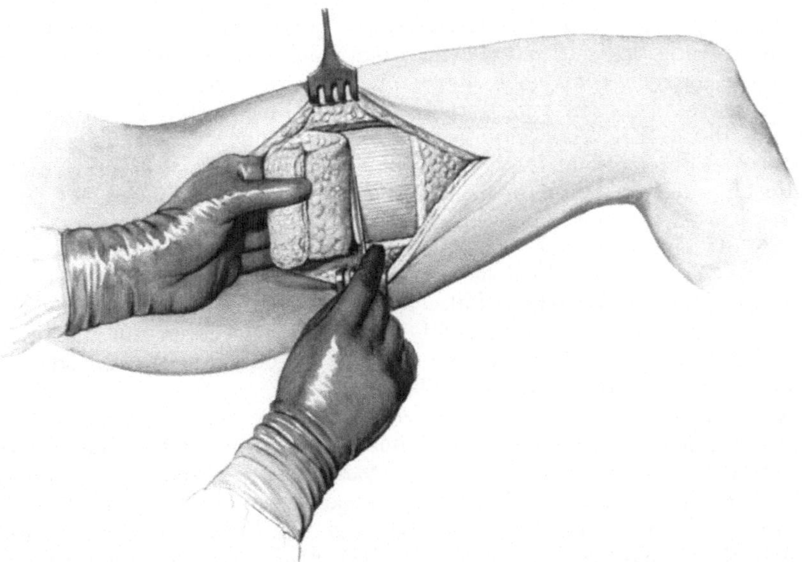

Abb. 58. Der mit einer Gaze gefaßte Fettlappen wird von der Fascie abgelöst.

einem Kippgelenk, das Hüftgelenk zu einem Kegelgelenk umgestaltet. Die Erfahrungen zeigen, daß es später zu einer Abrundung der Kanten und Spitzen

[1] HASS: Zbl. Chir. **1925**, Nr 48.

und zu einer zweckmäßigen Umformung der Gelenkenden im Sinne der funktionellen Beanspruchung kommt.

Die Methode bietet auch die Möglichkeit, möglichst wenig von der Länge des Knochens zu opfern und die Seitenbänder zu erhalten, was namentlich für das Kniegelenk von nicht zu unterschätzender Wichtigkeit ist.

Zur Interposition wenden wir nach LEXER[1] die freie Verpflanzung eines Fettlappens an, der der Außenseite des Oberschenkels entnommen wird. Der Fettlappen hat den Zweck, die Ansammlung von Sickerblut zu verhindern und die Gewebslücken zu füllen, wozu er infolge seiner weichen Beschaffenheit besonders geeignet ist.

Fettentnahme nach LEXER. Längsschnitt an der Außenseite des Oberschenkels ungefähr in der Mitte desselben, nur ganz oberflächlich in das Fettgewebe eindringend. Ein Assistent faßt mit zwei Klemmen die beiden Winkeln der Wundränder, wodurch die Haut gespannt wird. Nun sticht der Operateur mit einem Amputationsmesser in dem einen Wundwinkel parallel zur gespannten Haut ein und trennt dieselbe von dem subcutanen Fettgewebe, während die linke Hand, den Messerzügen folgend, flach aufgelegt wird (Abb. 57). Derselbe Vorgang wird auf der entgegengesetzten Seite wiederholt. Sodann werden beide Wundränder mittels Haken weit auseinandergezogen, das subcutane Fettgewebe rechteckig umschnitten und von der Fascie abgelöst (Abb. 58). Ist der Fettpolster sehr dünn und weich, kann auch die Fascie mitgenommen werden. Die Hautwunde wird mittels zwei Wäscheklemmen provisorisch geschlossen und der Fettlappen unmittelbar zur Interposition verwendet.

4. Die Operationen an den Nerven.

Die Indikation zu operativen Eingriffen am peripheren Nerven ist besonders bei schweren Lähmungen gegeben, falls es die äußeren Verhältnisse irgendwie gestatten. Bei leichten und mittelschweren Lähmungen, bei denen sich keine Verschlechterung des Zustandes bemerkbar macht, wird man konservativ vorgehen. Die Nervenoperationen haben ein genaues Studium der anatomischen Verhältnisse am Nerven zur Voraussetzung. Diese Kenntnis hat sich nicht allein auf die äußere Topographie des Nerven, sondern auch auf seine *innere Topographie* zu erstrecken. Es ist das große Verdienst STOFFELS[2], gezeigt zu haben, daß die Lage der Nervenbahnen im Kabel des Nervenstammes keine zufällige, sondern, von Anastomosen und einigen Varianten abgesehen, eine konstante ist, daß sich die einzelnen Nervenbahnen von ihren Verzweigungen aus bis hoch hinauf im Nervenstamm verfolgen lassen und daß man am Querschnitt des Nerven die Lage der einzelnen Bahnen erkennen kann. Die Kenntnis von der inneren Topographie ist für die Eingriffe am peripheren Nerven von fundamentaler Bedeutung, sei es, daß es sich um eine Neurolyse oder Nervennaht oder um die Resektion einer motorischen Nervenbahn handelt.

Die Operation am Nerven erfordert eine ganz besonders zarte Technik. Man bedient sich nur feiner Pinzetten und Messer. Zur Nervennaht verwendet man nur feinste runde Nadeln und allerfeinste Seide. Jede Quetschung oder Zerrung am Nerven muß unbedingt vermieden werden. Exakte Blutstillung der feinen Gefäße in der Nervenscheide und am Nervenquerschnitt sind unerläßlich, da Hämatome bindegewebige Narben hinterlassen. Zum Halten und Fixieren der Nerven verwenden wir die Ringpinzetten und Ringschieber nach SPITZY (Abb. 59*a* und *b*).

---

[1] LEXER: Wiederherstellungschirurgie. Leipzig: Johann Ambrosius Barth 1931.

[2] STOFFEL: In VULPIUS-STOFFEL orthopädische Operationslehre. Stuttgart: Ferdinand Enke 1924.

Jeder Nervenoperation hat natürlich eine genaue klinische und elektrische Untersuchung voranzugehen. Wir besitzen außerdem in der sterilisierbaren Reizelektrode nach STOFFEL ein Instrument, mit dessen Hilfe wir *während* der Operation imstande sind, uns über die Identität eines Nervenzweiges oder einer Nervenbahn und über ihre Leitungsfähigkeit Klarheit zu verschaffen. Diese Reizelektrode ist mit einem Unterbrecher versehen und kann an jedem beliebigen Pantostaten angeschlossen werden (Abb. 59 c).

Von den Nervenoperationen kommen vor allem die *Neurolyse* und *Nervennaht* in Betracht. Viel ist über den Zeitpunkt der Operation diskutiert worden. Auf Grund der im Weltkriege gewonnenen Erfahrungen gilt ein Zuwarten bis zum 5. Monate nach der Verletzung als gerechtfertigt (BORCHARD, FÖRSTER); über den 5. oder 6. Monat soll die Operation nicht hinausgeschoben werden, da von dieser Zeit ab die Resultate der Operation schlechter werden. Doch haben Beobachtungen gezeigt, daß selbst $1—1^1/_2$ Jahre nach der Nervenverletzung Operationen am Nerven noch von Erfolg begleitet sein können.

a) Die **Neurolyse** wird zu dem Zwecke ausgeführt, um den Nerven aus Verwachsungen, bindegewebigen Narben oder knöcherner Umklammerung bei Knochenfrakturen zu lösen. Die absolute Vorbedingung zur Neurolyse ist der Nachweis, daß die Nervenbahnen nicht gänzlich unterbrochen sind. Es ist jedoch zu bemerken, daß die EAR keinen absolut sicheren Anhaltspunkt dafür gibt, ob der Nerv noch in seiner Kontinuität erhalten oder vollständig durchtrennt ist, also ob Neurolyse oder Nervennaht angezeigt ist. Manchmal muß man sich erst während der Operation entscheiden, ob die eine oder andere Operation auszuführen ist. Die Technik der Neurolyse besteht in Spaltung und Beseitigung der paraneuralen Narbe. Man sucht den Nerven peripher und zentral von der Narbe auf, dann rückt man von beiden Seiten unter sorgfältiger Schonung der abgehenden Äste an die Narbe vor. Hierauf wird das ganze verdickte Perineurium gespalten und vom Nervenkabel soweit als möglich abgelöst. Mit der Lösung des Nerven und Exstirpation der perineuralen Schwiele ist in den meisten Fällen die Neurolyse beendet.

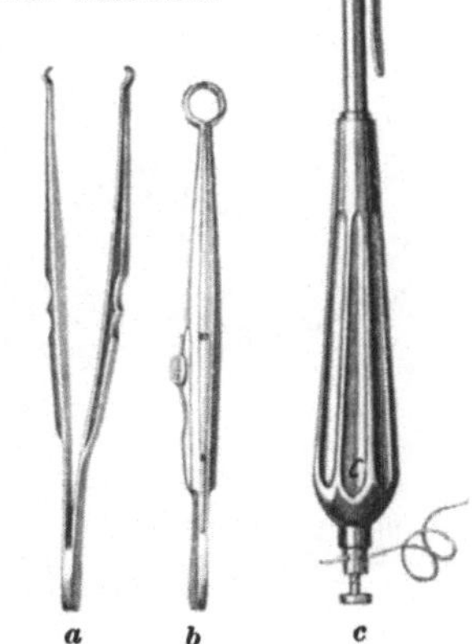

a   b   c

Abb. 59. Instrumente zu Nervenoperationen. *a* Ringpinzette, *b* Ringschieber nach SPITZY, *c* sterilisierbare Reizelektrode mit Unterbrecher nach STOFFEL.

Fühlt sich der Nerv nach Entfernung der perineuralen Narbe noch als verdickter, derber Strang zwischen den Fingern an, so ist dies ein Zeichen, daß auch im Nerveninnern Narbengewebe vorhanden ist, dann muß man noch eine *innere Neurolyse* nach STOFFEL vornehmen (Abb. 60). Man dringt mit großer Vorsicht zwischen die einzelnen Bahnen des Nervenkabels ein und isoliert sie voneinander. Das Narbengewebe, das die Zwischenräume zwischen den Nervenbahnen ausfüllt, wird sehr sorgfältig exstirpiert. Die einzelnen Bahnen dürfen jedoch dabei weder gequetscht noch gezerrt werden. Aussicht auf Heilung ist nur dann vorhanden, wenn die Nervenbahnen noch erhalten und nicht durch Narbengewebe substituiert sind. Verlieren sich die Nervenbahnen diffus im Narbengewebe und lassen sich nicht weiter verfolgen, dann ist die Neurolyse zwecklos und man muß zur Resektion und Nervennaht schreiten. Sind nur einzelne Bahnen erhalten, die anderen zerstört, dann werden die erhaltenen Bahnen herauspräpariert, die anderen angefrischt und genäht.

Zur Beurteilung des Wertes einer Nervenbahn prüft man auch nach der Auf-
bündelung mit der Reizelektrode, doch sollen nur möglichst schwache Ströme
verwendet werden. Wenn auch die elektrische Prüfung vor der Operation selbst
bei Reizung mit starkem Strom völlige EAR ergibt, kann nach der endoneuralen
Neurolyse ein herauspräpariertes Kabel sehr deutliche Leitungsfähigkeit zeigen.
Allerdings ist nur der positive Ausfall der Reizung verwertbar. Wenn auch der
negative Ausfall der Reizung diagnostisch nicht absolut verläßlich ist, so steht
doch fest, daß Bahnen, deren Reizung oberhalb der Verletzungsstelle eine
Muskelkontraktion auslösen, als sicher funktionstüchtig angesprochen werden
können. Übrigens soll nach STOFFEL die Aufsplitterung niemals übertrieben werden. Dort, wo das Herauspräparieren einzelner Nervenbahnen technisch unmög-
lich ist, dort ist eben der Fall nicht mehr zur Neurolyse, sondern zur Resektion und Naht geeignet. Eine Umscheidung der Operationsstelle des Nerven nach der Neurolyse ist nur in den seltensten Fällen notwendig, meist genügt es, benachbarte Muskulatur zu unterlegen. In den Fällen, in denen diese fehlt oder der gelöste Nerv auf periostlosem Knochen zu liegen kommt, empfiehlt es sich, den Nerven zu umscheiden. Unter den vielen autoplastischen Geweben ist der gestielte oder freie Fettlappen am geeignetsten. Nach der Neurolyse muß die Extremität in einer Entspannungsstellung für 8—10 Tage fixiert werden.

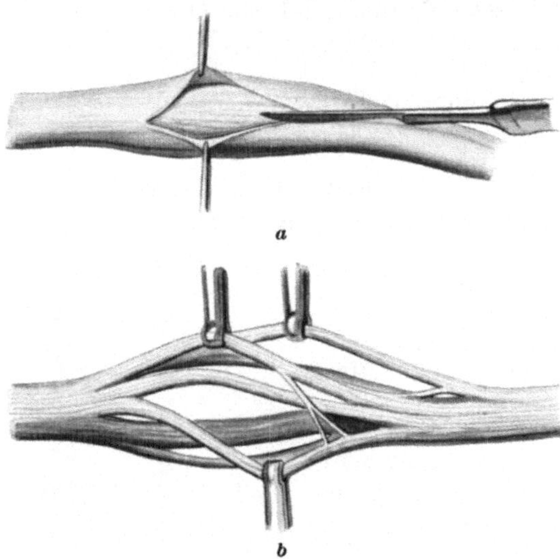

Abb. 60. Innere Neurolyse nach STOFFEL. *a* über der
Narbe wird das verdickte Perineurium gespalten, *b* Isolierung
der einzelnen Nervenbahnen.

Bei richtiger Indikationsstel-
lung sind die Resultate ausgezeichnet; sie betragen in den Friedensfällen etwa 80%.

b) Die Nervennaht. Sie ist dann am Platze, wenn eine vollständige
Kontinuitätsunterbrechung des Nerven vorhanden ist oder Teile der Nerven-
stränge unterbrochen sind. Im letzteren Falle werden nur diese gelähmten
Bahnen des Kabels genäht. Die Nervennaht wird in folgender Weise vorgenommen: Nach Resektion der Nervennarbe werden die beiden Enden so weit angefrischt, daß normaler Nervenquerschnitt zutage tritt. Mit dieser Anfrischung
sei man jedoch äußerst sparsam. Die den Nerven begleitenden Gefäße werden
mit feinsten Klemmen gefaßt und ligiert. Die Nervenstümpfe werden so aufeinander gepaßt, daß die korrespondierenden Bahnen einander gegenüberstehen.
Um eine Verschiebung und Achsendrehung zu vermeiden, legt man einige Haltefäden an, zwischen denen mit feinen epineuralen Nähten das Epineurium sorgfältigst adaptiert wird. Die Naht muß absolut spannungslos sein (Abb. 61).
Nach STOFFEL soll nur die Nervenscheide genäht werden und nicht etwa die
Nervensubstanz. Jede Naht, die ein Nervenbündel abschnürt, ist ein Kunstfehler. Nach vollendeter Naht wird die Nahtstelle des Nerven am besten in
benachbartes Muskelgewebe eingebettet oder, wo dieses nicht vorhanden ist,
in frei transplantiertes Fettgewebe eingescheidet. Die Nachbehandlung ist dieselbe
wie bei der Neurolyse, doch muß die Fixation länger, bis zu 3 Wochen, dauern,
da sonst die Gefahr besteht, daß die Nähte auseinanderreißen. Auch die Nerven-

nähte geben sehr gute Resultate und betragen nach FÖRSTER 55%, doch können bis zum Eintritt der Heilung 1—2, ja 3 Jahre verstreichen. Die Prognose ist je nach dem Nerven verschieden. Den größten Anteil an den Heilerfolgen hat der N. musculocutaneus, radialis und medianus, während der N. ulnaris und ischiadicus eine schlechtere Prognose geben. Übrigens ist hervorzuheben, daß die guten Resultate nicht allein auf eine richtige Technik, sondern auf eine systematische und entsprechende, durch lange Zeit durchgeführte Nachbehandlung zurückzuführen sind.

Deckung von Nervendefekten. Auch hier wird man die direkte Nervennaht auszuführen trachten, da dieselbe allen anderen Methoden überlegen ist. Ein sehr wichtiges Mittel steht uns in der *entspannenden Gelenksstellung* zur Verfügung, durch die man bei größeren Defekten die Enden so weit nähern kann, daß die Nähte ohne größere Spannung angelegt werden können, so z. B. Beugestellung des Ellbogens bei Naht des N. medianus oder radialis, und zwar in möglichst spitzem Winkel. Bei Naht des N. ulnaris am Oberarm muß hingegen das Ellbogengelenk in Streckstellung gebracht werden, da Beugung des Ellbogengelenks eine Diastase der Nervenfragmente nach sich zieht.

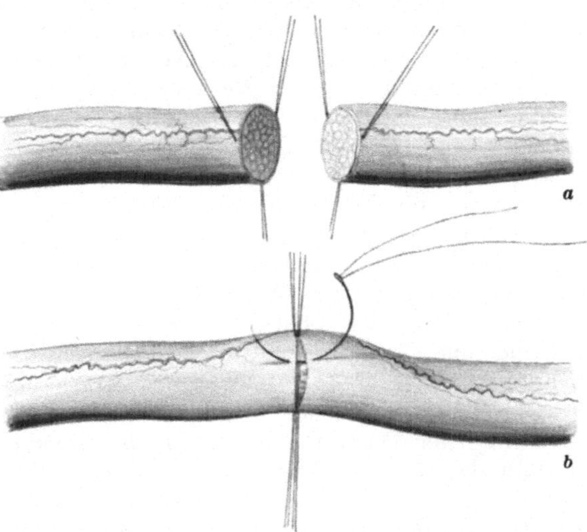

Abb. 61. Technik der Nervennaht nach STOFFEL. *a* Anlegen von Haltefäden, *b* Naht des Epineuriums zwischen den Fäden.

Ein anderes Mittel, um eine Entspannung der Nervennaht zu erzielen, ist die *Verlagerung des Nerven.* Besonders geeignet hierzu ist der N. ulnaris, wenn er in der distalen Hälfte des Oberarms verletzt ist; durch Verlagerung des N. ulnaris von der Streckseite auf die Beugeseite kann man beim Beugen des Unterarms einen wesentlich kürzeren Verlauf erzielen. Alle anderen Methoden, wie Interposition von autoplastischem oder fremdem Material oder Tubulisation des Nerven mit leeren oder mit Agar gefüllten Röhrchen, sind unzuverlässig. Gänzlich unphysiologisch ist das Überbrücken des Defektes durch Umklappen eines gestielten Nervenlappens. Ein sicherer Erfolg wurde mit diesem Verfahren niemals erzielt. Ebenso unsicher ist ein Verfahren der direkten Neurotisation durch Einpflanzen des zentralen Stumpfes eines Nerven in den gelähmten Muskel. Auch Nerventransplantationen sind in ihren Erfolgen noch sehr fraglich und kommen einstweilen für die Praxis noch nicht in Betracht.

c) Die Nervenresektion. Die Resektionen am Nervensystem verfolgen den Zweck, bei spastischen Lähmungen den Zustrom summierter pathologischer Reize zu unterbrechen. Die einzigen Verfahren, die sich auf die Dauer durchgesetzt haben, sind die partielle Nervenresektion nach STOFFEL und die Resektion der hinteren Rückenmarkswurzeln nach FÖRSTER.

Die STOFFELsche Operation. Sie beruht darauf, mittels Durchschneidung einzelner *motorischer* Nervenbahnen eine Schwächung des hypertonischen Muskels herbeizuführen. Damit ist auch dem antagonistischen Muskel die Möglichkeit geboten, dem spastisch kontrahierten Muskel das Gleichgewicht zu bieten.

Es ist jedoch zu bemerken, daß dort, wo infolge bindegewebiger Schrumpfung der Sehnen, Muskeln oder Gelenkskapsel eine Deformität besteht, die STOFFELsche Operation nicht ausreicht, diese zu beseitigen. Zur Behebung dieser Deformitäten sind Redressements, Tenotomien, Sehnenverlängerungen, Sehnenverkürzungen usw. notwendig. Daraus ergeben sich schon gewisse Gesichtspunkte für die Indikation und Gegenindikation der STOFFELschen Operation. Sie ist angezeigt bei allen spastischen Kontrakturen der peripheren Muskeln, insbesondere wenn es sich um ausgebreitete Gebiete handelt, die vom Spasmus ergriffen sind und die Kontraktur nur auf dem Muskelspasmus und nicht auf einer bindegewebigen Schrumpfung beruht (Prüfung durch Ablenkung oder in Narkose).

Die Technik der STOFFELschen Operation gestaltet sich folgendermaßen: Durch einen übersichtlichen Hautschnitt wird der Nervenstamm an der Stelle seiner Verzweigung freigelegt. Die motorischen Nervenbahnen werden durch Isolierung der abgehenden Nervenzweige und Verfolgung derselben bis in den Muskel festgestellt und überdies mittels der Reizelektrode in offener Wunde identifiziert. Die einzelnen Nervenfasern werden durch Ringschieber auseinandergehalten, dann werden die betreffenden Bahnen in einer Länge von etwa 3—5 cm um ein Drittel bis zur Hälfte ihres Querschnittes reseziert.

Die FÖRSTER*sche Operation* besteht in einer Resektion der hinteren *sensiblen Rückenmarkswurzeln* und verfolgt die Idee, durch Hemmung des *sensiblen* Quellgebietes auf dem Wege des Reflexbogens eine Abschwächung der gesteigerten Muskelerregbarkeit herbeizuführen. Die Operation ist sehr eingreifend und kommt nur für die allerschwersten Formen der LITTLEschen Krankheit in Frage.

Die Operation gliedert sich in zwei Akte: 1. Die Laminektomie und 2. die Eröffnung der Dura mit Resektion der hinteren Wurzeln. Die Laminektomie wird in der üblichen Weise vorgenommen. Die Dura wird in der Mittellinie eröffnet und die hinteren Wurzeln beiderseits auf Häkchen aufgeladen und isoliert. Bei den spastischen Lähmungen der oberen Extremitäten werden C 4, C 5, C 7, C 8 und D 1 auf beiden Seiten bis auf ein feines Faszikel reseziert, während C 6 zum größten Teil stehen bleibt. Bei spastischen Lähmungen der unteren Extremitäten wird L 2, L 3, L 5, S 1 und S 2 reseziert. L 4 bleibt stehen, um die Streckfähigkeit des Quadriceps zu erhalten [1].

Wir können das Kapitel über die orthopädischen Operationen nicht beschließen, ohne die, wenn auch glücklicherweise nur seltenen Komplikationen und Gefahren zu erwähnen, die im Anschluß an die Operationen auftreten können.

III. Komplikationen und Gefahren nach orthopädischen Operationen.

1. Zirkulationsstörungen.

Sie können zustande kommen a) durch Druck auf die Gefäße infolge zunehmender Schwellung und zu engen Verbandes oder b) durch Überdehnung der Gefäße bei plötzlicher Stellungskorrektur. Besonders gefährdet in dieser Hinsicht sind hochgradige veraltete Kniebeugekontrakturen, wenn dieselben in *einer* Sitzung gestreckt werden. Selbstverständlich können auch vorspringende Knochenzacken oder Knochenleisten die sofortige Unterbrechung des Blutstromes in einer Hauptarterie zur Folge haben.

Zirkulationsstörungen leichteren Grades können auch ein oder mehrere Tage nach der Operation auftreten. Diese nachträglichen Zirkulationsstörungen sind

---

[1] Ausführliche Darstellung bei KÜTTNER: Bruns' Beitr. **1910**.

auf Druckerscheinungen infolge Ödems oder auf Überdehnung der Gefäße und die dadurch bedingte Verengerung des Gefäßlumens zurückzuführen.

Auch bei den einfachsten orthopädischen Eingriffen genügt es daher keinesfalls, den Patienten nur unmittelbar nach der Operation oder nur in den ersten 24 Stunden nach der Operation zu beobachten, sondern er muß mindestens eine Woche lang unter ständiger Kontrolle bleiben. Ambulante Patienten sind unbedingt dahin aufzuklären, daß sie bei der geringsten Veränderung sich sofort zu melden haben.

Zirkulationsstörungen einer Extremität sind stets an den Enden der Finger und Zehen zu erkennen. Daher müssen Finger oder Zehen unter allen Umständen so weit vom Verband frei sein, daß man sie jederzeit genau kontrollieren kann. Sind die Finger- und Zehenenden rosa gefärbt, zeigen sie auf Druck rasche capillare Füllung, dann ist die Zirkulation in Ordnung. Bei vollständiger Blutstromunterbrechung sind die Finger- und Zehenenden kreideweiß, kalt und unbeweglich. Hier ist höchste Gefahr im Verzuge. Man verzettle nicht die Zeit mit halben Maßnahmen, sondern spalte sofort den Verband der ganzen Länge nach bis auf die Haut und erweitere denselben. Reicht auch dies nicht aus, dann gehe man mit der Stellung so weit zurück, bis die ursprüngliche Lage wieder erreicht ist. Im äußersten Falle muß die Extremität ganz aus dem Verbande herausgehoben werden. Besser zunächst auf die Korrektur ganz verzichten, als das Leben der Extremität und des Patienten in Gefahr zu bringen. Es bleibt noch immer die Möglichkeit, wenn sich die Zirkulation wieder eingestellt hat, die Korrektur späterhin etappenweise nachzuholen.

Nachträgliche Zirkulationsstörungen kündigen sich durch Ameisenlaufen, zunehmende intensive Schmerzen in der ganzen Extremität, bläuliche Verfärbung der Finger- und Zehenendglieder, Sensibilitäts- und Motilitätsstörungen an. Glanzhaut, wächserne Verfärbung und Blasenbildung sind Zeichen von Zirkulations*armut*. Auch in diesen relativ leichteren Fällen gehe man entschlossen und energisch vor. Spalten und Erweitern des Verbandes, Nachlassen der Korrektur sind die Maßnahmen, die sofort zu ergreifen sind.

2. Thrombophlebitis.

Sie ist nach orthopädischen Operationen relativ selten und kommt nur bei Erwachsenen vor. Im Laufe von 10 Jahren haben wir kaum ein halbes Dutzend gesehen. Oberflächliche Thrombophlebitiden in der V. saphena sind in der Regel harmlos, tiefe, in der V. femoralis sitzende können wegen der Möglichkeit einer Lungenembolie gefährlich werden.

Zur Behandlung werden Hochlagerung, Applikation von Blutegel, Umschläge mit antiphlogistischen Mitteln, ferner Röntgenbestrahlungen angewendet. Tritt die Thrombophlebitis in der Extremität auf, die eingegipst ist, dann nimmt man den Verband deckelförmig ab und läßt das Bein in der unteren Schale liegen. Sehr gute Wirkungen haben wir von komprimierenden Zinkleimverbänden gesehen, die man bald nach Abklingen der akuten Erscheinungen anlegt und mit welchen man den Patienten sofort aufstehen lassen kann.

3. Die Fettembolie.

Sie ist die allergefährlichste Komplikation. Im Jahre 1907 hat Aberle[1] aus unserer Klinik über 7 Fälle von Fettembolie berichtet, die sich im Laufe von 5 Jahren ereigneten und von denen vier tödlich verlaufen sind. In den letzten 20 Jahren haben wir nur 3 Fälle von Fettembolie beobachtet, die allerdings

---

Aberle: Z. orthop. Chir. **19** (1908).

beide letal endigten — gegenüber mehr als 10000 Operationen eine verhältnismäßig kleine Zahl.

Mit PAYR unterscheiden wir zwei Formen der Fettembolie: die cerebrale
Form und die respiratorische Form.

α) Die *cerebrale Form* schließt sich gewöhnlich sofort an die Narkose an,
oft ohne daß der Patient aus derselben erwacht. Das Sensorium ist jedenfalls
gleich von Anfang an getrübt. Es bestehen Pupillenstarre, Rollen der Bulbi
bei offenen Lidern, anfangs Erregungszustände, bisweilen klonische und tonische
Krämpfe, die schließlich in ein anhaltendes Koma übergehen.

β) Die *respiratorische Form* beginnt erst einige Stunden, manchmal erst
$1-1^1/_2$ Tage nach der Operation mit Dyspnoe, Cyanose und eigentümlicher
Unruhe. Bleibt ärztliche Hilfe aus, dann werden die Erscheinungen immer be-
drohlicher, der Puls wird fadenförmig, die Herzaktion beschleunigt, es folgt
Temperaturanstieg bis 39^0 und darüber, schließlich tritt Bewußtseinsstörung
und Exitus letalis ein. Typisch für die respiratorische Form ist, daß das Sensorium fast bis zum eintretenden Exitus frei bleibt und daß die Erscheinungen
von seiten der Lunge im Vordergrund stehen.

Der Unterschied der beiden Formen findet eine Erklärung in der Annahme,
daß eine verschiedene Durchgängigkeit der Lungencapillargefäße besteht, und
zwar in der Weise, daß bei dem einen Individuum das Durchtreten der embolischen
Fettpfröpfe in den Lungencapillaren keinen Widerstand findet, während ein
anderes Individuum nach längerem Krankenlager und Stauungserscheinungen
in der Lunge weniger elastische Lungencapillaren besitzt und daher größere
Fettmengen viel schwieriger durchgeschwemmt werden (EBERTH).

Es ist bekannt, daß Fettembolie auch bei sonst gesunden Individuen schon
nach geringfügigen Verletzungen auftreten kann, doch spielt nach unseren Erfahrungen die *individuelle Disposition* eine hervorragende Rolle. Es gibt
„Fettemboliekandidaten", bei denen im Falle eines orthopädischen Eingriffes die
erhöhte Gefahr einer Fettembolie besteht. Es sind dies Patienten mit mehr oder
weniger hochgradigen multiplen Kontrakturen nach poliomyelitischen Lähmungen oder Gelenkrheumatismus, die lange Zeit ihre Extremitäten nicht benützt haben (Krückengänger, Kniehandgänger) und bei denen die Extremitäten-
knochen infolgedessen vollständig atrophiert sind. Bei diesen findet man das
Knochenmark, auch das der kurzen Knochen und der Enden der Röhrenknochen,
vollständig in Fettmark umgewandelt, auch kommt es infolge der enormen
Knochenatrophie bei diesen Patienten um so leichter zu unbeabsichtigten Ein-
knickungen in der Nähe der Gelenke, von denen die Einschwemmung des Fettes
ausgeht. Inwieweit auch die Narkose, der Wundshock und der Status thymicolymphaticus dabei eine disponierende Rolle spielen, ist noch nicht genügend
erwiesen, doch ist der Fettembolietod vom Narkosetod und Tod bei Status
thymicolymphaticus mit Sicherheit zu unterscheiden. Kinder unter 6 Jahren
zeigen im allgemeinen keine Neigung zur Fettembolie, da der kindliche Röhrenknochen in den ersten Jahren nur rotes, vollkommen fettarmes Mark enthält.

Sicherlich ist auch die *Menge* des in den Kreislauf gelangten Fettes für den
Verlauf von großer Bedeutung. Experimentell ist erwiesen, daß geringe Mengen
von intravenös injiziertem Fett anstandslos vertragen werden, daß jedoch
die Einschwemmung größerer Fettmengen unter Blutdrucksenkung zur Fettembolie des kleinen und großen Kreislaufes Anlaß gibt (GOLD und LÖFFLER),
und zwar sind es hauptsächlich die *Knochenvenen*, durch die das Fett abtrans-
portiert wird.

Außer der Quantität spielt die *Raschheit*, mit welcher die Fettmenge zur
Aufnahme kommt, eine Rolle, da bei plötzlicher Überschwemmung der Lungencapillaren die Fetttröpfchen nicht rasch genug eliminiert werden. Man muß

darauf bedacht sein, daß nicht alle Fälle von Fettembolie den Tod bedingen, sondern daß bei Vielen die Erscheinungen rasch wieder zurückgehen und die Kranken durch geeignete Maßnahmen gerettet werden können.

Welches sind die Maßnahmen, die wir zur Verhütung und Behandlung der Fettembolie ergreifen können?

1. Man verhüte die Ausbildung paralytischer und rheumatischer Kontrakturen im allgemeinen und korrigiere dieselben so früh als möglich, um einerseits die Umwandlung in Fettmark, andererseits die Entwicklung weiterer Knochenatrophie hintanzuhalten.

2. Bei dem erwähnten Typus von Patienten, die für die Fettembolie besonders disponiert erscheinen, vermeide man zur Beseitigung von Kontrakturen nach Möglichkeit operative Eingriffe am Knochen, sondern wende die Quengelmethode an (s. S. 12) als ein zwar längerdauerndes, dafür jedoch absolut un gefährliches Verfahren, das in den meisten Fällen ebenso sicher zum Ziele führt.

3. Ist der operative Eingriff nicht zu umgehen, dann ist statt des unblutigen Redressements das offene, blutige Verfahren am Platze (offene Durchschneidung der Weichteile, Sehnen, Kapsel). Der Osteoclase ist die offene Osteotomie vorzuziehen.

4. Vor allem ist statt der Allgemeinnarkose bei derartigen Patienten Lokalund Leitungsanästhesie (Lumbal-, Plexusanästhesie) angezeigt.

5. Das Anlegen einer Esmarchbinde vor der Operation ist dringend zu widerraten, da beim Öffnen derselben eventuell gestaute Fetttröpfchen plötzlich in die Blutbahn gelangen.

6. Sind multiple oder ganz hochgradige isolierte Kontrakturen vorhanden, dann dürfen dieselben niemals in *einer* Sitzung behoben werden, sondern sind etappenweise zu korrigieren.

7. Sofort nach der Operation müssen die Knochen sorgfältig fixiert werden.

8. Nach unbeabsichtigter Infraktion eines Knochens sind prophylaktisch *intravenöse* Kochsalzinfusionen anzuwenden. Die günstige Wirkung der Kochsalzinfusion ist nach LUBARSCH in erster Linie auf die Blutdruckerhöhung und die verstärkte Herzaktion zurückzuführen. Dadurch können die Fetttröpfchen weiter nach der Peripherie getrieben und auf den ganzen Raum des großen Kreislaufes verteilt werden. Die Infusion muß unbedingt intravenös erfolgen.

9. Bei bereits *eingetretener Fettembolie* wende man sofort reichlich intravenöse Kochsalzinfusionen an, die so lange zu wiederholen sind, bis jede Gefahr geschwunden ist. Außerdem ist mit allen Mitteln gegen die drohende Pneumonie anzukämpfen.

10. Der Gipsverband darf in diesen Fällen keinesfalls entfernt werden, weil dadurch die Gefahr neuer Erschütterungen und neuer Fettausschwemmung gegeben ist.

In der strikten Einhaltung dieser Vorschriften sehen wir die Möglichkeit, die Gefahr der Fettembolie einzuschränken, und wir glauben die Abnahme derselben an unserer Klinik insbesondere auf die von uns getroffenen prophylaktischen Maßnahmen zurückführen zu können.

4. Postoperative Krampfanfälle.

Sie sind von der Fettembolie wesentlich verschieden. Krampfanfälle kommen fast nur nach Reposition von Hüftluxationen älterer Kinder vor und treten oft erst am 3. oder 4. Tage nach der Operation auf. Sie gehen mit deutlichen klonischen Krämpfen von epileptiformem Charakter einher. Die Temperatur ist meist erhöht. Nach CODIVILLA werden diese Krampfanfälle auf reflektorischem Wege durch gewaltsame plötzliche Überspannung der verkürzten

Muskulatur hervorgerufen. Möglicherweise spielt auch die starke Spannung des
N. ischiadicus eine Rolle. Dafür spricht auch die Tatsache, daß nach Entfernung
des Gipsverbandes die Konvulsionen prompt verschwinden. Nervös belastete,
zur Epilepsie oder Tetanie neigende Kinder sind besonders betroffen.

Therapie. Das einzige Mittel ist die sofortige Aufhebung des Spannungs-
zustandes durch Entfernung des Gipsverbandes. Es genügt nicht allein das
Aufschneiden des Verbandes, sondern der Verband muß vollständig entfernt
und der ursprüngliche Spannungszustand, evtl. sogar durch Reluxation wiederhergestellt werden. Kochsalzinfusionen oder Chloralhydratklysmen sind in diesen
Fällen zwecklos. Nach einigen Tagen, wenn sich das Kind erholt hat, kann der
Versuch unternommen werden, die Dehnung der Muskulatur und die Reposition
auf langsamem Wege durch Gewichtsextension zu erreichen.

Am zweckmäßigsten ist es jedoch, wenn man bei älteren Kindern mit angeborener Hüftluxation der Reposition die vorbereitende Extensionsbehandlung
gleich von Anfang an vorausschickt.

5. Die postoperative Acidosis.

Diese mehrfach beschriebene Komplikation (HERZ, STEGEMANN und JAGUTTIS)
tritt zuweilen nach Streckung von hochgradigen Kontrakturen bei mit LITTLE-
scher Krankheit behafteten Kindern auf. Die Erscheinungen können unter
Umständen äußerst bedrohlich werden und sogar zum Tode führen. Sie äußern
sich zunächst in steigender Pulsfrequenz, Oligurie, Unruhe, Schmerzen im Epi-
gastrium, Erbrechen, mattem und verstörtem Blick. Verwechslung mit anderen
postoperativen Störungen (Fettembolie, Peritonitis, Shock) sind häufig. Die
Feststellung der gesteigerten Acetonmengen im Harn sichert die Diagnose.
Die Azidose ist als eine Störung des Säure-Basengleichgewichtes aufzufassen.
Ihre Entstehung wird von einem Teil der Autoren auf eine primäre Störung des
allgemeinen Gewebsstoffwechsels, von einem anderen Teil auf die Resorption
abnormer saurer Stoffwechselprodukte aus dem Wundgebiet zurückgeführt.
Psychische Alterationen und Operationsshock wirken begünstigend.

Therapie. Große Insulindosen (bis 50 Einheiten) bei gleichzeitiger Dar-
reichung hypertonischer 10% Traubenzuckerlösungen intravenös und per Klysma.

In den meisten Fällen gehen die Erscheinungen nach 1—2 Tagen zurück.
Ist dies nicht der Fall, dann ist der Gipsverband zu entfernen.

Zu erwähnen wäre noch die namentlich in der englischen und amerikanischen
Literatur oft zitierte „**renal rickets**" (PARSONS, SWART). Es handelt sich hierbei um
eine besondere Schädigung der Nieren vom Charakter einer chronisch interstiti-
tiellen Nephritis mit Albuminurie bei schwerer allgemeiner Rachitis, die auch
ohne Operation im zweiten Dezennium zu urämischen Anfällen mit letalem Aus-
gange führen, aber insbesondere nach orthopädischen Eingriffen zu bedrohlichen
urämischen Erscheinungen Anlaß geben kann. Diese Beobachtung, die allerdings
in der deutschen Literatur kaum erwähnt wird, läßt es geboten erscheinen, in allen
Fällen von Rachitis vor einer etwaigen Operation eine genaue Nierenfunktions-
prüfung vorzunehmen und, falls Veränderungen gefunden werden, die Operation
gänzlich zu unterlassen oder sie auf einen späteren Zeitpunkt nach vollständiger
Ausheilung der Rachitis und der Nierenerscheinungen zu verschieben.

IV. Die orthopädische Nachbehandlung.

Nicht minder wichtig wie die orthopädische Operation selbst ist die Nachbehandlung. *In vielen Fällen schafft die Operation nur die Vorbedingung, und
der definitive Erfolg wird erst durch eine systematische und konsequente Nachbehandlung erzielt, die für das Endresultat ebenso wertvoll ist wie die vorangegangene*

Operation selbst. Ja das beste Operationsresultat kann durch Vernachlässigung der Nachbehandlung verlorengehen, während zunächst wenig befriedigende Erfolge durch entsprechende weitere Maßnahmen bedeutend gebessert werden können.

Die Methoden, die uns in der Nachbehandlung zur Verfügung stehen, sind alle jene, die geeignet sind, die aktive Leistungsfähigkeit zu steigern, also vor allem die Massage, die Heilgymnastik in Form von aktiver, passiver und Widerstandsgymnastik, ferner die Behandlung mit Apparaten und Redressionsschienen usw., schließlich Bäder, Wärme und Elektrizität. Mit diesen Mitteln kann außerordentlich viel geleistet werden, besonders, wenn die Behandlung richtig angewendet und genügend lange fortgesetzt wird. In den meisten Fällen wird der Arzt selbst die ganze Behandlung durchführen, in anderen Fällen wird man der Unterstützung geschulter Hilfskräfte nicht entraten können, doch darf dieselbe nur unter ärztlicher Aufsicht erfolgen. Sie ist unbedingt notwendig zur Anordnung der Maßnahmen und zur Kontrolle und vor allem zur Verhütung einer Überdosierung; denn die Behandlung muß eine individuelle, den natürlichen Widerständen des Patienten angepaßte sein, sonst ist sie nutzlos und kann dem Patienten sogar schweren Schaden zufügen.

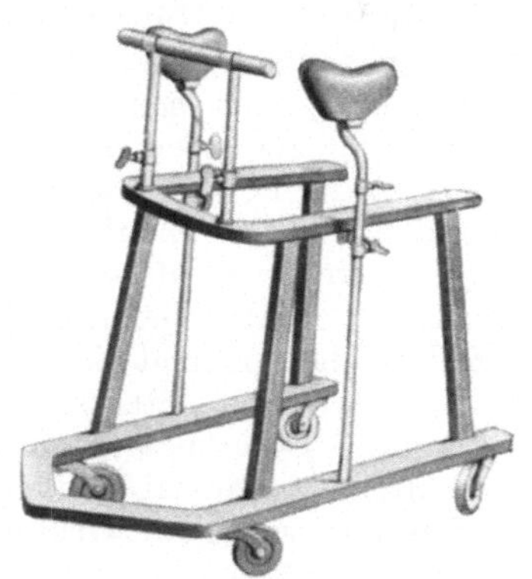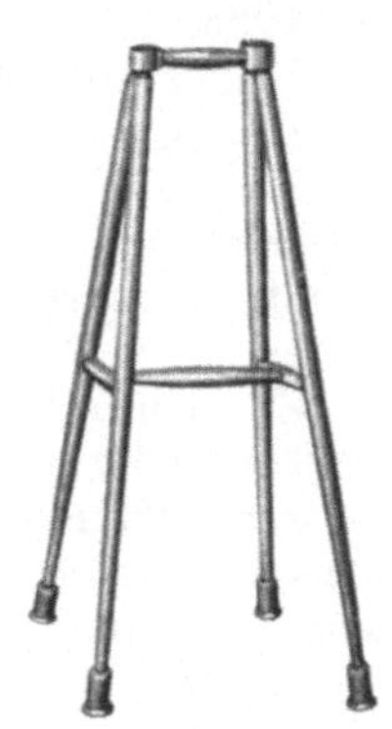

Abb. 62. Gehschule aus Holz mit verstellbaren Achselkrücken.

Abb. 63. Gehbänkchen.

Eine sehr wichtige Aufgabe der Nachbehandlung ist es, den Patienten wieder auf die Beine zu bringen. Das Gehen ist die natürlichste und zweckmäßigste Bewegungsübung und das beste Mittel zur Verhütung von Atrophien, Zirkulationsstörungen und Thrombosen. Um besonders schwerkranken Patienten das Gehen zu erleichtern, nimmt man anfangs Gehschulen zu Hilfe (Abb. 62). Diese sind meist aus Holz gefertigt und müssen verstellbare Achselkrücken besitzen. Später kann man Krücken und Stöcke verwenden. Statt der Stöcke können auch Gehbänkchen benützt werden, die dem Patienten größere Sicherheit gewähren (Abb. 63).

So notwendig die Nachbehandlung im allgemeinen in der orthopädischen Therapie ist und eine so große Bedeutung ihr in der Behandlung der Kontrakturen und Lähmungen zukommt, darf andererseits ihre Anwendung nicht allzu sehr übertrieben werden. Wir haben uns oft überzeugt, daß Patienten, so lange sie in Spitalbehandlung standen, in keiner Weise weiterzubringen waren, während, wenn sie aus der Anstalt entlassen waren, sehr rasch Fortschritte machten. *Die beste physiologische Übung ist die möglichst frühzeitige Aufnahme der normalen Lebensgewohnheiten.* Es gibt keine bessere Übung für die Gelenke der unteren Extremitäten als das Aufstehen, Gehen und Sitzen. Es ist ganz erstaunlich, wie manche Fingerkontrakturen durch den natürlichen Gebrauch der Hände verschwinden. Der Zwang der äußeren Verhältnisse, der Beruf, die Entfernung aus der Spitalatmosphäre leisten oft mehr als alle ärztliche Heilkunst. Unentbehrlich ist die Nachbehandlung dort, wo es sich um ausgesprochene Gelenkversteifungen und Atrophie der Muskeln handelt. Hier hat die Nachbehandlung so lange fortgesetzt zu werden, bis wesentliche Fortschritte erzielt worden sind und bis man sich davon überzeugt hat, daß die weitere Entwicklung der Natur und der Zeit überlassen werden kann.

Grundzüge der orthopädischen Behandlung.

A. Angeborene Mißbildungen.

Mit Hoffa teilen wir die angeborenen Deformitäten in *primäre* und *sekundäre* ein. Die primären sind diejenigen, die in der Keimanlage, also *endogen*, bedingt sind. Zu ihnen gehören die angeborenen Defektbildungen, Längs- oder Strahldefekte (kongenitaler Femur-, Fibula- oder Radiusdefekt), dann gewisse Spaltbildungen (Spina bifida usw.), ferner die Polydaktylie, Syndaktylie, Brachydaktylie. Aber auch die angeborene Hüftverrenkung, der Klumpfuß und der Schiefhals, für deren Ursache man bisher eine Zwangshaltung des Fetus in utero angenommen hatte, sind nach neueren Ansichten auf einen primären Bildungsfehler zurückzuführen. Bei allen diesen Mißbildungen spielt die Vererbung und das familiäre Auftreten eine hervorragende Rolle. Ein weiteres wichtiges Merkmal ist, daß sie sehr häufig symmetrisch und mit anderen angeborenen Mißbildungen vergesellschaftet vorkommen.

Zu den sekundären angeborenen Deformitäten gehören jene, die durch *äußere*, nicht vererbbare Ursachen bedingt sind, wie durch mangelndes Fruchtwasser, Tumoren des schwangeren Uterus, Zwillingsschwangerschaft usw. Beispiele derartiger sekundärer Deformitäten sind: Amnionabschnürungen, die sog. Selbstamputationen infolge Amnionabschnürung, oder gewisse intrauterine Erkrankungen, die den Fetus in seiner Entwicklung treffen, wie die Littlesche Erkrankung usw.

Nach Sternberg kann man die primären angeborenen Mißbildungen auch als *typische,* die sekundären als *atypische* bezeichnen.

Die **Behandlung** der angeborenen Deformitäten muß darauf abzielen, die Deformität zu beseitigen und eine möglichst normale Funktion herzustellen. Wann soll man mit der Behandlung der angeborenen Deformitäten beginnen?

Die Antwort auf diese Frage lautet: *Möglichst bald.* Wir wissen, daß sich der kindliche Organismus in den ersten Lebensmonaten im lebhaftesten Wachstum und regsten Knochenanbau befindet. Ebenso wie sich deformierende Einflüsse während dieser Zeit am meisten geltend machen, ebenso können auch unsere korrigierenden Maßnahmen in diesem Entwicklungsstadium ihre stärkste Wirkung entfalten. So richtig dieser Grundsatz im allgemeinen auch ist, so stehen doch der praktischen Anwendung desselben mitunter gewisse Hindernisse entgegen.

Vor allem ist zu bedenken, daß Kinder mit angeborenen Mißbildungen in der Regel minderwertige Kinder sind, die sehr häufig mit anderen äußeren oder inneren, sichtbaren oder unsichtbaren Defekten behaftet sind. *Diese Kinder sollen erst ihre Lebensfähigkeit erweisen, ehe man daran geht, die Behandlung ihrer Deformitäten in Angriff zu nehmen.* Es ist ferner eine erwiesene Tatsache, daß Säuglinge in den ersten Lebensmonaten orthopädische Korrekturmaßnahmen sehr schlecht vertragen und daß operative Eingriffe geradezu lebensbedrohend wirken können. Es sind daher von vornherein nur jene Maßnahmen gerechtfertigt, die den Allgemeinzustand in keiner Weise beeinträchtigen. Dazu kommen noch gewisse äußere Momente, wie die Reinhaltung des Kindes, die Hautpflege usw., die ganz besonders erschwert ist und unter jedweder Art von Verbänden außerordentlich leidet. *Aus allen diesen Gründen stehen wir auf dem Standpunkt, orthopädische Korrekturen beim Säugling nicht vor Vollendung des ersten Lebenshalbjahres vorzunehmen.* In der klinischen Praxis, wo man nicht mit der nötigen Pflege des Kindes rechnen kann, wird man sogar noch zurückhaltender sein und die Behandlung bis zum Ende des 1. Lebensjahres verschieben müssen. Man kommt in den meisten Fällen noch immer zurecht und läuft nicht Gefahr, den allgemeinen Gesundheitszustand des Kindes zu stören und die Behandlung wegen eingetretener Komplikationen vorzeitig abzubrechen. Diese Erkenntnis hat sich uns auf Grund von vielhundertfachen Beobachtungen ergeben.

Bezüglich der Art der Behandlung lassen sich keine allgemeinen Richtlinien geben; sie ist je nach der Besonderheit des Falles verschieden. Wir können eine Korrektur auf konservativem oder operativem Wege erreichen. Die Wahl des Verfahrens richtet sich außer nach der Art und dem Grade der Deformität vielfach auch nach den äußeren Verhältnissen, doch gilt im allgemeinen als Regel, dasjenige Verfahren anzuwenden, das das einfachste und schonendste ist und am sichersten zum Ziele führt. Eines der wirksamsten Mittel, die Herstellung der normalen Form des deformierten Teiles zu erzielen, ist das *modellierende Redressement in Narkose*. Das Redressement beruht auf der bekannten Plastizität der kindlichen Skeletanteile und auf der Ausnützung der Transformationskräfte im Sinne der Korrektur.

B. Belastungsdeformitäten.

Als Belastungsdeformitäten bezeichnet man solche, die unter der mechanischen Einwirkung der Körperlast zustande kommen. Zu ihnen werden gewisse Deformitäten des Wachstumsalters, wie das Genu valgum, Genu varum, die Coxa vara, Coxa valga, bis zu einem gewissen Grade die Skoliose und vor allem der Plattfuß gerechnet.

Nach der heute geltenden Auffassung ist auch bei völlig intaktem Knochen eine vermehrte statische Inanspruchnahme, wie sie schon durch die andauernde Belastung gegeben ist, imstande, eine Deformität zu erzeugen. Der Bedeutung der Rachitis und anderer Knochenerkrankungen wurde nun insofern Rechnung getragen, als man annahm, daß dieselben mechanischen Momente, die beim gesunden Knochen zur Verkrümmung führen, bei dem durch Rachitis erweichten Knochen um so leichter in einer Deformierung zum Ausdruck kommen müssen. Man hat demgemäß die Belastungsdeformitäten in solche bei *gesundem* Gewebe und in solche bei *erkranktem* Gewebe (Rachitis, Malacie) eingeteilt (HOFFA, GOCHT).

Zunächst ist zu bemerken, daß die meisten Kinder mit krummen Beinen zur Welt kommen. Zuerst sind es O-Beine. Nach dem 3. Lebensjahre entwickeln sich X-Beine. Es sind dies „physiologische Deformitäten", deren Ursache in einer Entwicklungshemmung liegt und zum Teil wohl erblich-familiär bedingt ist (M. BÖHM). Auch die Beindeformitäten der Adoleszenz, die man meist als „statisch" bezeichnet, beruhen, wie BÖHM nachgewiesen hat, zum Teil auf primitiven Skeletformen, die in ihrer Entwicklung stehengeblieben sind. Das gleiche trifft bis zu einem gewissen Grade auch für manche Fehlhaltungen des Rückens und auch für die Mehrzahl der Skoliosen zu. Zum Teil sind sie die Folge *vermehrter statischer Beanspruchung und andauernd einseitiger Belastung,* wie sie z. B. bei manchen Berufen gegeben ist. Sie sind nach MAASS als rein mechanischer Effekt pathologischer Druck- und Zugspannungen auf die in gesteigertem Wachstum und erhöhtem An- und Abbau befindlichen spongiösen Knochenabschnitte der Epiphysen in einem an sich gesunden Skeletsystem anzusehen. Allerdings spielen auch hier gewisse *konstitutionelle* Momente eine Rolle. Man findet sie insbesondere bei asthenischen Individuen mit angeborener Schwäche des Stützgewebes und geringer Resistenz des Knochensystems gegenüber vermehrter Inanspruchnahme.

Die große Mehrzahl der typischen Belastungsdeformitäten ist jedoch, wie neuere Untersuchungen und namentlich die Erfahrungen der Nachkriegsperiode gezeigt haben, auf *Rachitis* bzw. *Spätrachitis* zurückzuführen (FROMME, LOOSER u. a.), womit man wieder zu jener Auffassung zurückgekehrt ist, die MIKULICZ bereits vor 40 Jahren vertreten hat.

Prophylaxe und **Therapie** der Belastungsdeformitäten ergeben sich aus den besonderen Umständen ihrer Entstehung. Namentlich der Prophylaxe eröffnet sich ein weites Feld der Betätigung. Ihre besondere Aufgabe muß es sein, bei bestehender Disposition alle jene Schädlichkeiten fernzuhalten, die erfahrungsgemäß die Entstehung der Deformitäten begünstigen oder bereits vorhandene verschlimmern.

Die *erste* Periode, die unsere besondere Achtsamkeit erfordert, ist die *Zeit der Aufrichtung* des Kindes am Ende des 1. Lebensjahres. Dieselbe darf nie erzwungen werden, weil sonst Verkrümmungen des Rückens und der Beine entstehen, sondern es muß die *aktive* Selbstaufrichtung des Körpers abgewartet werden (SPITZY).

Eine *zweite,* sehr wichtige Periode, ist die *zweite Dentitionsperiode* um das 6. und 7. Lebensjahr. Sie fällt mit dem Schulbeginn zusammen. Hier sehen wir eine der häufigsten und hartnäckigsten Deformitäten entstehen, die *Skoliose.* Wenn wir nun auch der Meinung sind, daß gesund veranlagte Kinder keine Skoliose bekommen, so ist es doch erwiesen, daß die vorgebeugte Haltung, wie es das anhaltenden Sitzen in der Schule mit sich bringt, bei bestehender prädisponierender Anlage die Entstehung der Skoliose außerordentlich begünstigt. Hier muß die Tätigkeit des *Schularztes* einsetzen, der durch wiederholte Untersuchungen der Kinder beginnende Verkrümmungen erkennen und die notwendigen Gegenmaßnahmen ergreifen muß.

Die dritte, nicht minder kritische Periode ist die *Pubertätszeit.* Sie ist die Zeit der *Berufswahl.* Bei konstitutionell minderwertigen Individuen muß unbedingt verhindert werden, daß Berufe ergriffen werden, die das Tragen schwerer Lasten erfordern und die, wie wir wissen, die Entstehung einer Deformität in hohem Grade fördern.

Zeigen sich die ersten Anzeichen einer Verkrümmung, dann müssen sofort die nötigen Maßnahmen ergriffen werden, die einem Weiterschreiten der Verkrümmung entgegenwirken. Jede Deformität läßt sich um so leichter korrigieren, je früher sie zur Behandlung kommt.

Die einfachsten Mittel sind Schienen und Apparate, mit denen es wenigstens im Anfang der Verkrümmung gelingt, annähernd normale Formverhältnisse zu schaffen. *Eine der wichtigsten Aufgaben im Beginn der Deformitäten besteht jedoch darin, durch zweckmäßige Mittel die richtigen statischen Verhältnisse wieder herzustellen, so daß das Skelet durch die eigenen funktionellen Kräfte wieder in normale Wachstumsbahnen geleitet wird.*

In vorgeschrittenen Fällen sind oft operative Maßnahmen erforderlich. Sie decken sich im großen und ganzen mit jenen bei den rachitischen Deformitäten.

C. Rachitis.

Die Aufklärung über das innerste Wesen der Rachitis und die Möglichkeit einer ätiologischen Behandlung ist durch die neueren Forschungen über die Bedeutung der Vitamine, der inneren Sekretion, der ultravioletten Strahlen usw. in greifbare Nähe gerückt. Allerdings ist uns ein klarer Einblick in die letzten Ursachen der rachitischen Wachstumsstörungen trotz vielfacher Bemühungen bisher versagt geblieben, und wir begegnen in der pathologisch-anatomischen Beurteilung der rachitischen Skeleterkrankung mannigfachen

Widersprüchen und Gegensätzen, wie sie eine noch nicht genügend geklärte medizinische Streitfrage kennzeichnen. Gesichert ist nur die Tatsache, daß die Rachitis in einer Hemmung der aktiven Wachstumsvorgänge im Knochen besteht, oder mit anderen Worten, die Rachitis beruht im wesentlichen darauf, *daß der neugebildete Knochen kalklos bleibt* (POMMER).

Weitere Beobachtungen haben ferner ergeben, daß es im Verlaufe des rachitischen Prozesses durchaus nicht immer zu einer Deformierung kommen muß; es zeigt sich vielmehr, daß zunächst überhaupt keine Deformität entsteht und daß es erst infolge fortschreitender und einseitiger Resorption bei gleichzeitiger *dynamischer* Einwirkung der Belastung oder des Muskelzuges schließlich zu einem Einsinken des Knochens an der Stelle der rachitischen Erweichung und zur Ausbildung einer Verkrümmung kommt. *Der abnorme Knochenumbau ist das primäre und die Deformität das sekundäre Ereignis.*

Richtung und Form der Verkrümmung sind durch äußere mechanische Momente und die besondere funktionelle Beanspruchung bestimmt, die für jeden Knochen charakteristisch ist. Wir sehen daher eine gewisse Gesetzmäßigkeit in der Formgestaltung der Deformität, die zu ganz typischen Krankheitsbildern führt (Coxa vara rachitica, Crura vara usw.).

Die angeführten Tatsachen sind zum Verständnis der **Behandlung** und vor allem der **Prophylaxe** von Wichtigkeit.

Bei der Wahl der Mittel gegenüber den rachitischen Verkrümmungen spielt das *Stadium* der Erkrankung eine ausschlaggebende Rolle, zu dessen Beurteilung vor allem das Röntgenbild heranzuziehen ist.

Im ersten, *floriden Stadium* (osteoporotisches Stadium), das röntgenologisch durch Becherform der Diaphysenenden, Entkalkung des Knochens und Auflockerung der Epiphysenlinie gekennzeichnet ist, bietet die *Allgemein*behandlung nach intern-pädiatrischen Gesichtspunkten die besten Heilungsaussichten. Die Orthopädie vermag am ehesten durch eine zweckmäßige *Prophylaxe* die Ausbildung der Verkrümmungen zu verhindern. In diesem floriden Stadium soll jeder operative Eingriff vermieden und das Ziel durch Lagerung in Gipsschalen, Schienen-, Hülsenapparaten usw. zu erreichen versucht werden.

Das *zweite, abheilende Stadium* (Regenerationsstadium) gibt sich im Röntgenbild durch die sog. Kalkzonen in Form von mehr oder weniger breiten dichten Bändern, Rückgang der Becherformen und Glättung der Epiphysenlinie zu erkennen. Bei leichteren Graden von Verkrümmung und Neigung zum Spontanausgleich kommt man gewöhnlich mit den vorhin genannten Maßnahmen zum Ziel. In den schwereren Graden, namentlich bei winkeligen Abknickungen der Diaphysenenden, geben wir der *Osteoclase* den Vorzug (s. S. 25). Sie ist ein ganz kleiner Eingriff, der nur eine kurze Narkose erfordert, und sichert einen ausgezeichneten Erfolg. Nachträgliche Deformierungen durch Belastungseinflüsse sind bei entsprechender Nachbehandlung nicht zu befürchten. Manchmal lassen sich die Knochen in diesem Stadium noch einfach gerade biegen, ohne daß sie einbrechen.

Im *dritten, sklerotischen Stadium* zeigt das Röntgenbild die oft stark verbreiterte und sklerosierte Compacta mit Verengerung des Markraumes. Hier kommen nur blutige Methoden zur Korrektur der Verkrümmungen in Betracht, vor allem die lineare, keilförmige oder V-förmige *Osteotomie* (s. S. 33).

Gibt es auch eine Spontanheilung der rachitischen Verkrümmungen? Zweifellos. Ganz besonders die rachitischen O-Beine, die um das 2. Lebensjahr auftreten, können im Laufe der nächsten Jahre sich von selbst ohne besondere Behandlung ausgleichen. Die Heilung erfolgt durch Knochenapposition an der konkaven und durch Resorption an der konvexen Seite. Man muß jedoch wissen, ob eine derartige natürliche Tendenz zur spontanen Ausheilung besteht,

d. h. ob die Reaktion des Organismus stärker ist als die schädigende Noxe. Zu diesem Zwecke legt man nach dem Vorschlage von LANGE eine Umrißzeichnung an, indem man die Beine so lagert, daß die Kniescheiben genau frontal stehen, und dann die Konturen mit einem senkrecht gehaltenen Bleistift auf einem Bogen Papier nachzeichnet. Sieht man nach einigen Monaten eine Besserung, dann kann man noch mit der Behandlung zuwarten, zeigt sich jedoch keine, sondern sogar eine Verschlimmerung, dann müssen sofort die entsprechenden Maßnahmen ergriffen werden.

Die Möglichkeit einer Spontanheilung hat früher zu dem allgemeinen Grundsatz geführt, die Rachitis erst vollständig abheilen zu lassen und evtl. Korrekturen erst nach dem 6. und 7. Lebensjahre vorzunehmen. Unser heutiger Standpunkt ist der — und darin sind wohl die meisten Autoren einig —, die Deformität, wenn keine Tendenz zur Spontanheilung besteht, möglichst frühzeitig in Behandlung zu nehmen, um der Natur den Weg zu weisen, auf dem sich das neue Knochenwachstum vollziehen soll.

D. Tuberkulose.

Die *Tuberkulose ist eine Allgemeinerkrankung,* die Skelettuberkulose nur *eine,* allerdings, namentlich im Kindesalter oft *einzige,* klinisch manifeste Ausdrucksform der tuberkulösen Infektion[1].

Nach dem primären Sitz der Erkrankung unterscheidet man eine Knochen- und eine Gelenktuberkulose, obwohl beide Arten im weiteren Verlaufe der Erkrankung sehr häufig ineinander übergehen.

Pathologisch-anatomisch handelt es sich in beiden Fällen entweder um ein aus Tuberkelknötchen mit dazwischenliegenden fibrillären Bindegewebselementen bestehendes Granulationsgewebe (*granulierende* Form) oder um rasche Verkäsung der Gewebssubstanz (*käsige* Form). Erstere gilt im allgemeinen als die prognostisch günstigere, letztere als die prognostisch ungünstige Form der Erkrankung.

Grundlage jeder **Behandlung** der Knochen- und Gelenktuberkulose ist die *Allgemeinbehandlung.*

Diese bezweckt unter Ausnützung der natürlichen Heilfaktoren das Abwehrsystem des infizierten Organismus zu stärken und ihn im Kampfe gegen den eingedrungenen Feind zu unterstützen. Die Allgemeinbehandlung besteht in guter Ernährung, in Luft- und Sonnenbehandlung.

Hand in Hand mit der Allgemeinbehandlung muß gleich von Anfang an eine sachgemäße *lokale* Behandlung gehen. Diese ist in erster Linie eine *mechanisch-orthopädische.* Die Notwendigkeit der orthopädischen Behandlung bedeutet keinen Gegensatz zu der von anderer Seite betonten Allgemein- und Anstaltsbehandlung, denn beide Methoden sind berufen, je nach der Sachlage die Heilung anzubahnen. Bei den derzeitigen wirtschaftlichen Verhältnissen kann jedoch *die Heilstättenbehandlung nur eine kurze Etappe in dem langwierigen Verlauf der Tuberkulose bilden und der Schwerpunkt der Behandlung wird wohl immer in der ambulatorischen, d. h. orthopädischen Behandlung liegen.*

Die orthopädische Behandlung hat die Aufgabe, mit Hilfe von geeigneten Verbänden und Apparaten das erkrankte Gelenk *ruhigzustellen* und *zu entlasten,* um auf diese Weise die Schmerzen zu beseitigen und zugleich die günstigsten Bedingungen für eine Heilung des Prozesses zu schaffen.

---

[1] Größere zusammenfassende Werke sind OEHLECKER: Tuberkulose der Knochen und Gelenke. Berlin u. Wien: Urban & Schwarzenberg 1924, und die Einzeldarstellung von KREMER und WIESE. Berlin: Julius Springer 1930.

Die Frage, welcher der beiden Faktoren der wichtigere ist, Ruhigstellung oder Entlastung, ist durch die klinische Erfahrung dahin entschieden worden, daß der Ruhigstellung unbedingt der Vorrang gebührt, denn man kann oft genug sehen, daß ein vollständig entlastetes, jedoch nicht fixiertes Gelenk weiterhin Schmerzen verursacht, während dasselbe Gelenk ohne Entlastung, jedoch bei exakter Ruhigstellung das Gehen schmerzlos gestattet. Die Entlastung ohne Ruhigstellung ist also unter allen Umständen zu verwerfen, ja manche sehr erfahrene Orthopäden wie LORENZ, HAGLUND u. a. stehen sogar auf dem Standpunkt, daß die Entlastung gänzlich überflüssig ist. Die Wahrheit dürfte jedoch wie so oft in der Mitte liegen. Es wird Fälle geben, bei denen die Belastung besonders im späteren Stadium aus verschiedenen Gründen besonders erwünscht ist, andere, bei denen die Entlastung, wenigstens im Stadium der floriden Zerstörung, geradezu unentbehrlich ist.

Keinesfalls darf jedoch die Entlastung so weit getrieben werden, daß eine bereits von Natur aus angebahnte Verschmelzung der Gelenkkörper verhindert wird. Dies würde den Heilbestrebungen der Natur direkt entgegenwirken. In solchen Fällen hat die Entlastung nur in dem Ausmaße zu erfolgen, daß sie den Zusammenbruch der Gelenkkörper verhindert.

Das einfachste und sicherste Mittel zur Fixation, bzw. zur Entlastung des Gelenkes ist der *Gipsverband,* der entweder für sich allein oder in Verbindung mit Ansatzapparaten verwendet wird.

Eine weitere Aufgabe unserer Behandlung besteht darin, dem Kranken die Möglichkeit zu bieten, das Bett zu verlassen und sich in freier Luft bewegen zu können. Unseren Erfahrungen nach läßt sich diese Forderung, von wenigen Ausnahmen abgesehen, voll erfüllen. Nur bei schlechtem Allgemeinbefinden, bei hohem Fieber, bei Gelenkeiterungen usw. wird sich die Bettruhe für einige Zeit nicht umgehen lassen; im übrigen kann jedoch die Behandlung von Anfang bis Ende *ambulant* durchgeführt werden, ein Umstand, der von nicht geringer sozialer Bedeutung ist.

Fassen wir im folgenden die Richtlinien unserer Behandlung der Knochen- und Gelenktuberkulose zusammen, so ergeben sich folgende wichtige Gesichtspunkte:

1. *Es ist verboten, an der pathognomonischen Stellung des erkrankten Gelenkes, die wir als die schmerzloseste und unter den obwaltenden Umständen zweckmäßigste anzusehen haben, etwas zu ändern.* Jede Korrektur dieser Stellung würde die Schmerzen steigern und den Heilbestrebungen der Natur entgegenarbeiten. Nur in jenen Fällen, in denen die Stellung eine exzessive und weit über die notwendige Mittellage hinausgehende ist, ist es gestattet, die Stellung in Narkose so weit zu korrigieren, als es der natürlichen physiologischen Mittellage entspricht.

2. *In dieser pathognomonischen Stellung wird das erkrankte Gelenk durch einen exakt angelegten Gipsverband fixiert.* Die Fixation muß eine ausreichende sein, d. h. der Verband muß mindestens bis zum nächsten Gelenk reichen, also bei der Coxitis bis zum Kniegelenk, bei Gonitis bis zum Sprung- und Hüftgelenk, beim Ellbogen bis zum Schulter- bzw. Handgelenk, und zur Vermeidung der Pro- und Supination auch dieses noch mit umfassen. Die übrigen Gelenke bleiben in der Regel ganz frei, so daß die die ganze Extremität beherrschende Muskulatur sich teilweise bewegen kann.

3. *An der unteren Extremität muß in jenen Fällen, bei welchen es zur Destruktion der Gelenkkörper gekommen ist, die Fixation des Gelenkes mit der Entlastung kombiniert werden.* Als Stützpunkt zur Entlastung der unteren Extremität ist am besten der Sitzhöcker geeignet. Die Entlastung des Beines erfolgt durch einen Gehbügel oder durch sog. Ansatzapparate, die am Gipsverband angeschlossen werden.

4. *Diese Behandlung wird so lange ununterbrochen fortgesetzt, bis das tuberkulöse Gelenk vollständig abgeheilt ist.* Erst wenn das Gelenk andauernd schmerzfrei ist und seine volle Leistungsfähigkeit (Tragfähigkeit) erwiesen hat, kann
es wenigstens im klinischen Sinne als geheilt angesehen werden; aber auch
dann ist noch Vorsicht geboten.

5. *Apparate in Form von Lederhülsen, Stoffkorsetten usw. kommen nur für
die Nachbehandlung in Betracht und haben den Zweck, das Gelenk vor mechanischen
Insulten noch eine Zeitlang zu schützen und den Übergang zur normalen Beanspruchung des Gelenkes zu vermitteln.* Derartige portative Apparate werden vom
Bandagisten hergestellt, das Modell hierzu soll jedoch vom Arzte angefertigt
und auch die Anpassung des Apparates von diesem überwacht werden.

6. *Erst wenn der Prozeß vollkommen abgeheilt ist, also wenn die Indicatio
morbi erfüllt ist, erst dann tritt die Frage der Stellungskorrektur in ihre Rechte.*
Ist eine Stellungskorrektur notwendig, dann erfolgt sie *niemals durch ein intra-
artikuläres Redressement,* das alte Narben aufreißen und ein Wiederaufflackern
des Prozesses verursachen könnte, sondern stets auf dem Wege einer *extraartikulären Osteotomie,* wobei das Gelenk während der Operation völlig umgangen
wird.

So einleuchtend diese von LORENZ und seiner Schule mit Konsequenz ver-
tretenen Grundsätze erscheinen, darf es doch nicht wundernehmen, daß auf
einem so wichtigen und vielfach problematischen Gebiete, wie es die Behandlung
der Knochen- und Gelenktuberkulose ist, sich auch gegenteilige Auffassungen
geltend machten und daß mit derselben Energie, mit der wir uns *für* die Aner-
kennung dieser Grundsätze einsetzen, auch der Kampf *gegen* dieselben geführt
wurde. Insbesondere sind es drei Momente, die gegen die Richtigkeit unserer
Behandlung geltend gemacht wurden:

1. daß sie *Kontrakturen* züchtet,
2. daß sie die *Ankylosen* begünstigt und
3. daß sie die Ursache der *Muskel- und Knochenatrophie* ist.

Da die angeführten Momente für das Schicksal unserer Behandlungsmethode von entscheidender Bedeutung sind, scheint es notwendig, auf diese
Einwände hier näher einzugehen.

ad 1. Was den ersten Vorwurf anlangt, so glauben wir wiederholt gezeigt
zu haben, daß die Kontrakturstellung des erkrankten Gelenkes unvermeidlich
und durch den entzündlichen Vorgang bedingt ist [1]. Zumeist gibt die primäre
Kontraktur in einigen Wochen nach Beseitigung der Schmerzen etwas nach
und läßt sich beim nächstmaligen Verbandwechsel ein wenig korrigieren; es wird
jedoch nur selten vorkommen, daß das tuberkulös erkrankte Gelenk in gänzlich
indifferenter Stellung ausheilt. *In der Mehrzahl der Fälle wird nach welcher
Behandlung immer eine mehr oder weniger ausgesprochene Kontrakturstellung
zurückbleiben.* Da eine gewaltsame Korrektur der Stellung, solange das Gelenk
krank ist, direkt Schaden stiftet, während sie nach erfolgter Heilung des
Prozesses durch eine einfache paraartikuläre Osteotomie sicher und gefahrlos
zu beseitigen ist, kann es keinesfalls das erste Ziel der Behandlung sein, diese
Kontrakturen zu verhindern. Wir stehen also auf dem Standpunkte: *Zuerst
heilen, dann gerade richten.* Übrigens trägt auch der Gipsverband wesentlich
zur Verhütung extremer Kontrakturen bei, denn hochgradige Kontrakturen
findet man nur in jenen Fällen, wo. von Anfang an die Behandlung nicht
richtig durchgeführt oder nicht konsequent genug fortgesetzt wurde.

ad 2. Was nun die weit verbreitete Furcht vor der Ankylose betrifft, die
vielfach schon als Ankylophobie gebrandmarkt wurde, so wäre zu bemerken,

---

[1] HASS: Die Behandlung der Knochen- und Gelenktuberkulose. LOEWENSTEINs Handbuch der gesamten Tuberkulosetherapie. Wien u. Berlin: Urban & Schwarzenberg 1923.

daß diese Frage einzig und allein vom Grade der tuberkulösen Zerstörung des Gelenkes abhängig ist. *Nicht der Gipsverband trägt Schuld an der Versteifung, sondern die Ausdehnung des Krankheitsprozesses und pathologisch-anatomischen Veränderungen des Gelenkknorpels und Knochens.* Es ist erwiesen, daß gerade die exakte Ruhigstellung im Gipsverband die beste Rückwirkung auf die Entwicklung der lokalen Tuberkulose ausübt und wenn diese eben günstig abheilt, bleibt die Gelenkbeweglichkeit auch trotz jahrelanger Fixation im Gipsverband erhalten (KOCHS). Leider wird in einer recht großen Zahl der Fälle das Gelenk durch den tuberkulösen Prozeß in seiner Form und Struktur weitgehend verändert und in seiner Funktion dauernd geschädigt. Für diese Kranken bildet ein bewegliches Gelenk eine nie versiegende Quelle neuer Schmerzen und anderer Unannehmlichkeiten, so daß der Patient gezwungen ist, zeit seines Lebens einen fixierenden und entlastenden Apparat zu tragen, um gegen Schmerzen und Rückfälle gesichert zu sein. *Tatsache ist, daß ein tuberkulöses Gelenk um so länger krank bleibt, je beweglicher es ist.*

Der von LORENZ stets vertretene Standpunkt in dieser Hinsicht ist der, daß eine *solide knöcherne Ankylose für den Patienten einen weit größeren Vorteil bedeutet als ein mehr oder minder bewegliches, dafür jedoch schmerzhaftes, vulnerables, der nötigen Ausdauer entbehrendes und zur Kontraktur neigendes Gelenk.* Dieser Grundsatz gilt zumindest für die Gelenke der *unteren* Extremität, die durch Belastung in besonderem Maße in Anspruch genommen werden. Voraussetzung ist allerdings, daß sich das Gelenk in funktionsgünstiger Stellung befindet, eine Forderung, die sich, wie bereits erwähnt, unter allen Umständen durch eine einfache extraartikuläre Osteotomie erfüllen läßt.

Zu dieser unserer Auffassung wird jeder gedrängt, der diese Frage frei von Sentimentalität, lediglich aus der Erkenntnis des im gegebenen Falle erreichbaren und für den Patienten wünschenswerten Endzieles betrachtet.

ad 3. Was endlich die hochgradige Muskel- und Knochenatrophie betrifft, der man bei der Knochen- und Gelenktuberkulose so häufig begegnet, so ist dieser Einwand ebensowenig sachlich begründet wie die beiden vorhergehenden. Auch hier liegt ein Verkennen der wahren Ursache vor und da das ergo hoc propter hoc in der Medizin eine so hervorragende Rolle spielt, so ist es nicht zu verwundern, daß man aus naheliegenden Gründen dem Gipsverband alle Schuld an der Atrophie aufgeladen hat. Daß der Gipsverband nicht die direkte Ursache der Atrophie ist, geht schon daraus hervor, daß die Muskel- und Knochenatrophie auch dann auftritt, wenn *kein* Gipsverband angelegt wird. Die Atrophie bei der Gelenktuberkulose ist, wie wir wissen, ein *komplexer* Vorgang, der sich aus toxischen, reflektorischen, vasomotorischen Einflüssen, aus Zirkulationsstörungen durch kollaterales Ödem usw. zusammensetzt. Läßt man übrigens den Patienten im Verband herumgehen, dann wird die für die Zirkulation wichtige Pumpvorrichtung der Muskulatur in Gang gesetzt und dadurch die Atrophie wesentlich vermindert (Versuche von LANGER). Die nur auf das erkrankte Gelenk beschränkten Verbände und das freie Herumgehen des Patienten sind also das beste Mittel zur Verhütung einer stärkeren Atrophie.

Ein Wandel unserer auf reichlicher Erfahrung gegründeten Anschauungen hat sich nur insoferne ergeben, als wir im Laufe der Jahre zur Erkenntnis gelangt sind, daß der *operativen Behandlung* ein viel größeres Aktionsgebiet eingeräumt werden müsse, als dies bisher geschehen ist. Wir stehen heute auf dem Standpunkte, daß wir uns auch im Kampfe gegen die Gelenktuberkulose nicht auf *eine* Methode beschränken dürfen, sondern daß wir uns aller zu Gebote stehender Mittel bedienen müssen, um so bald als möglich zum Ziele zu gelangen. Gemäß dieser Auffassung werden wir daran gehen, operative und konservative Maßnahmen in zweckmäßiger Weise miteinander zu verbinden und der individuellen Eigenart jeden Falles nach Tunlichkeit Rechnung zu tragen. Hier gibt es keine Doktrin, sondern auf diesem Gebiete ist nur die klinische Erfahrung maßgebend.

Die eigentliche Domäne der operativen Behandlung bildet die **isolierte Herd-caries**, wie sie häufig in der Nähe der großen Gelenke oder in den kürzeren spongiösen Knochen (Calcaneus, Naviculare) zu finden ist.

Die frühzeitige Herdexstirpation wäre die ideale Behandlungsmethode, weil sie die einzige Möglichkeit bietet, ohne Zerstörung des Gelenkes den tuberkulösen Herd radikal aus dem Körper zu entfernen, noch bevor er ins Gelenk durchgebrochen ist, und damit den eigentlichen Gelenkprozeß zu vermeiden. Allerdings ändert die Entfernung des tuberkulösen Herdes nichts an der Allgemeininfektion, er schützt ferner nicht vor dem späteren Auftreten eines neuen Herdes an anderer Stelle. Auch die Technik der Operation ist nicht immer ganz einfach. Sie hat vor allem eine genaue Lokalisierung des Knochenherdes zur Voraussetzung, die allerdings mit Hilfe der Röntgenstrahlen in den meisten Fällen unschwer gelingt. Verhältnismäßig leicht gestaltet sich der Eingriff bei den extraartikulär gelegenen Herden (Trochanterherd, Calcaneusherd usw.). Schwieriger liegen schon die Verhältnisse bei den Herden innerhalb des Gelenkbereiches (Collumherd). Bei den Epiphysenherden ist die Exstirpation ohne Eröffnung des Gelenkes völlig ausgeschlossen.

Die Exstirpation erfolgt in der Regel durch Excochleation mit dem scharfen Löffel und muß mit äußerster Vorsicht vorgenommen werden, um nicht durch den Eingriff selbst eine Perforation ins Gelenk herbeizuführen. Der Rest des Granulationsgewebes wird mittels Thermokauters verschorft. Von einer Füllung mit Jodoformgaze oder Jodoformpaste haben wir abgesehen. Im allgemeinen ziehen wir den primären Verschluß der Wunde vor; nur bei größeren Höhlen wenden wir eine Tamponade mit Jodoformgaze an, die wir nach 1—2 Tagen gänzlich entfernen. Am günstigsten liegen die Verhältnisse zur Vornahme der Excochleation, wenn der Herd bereits die Zeichen der Demarkierung zeigt und von einem dichten sklerotischen Wall umgeben ist. Nach der Operation ist stets ein geschlossener Gipsverband anzulegen, da eine Mitbeteiligung des Gelenkes nie mit absoluter Sicherheit ausgeschlossen werden kann.

Tuberkulöse Sequester sind, wenn sie losgelöst und leicht erreichbar sind, ebenfalls operativ zu beseitigen; denn es ist nicht einzusehen, weshalb wir auf die Resorption oder spontane Ausstoßung eines als infizierter Fremdkörper wirkenden Sequesters monate- und jahrelang warten sollen, wenn wir denselben mittels eines einfachen Eingriffes entfernen und damit die Heilung beschleunigen können. Selbstverständlich wird man sich zu dem Eingriff nur dann entschließen, wenn der Sequester bereits demarkiert ist und die Entfernung ohne Gefahr für das Gelenk erfolgen kann.

Die Behandlung der tuberkulösen Abscesse.

Auch in der Behandlung der tuberkulösen Abscesse ist die *konservative* Richtung die heute allgemein herrschende; denn die Erfahrung lehrt, daß selbst größere Abscesse bestehen können, ohne das Allgemeinbefinden des Patienten zu beeinträchtigen oder Beschwerden zu verursachen. Der alte Grundsatz: ubi pus, ibi evacua gilt für den heißen, nicht aber für den kalten Absceß. Die Behandlung des letzteren ist von dem des heißen Abscesses grundverschieden. Vor allem öffne man den kalten Absceß nur dann, wenn eine dringliche Indikation dazu vorliegt; denn das, was wir bei der Eröffnung des Abscesses am meisten fürchten, ist die Gefahr einer *Sekundärinfektion*. Eine solche ist selbst bei sorgfältigster Behandlung der Wunde nicht zu vermeiden und es hat sich gezeigt, daß jene Knochen- und Gelenktuberkulosen, die einen ausgesprochen malignen

Charakter annehmen, zu Amyloidose und Exitus führen, zumeist Misch-infektionen sind.

Die Indikationen zur Eröffnung eines tuberkulösen Abscesses sind gegeben:

α) *wenn der Absceß einen schmerzhaften Druck auf die Nachbarorgane aus-übt oder zu lebensbedrohenden Erscheinungen Anlaß gibt* (Retropharyngealabsceß);

β) wenn er *Retentionsfieber* erzeugt;

γ) wenn der Absceß *rasch an Größe zunimmt* und die Tendenz zum Spontan-durchbruch an ungünstiger Stelle besteht.

Die Eröffnung des Abscesses geschieht niemals durch Incision, sondern stets durch Punktion, und zwar bei Kindern im Chloräthylrausch, bei Erwachsenen in Lokalanästhesie, indem man mit 1% Novocainlösung an der beabsichtigten Stelle einen Stichkanal setzt und diesen mit einer geringen Menge der Lösung infiltriert.

Zur Punktion verwendet man in der Regel den Troikart. Man führt den-selben proximal vom Absceß schräg in die Haut ein, dringt unter Haut-verschiebung bis zur Absceßmembran vor und sticht dann, während man mit der anderen Hand den Absceß entgegenpreßt, möglichst auf der Kuppe des Abscesses ein. Einstichöffnung der Haut und Einstichöffnung der Absceß-membran kommen auf diese Weise weit voneinander zu liegen und der primäre Verschluß der Wunde ist gewährleistet. Strengste Asepsis ist selbstverständliche Voraussetzung.

Füllt sich der Absceß von neuem, so wird nach einiger Zeit neuerdings punk-tiert. Besser jede Woche punktieren, als durch eine einmalige Incision der Misch-infektion eine Eingangspforte zu öffnen.

Falls der Ausgangsherd operativ zugänglich ist, dann erfolgt, wenn möglich, chirurgische Entfernung des Herdes im Zusammenhang mit der Absceßeröffnung; die Wunde wird hierauf primär geschlossen.

Von einer Füllung der Absceßhöhle mit Jodoformemulsion, die wir noch vor wenigen Jahren geübt haben, sind wir in letzter Zeit vollständig abgekommen, weil wir den Eindruck gewonnen haben, daß die Jodoformfüllung sehr häufig Temperatursteigerungen und Fisteln erzeugt, ganz abgesehen davon, daß wir einmal eine höchst bedrohliche Jodoformvergiftung gesehen haben, der wir nur durch eine rasche Entleerung des Abscesses abhelfen konnten.

Auch die tuberkulösen **Gelenkabscesse** werden nur dann punktiert, wenn eine dringende Indikation hierzu vorliegt. Eine solche ist gegeben, wenn intensive, durch keine Ruhigstellung zu stillende Schmerzen vorhanden sind und hohes, auf Retention des Eiters zurückzuführendes Fieber besteht. Andernfalls wird man eine abwartende Haltung vorziehen.

Die Punktion der Gelenke nimmt man, um der Gefahr einer Gefäßverletzung auszuweichen, mit Nadel und Aspirationsspritze vor. Die günstigsten Punktions-stellen sind bei den einzelnen Gelenken angegeben.

Die Behandlung der tuberkulösen **Fisteln** ist ebenfalls streng konservativ, um eine Infektion von außen zu verhüten.

In der Regel schließt sich die Fistel erst dann, wenn die Quelle der Sekretion in der Tiefe versiegt ist. Von einer direkten Behandlung der Fisteln durch Injektion von Wismut usw. haben wir keinen Erfolg gesehen. Die Therapie muß stets auf den Ursprungsherd gerichtet sein. Liegt der Fistel ein Sequester zugrunde, so ist dieser, wenn er leicht zugänglich ist, zu entfernen. Bei Weichteil-fisteln leistet die Röntgentherapie sehr gute Dienste und bringt die Fisteln mitunter rasch zur Ausheilung.

Zum Schlusse wollen wir noch jene operativen Palliativmethoden erwähnen, die den Zweck verfolgen, durch *operative Ankylosierung* des erkrankten Gelenkes die Natur in ihren Heilbestrebungen zu unterstützen und den nicht endenwollenden destruktiven Prozeß zum Abschluß zu bringen. Sie ist besonders angezeigt, wenn trotz jahrelang fortgesetzter konservativer Behandlung andauernd Schmerzen bestehen und der Prozeß keine Neigung zur Ausheilung zeigt. Zuerst wurde dieser Gedanke an der Wirbelsäule durch ALBEE verwirklicht, der durch Einpflanzung von Tibiaspänen in die gespaltenen Dornfortsätze eine künstliche Versteifung des erkrankten Wirbelabschnittes herbeiführte.

Bei der Beurteilung des Wertes der ALBEEschen Operation muß man sich allerdings vor Augen halten, daß die Einpflanzung des Tibiaspanes nichts anderes als eine *innere Schienung* der erkrankten Wirbelpartie darstellt, daß sie also dasselbe anstrebt wie unsere konservativ-orthopädischen Maßnahmen. Doch läßt sich nicht leugnen, daß durch die ALBEEsche Operation dieses Ziel in viel exakterer Weise zu erreichen ist, daß die Behandlungsdauer wesentlich abgekürzt und der Patient vor allem von den lästigen und kostspieligen Verbänden und Apparaten endgültig befreit wird.

Es lag nahe, die operative Ankylosierung nicht allein bei der Wirbelsäule, sondern auch beim Hüftgelenk zu versuchen.

Die vom Verfasser angegebene und vielfach mit Erfolg angewandte Methode besteht in einer Abmeißelung des Trochanter major und Verschiebung desselben gegen das Darmbein derart, daß der Trochanter eine knöcherne Brücke zwischen Trochanter und Darmbein bildet *(extraartikuläre Arthrodese der Hüfte mittels Trochanterplastik)*. Das Verfahren kommt nur bei Erwachsenen in Betracht mit intensiv schmerzhaften, hochgradig destruierten Coxitiden, die durch keinerlei andere Mittel zu beeinflussen sind; ferner aus sozialen Gründen, um den Kranken rasch auf die Beine zu bringen und ihn berufsfähig zu machen.

E. Arthritis deformans.

Die Arthritis deformans[1] stellt eine chronisch-produktive Entzündung des Gelenkes dar, die sich vorwiegend im *Gelenkknorpel* abspielt und mit einer Verunstaltung der Gelenkkörper einhergeht. Für die Diagnose war von jeher die Entwicklung typischer Randwülste in besonderem Maße kennzeichnend.

Nach den grundlegenden Untersuchungen POMMERs[2] und seiner Schule findet die Frage nach den *Ursachen* der Arthritis deformans in der Annahme einer *funktionellen Theorie* eine allseits befriedigende Lösung. Diese funktionelle Theorie geht von der schon von ROUX entdeckten Tatsache aus, daß der Gelenkknorpel auch unter physiologischen Bedingungen infolge seiner *Elastizität* eine gewisse Schutzdecke für die Gelenkenden bildet, die das subchondrale Knochengebälke vor ungeordneter und unverteilter Übertragung von Stoß- und Druckeinwirkungen bei der funktionellen Beanspruchung bewahrt. Bei Überbeanspruchung und bei ungleichmäßiger Verteilung der Belastung kommt es zu Störungen der Elastizität des Gelenkknorpels, wodurch die mechanischen und funktionellen Einwirkungen mehr oder weniger unverteilt und ungeschwächt (im Bereiche der Knochenknorpelgrenze und der subchondralen Knochenmarkräume) zur Geltung gelangen und zu den charakteristischen Knochenbildungen der Arthritis deformans führen (LANG[3]).

Die Lehre von der funktionellen Entstehung der Arthritis deformans findet ihre Unterstützung vor allem durch die Erkennung der Arthritis deformans *als Berufs- und Gewerbekrankheit.* Darüber liegen bereits zahlreiche Beobachtungen

---

[1] BURCKHARDT: Arthritis deformans und chronische Gelenkerkrankungen. Stuttgart: Ferdinand Enke 1932.
[2] POMMER: Denkschrift der kaiserlichen Akademie der Wissenschaft, S. 89. Wien 1914.
[3] LANG: Virchows Arch. **1922**, 239.

vor, wonach die übermäßige Beanspruchung der Gelenke bei schwerer Arbeit die Entstehung der Arthritis deformans in besonderem Maße begünstigt. Auch die Auswirkungen traumatischer Schädigungen, wie sie im Berufsleben gegeben sind, spielen hierbei eine Rolle.

Für die funktionelle Ätiologie sprechen außerdem die bekannten Beobachtungen PREISERS[1], der die Arthritis deformans auf *Störungen der statischen Einheit* der unteren Extremität infolge eines Knickplattfußes oder eines Genu valgum zurückzuführen sucht und die Arthritis deformans als eine *Inkongruenz der Gelenkflächen* erklärt. Durch die veränderte Gesamtstatik passen die Gelenkflächen nicht mehr aufeinander, an einzelnen Stellen findet zu starker Druck und zu starke Reibung, an anderen Stellen wieder ungenügende Berührung der Gelenkflächen statt.

Allem Anscheine nach handelt es sich bei der Arthritis deformans jedoch nicht um eine reine einfache Erkrankung, sondern sie stellt eine *örtliche Reaktion* des Knorpelgewebes dar, die durch *verschiedene* Ursachen zustande kommen kann, wobei, wie fast bei jeder Erkrankung, die *Disposition* (arthritische Diathese nach KREUTER[2]) von nicht geringer Bedeutung ist. Aller Wahrscheinlichkeit nach gehören nach KREUTER auch gewisse juvenile Knorpelveränderungen, wie die PERTHESsche Erkrankung der Hüfte und andere Osteochondritiden zur echten Arthritis deformans; nur daß sie sich beim wachsenden Knochen anders auswirken als beim bereits Erwachsenen und im Greisenalter.

Vom klinischen Standpunkt aus fordert daher PAYR[3] eine strenge Scheidung zwischen *primärer* und *sekundärer* Arthritis deformans.

Die primäre „idiopathische" Arthritis deformans ist für ihn eine *Aufbrauchkrankheit,* zum Teil *konstitutionell* vorbereitet, Inbegriff des pathologischen Alterns und in eine Parallele mit der Arteriosklerose zu setzen. Sie gehört zu den *Arthrosen* F. R. MÜLLERS auf degenerativer Basis.

Die sekundäre Arthritis deformans wird durch *verschiedene Ursachen* ausgelöst: Inaktivität, Deformitäten, Traumen, Hämophilie, Gicht und andere Stoffwechselkrankheiten, überstandener akuter oder chronisch einsetzender Infekt, Ausheilungsstadium der Tuberkulose und Lues, Nervenkrankheiten (Tabes und Syringomyelie). Auch alle das Gelenk schädigenden Eingriffe können unter Umständen Arthritis deformans erzeugen.

Diese Einteilung in primäre und sekundäre Arthritis deformans ist insoferne von Vorteil, als sie unsere Stellungnahme bei der Wahl der Behandlung außerordentlich erleichtert und uns die Möglichkeit bietet, Prophylaxe und Therapie der Arthritis deformans in die richtigen Wege zu leiten.

Der Kernpunkt einer wirksamen **Prophylaxe** muß nach dem Gesagten vor allem darin bestehen, alle jene Schädigungen fernzuhalten, die erfahrungsgemäß die Entstehung der Arthritis deformans besonders begünstigen. Die beste Prophylaxe ist und bleibt die *Verhütung einer dauernden und einseitigen Überbeanspruchung* eines Gelenkes. Im Berufsleben wird diese Forderung nicht immer leicht zu erfüllen sein, doch besteht sehr oft die Möglichkeit, gewisse schädigende Einwirkungen bei der Arbeit auszuschalten und eine bessere Verteilung oder einen häufigen Wechsel der Belastung herbeizuführen. Die andauernde Beanspruchung *eines* Beines im Stehen ist möglichst zu vermeiden, ebenso das Stehen mit gespreizten Beinen wegen der einseitigen Belastung der an der Außenseite liegenden Gelenkflächen. Auch ist an eine bessere Ausnützung der Sitzmöglichkeiten bei der Arbeit zu denken.

---

[1] PREISER: Statische Gelenkerkrankungen. Stuttgart: Ferdinand Enke 1911.
[2] KREUTER: Zbl. Chir. **1920**, Nr 38.
[3] PAYR: Bruns' Beitr. **136** (1926).

Eine zweite und sehr wichtige Aufgabe der Prophylaxe ist es, für die *achsengerechte Führung* der Gelenke zu sorgen. Exzentrische Bewegungen bedingen leicht eine Störung des Gelenkmechanismus und bilden den Ausgang einer Arthritis deformans. Sehr zweckmäßig sind leichte aktive Übungen morgens und abends, um die Führung der Gelenke in richtigem Gang zu erhalten. Auch die Massage der Muskulatur nach der Arbeit ist bei Leuten, die schwer körperlich arbeiten müssen, zu empfehlen.

Vor allen Dingen ist es von größter Wichtigkeit, *Verletzungen der Gelenke*, auch solche leichtester Art, nach Tunlichkeit zu vermeiden und, falls solche eingetreten sind, dieselben richtig zu behandeln. Verletzte Gelenke, auch bloße Kontusionen und Distorsionen, müssen entsprechend lange geschont werden. Am besten geschieht dies durch Gipsverbände, in leichteren Fällen durch Klebro- und Zinkleim-Verbände, die mindestens 3—4 Wochen lang belassen werden. Man wird auch sein besonderes Augenmerk darauf richten, die Gelenke vor *sportlichen* Schädigungen zu schützen. Ein sehr wirksames Mittel ist das Einbandagieren der Gelenke mit elastischen Binden (Tetrabinden), um die Gelenke vor Überdehnung und Zerrung zu bewahren. Ganz besonders ist dies für das Knie- und Sprunggelenk notwendig, die bekanntlich am leichtesten verletzbar sind.

Sehr wichtig ist die Prophylaxe auch bei den verschiedensten *Erkrankungen* der Gelenke. Man muß wissen, daß jedes einmal erkrankte Gelenk ganz besonders für die Entstehung der Arthritis deformans prädisponiert ist. Sind die akuten Reizerscheinungen der Gelenkerkrankung abgeklungen und sind auch nur geringfügige Funktionsdefekte übriggeblieben, dann ist vor allem für eine *Entlastung* des Gelenkes zu sorgen. Am besten eignen sich hierzu entlastende *Halbzirkelapparate* (s. Abb. 25), die die Gelenke von dem auf sie lastenden Druck befreien, im übrigen aber die Bewegungen der Gelenke und das Spiel der Muskeln freilassen.

Was die **Behandlung** der Arthritis deformans anbelangt, so lassen die mannigfachen Ursachen, die zur Arthritis deformans führen, zunächst nur jene Maßnahmen aussichtsvoll erscheinen, die das Grundleiden berücksichtigen und das Übel an der Wurzel zu fassen suchen.

Bei der Behandlung der *primären* Arthritis deformans spielt vor allem die medikamentöse Therapie eine wichtige Rolle. Die Zahl der gegen die Arthritis deformans empfohlenen Mittel und Präparate ist sehr groß, den in sie gesetzten Erwartungen haben jedoch nur die allerwenigsten entsprochen. Den besten Effekt erzielt man noch immer mit den Salicylpräparaten, die wenigstens vorübergehend die Schmerzen stillen. Die Reizkörpertherapie, sonst bei chronischen Gelenkerkrankungen oft von vorzüglichem Erfolg begleitet, hat sich bei der Arthritis deformans als wirkungslos erwiesen. Hingegen haben sich die von FLIEGEL und STRAUSS eingeführten Mirioninjektionen[1], insbesondere bei der genuinen und endokrinen Form der Arthritis deformans, ganz ausgezeichnet bewährt.

Sehr beachtenswert sind auch die von PAYR empfohlenen intraartikulären Einspritzungen von *Phenolcampher*[2], der eine seröse Transsudation im Gelenk erzeugen und als Ersatz der fehlenden Gelenkschmiere dienen soll.

Bei der Behandlung der *sekundären* Arthritis deformans ist es vor allem unsere Aufgabe, alle jene Quellen aufzuspüren, die als Ursache eines Infektes oder infektiösen Nachschubes in Betracht kommen (Tonsillen, Nebenhöhlen,

---

[1] Mirion ist ein kolloidales Jodpräparat und wird in Dosen von 3—5 ccm in dreitägigen Intervallen intramuskulär injiziert. Im ganzen werden etwa 10 Injektionen verabreicht (FLIEGEL u. STRAUSS: Wien. med. Wschr. **1924**, Nr 24).

[2] Technik in der Originalarbeit von PAYR: Bruns' Beitr. **136** (1926).

Zahnalveolen). Eine sehr wirksame ätiologische Therapie steht uns dort zu Gebote, wo die Arthritis deformans auf dem Boden einer Syphilis entstanden ist. Die Möglichkeit einer kausalen Therapie ergibt sich aber auch dort, wo deutliche *statische Mißverhältnisse* vorhanden sind. Schon die Korrektur eines Knickplattfußes durch eine an der Innenseite keilförmig erhöhte Einlage kann nicht nur die Arthritis der Fußgelenke, sondern auch die der Knie- und Hüftgelenke günstig beeinflussen. Bei Arthritis deformans der Iliosacralgelenke, namentlich bei vermehrter Beckenneigung, kann durch ein entsprechendes Hüftmieder das Becken aufgerichtet und die Gelenke auf diese Weise entlastet werden.

Relativ leicht gestaltet sich die Behandlung bei ausgesprochenen *Deformitäten* der unteren Extremitäten. Hier kann durch eine Korrektur der Deformität eine unmittelbare Änderung der Belastung des betreffenden Gelenkes und damit eine Beseitigung der arthritischen Beschwerden herbeigeführt werden. Am wirksamsten gestaltet sich bei hochgradigen Deformitäten die *operative* Korrektur. So kann bei Arthritis deformans eines Kniegelenkes infolge eines bestehenden X-Beines durch eine suprakondyläre Osteotomie das X-Bein korrigiert und damit die mechanische Ursache der Arthritis deformans behoben werden. Dasselbe ist, nur in entgegengesetzter Richtung, beim O-Bein der Fall. Ebenso einfach ist es, bei arthritischen Beschwerden der Kreuzgegend infolge von Hüftbeugekontrakturen und kompensatorischer Lendenlordose durch Korrektur der Beugekontraktur in der Hüfte mittels subtrochanterer Osteotomie diese Beschwerden zu beseitigen. Wir haben diese relativ harmlosen Eingriffe, die wir stets subcutan ausführen, sehr häufig noch bei Patienten im Alter von 40 und 50 Jahren mit bestem Erfolge angewendet.

Noch leichter läßt sich diese Umlagerung des Gelenkes beim Hüftgelenk erzielen, wenn man durch ein einfach modellierendes Redressement die Hüfte in eine habituelle Abduktionsstellung bringt, wodurch die Belastung von der zumeist betroffenen Schenkelkopfpartie auf die äußere Schenkelhalsseite übertragen wird (Transposition des Schenkelkopfes).

Die gleiche Behandlung kommt auch bei der Arthritis deformans nach *deform geheilten Frakturen* in Betracht, wenn dieselben mit einer falschen Stellung der Gelenkachsen infolge Knickung der Bruchstücke einhergehen. Wiederholt haben wir bei deform geheilten Malleolarfrakturen mittels einer paraartikulären Osteotomie die normale Stellung des Gelenkes und gleichzeitig das Verschwinden der arthritischen Schmerzen und damit die volle Arbeitsfähigkeit erreicht.

Außer dieser gewissermaßen kausalen Therapie, die in vielen Fällen zu einer wirklichen Heilung der Arthritis deformans führen kann, sind ein wirksames Mittel die *mediko-mechanischen* Verfahren mittels Gymnastik, Massage und Zanderapparaten, die sehr zweckmäßig auch durch Wärmeapplikation unterstützt werden. Diese Behandlung wirkt im Sinne eines Funktionsstimulans und arbeitet der bestehenden Muskelatrophie entgegen. Sie ist ferner imstande, gewisse Muskelspannungen zu lösen und die gestörte Gelenkfunktion wieder in Gang zu bringen. Man sei jedoch mit der Anwendung der Massage und Gymnastik sehr vorsichtig. Es ist ein Fehler, intensiv schmerzhafte Gelenke massieren und pendeln zu lassen. Auch Wärme und Badekuren wirken im Schmerzstadium oft sehr ungünstig. Erst wenn das Irritationsstadium vorüber ist, kann man mit leichter Massage und einfachen Bewegungen beginnen.

In besonders schmerzhaften und stark entzündlichen Fällen bleibt nichts anderes übrig, als wenigstens für eine Zeitlang auf jede Beweglichkeit zu verzichten und das Gelenk temporär zu *fixieren* und zu *entlasten*. Man kann diese Ruhigstellung entweder durch einen abnehmbaren, fixen Blaubinden-Gipsverband oder mit Hilfe des bereits erwähnten Entlastungsapparates (Halbzirkelapparat) erreichen, der den Vorteil hat, daß man das erkrankte Gelenk zunächst sperren und dann allmählich nach Abnahme der Beschwerden freigeben kann. Diese Apparate sollen zumindest bis zur Erlangung völliger Schmerzfreiheit getragen werden.

Die direkt *operative Behandlung* kommt nur für jene Fälle in Betracht, bei denen außerordentlich heftige Beschwerden bestehen, die durch keinerlei sonstige Mittel zu bekämpfen sind. Schonende Methoden sind auch hier den radikalen vorzuziehen. Mitunter leistet die einfache *Arthrotomie*, die sich auf Abtragung grober Randwucherungen, Entfernung freier oder in Lösung begriffener Gelenkkörper beschränkt, Gutes. Gelenkplastiken kommen wegen des hohen Risikos nur bei ganz kleinen Gelenken (Großzehengelenk) in Frage. Bei Arthritis deformans der Articulatio sacroiliaca ist die namentlich in Amerika geübte Arthrodese des Gelenkes mittels Einpflanzung eines Knochenspans in Erwägung zu ziehen.

F. Neuropathische Gelenkaffektionen.

Unter ihnen spielt die *tabische Arthropathie*[1] die hervorragendste Rolle. Die tabische Arthropathie ist ein *Frühsymptom* der Tabes und tritt in den meisten Fällen bereits im präataktischen Stadium der Erkrankung auf. Nervöse zentrale Ursachen (trophische Zentren!) einerseits, mechanische Momente andererseits führen in gemeinsamer Beeinflussung zum Bilde der tabischen Arthropathie. Die intraartikuläre oder gelenknahe *Spontanfraktur* scheint das essentielle Moment der Erkrankung zu sein, wobei es das eine Mal zu größeren Kontinuitätstrennungen, das andere Mal nur zu kleineren Absprengungen und Abbrüchen kommt. Übermäßige Callusbildung, die häufig jede Zweckmäßigkeit vermissen läßt, Infraktionen derselben und Reinfraktionen als Folge der Ataxie und des fehlenden Schmerzreflexes stellen sich im weiteren Verlaufe ein. Verhängnisvoll für das Schicksal des Gelenkes ist die zunehmende Lockerung und die abnorme Beweglichkeit, sowohl was die Bewegungsrichtung als auch den Umfang der Bewegung betrifft, so daß exzessivste Grade von Schlotterung entstehen können. Schließlich führt die übermäßige Erschlaffung und Dehnung der Bänder zur Subluxation und Luxationsstellung der Gelenke. Das erkrankte Gelenk nimmt oft bizarre Formen an, die zu der Schmerzlosigkeit in besonderem Maße kontrastieren und zuletzt wie eine Karikatur eines Gelenkes anmuten.

Gemäß der Auffassung, daß die Spontanfraktur das „zentrale" Symptom der Erkrankung ist und in den meisten Fällen ein Frühsymptom des Gelenkleidens darstellt, müssen wir hier einiges über die Behandlung der Spontanfraktur vorausschicken. Die tabische Spontanfraktur, gleichgültig ob sie extra- oder intraartikulär gelegen ist, ist wie jede traumatische Fraktur zu behandeln. Dabei geben wir dem Gehgipsverband den Vorzug, weil durch die längere Nichtbelastung des Beines bei Anwendung von Extensionsmethoden schwere atrophische Zustände auftreten können, die auf die Heilung der Fraktur ungünstig einwirken. Jedenfalls ist bei länger dauernder Extension große Vorsicht am Platze, damit nicht infolge der bei Tabes bestehenden Atonie eine übermäßige Dehnung der Bänder und Muskel und demzufolge eine Diastase und Gelenkschlotterung eintritt (BLENCKE).

Die orthopädische **Behandlung** der tabischen Arthropathie hat die Aufgabe, das erkrankte Gelenk vor Einbrüchen zu schützen, den verlorengegangenen Koordinationsmechanismus des Gelenkes zu ersetzen und die

---

[1] Zusammenfassendes und Literatur bei BLENCKE: Die neuropathischen Knochen- und Gelenkaffektionen. Stuttgart: Ferdinand Enke 1931; s. ferner BAUM: Knochenbrüche bei Tabes. Dtsch. Z. Chir. 1907, 89. BORCHARD: Verh. dtsch. orthop. Ges. 1903.

Gelenkführung in die normalen Bahnen zu leiten. Frühdiagnose und Frühbehandlung sind dringende Voraussetzungen für die Erreichung dieses Zieles. Zwar ist es unmöglich, die Einwirkung des zentralnervösen Prozesses auf das Gelenk zu verhindern, aber wir sind imstande, die äußeren mechanischen Einflüsse, die zu einer weiteren verhängnisvollen Ausleierung des Gelenkes führen, zu paralysieren. *Das Mittel kat exochen ist der richtig gebaute Schienenhülsenapparat für die untere Extremität und das Stützkorsett für die Wirbelsäule.* Gerade bei der tabischen Arthropathie, bei der die schwersten Gelenkdeformierungen und die abnormalsten Gelenkstellungen möglich sind, kommt es auf eine besondere Exaktheit und Zweckmäßigkeit der Apparatausführung an. Wir stimmen mit BLENCKE vollkommen überein, wenn er verlangt, daß die Ausführung solcher Apparate nicht einfach dem Bandagisten überlassen werden darf, sondern daß der Arzt die genauen Vorschriften über den Aufbau des Apparates zu erteilen und in engster Zusammenarbeit mit dem Bandagisten den Apparatbau zu leiten und zu überwachen hat.

Im Prinzip entsprechen die Apparate den bereits geschilderten HESSINGschen Schienenhülsenapparaten (s. S. 15), die das Gelenk beweglich erhalten, jedoch exzessive Bewegungsführungen verhindern und durch Anschlagsperren arretieren.

Den Schienenhülsenapparaten kommt auch ein weiterer, nicht zu unterschätzender Einfluß auf die Gangstörung des Tabikers zu: Sie bilden nämlich einen sensiblen Indikator und sind imstande, auf die ataktischen Bewegungen regulierend einzuwirken.

Nachdem lange Zeit *operative* Eingriffe am arthropathischen Gelenk fast allgemein abgelehnt wurden, steht seit einigen Jahren die operative Behandlung der tabischen Arthropathie wieder zur Diskussion. Nach OEHLECKER[1] selbst scheiden die Arthropathien der oberen Extremität aus. Günstige Resultate wurden bisher durch Resektion am Kniegelenk und die PIROGOFF-Operation am Fuß erzielt, doch sind die Indikationen an der unteren Extremität noch keine feststehenden. Jedenfalls darf die ataktische Gangstörung nicht zu hochgradig sein, da sonst das Resultat der Operation in Frage gestellt wird.

G. Lähmungen.

Das Hauptziel der orthopädischen Behandlung bildet bei allen Lähmungen die Wiederherstellung der *Funktion*. In vielen Fällen ist jedoch die Rückkehr zur normalen Funktion durch das Vorhandensein von im Verlaufe der Lähmung entstandenen Kontrakturen und Deformitäten erschwert. Zum Verständnis der Behandlungsprinzipien müssen wir zunächst einige Bemerkungen über die Entstehung der paralytischen Deformitäten und den Einfluß der Entspannung auf den gelähmten Muskel vorausschicken.

LORENZ hat als erster darauf hingewiesen, daß die Ausbildung einer paralytischen Deformität wesentliche Veränderungen im Spannungsverhältnis der betreffenden Extremität setzt. Schon geringfügige Störungen im Muskelantagonismus sind ausreichend, um die Entstehung einer Deformität einzuleiten, wobei die an Kraft überwiegenden Muskeln die Richtung der Abweichung bestimmen, während die weitere Entwicklung der Deformität bis zu den höchsten Graden unter dem Einflusse der funktionellen Belastung zustande kommt. Durch die Deformität erleiden die aktionsfähigen, an der Konkavität der Verkrümmung liegenden Muskeln infolge Schrumpfung eine Verkürzung (nutritive Verkürzung), während die schwächeren, an der Konvexität gelegenen Muskeln gedehnt und verlängert werden.

---

[1] OEHLECKER: Verh. dtsch. Ges. Chir. **1913/14.**

Wenn also die Muskeln an der konvexen Seite ursprünglich durchaus nicht gelähmt oder nur in verhältnismäßig geringem Grade geschädigt waren, werden sie durch ihre passive Überdehnung jeder Funktionsmöglichkeit beraubt und verfallen schließlich durch dauernden Nichtgebrauch der vollständigen Degeneration. Da bei der paralytischen Deformität die konvexseitigen gelähmten Muskeln stärker in Mitleidenschaft gezogen werden als die konkavseitigen Muskeln, so wächst durch die Deformitätsbildung auch die antagonistische Störung. *Als die erste und wichtigste Aufgabe bei Behandlung einer paralytischen Deformität gegenüber betrachten wir daher die Wiederherstellung der Verhältnisse, wie sie* **vor** *Ausbildung der Deformität bestanden haben,* wenigstens so weit die gedehnten Muskeln dabei in Betracht kommen. Um diese vollständig zu entspannen, empfiehlt sich zunächst eine leichte Überkorrektur der bestehenden Deformität, also z. B. die Überführung eines paralytischen Klumpfußes in einen Plattfuß usw. Es ist oft ganz erstaunlich, in welchem Maße sich nach einiger Zeit die ehemals funktionslosen konvexseitigen Muskeln, sofern sie ursprünglich nicht zu schwer gelähmt waren, erholen, so daß sich manche geplanten schwereren Eingriffe erübrigen, jedenfalls aber ein Überblick über die etwa noch zu treffenden Maßnahmen gewonnen wird. *Das Rückbringen der überdehnten Muskulatur auf ihre physiologische Länge und die Annäherung der Insertionspunkte der gelähmten Muskeln auf ihre normale Strecke ist eine der Vorbedingungen für jedes weitere therapeutische Handeln.*

I. Schlaffe Lähmungen.

Unter den schlaffen Lähmungen spielt vor allem die *spinale Kinderlähmung* in der orthopädischen Behandlung die größte Rolle. Wir wollen sie deshalb zur Richtschnur unserer folgenden Ausführungen wählen.

Im *akuten* Stadium ist *jede direkte Behandlung der Muskulatur von Schaden* (FOERSTER[1]). Bewegungen der von der Lähmung betroffenen Muskeln sind womöglich ganz auszuschalten, auch Massage und elektrische Reizung ist zu unterlassen. Denn, was soll die Reizung eines frisch gelähmten Muskels, der seine regeneratorischen Kräfte erst sammeln muß und der möglicherweise noch von weiteren Lähmungsnachschüben erreicht wird? In diesem akutem Stadium kann die orthopädische Behandlung nur darin bestehen, die erkrankte Extremität ruhig zu lagern und alle schädigenden Einflüsse, wie Bewegungen usw. fernzuhalten. Man hat sogar zu diesem Zwecke Gipsbetten angefertigt und im akuten Stadium der Kinderlähmung damit sehr gute Resultate erzielt (BECKER).

Erst im *Stadium der Abheilung* ergibt sich für den Orthopäden ein größeres Feld der Betätigung. In diesem Stadium kommt es sehr oft zu weitgehender Rückbildung der Lähmungserscheinungen, zur Ausbildung kompensatorischer Bewegungen und Ersatzbewegungen. Der Patient lernt mit den vorhandenen Resten ökonomisch umgehen und den Funktionsausfall durch vikariierende Bewegungen bis zu einem gewissen Grade wettmachen. Wir haben es hier noch mit einem unfertigen Zustand zu tun, deshalb darf zu dieser Zeit nach unserer Ansicht noch *nicht* operiert werden. Es gibt jedoch in diesem Stadium eine sehr wichtige Aufgabe: das ist die *Verhütung von Kontrakturen und Deformitäten.* Wie häufig wird diese Notwendigkeit von den behandelnden Ärzten übersehen! Die Folgen sind Spitzfüße, Subluxationen und Luxationen,

---

[1] FOERSTER: Verh. dtsch. orthop. Ges. Breslau **1922**. — Andere zusammenfassende Arbeiten: BIESALSKI: In LANGES Lehrbuch der Orthopädie. Jena: Fischer 1928. — VULPIUS: Die Behandlung der spinalen Kinderlähmung. Leipzig: Georg Thieme 1910, und die neueste Darstellung LANGES: Die epidemische Kinderlähmung. München: J. F. Lehmann 1930.

Skoliosen usw. — schwere Unterlassungssünden, die bei einiger Vorsicht hätten vermieden werden können. Der Neigung zum Spitzfuß, die bei fast allen Beinlähmungen besteht, kann man auf sehr einfache Weise beikommen, indem man eine kleine Lagerungsschiene anwendet, an die der Fuß mit einer Binde angewickelt wird, oder es wird mittels einer Klebrobinde am Unterschenkel und am Mittelfuß ein Dorsalzug befestigt, der den Fuß in entsprechender Dorsalflexion hält.

Besteht die Tendenz zur Flexionskontraktur der Kniegelenke, so werden diese am besten durch Sandsäcke niedergehalten.

Bei Neigung zur Flexionskontraktur der Hüfte läßt man das Kind womöglich am Bauche liegen und belastet das Gesäß mit 3 kg schweren Sandsäcken. Die Bauchlage ist auch am günstigsten bei Lähmung der Rumpfmuskulatur und bei Neigung zur Skoliose. Beim Aufsetzen soll der Rücken des Kindes ganz besonders gut gestützt werden; längeres Sitzen ist schädlich und unter allen Umständen zu vermeiden.

Eine zweite sehr wichtige Aufgabe der Behandlung ist die *Kräftigung der Muskulatur*. Diese Kräftigung geschieht am besten durch Bäder, Massage, Elektrizität und gymnastische Übungen. Die Massage muß sehr sanft und einschleichend beginnen und für jeden Muskel besonders, je nach dem Grade seiner Schädigung dosiert werden. Die Massage soll nur in Streichmassage bestehen, während Kneten und Klopfen ganz zu unterlassen sind. Auch der elektrische Strom muß mit Vorsicht gebraucht und Überreizungen vermieden werden. Da die Reizschwelle bei jedem paretischen Muskel oft verschieden ist, so erfordert die Behandlung auch in dieser Hinsicht viel Sachkenntnis und Erfahrung. Ganz besondere Rücksicht ist bei Anwendung der gymnastischen Übungen erforderlich, wenn nicht schwere und oft irreparable Schädigungen eintreten sollen. So kann es bei Übertreibungen und unzweckmäßiger Gelenkführung zu Überstreckungen (Genu recurvatum) und Schlottergelenken kommen, gegen die, wenn einmal entstanden, oft unsere ganze Kunst versagt.

Die dritte und nicht minder wichtige Aufgabe ist es, den Patienten in diesem Stadium möglichst bald auf die *Beine zu bringen*. Welche Bedeutung es für die Psyche des Kranken und seiner Umgebung hat, wenn er — sei es auch mit Hilfsmitteln — auf die Beine kommt, braucht nicht auseinandergesetzt werden. Das Gehen ist aber auch die beste Übung für die gelähmten Beine und für den ganzen Körper, es wirkt der fortschreitenden Inaktivitätsatrophie der Muskeln und Knochen entgegen und bringt dem Kinde die verlorengegangenen Gehirnpulse wieder zum Bewußtsein. Leider wird dieser Forderung nicht immer entsprochen. Man läßt Kinder oft jahrelang sitzen oder auf allen Vieren herumrutschen und züchtet auf diese Weise schwere paralytische Deformitäten.

Besteht bloß eine leichte Parese der Fußmuskeln, dann gelingt es meist mit Hilfe von kleinen Verstärkungsschienen, die in die Schuhe eingebaut werden, oder mit Hilfe von Streckzügen, die Kinder auf die Füße zu stellen. Bei vollständiger Lähmung einer oder beider unteren Extremitäten müssen komplette Lähmungsapparate angefertigt werden. Die beste und heute wohl allgemein verbreitete Type ist der HESSINGsche Lähmungsapparat mit automatisch sperrbaren Gelenken. Der Ausfall der gelähmten Muskeln kann zum Teil auch durch angebrachte Gummiringe ersetzt werden (s. Abb. 26). Die Voraussetzung für die Verwendung von Gummizügen ist allerdings das Vorhandensein eines kräftigen Antagonisten, der als Gegengewicht wirkt. Solche Apparate leisten oft unglaublich viel und es ist eine noch wenig bekannte Tatsache, daß es mit ihrer Hilfe gelingt, selbst Fälle von schweren und ausgedehnten Lähmungen zum selbständigen Gehen zu bringen. Zur Unterstützung des Patienten und um das Gehen zu erleichtern, verwendet man auch Gehbänkchen (s. Abb. 63) oder einfache Krücken.

Ist die Lähmung eine *irreparable* geworden, ist jede Aussicht auf eine weitere Regeneration erloschen, dann ist es Aufgabe des Arztes, der Frage näherzutreten, ob nicht durch eine orthopädische *Operation* die Möglichkeit besteht, den Lähmungszustand zu bessern oder doch wenigstens einen Ersatz für die orthopädischen Apparate zu schaffen.

Die einfachste Operation ist die *Tenotomie* (s. S. 26). Sie empfiehlt sich vor allem an der Achillessehne zur Beseitigung des Spitzfußes, ferner an den Adduktoren und Subspinalia bei der Adduktions-Flexionskontraktur der Hüfte oder an den Sehnen der Knieflexoren bei der Knieflexionskontraktur. Die Tenotomie der Kniebeuger soll allerdings nur dann vorgenommen werden, wenn keine Aussicht für eine Quadricepsplastik besteht, da wir sonst die vorhandenen Kraftspender schwächen würden. Durch die Tenotomie wird der kontrakte Muskel verlängert.

Ein anderes operatives Verfahren ist die *Sehnenverkürzung* (s. S. 29) der überdehnten und gelähmten Antagonisten, wenn die Möglichkeit einer Erholung derselben ausgeschlossen ist. Sie kann gleichzeitig mit der Tenotomie der kontrakten Muskel vorgenommen werden. Die Sehnenverkürzung findet Anwendung an der vorderen Muskelgruppe des Unterschenkels (Tibialis anterior, Extensor digitorum longus und Extensor hallucis longus), ferner beim Genu recurvatum zur Verkürzung der Kniegelenkbeuger. Allerdings kommt hier die Verkürzung einer ligamentären Umwandlung der Sehnen gleich, weshalb wir in diesem Falle die *Tenodese* vorziehen, wobei die Sehnen am Periost des Knochens fixiert werden.

Den bedeutendsten Fortschritt bildet die *Sehnenverpflanzung*; sie ist die Krönung der ganzen Lähmungstherapie, denn mit ihrer Hilfe sind wir nicht nur imstande, das gestörte Muskelgleichgewicht herzustellen, sondern den gelähmten Muskel teilweise oder auch ganz zu ersetzen (s. S. 30). Die erste Voraussetzung für eine Sehnenverpflanzung ist jedoch, daß den gelähmten Muskeln entsprechende Muskeln von normaler Beschaffenheit als Kraftspender gegenüberstehen. Dort, wo diese fehlen, besteht keine Berechtigung für eine Verpflanzung. *Mit allem Nachdruck muß vor jeder mißbräuchlichen Anwendung der Sehnenverpflanzung gewarnt werden.* Die Operation kann in ihrem Werte nur gewinnen, wenn sie nicht überflüssigerweise, sondern nur dort angewendet wird, wo die entsprechend günstigen Kräfteverhältnisse und die notwendigen muskelphysiologischen Bedingungen zur Verpflanzung gegeben sind. Ist dies nicht der Fall, dann sind andere Verfahren heranzuziehen.

Selbstverständlich ist vor der Verpflanzung die bestehende Deformität vollständig zu korrigieren, da schon dadurch eine wesentliche Verbesserung der Funktion und eine Erholung der überdehnten Muskulatur an der konvexen Seite der Deformität herbeigeführt wird (s. S. 66). Der Gedanke WULLSTEINs, die Umwandlung der Deformität durch die Kraft der überpflanzten Muskeln zu erwarten, ist absurd. Jeder Sehnenverpflanzung muß also ein *modellierendes Redressement* zwecks Korrektur der Stellung vorangehen. In der Regel wird die Sehnenverpflanzung erst in einer zweiten Sitzung vorgenommen, um den Effekt der Entspannung abzuwarten. Nur bei ganz leichten Fällen kann das Redressement und die Sehnenverpflanzung in *einer* Sitzung stattfinden. Daß die Sehnenverpflanzung nach einem wohlüberlegten Plan zu erfolgen hat, wurde bereits betont. Man darf auch die Schwächung der Antagonisten nicht zu weit treiben, weil sonst die entgegengesetzte Deformität auftreten kann.

Eine sehr wichtige Rolle in der operativen Lähmungstherapie spielt außer der Sehnenverpflanzung die *Arthrodese* (s. S. 38); sie bedeutet die rücksichtslose Vernichtung jeder Gelenkbewegung. Es ist daher klar, daß eine derartig eingreifende Operation nur dann gerechtfertigt ist, wenn *alle* Muskeln vollkommen gelähmt sind und wenn jede Aussicht auf Wiederkehr einer aktiven Funktion erloschen ist. Vielfach sind es *soziale* Indikationen, die die Arthrodese begründen, vor allem um den Patienten von seinen lästigen und teuren Apparaten zu befreien. Die Arthrodese darf nie vor Ende des Wachstumsalters vorgenommen werden, weil durch die Operation Wachstumszonen geschädigt werden könnten. In vielen Fällen wird man die Entscheidung dem Patienten selbst überlassen und dabei die Berufswahl des Kranken berücksichtigen. Man wird sich z. B. nicht leicht zu einer Arthrodese des Kniegelenkes entschließen, wenn der Gelähmte die sitzende Beschäftigung eines Schusters oder Schneiders ausüben will. Einzig und allein die Schulterarthrodese wird man unter allen Umständen vornehmen dürfen, da die Bewegungen der Schulter durch sie nicht aufgehoben, sondern im Gegenteil durch Übertragung der Bewegungen des Schulterblattes auf den Arm dieser aus einem wertlosen Anhängsel in ein brauchbares Glied verwandelt wird. Hier wird also der physiologische Vorgang des Armhebens erst durch die Versteifung des Schultergelenks geschaffen.

Beim Kniegelenk ist die Berechtigung zur Arthrodese besonders dann gegeben, wenn es sich um ein Schlottergelenk oder ein hochgradiges Genu recurvatum bei vollständiger Lähmung der Kniemuskulatur handelt. Auch bei kompletter doppelseitiger Knielähmung kann die Kniegelenkarthrodese auf *einer* Seite und die Umwandlung des *einen* Beines in eine tragfähige Stütze eine wesentliche Verbesserung der Gehfähigkeit herbeiführen.

Besonders gerne wenden wir die Arthrodese des Sprunggelenks an, da die Versteifung der Fußwurzel dem Patienten einen sicheren Gang ermöglicht und die elastische Abwicklung des Fußes durch die anderen Fußgelenke, vor allem im Lisfranc kompensiert wird.

Die Arthrodese des Hüftgelenks kommt nur ausnahmsweise in Betracht. In der Regel geht die Lähmung der Hüftmuskulatur mit einer Lähmung der ganzen Extremität einher, so daß das Tragen eines kompletten Apparates ohnehin notwendig erscheint, womit sich die Frage der Hüftarthrodesierung von selbst erledigt. Man müßte in diesem Falle Hüft-, Knie- und Sprunggelenk zusammen arthrodesieren.

Eine andere operative Methode zur Verbesserung der Gehfähigkeit ist die **statische Umstellung** des gelähmten Beines. Dieses schon von LORENZ empfohlene, neuerdings von BÖHM[1] ausgebaute Verfahren beruht im wesentlichen auf einer *Vermehrung und Stärkung der passiven Sicherungen*. Die passive Sicherung an der Hüfte wird durch eine subtrochantere Osteotomie, die am Kniegelenk durch eine suprakondyläre lineare Osteotomie erzielt. Dagegen muß die Spitzfußstellung sorgfältig erhalten werden, da die verkürzte Achillessehne nicht nur den Fuß, sondern das Kniegelenk vor dem Einknicken sichert. Die Methode kommt bei Kindern und Jugendlichen in Frage, bei denen die Arthrodese wegen der damit verbundenen Wachstumsstörung kontraindiziert ist.

Schließlich müssen wir noch jener Methoden gedenken, die darauf abzielen, eine der Sehnenverpflanzung analoge Verpflanzung an den motorischen **Nerven** vorzunehmen, um die gesunden Bahnen in die gelähmten überzuleiten, und zwar mittels unmittelbarer Aufpfropfung des gesunden Nerven in den gelähmten Nervenstamm oder gelähmten Muskel (SPITZY, ERLACHER, GERSUNY). Diese Verfahren wären natürlich ein großer Fortschritt, doch sind wir zur Zeit noch nicht so weit, um schon von praktisch brauchbaren Resultaten zu sprechen und allzu große Hoffnungen sind schon im Hinblick auf die zweifelhaften Ergebnisse der Nervennaht nicht am Platze.

---

[1] BÖHM, M.: Verh. dtsch. orthop. Ges. **1925.**

II. Spastische Lähmungen.

Die Behandlung der spastischen Lähmungen ist von der der schlaffen Lähmungen grundverschieden. Dieser Unterschied ist vor allem schon in dem eigenartigen Verhalten der spastischen Lähmungen begründet. Während bei den schlaffen Lähmungen dem gelähmten Muskel oft wenigstens qualitativ gesunde Muskeln ganz oder teilweise gegenüberstehen, sind bei der spastischen Lähmung nicht nur die spastische Muskelgruppe, sondern auch die Antagonisten stets in höherem Grade paretisch. Ein anderer sehr wichtiger Unterschied ergibt sich daraus, daß die Behandlung der spastischen Lähmungen in der Regel durch andere cerebrale Störungen (Athetose, Epilepsie) sowie durch den meist vorhandenen *Intelligenzdefekt* der Gelähmten erschwert ist. Insbesondere werden die Aussichten auf Erfolg bei der LITTLEschen Krankheit, die das häufigste Objekt unserer Behandlung bildet, eben durch diesen Intelligenzdefekt beeinträchtigt. Dazu ist zu bemerken, daß der Grad des Spasmus und der Grad des Intelligenzdefekts durchaus nicht immer parallel gehen, sondern daß anscheinend ganz leichte Fälle von spastischen Lähmungen mit unverhältnismäßig schweren Intelligenzstörungen kombiniert sind. Einen schwachen Trost demgegenüber bildet die Tatsache, daß wir durch Verbesserung der Funktionsstörung auf indirektem Wege die Intelligenzstörung günstig beeinflussen können, indem schon die bloße Ermöglichung selbständiger Lokomotion suggestiv günstig auf die Psyche des Kranken wirkt.

Das Ziel der Behandlung muß zunächst die *Beseitigung der Kontraktur* und die *Schwächung des spastisch erregten Muskels* sein. Die alten Methoden suchen diese Aufgabe mit Hilfe von Apparaten zu lösen. Allzu kräftige oder brüske Einwirkungen durch Apparate sind allerdings von vornherein zu verwerfen, da sie die sensiblen Reize steigern und dadurch noch heftigere Spasmen hervorrufen. Nur Apparate mit langsam wirkendem Zug, am besten in Form des elastischen Gummizuges, sind hierzu geeignet und können bei leicht spastischem Spitzfuß oder leicht spastischer Kniekontraktur dem Spasmus so weit entgegenwirken, daß das Muskelgleichgewicht annähernd hergestellt wird.

Ein sehr schonendes Verfahren stellt die schon wiederholt erwähnte Quengelmethode dar, da sie sich bei sehr vorsichtiger Handhabung noch unterhalb der Reizschwelle des spastischen Muskels hält.

Die relativ beste, wenn auch noch immer nicht kausale Therapie ist die *Tenotomie* des spastisch kontrakten Muskels, weil sie mit einem Schlage die Kontraktur beseitigt, gleichzeitig den Spasmus abschwächt und damit sofort den funktionellen Effekt erreicht, der den spastischen Muskel in ein Gleichgewichtsverhältnis zu seinem Antagonisten bringt. Diese Methode gestattet auch eine richtige Dosierung der Korrektur, da sie nur jene Muskeln angreift, deren tonische Vehemenz zur Funktionsstörung Anlaß gibt. *Es muß nur dafür Sorge getragen werden, daß keine Überkorrektur erzeugt wird, da sonst die gegenteilige Deformität — aus einem Spitzfuß ein Hakenfuß, aus einer Flexionskontraktur des Kniegelenks ein Genu recurvatum — entstehen kann.*

Ein noch viel weiteres Ziel verfolgt die *Sehnenverpflanzung*, die nicht nur die spastische Kontraktur beseitigt, sondern auch die überschüssige Innervation des spastischen Muskels in den paretischen Antagonisten überleitet. Allerdings läßt sich die Transplantation nur bei isoliertem Lähmungsgebiet und nur in ganz besonderen Fällen mit Erfolg anwenden. So kann die Ulnarflexion der Hand bei spastischer Hemiplegie durch Verpflanzung des Flexor carpi ulnaris auf die Handgelenkstrecker behoben und die überwertige Energie des transplantierten Muskels zur Stärkung der Dorsalflexion verwertet werden.

Ein neuer funktionell aussichtsreicher Weg scheint auch die *Ursprungs-verpflanzung der Muskeln* nach SILFVERSKIÖLD zu sein, wodurch zweigelenkige Muskeln in eingelenkige verwandelt werden.

Andere Methoden suchen das Quellgebiet der spastischen Erregungszustände zu fassen, wie die FÖRSTER*sche Operation,* deren Idee die Unterbrechung der gesteigerten spinalen Reflextätigkeit durch Resektion der *hinteren sensiblen* Wurzeln ist (s. S. 44). Daß bei richtiger Auswahl der Fälle mittels der Wurzelresektion gute Resultate erzielt werden können, ist namentlich von FÖRSTER, KÜTTNER, GULEKE u. a. gezeigt worden. Aber schon die hohe Mortalität (auf 119 Operationen zählt FÖRSTER 13 Todesfälle[1]) schließt diese Operation für die leichten und mittelschweren Fälle aus. Ein weiteres Hindernis liegt in der Schwierigkeit einer richtigen Dosierung. Allzu radikale Resektion erzeugt eine sensible Lähmung, die zu trophischen Störungen und Störungen der Koordination der Bewegungsimpulse führt, während allzu große Sparsamkeit an dem spastischen Zustand nur wenig zu ändern vermag. Dazu kommt der Umstand, daß die bestehenden Schrumpfungskontrakturen durch die Operation nicht beseitigt und also hinterher alle jene orthopädischen Maßnahmen notwendig werden, welche evtl. für sich allein zur Beseitigung der Kontrakturen genügt hätten. FÖRSTER selbst betont die Notwendigkeit einer langwierigen und mühsamen, über Jahr und Tag ausgedehnten Nachbehandlung, von der der definitive Erfolg erst abhängig ist. Bei Erwägung aller dieser Tatsachen bleibt die FÖRSTERsche Operation nur für jene Fälle von hochgradigster starrster LITTLEscher Lähmung reserviert, bei denen wir mit den einfachen orthopädischen Maßnahmen nicht das Auslangen finden. Der Erfolg der Behandlung dürfte allerdings gerade in diesen Fällen wegen Intelligenzdefekt und Athetose illusorisch sein, so daß der FÖRSTERschen Operation, so genial sie auch erdacht wurde, praktisch in der großen Mehrzahl der orthopädischen Fälle der Boden entzogen erscheint.

Einen direkten unmittelbaren Angriff auf die Kraft des spastischen Muskels hat STOFFEL gewählt, der durch Resektion ausgewählter *motorischer* Bahnen die motorische Kraft des betreffenden Muskels zu schwächen sucht (s. S. 43). Die STOFFEL*sche Operation* hat gegenüber der FÖRSTERschen vor allem den Vorteil der Ungefährlichkeit. Hingegen hat sie mit der FÖRSTERschen Operation die Schwierigkeit der Dosierung gemeinsam. Zu ausgiebige Resektion bringt eine völlige Lähmung des betreffenden Nervengebietes mit sich, zu sparsames Vorgehen läßt die Möglichkeit der Rezidive offen. Ein anderer Nachteil der STOFFELschen Operation, den sie mit der FÖRSTERschen teilt, liegt darin, daß mit der Nervenresektion nicht auch gleichzeitig die Schrumpfungskontraktur beseitigt wird, sondern Sehnenoperationen, besonders in den veralteten Fällen, nicht zu umgehen sind. Trotz dieser Einschränkungen verdient das STOFFELsche Verfahren in vielen Fällen gegenüber den Sehnenoperationen den Vorzug. Ganz besonders gilt dies für die obere Extremität, wenn sich der Spasmus auf größere Innervationsgebiete erstreckt, z. B. beim Pronationsflexionskrampf der Hand, wo durch Resektion aus dem N. medianus das ganze, vom Spasmus ergriffene Gebiet sich ausschalten läßt. Hingegen ziehen wir bei spastischer Flexionskontraktur des Ellbogens die einfache Tenotomie der Bicepssehne vor. An der unteren Extremität verdient beim Adduktorenkrampf der Hüfte die Tenotomie schon wegen ihrer leichten Ausführbarkeit und Sicherheit vor der Resektion am N. obturatorii den Vorzug. Bei Flexionsspasmus sämtlicher Zehen muß man jedoch die STOFFELsche Operation als die einfachere und erfolgsicherere bezeichnen.

Bei der Entscheidung der Frage, ob man der STOFFELschen Operation oder den Sehnenoperationen den Vorzug geben soll, muß man sich darüber klar

---

[1] FÖRSTER: Dtsch. Chir. Kongr. 1912.

sein, daß beide Verfahren — nicht nur die Sehnenoperationen, sondern auch die Nervenoperation — rein symptomatisch sind. *Welche Operation bei den spastischen Lähmungen man auch wählt, sie schafft nur die Grundlage für den Erfolg, und das definitive Resultat wird erst durch eine sehr sorgfältige und systematische Nachbehandlung gewonnen, die an die Geduld und Energie des Arztes nicht mindere Anforderungen stellt wie an den Willen des Kranken.*

H. Kontrakturen und Ankylosen.

Die Behandlung der Kontrakturen und Ankylosen ist eines der Hauptgebiete der Orthopädie. Unter *Kontraktur* verstehen wir die Bewegungseinschränkung eines Gelenkes nach der *einen oder anderen* Richtung infolge Weichteilschrumpfung. Je nach der Entstehungsursache unterscheidet man dermatogene, desmogene, myogene, neurogene und arthrogene Kontrakturen. Mit *Ankylose* bezeichnen wir die bindegewebige oder knöcherne Verwachsung der Gelenkenden derart, daß die Beweglichkeit nach *allen* Richtungen aufgehoben ist. Sie ist meist die Folge entzündlicher Gelenkaffektionen. Dazu kommt noch der Begriff der *Gelenksperre* (PAYR[1]) infolge eines mechanischen Hindernisses bei Gelenkfrakturen oder infolge Verhackung des Gelenkes bei vorgeschrittener Arthritis deformans.

Die Angst vor der Schrumpfung und Versteifung der Gelenke, die zum großen Teile unsere ganze Gelenkmedizin beherrscht, müßte vor allem eine wirksame **Prophylaxe** zur Verhütung der Kontrakturen und Ankylosen zur Folge haben. Wieviel wird jedoch in dieser Hinsicht von den Ärzten gefehlt!

Es ist durchaus nicht notwendig, daß selbst geringe Verletzungen der Schulter (einfachen Kontusionen usw.) so häufig von Schulterkontrakturen gefolgt sind, wenn man durch entsprechende Lagerung des Armes einer Kapselschrumpfung vorbeugen würde. Es ist durchaus nicht nötig, daß so hochgradige Knieflexionskontrakturen entstehen, wie wir sie so oft nach Gelenkrheumatismus zu sehen bekommen, wenn man nur daran denken würde, derartige Kranke nicht andauernd mit gebeugten Knien liegenzulassen. Auch die Hand- und Fingerkontrakturen würden sich bei einiger Vorsicht vermeiden lassen. Es gibt so einfache Mittel, um im Anfangsstadium der Erkrankung den Kontrakturen zu begegnen.

Wie die Kontrakturen an den unteren Extremitäten verhütet werden können, haben wir bereits bei Besprechung der Lähmungskontrakturen gezeigt (s. S. 66). Allerdings hängt eine erfolgreiche Prophylaxe in besonderem Maße auch von der *Art* der Erkrankung ab.

Verhältnismäßig leicht gestalten sich die Maßnahmen zur Verhütung einer Kontraktur oder Versteifung bei den *Frakturen.* Dank den Fortschritten der modernen Frakturbehandlung wird die gebrochene Extremität derart gelagert, daß die benachbarten Gelenke schon frühzeitig frei und schmerzlos bewegt werden können. Auch bei Anwendung von Gipsverbänden kann man durch Eingipsen von Stahlscharnieren (s. Abb. 19) die Gelenke freigeben und Kontrakturen und Ankylosen verhüten.

Weit schlimmer liegen in dieser Hinsicht die Verhältnisse bei den *Gelenkentzündungen.* Bei den akuten eitrigen und septischen Gelenkprozessen sind prophylaktische Maßnahmen schon durch die Sorge um den Allgemeinzustand des Patienten und die Rücksicht auf die intensive Schmerzhaftigkeit undurchführbar. Absolute Ruhigstellung des erkrankten Gelenkes bis zum Rückgang der floriden Erscheinungen und zur Linderung der Schmerzen ist oft unerläßlich.

---

[1] PAYR: Gelenksteifen und Gelenkplastik. Berlin: Julius Springer 1934.

Weniger rigoros braucht man in dieser Hinsicht mit der gonorrhoischen Arthritis zu sein, aber auch da wird man zunächst wegen der oft unerträglichen Schmerzen etwa für 14 Tage das Gelenk fixieren müssen und erst, wenn die stürmischen Erscheinungen abgeklungen sind, mit der Therapie beginnen können.

Die größte Zurückhaltung ist bekanntlich gegenüber der Tuberkulose der Gelenke notwendig, von der wir wissen, daß jedwede Stellungsänderung die Krankheitserscheinungen steigert. Hier ist einzig und allein die Immobilisierung des Gelenkes für die ganze Dauer der aktiven Erkrankung Grundprinzip der Behandlung.

Im Gegensatz zur Tuberkulose ist bei anderen Erkrankungen, wie beim chronischen Gelenkrheumatismus oder bei der Arthritis deformans, jede Immobilisierung zu vermeiden und durch häufigen Lagewechsel und methodische Übungen die Funktion der Gelenke in Gang zu halten. Dadurch wirkt man am besten der drohenden Kontraktur und Versteifung entgegen.

Die Behandlung der Kontrakturen.

Die Behandlung der Kontrakturen leichten Grades besteht in Sandsackbelastungen, Anwendung von elastischen Binden, Schienen und Apparaten (s. S. 21).

Eine andere Form der Behandlung ist die *Bewegungstherapie*. Sie besteht in aktiven und passiven Bewegungen, die der Schrumpfung und Versteifung entgegenwirken. Es empfiehlt sich, die Bewegungstherapie durch Wärmeapplikation der verschiedensten Art (Heißluft, Bäder, Diathermie) zu unterstützen.

Ein sehr wirksames und schonendes Verfahren zur Behandlung der Kontrakturen auch in hartnäckigen Fällen ist die von MOMMSEN angegebene, bereits erwähnte *Quengelmethode* (s. S. 12). Ihr Prinzip beruht auf der Dauerwirkung kleinster Kräfte, die sich noch unterhalb der Reizschwelle halten.

Kommt man mit den erwähnten Maßnahmen nicht zum Ziele, dann sind **operative** Verfahren, subcutane und offene Tenotomien in Verbindung mit dem modellierenden Redressement, offene Durchschneidung der geschrumpften Weichteile und Kapsel, im äußersten Falle paraartikuläre Osteotomien oder Resektionen in Betracht zu ziehen, um wenigstens eine bestehende funktionsungünstige Stellung in eine *funktionsgünstige* überzuführen. Diese Stellungskorrektur darf jedoch nur unter *bestimmten individuellen Gesichtspunkten* erfolgen *(individuelle* Indikation). Es ist klar, daß für einen Chauffeur ein in leichter Beugestellung versteiftes Kniegelenk vorteilhafter ist als ein in Streckstellung versteiftes, ebenso ist ein stumpfwinkelig versteiftes Ellbogengelenk für einen Klavierspieler günstiger als ein rechtwinkelig versteiftes. Es ist ferner dringend zu widerraten, bei beiderseitiger Hüftversteifung die Flexionskontraktur der Hüften in Strecklage überzuführen.

Die Behandlung der Ankylosen.

Bei der Behandlung der Ankylosen bedarf es zunächst der Feststellung, ob es sich im vorliegenden Falle um eine *fibröse oder knöcherne Ankylose* handelt.

Ein kleiner Bewegungsversuch läßt den Unterschied zwischen starrem und elastischem Widerstand erkennen. In zweifelhaften Fällen bringt das Röntgenbild Klarheit. Die Unterscheidung von fibröser und knöcherner Versteifung ist deshalb von Wichtigkeit, weil die *minimalste Beweglichkeit eine unblutige — sei es konservative, sei es operative — Behandlung rechtfertigt, während gegenüber der knöchernen Ankylose jedes unblutige Verfahren aussichtslos erscheint.* Auch

die Stellung, in der sich das ankylotische Gelenk befindet, verdient insoferne
Beachtung, als die Beseitigung einer Kontrakturstellung allein schon eine
wesentliche Funktionsverbesserung mit sich bringt.

Bei der Behandlung der **fibrösen** Ankylosen kommen zunächst jene Maßnahmen in Betracht, die wir eben bei der Behandlung der Kontrakturen geschildert haben, also vor allem die Bewegungstherapie. Sehr häufig machen
wir auch hier von der Quengelmethode Gebrauch.

Bei den *straffen* fibrösen Ankylosen wenden wir das *modellierende Redressement*
in Narkose an. In Narkose werden durch rhythmische Traktionen die Verwachsungen vorsichtig gelöst und sodann nach wenigen Tagen mit der Bewegungstherapie begonnen. Jede starke Zerreißung muß natürlich bei der Operation
vermieden werden, da sie sonst Blutungen und neue, zur Schrumpfung neigende
Narbenbildung verursachen würde. Manchmal muß man sich vorerst mit einem
Teilerfolg zufrieden geben und erst nach einiger Zeit in einer zweiten Sitzung
die Modellierung des Gelenkes weiter fortsetzen und das gewonnene Resultat
ausarbeiten.

Die Mobilisation bei den **knöchernen** Ankylosen kann der Sachlage gemäß
nur eine *blutig-operative* sein (s. S. 38). Trotz der günstigen Erfolge, die bereits
in einer großen Reihe von Fällen mit der *Arthroplastik* erzielt wurden, sind
wir der Meinung, daß die Indikation zur blutigen Mobilisierung nicht zu weit
gesteckt werden darf. Der von uns wiederholte vertretene Standpunkt ist der,
daß eine *solide knöcherne Ankylose für den Patienten weit vorteilhafter ist als
ein etwa schmerzhaftes, insuffizientes und der nötigen Ausdauer entbehrendes
Gelenk.* Voraussetzung ist, daß sich das Gelenk in *funktionsgünstiger* Stellung
befindet — eine Forderung, die sich unter allen Umständen durch eine einfache
paraartikuläre Osteotomie leicht erfüllen läßt.

Dieser Grundsatz gilt nicht nur für das Schulter- und Handgelenk, bei
welchen wir mit vikariierenden Ersatzbewegungen rechnen können, sondern
namentlich auch für die Gelenke der unteren Extremität, an deren Stabilität
und Leistungsfähigkeit ganz besondere Anforderungen gestellt werden müssen.
Was speziell die Mobilisation einer ossär-ankylotischen Hüfte anlangt, so ist
es eine bekannte Tatsache, daß man mit einer einseitigen Hüftankylose tadellos
und mit Ausdauer gehen kann. Nur die doppelseitige Hüftankylose bedeutet
für den Patienten, namentlich für einen weiblichen Kranken, ein so großes
Unglück, daß die Mobilisation *einer* Hüfte unter allen Umständen gerechtfertigt
ist. Das gleiche gilt bis zu einem gewissen Grade auch für das Kniegelenk,
doch bedarf es auch bezüglich des Kniegelenkes einer besonderen Auslese.

Nur gegenüber zweien Gelenken soll die Indikation zur operativ-blutigen
Gelenkmobilisierung nicht die geringste Einschränkung erfahren, da ihre Be-
weglichkeit zu den unbedingten Lebensnotwendigkeiten gehört: das ist das
Kiefergelenk und das *Ellbogengelenk.*

In ätiologischer Hinsicht bieten die traumatischen und gonorrhoischen
Ankylosen die günstigsten Aussichten zur blutigen Mobilisierung, während die
Ankylosen nach Gelenktuberkulose — darin stimmen wohl die meisten Autoren
überein — auch gegenüber der blutigen Mobilisation ein noli me tangere bleiben
müssen.

Spezieller Teil.

Hals, Rumpf und Becken.

A. Hals.

1. Der angeborene Schiefhals.

Der angeborene Schiefhals ist durch eine *primäre Cervicalskoliose mit Verkürzung des M. sternocleidomastoideus gekennzeichnet.* Er ist also eine zusammengesetzte Deformität, bei der die Verkürzung des Kopfnickers nicht, wie dies vielfach angenommen wird, das Wesentliche, sondern nur eine allerdings konstante Begleiterscheinung darstellt, die ungefähr beim Schiefhals dieselbe Rolle spielt wie die Verkürzung der Achillessehne beim angeborenen Klumpfuß. Diese Auffassung ist für die Klarstellung der therapeutischen Aufgabe von Wichtigkeit.

a) Die Behandlung im 1. Lebensjahr.

Die Behandlung des angeborenen Schiefhalses ist im 1. Lebensjahr eine rein konservative

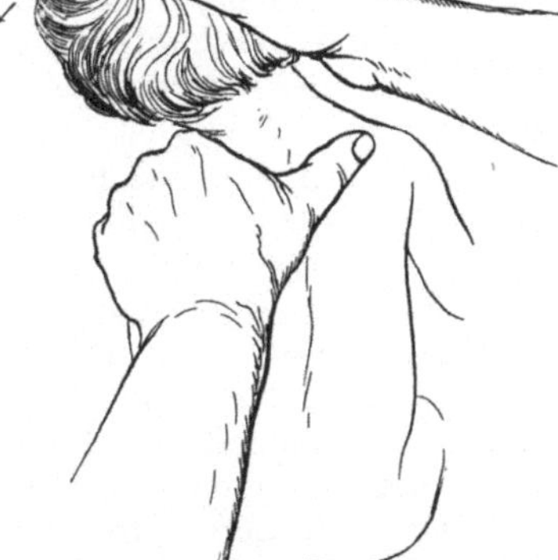

Abb. 64. Redressierende Gymnastik bei rechtsseitigem Schiefhals.

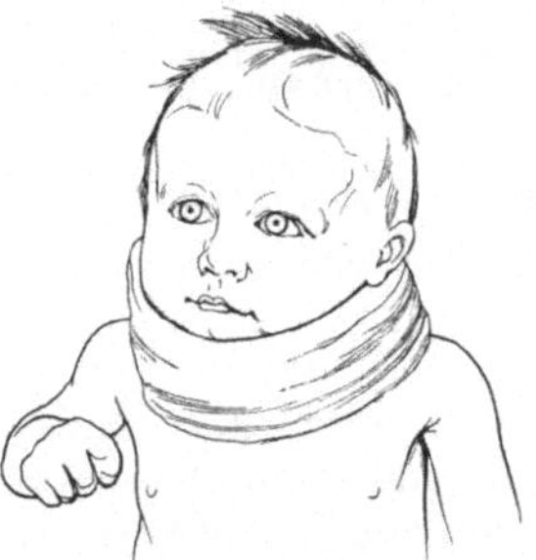

Abb. 65. SCHANZscher Watteverband zur Behandlung des Schiefhalses im 1. Lebensjahr.

und kann, wenn der Schiefhals nur sehr geringfügig ist, zu vollständiger Heilung führen. Sie besteht in einer *redressierenden Gymnastik,* die vor allem die Korrektur der angeborenen Cervicalskoliose zum Ziele hat. Der verkürzte Sternocleidomastoideus wird bei dieser Gelegenheit mitgedehnt. Diese Prozedur wird vom Arzt oder der Mutter, welche den einfachen Handgriff rasch erlernt, in der Weise vorgenommen, daß man die eine Hand als Hypomochlion gegen die gesunde (konvexe) Halsseite, die andere Hand auf den Scheitel des Kopfes legt und nun in der Richtung des Pfeiles den Kopf in rhythmischen Bewegungen nach der gesunden Seite hin neigt und gleichzeitig nach der kranken Seite hin dreht (Abb. 64). Diese Übungen müssen mehrmals täglich bis zur permanenten Überkorrektur vorgenommen werden. Die ganze übrige Zeit, sowohl während des Tages als auch während der Nacht, trägt das Kind einen SCHANZschen *Watteverband* (Abb. 65).

Dieser Verband besteht aus geleimter Tafelwatte, die in 3—4facher Schicht um den Hals gelegt und mittels einer Mullbinde mäßig fest angewickelt wird. Die nächste Wattelage wird schon fester angezogen, bis ein Verband zustande kommt, der sich fest zwischen Kopf und Thorax drückt und ersteren extendiert hält. Diese Kravatte wird nur zum Zwecke des Bades und zur Gymnastik abgenommen und jedesmal sofort wieder erneuert.

Bei hochgradigeren Fällen mit bereits stark ausgeprägtem Schiefhals ist statt des Watteverbandes die Lagerung des Kindes im LORENZschen *Gipsbett* empfehlenswert.

Bei der Anfertigung des Gipsbettes geht man in folgender Weise vor: Das Kind wird in Bauchlage auf ein flaches Kissen gelagert, der Kopf von einem Assistenten in überkorrigierter Stellung gehalten. Auf die Rückenfläche des Kindes wird eine dicke Wattelage und darüber Calicotstoff ausgebreitet. Hierauf werden Gipspflaster zunächst in der Längsrichtung, dann quer und wieder längs aufgelegt, so daß der ganze Rücken vom Scheitel bis zum Kreuzbein von der Bindenmasse gleichmäßig gedeckt ist. Dabei muß ziemlich rasch gearbeitet werden, damit sich die Gipspflaster gut zu einer

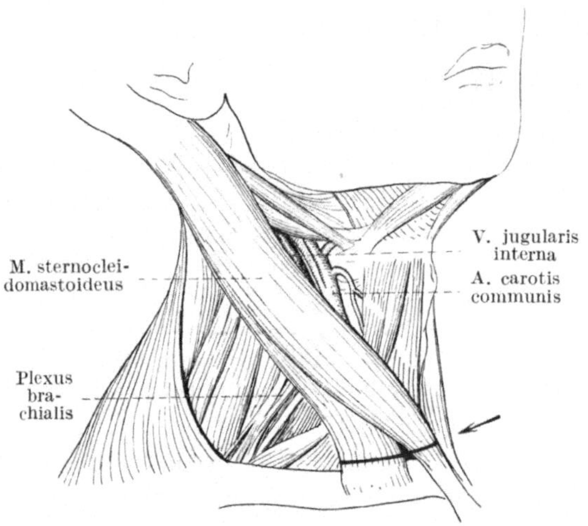

Abb. 66. Muskulatur der vorderen Halsgegend mit den Gefäßen. (Nach CORNING.) Der Pfeil bezeichnet die Stelle der Tenotomie.

einzigen Masse verbinden. Die Gipsschicht muß etwa 1 cm dick sein und besonders in der Nackenpartie verstärkt werden. Zum Schluß wird mittels einer Binde, die man in querer Richtung hin- und herlaufen läßt, die Gipsmasse verstrichen und an den Seitenflächen des Körpers anmodelliert. Nach dem Erhärten wird die Gipsschale abgenommen und entsprechend den Achselhöhlen und dem Kreuzbein ausgeschnitten. Das Gipsbett wird am nächsten Tage mit Tafelwatte ausgepolstert oder vom Bandagisten mit Rehleder überzogen. In diesem Gipsbett liegt das Kind sowohl tagsüber als des Nachts und wird nur zum Zwecke der Reinigung herausgenommen. Die Lagerung soll mindestens ein halbes Jahr dauern.

b) Die Behandlung bei älteren Kindern.

Bei Kindern nach dem 1. Lebensjahr mit einigermaßen hochgradigem Schiefhals kann nur die *Operation* Erfolg bringen. Diese hat, wie aus unserer Auffassung der Deformität hervorgeht, die Aufgabe zu lösen, die primäre Cervicalskoliose zu beheben und gleichzeitig die Aufrichtung des Kopfes durch Beseitigung der Verkürzung des M. sternocleido zu erreichen. Die Durchtrennung des M. sternocleido allein führt selten zum Ziele; denn sie läßt die Cervicalskoliose weiter bestehen, die gewöhnlich ein Rezidiv zur Folge hat. An dieser Tatsache können auch die verschiedensten Modifikationen der Durchtrennung des M. sternocleidomastoideus nichts ändern. Eine rationelle Therapie hat daher als Hauptaufgabe die Beseitigung der Cervicalskoliose zu betrachten und die Durchtrennung des verkürzten Kopfnickers lediglich als notwendigen präliminaren Akt der Operation anzusehen.

Die Cervicalskoliose wird durch das modellierende Redressement korrigiert, die Verkürzung des Kopfnickers durch eine vorhergehende Tenotomie beseitigt. Da es sich um eine ausgesprochen kosmetische Operation handelt, wenden wir mit Vorliebe die *subcutane* Tenotomie am distalen Ansatz des Muskels an. Sie hinterläßt keine Narben und gestattet die restlose Durchführung des Redressements, die sonst bei offener Tenotomie, schon mit Rücksicht auf die Hautwunde, erschwert ist.

Schiefhalsoperation nach LORENZ.

Anatomische Vorbemerkungen. Der M. sternocleidomastoideus, der vom Proc. mastoideus schräg nach abwärts zieht, setzt sich distal am Manubrium sterni und am sternalen Ende der Clavicula mit zwei Ansätzen an, von denen die Pars sternalis eine rundliche, die Pars clavicularis eine mehr flache Sehne bildet. Der M. sternocleidomastoideus ist vorne und hinten vom oberflächlichen und tiefen Blatt der Fascia colli superficialis umscheidet (Abbildung 66). Die ganze vordere Region wird von dem Platysma bedeckt, dessen Fasern beim Kinde

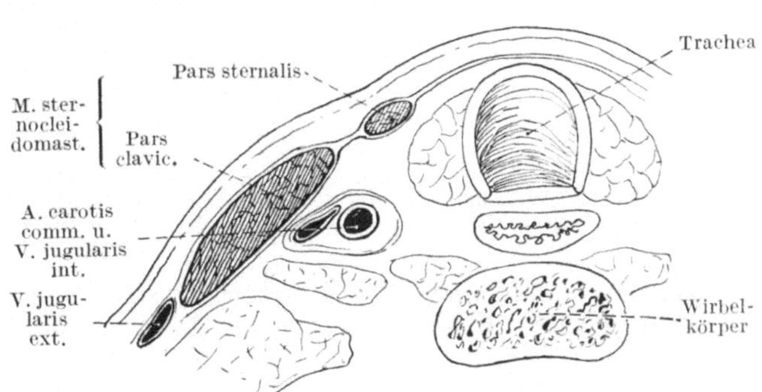

Abb. 67. Querschnitt durch den Hals oberhalb des Ansatzes des M. sternocleidomastoideus (eigenes Präparat).

gewöhnlich sehr spärlich sind, beim Schiefhals Erwachsener jedoch derbe Stränge enthält. An einem Querschnitt (Abb. 67) sieht man, daß das große Gefäßnervenbündel (A. carotis, V. jugularis int. und N. vagus) hinter dem Muskel in dem lockeren Bindegewebsraum zwischen der Fascia colli media und der Fascia colli prof. eingelagert ist. Dieses Gefäßnervenbündel liegt in so beträchtlicher Tiefe, daß eine Verletzung bei der Tenotomie ausgeschlossen ist. Hingegen sind einige oberflächliche Hautvenen zu beachten, die, im Bereiche des M. sternocleidomastoideus gelegen, mitunter mit dem Tenotom in Konflikt geraten können. Vor allem ist die V. jugularis ext. zu nennen, die, von oben innen kommend, den Muskel ungefähr in der Mitte schräg übersetzt und sich in der Fossa clavicularis zur Einmündung in die V. subclavia versenkt. Entlang der Innenseite des Muskels verläuft die V. jugularis ant. Läßt man den Patienten bei geschlossenem Mund pressen, so treten die äußeren Venen am Halse sehr deutlich hervor, so daß man sich schon vor der Operation über ihre Lage und etwaige Abweichungen leicht orientieren kann. Die Hautnerven aus dem Plexus cervicalis treten in der halben Höhe des M. sternocleidomastoideus an die Oberfläche und sind praktisch bedeutungslos.

Operationstechnik. α) *Lagerung des Patienten.* Der Patient wird am Ende des Tisches so gelagert, daß nur die Schulter durch ein Polster unterstützt ist, während der Kopf vom Assistenten, zur Anspannung des M. sternocleido, nach rückwärts und nach der entgegengesetzten Seite gedreht wird. Die gleichseitige Schulter wird von einem zweiten Assistenten durch Zug an der Hand nach abwärts gedrängt (Abb. 68).

β) Subcutane Tenotomie des M. sternocleidomastoideus. Der Operateur hebt
nun zwischen den beiden distalen Ansätzen des Sternocleidomastoideus eine

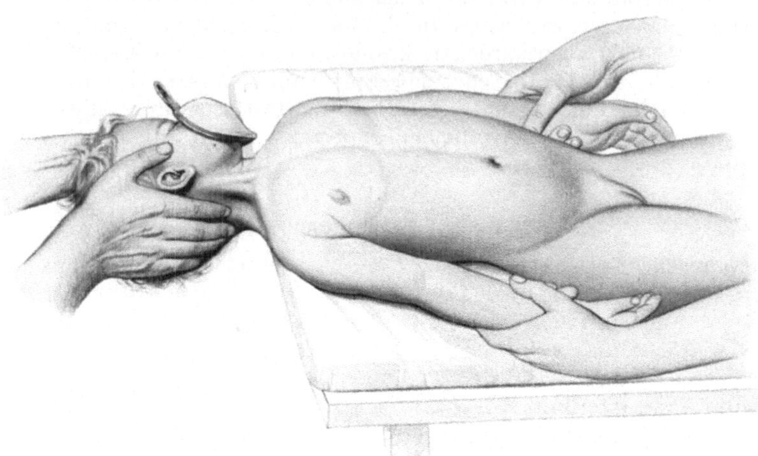

Abb. 68. Lagerung des Patienten zur Operation eines rechtsseitigen Schiefhalses. Zur Anspannung
des M. sternocleidomastoideus wird der Kopf nach der entgegengesetzten Seite gezogen.

Hautfalte auf, sticht das Tenotom an der Basis derselben ein und dreht die
Schneide des Instrumentes gegen die Sehnenkulisse des sternalen Ansatzes
(Abb. 69). Ist das Messer haarscharf, so genügt eine leise, sägende Berührung der angespannten Sehne, um die Trennung zu vollziehen. Nach Durchschneidung des sternalen Ansatzes braucht man nur die Stellung zu wechseln, um von demselben Einstich aus die breitere und flachere claviculare Portion zu erreichen. Auf die Einstichstelle wird sofort ein Gazetampon gedrückt und mittels eines Heftpflasterstreifens befestigt.

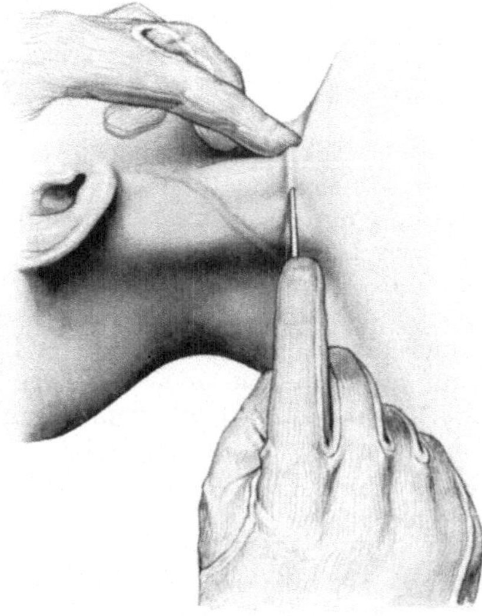

Abb. 69. Subcutane Tenotomie des M. sternocleidomastoideus an seinen distalen Ansätzen.
Zuerst wird die sternale Portion durchtrennt,
danach die claviculare. Man sieht die V. jugularis
externa, die schräg über den Muskel gegen die
Mitte der Clavicula verläuft. (Der Daumen der
linken Hand wurde der besseren Übersicht halber bei der Zeichnung weggelassen.)

Manchmal hat es den Anschein, als sei nur *ein* Muskelansatz, und zwar der sternale, verkürzt, doch handelt es sich in der Regel um eine Täuschung, da die Verkürzung der clavicularen Portion oft nur latent ist und erst nach Durchtrennung der sternalen manifest wird. Nach der Tenotomie werden die restierenden Sehnenstränge von dem Assistenten durch starken Zug am Kopf des Patienten beseitigt.

Wenn in einem Falle der Ansatz des Muskels nicht deutlich genug vorspringt, dann ist natürlich nichts dagegen einzuwenden, daß die Tenotomie *offen* vorgenommen wird. Es genügt ein kleiner Hautschnitt von der Größe eines Knopfloches (2—3 cm), den man durch Verschieben der Haut über dem entsprechenden Sehnenanteil anbringt. Die Sehne wird hierauf vorsichtig auf eine KOCHERsche Sonde aufgelagert und quer durchschnitten. Wie die Nachuntersuchungen gezeigt haben, kommt es schon nach einigen Wochen zur Ausfüllung des entstandenen Sehnendefektes mit Bindegewebe, das den Konturen des Muskels folgt. Die Befürchtung, daß durch die quere Tenotomie die Halskulisse des M. sternocleidomastoideus verlorengeht, ist unbegründet.

γ) *Das modellierende Redressement der Cervicalskoliose.* Sofort nach der Tenotomie folgt das modellierende Redressement der Cervicalskoliose.

Der Operateur faßt den Kopf des Patienten zwischen beide Hände und übt durch Seitwärtsbeugen des Kopfes nach der gesunden und Drehbewegungen nach der kranken Seite so lange Traktionen im Sinne der Überkorrektur der Cervicalskoliose aus, bis das gesundseitige Ohr zwanglos die dazugehörige Schulter berührt (Abb. 70). Natürlich dürfen diese Manipulationen nicht brüsk und roh ausgeführt werden. Um den narkotisierten Patienten immer wieder Zeit zur Erholung zu lassen, sind öfters Pausen nötig. Unter solchen Vorsichtsmaßregeln ist das modellierende Redressement ein vollkommen harmloses Verfahren, durch welches die spätere Nachbehandlung wesentlich vereinfacht und abgekürzt wird.

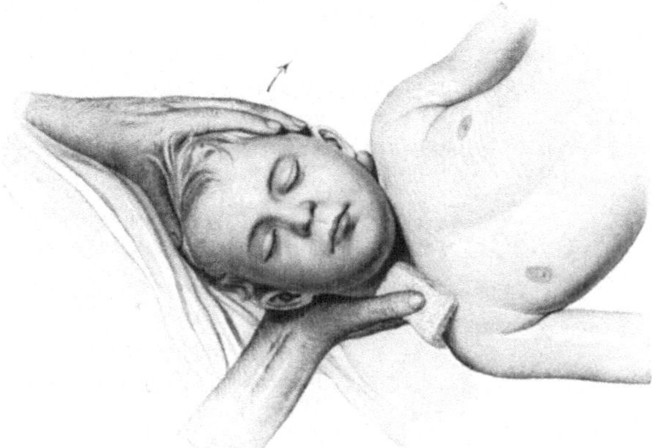

Abb. 70. Modellierendes Redressement der Cervicalskoliose.

δ) *Der Gipsverband.* Die erreichte Überkorrektur der Kopf- und Halsstellung wird durch einen gut gepolsterten, den Kopf und Oberkörper des Patienten umfassenden Gipsverband fixiert. Zu diesem Zwecke wird der Patient derart auf eine einfache Beckenstütze und das Verbandbänkchen (s. Abb. 2a u. 3) gehoben, daß der Rücken auf der Beckenstütze aufliegt, Kopf und Schultern jedoch vom Assistenten gehalten werden. Der Verband wird vor seinem vollständigen Erhärten entsprechend ausgeschnitten. Die druckempfindlichen Ohrmuscheln müssen vollkommen

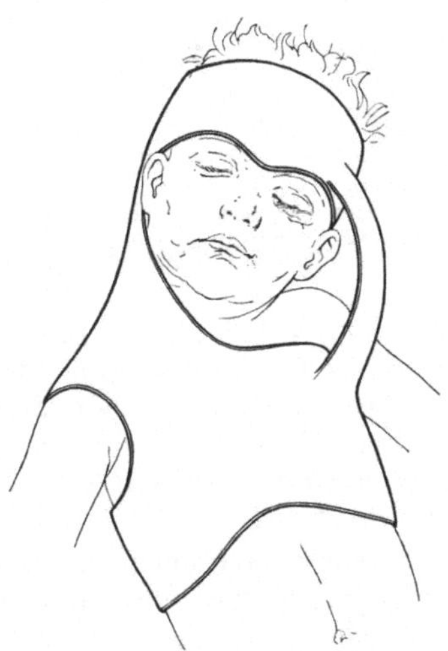

Abb. 71. Gipsverband nach der Operation in überkorrigierter Stellung.

freigelegt werden. Der Verband soll sehr kräftig sein und durch einen Verbindungssteg gesichert werden (Abb. 71). Die Anlegung des Verbandes ist ziemlich schwierig und erfordert geübte Assistenz. Je nach der Schwere des Falles wird der Verband 4—6 Wochen belassen.

Nachbehandlung. Nach dem Erhärten des Verbandes ist Bettruhe höchstens während 1—2 Tage notwendig. Die Patienten lernen sehr bald, die übertriebene Seitenneigung des Kopfes durch Erheben der gleichseitigen Schulter zu kompensieren. Nach der Verbandabnahme folgt Massage der Halsmuskeln und aktive Übungen im Sinne der Umkrümmung der Cervicalskoliose. Des Nachts lassen wir eine leichte Bandage tragen, die aus einem diademartigen Kopfreifen und zwei Bändern besteht, die um Bein und Hüfte geschlungen werden und den Kopf auch während der Nacht in einer stark überkorrigierten Stellung halten (Abb. 72). Diese Nachbehandlung wird etwa 8 Wochen lang fortgesetzt.

Wir haben auf diese Weise im Laufe der letzten 20 Jahre über 400 Fälle von angeborenem Schiefhals operiert und ganz ausgezeichnete Resultate erzielt, sofern es sich nicht um veraltete Fälle bei Erwachsenen handelt, bei welchen die Cervicalskoliose wegen ihrer Starrheit einer Umkrümmung nicht mehr zugänglich ist. In solchen Fällen muß man sich mit der Tenotomie des M. sternocleido allein begnügen; das Resultat bleibt unbefriedigend.

Fehler und Gefahren. Bei zaghafter und ängstlicher Tenotomie kann ein Teil des Muskels noch verkürzt bleiben — ein Fehler, der durch das nachfolgende Redressement wettgemacht werden kann. Weit nachteiliger ist ein mangelhaftes Redressement, das stets eine unvollkommene Korrektur zurückläßt.

Ein häufiger Fehler ist die ungenügende Fixation der überkorrigierten Stellung durch den Verband. Der Gipsverband muß unbedingt in der geschilderten Art angelegt werden und mindestens Kopf und Thorax umfassen. Bei bestehender Gegenkrümmung im Brust- und Lendenteil der Wirbelsäule ist sogar die ganze Wirbelsäule und das Becken in den Verband einzubeziehen. Kleine Verbände, wie Gipskravatten u. dgl., sind nicht imstande, die korrigierte Stellung zu erhalten, und tragen am Rezidiv Schuld.

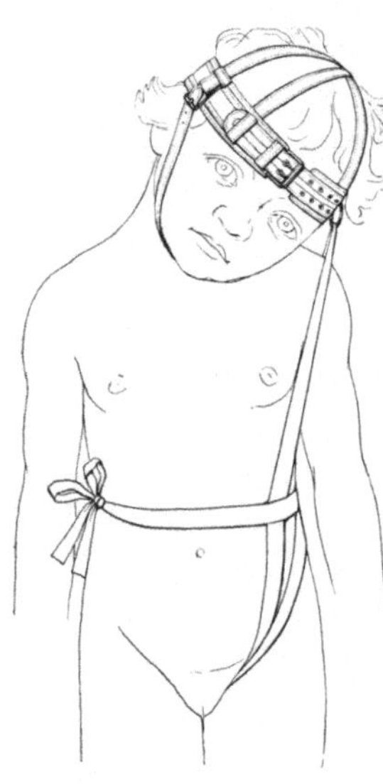

Abb. 72. LORENZsches Diadem zur Nachbehandlung nach Schiefhalsoperation.

Eine Verletzung der in der Nachbarschaft befindlichen Venen durch die Tenotomie ist bei einiger Vorsicht zu vermeiden. Der einzige tragische Zwischenfall mit tödlichem Ausgang hat sich vor ungefähr 36 Jahren bei einem 16jährigen Patienten ereignet, und zwar durch Kompression der Carotis infolge des Redressements (mitgeteilt von REINER). Sicherlich ist es geboten, beim Redressement mit besonderer Vorsicht zu Werke zu gehen. Es dürfte sich insbesondere bei Erwachsenen empfehlen, auf das modellierende Redressement entweder vollständig zu verzichten oder es *etappenweise* durchzuführen.

Andere Methoden. Aus rein kosmetischen Gründen empfiehlt LANGE die offene Tenotomie des M. sternocleidomastoideus am oberen Ansatz des *Proc. mastoideus.* Die Narbe kommt dann hinter das Ohr zu liegen. Die Durchschneidung ist viel schwieriger, die Gefahr einer Verletzung des N. facialis und accessorius gegeben und der kosmetische Vorteil ein sehr fragwürdiger, da Narben hinter dem Unterkieferwinkel von Laien gewöhnlich auf vereiterte skrofulöse Drüsen zurückgeführt werden.

Von den plastischen Methoden zur Verlängerung des Muskels ist die Methode von FÖDERL zu erwähnen: Ablösung der clavicularen Portion von ihrer oberflächlichen Insertionsstelle, Durchtrennung des sternalen Muskelkopfes an der Teilungsstelle und Vereinigung der Querschnitte beider Muskelportionen. Die Operation hinterläßt jedoch häßliche Narben und verhindert ein gründliches modellierendes Redressement.

2. Der spastische Schiefhals.

Beim spastischen Schiefhals kommt es vor allem darauf an, die Entstehungsursache so genau wie möglich zu eruieren und diese zu beseitigen. Diese kausale Therapie ist besonders dann aussichtsreich, wenn es sich um Fälle von sog.
reflektorischem Torticollis handelt, wobei die Ursache z. B. in vereiterten Tonsillen zu suchen ist. Ist die Ursache in einer Verletzung der Halsmuskel gelegen,
so kommen Wärmeapplikation, Diathermie, Massage in Betracht, in Fällen von
traumatischen Läsionen der Halsnerven wird eventuell eine Exstirpation der
Nervennarbe notwendig sein. Zuweilen führen wiederholte Novocaininjek-
tionen in den Muskelbauch des Sternocleidomastoideus zum Ziele.

Die medikamentöse Behandlung versagt dem
spastischen Torticollis gegenüber fast vollständig, nur das Scopolamin ist in vereinzelten
Fällen von guter Wirkung.

In den Fällen von psychogen bedingtem
Torticollis kann die Psychotherapie manchmal
zum Erfolg führen, doch darf nach den Erfahrungen FÖRSTERs[1], dem wir auf diesem Gebiete folgen, die Zahl der rein psychogen bedingten Torticollisfälle nicht zu hoch geschätzt
werden.

Behandlung. Eine sehr gute Wirkung ist in
vielen Fällen mit einer *Stützkravatte* zu erzielen,
doch muß sie die richtige sein. Starre Hals-
stützen, wie sie bei der cervicalen Spondylitis
Anwendung finden, sind wegen der motorischen
Unruhe beim spastischen Schiefhals unbrauchbar. Sie führen zu Hautabschürfungen und Decubitus. Es muß eine *elastische* Vorrichtung
sein, die nachgiebig ist und doch einen entsprechenden Gegendruck ausübt; am besten
eignet sich hiezu der HORSLEYsche Apparat.

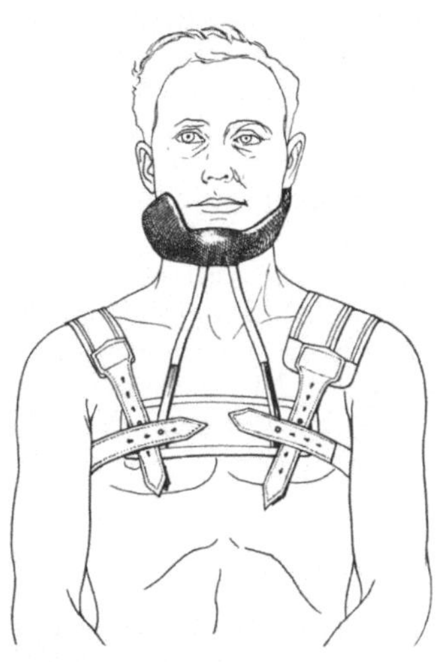

Abb. 73. HORSLEYs Apparat zur
Behandlung eines spastischen
Schiefhalses der linken Seite.

Das Wesentliche dieses Apparates besteht darin, daß die Kinn-Hinterhauptstütze auf zwei elastischen Schulterträgern ruht. Der Träger muß besonders
auf der Seite der Kontraktur kräftig und die kontralaterale Seite des Kinnes
zur Verhinderung der Drehbewegung gut gefaßt sein (Abb. 73). Die besonders
dem Druck ausgesetzten Stellen sind durch Faktispolster weich gebettet.
Dieser Apparat verhindert die seitliche Neigung und Drehung des Kopfes und
wirkt nach längerem Tragen beruhigend auf den Spasmus.

Die Behandlung muß noch durch eine Übungstherapie ergänzt werden,
die in manchen Fällen gute Erfolge aufzuweisen hat. Es handelt sich hierbei um
systematische Übungen, die nach FÖRSTER womöglich vor dem Spiegel ausgeführt werden sollen. Diese Bewegungen werden im entgegengesetzten Sinn
der Kontraktur ausgeführt, bestehen aber auch im Vor- und Rückwärtsneigen
des Kopfes.

Als Ultimum remedium bleibt die *operative* Behandlung. KOCHER empfahl
die Durchschneidung aller am Krampfe beteiligten Muskeln, also sowohl des
M. sternocleido als auch der übrigen krampfenden Nackenmuskeln (Scaleni,
Cucularis). Andere bevorzugen die Resektion am N. accessorius, der den
M. sternocleidomastoideus und den Oberteil des Trapezius versorgt. Eine
Resektion des N. accessorius, die wir in einem Fall vornahmen, führte jedoch

---

[1] FÖRSTER: Verh. dtsch. orthop. Ges. **1928**.

nicht zum Erfolg, zwar waren die Krämpfe im Gebiete des Sternocleidomastoideus geschwunden, doch traten sie um so stärker in den anderen Nacken- und Halsmuskeln auf.

Nach Förster muß man unbedingt auch die akzessorischen Äste der oberen Halsnerven mitresezieren. Meist genügt selbst das nicht, weshalb Förster in solchen Fällen die intradurale Resektion der vier oberen Halswurzeln (hintere und vordere) vorschlägt.

3. Der Kurzhals (Klippel-Feilsches Syndrom).

Bei dieser relativ seltenen angeborenen Mißbildung des Halses, auch Froschhals genannt, handelt es sich um angeborene Fehlbildungen der Halswirbelsäule (Verminderung der Zahl der Halswirbel, Synostosen, Spaltbildungen usw.), wodurch der Hals wesentlich verkürzt ist und der Kopf direkt auf den Schultern aufzusitzen scheint [1]. Charakteristisch sind auch die seitlichen Hautfalten (Pterygium colli), die vom seitlichen Haaransatz hinter dem Ohr schräg gegen die Schulter ziehen.

Behandlung. Sie besteht in der Anwendung eines Schanzschen Watteverbandes (s. Abb. 65) oder einer Gipskravatte (s. S. 111), die nach und nach durch Watteauflagen erhöht wird und den Hals strecken soll. Zum großen Teil liegt die Wirkung in einer Atrophierung der Nackenmuskulatur und der seitlichen kulissenartig vorspringenden Hautfalten. Diese Methode erinnert an die Sitte mancher Negerstämme, deren Frauen sich durch Auflegen von Ringen ganz lange Halsformen, die als besondere Schönheitsmerkmale gelten sollen, anerziehen.

B. Rumpf.

1. Thoraxdeformitäten.

Die Thoraxdeformitäten sind, abgesehen von den recht seltenen angeborenen Defektbildungen des Sternum, der Rippen und der großen Brustmuskel, meist erworben, und zwar in der Regel rachitischer Natur.

Bekannt ist die rachitische **Hühnerbrust** (Pectus carinatum), die durch das kielartige Vorspringen des Sternum und durch die Abflachung der seitlichen Partien der Thoraxwand gekennzeichnet ist. In leichten Fällen genügt die Allgemeinbehandlung der Rachitis. In schwereren Fällen wenden wir einen eigenen Geradehalter an, der mit einer gegen das Brustbein drückenden federnden Pelotte versehen ist (Abb. 74). Außerdem lassen wir sowohl im Stehen als auch im Liegen Rumpf- und Atemübungen ausführen, wobei die Kinder mit auf dem Rücken verschränkten Händen den Rumpf heben und dabei gleichzeitig tief einatmen und beim Senken des Rumpfes wieder ausatmen.

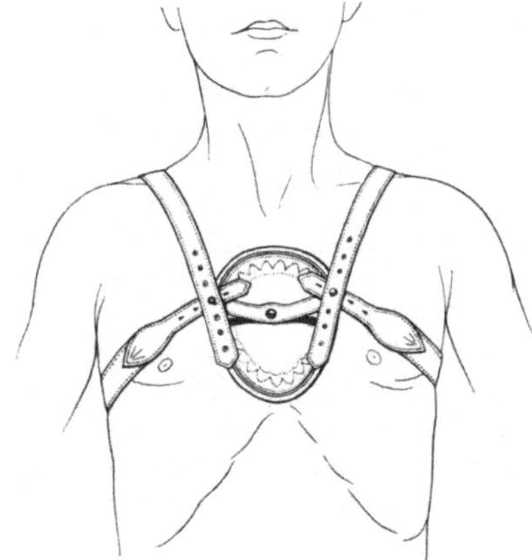

Abb. 74. Geradehalter mit gegen das Brustbein drückender federnder Pelotte zur Behandlung der Hühnerbrust.

Durch diese Übungen wird der Brustkorb erweitert und die seitlich eingesunkenen Rippen werden gehoben (Abb. 75).

---

[1] Ausführliche Darstellung dieser und verwandter Fehlbildungen der Halswirbelsäule bei Kallius: Arch. orthop. Chir. **29** (1931).

Eine andere Deformität des Thorax ist die **Trichterbrust,** die das Gegenteil zur Hühnerbrust darstellt. Das Sternum ist trichterförmig eingesunken, der Thorax von hinten nach vorne abgeplattet, der Rücken meist ganz flach. Die Trichterbrust ist ebenfalls in der Regel auf eine Rachitis zurückzuführen. Die Therapie besteht in einer Allgemeinbehandlung, in Atemgymnastik, ist jedoch in der Regel wenig aussichtsvoll.

Einseitige Thoraxdeformitäten finden sich ferner nach schrumpfenden Prozessen der Lunge und der Pleura, ferner nach Rippenresektion bei Pleuraempyem. Der Thorax ist nach der kranken Seite stark eingezogen, die Wirbelsäule nach der entgegengesetzten Seite konvex gekrümmt. Schon im abheilenden Stadium ist eine entsprechende Lagerung und Atemgymnastik vorzunehmen. So veranlaßt man den Patienten, noch während der Erkrankung mehrmals

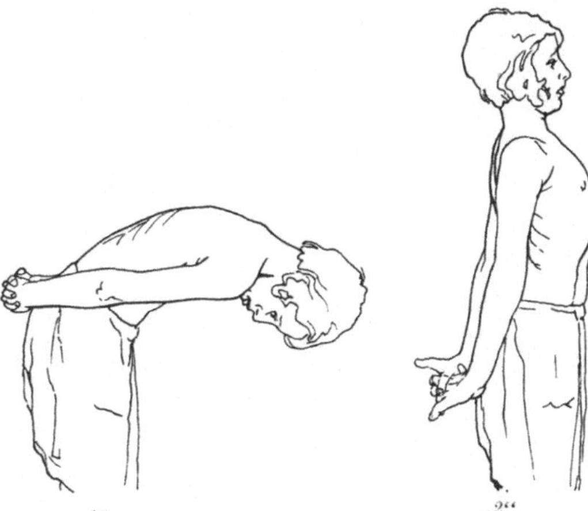

Abb. 75. Rumpf- und Atemübung im Stehen. Auf „1“ Rumpfsenken bei Exspiration, auf „2“ Rumpfheben bei Inspiration.

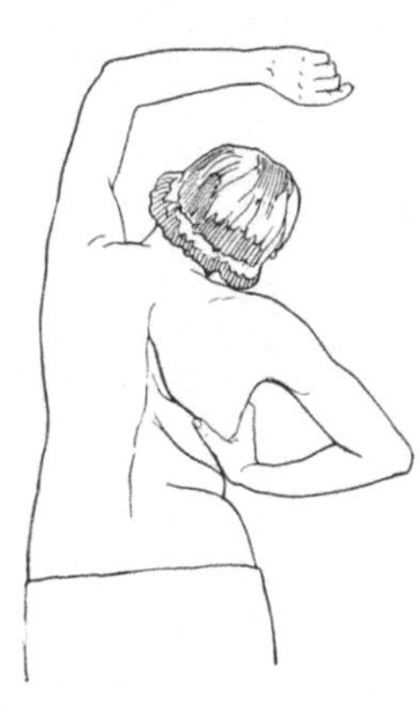

Abb. 76. Fächerübung nach HOFBAUER zur Entfaltung der eingesunkenen linken Thoraxseite.

des Tages mit erhobenem krankseitigem Arme auf der gesunden Seite zu liegen, um auf diese Weise die Adhäsionen zu dehnen. Späterhin werden dann Atemübungen vorgenommen, am wirksamsten die sog. *Fächerübungen* nach HOFBAUER. Der Patient stützt im Stehen die eine Hand in die gesundseitige Taille und führt mit dem Arm der kranken Seite eine seitliche Bewegung von unten nach oben aus, wobei er beim Heben tief einatmet und so die kranke Seite möglichst zu entfalten sucht (Abb. 76). Diese Übungen werden mehrmals des Tages ausgeführt.

In den meisten Fällen ist auch tagsüber das Tragen eines leichten Stützkorsetts (Stoffkorsett) angezeigt.

2. Die sagittalen Fehlhaltungen.

Es muß zunächst hervorgehoben werden, daß die Form der Wirbelsäule einem phylogenetisch erworbenen und fixierten Grundtypus entspricht, an dem die Wirbelsäule im allgemeinen festhält. Es gibt jedoch Abweichungen vom normalen Haltungstypus, die im wesentlichen in einer abnormen Steigerung oder abnormen Schwächung der physiologischen Sagittalkrümmungen der Wirbelsäule bestehen, die bis hart an die Grenze des Pathologischen heranreichen, ohne daß man diese schon als krankhaft bezeichnen kann. Sie sind gewissermaßen *primitive* Haltungstypen zum Teil auf *degenerativer* Basis und dadurch zu erklären, daß die Formgestaltung der menschlichen Wirbelsäule

6*

in ihrer phylogenetischen Entwicklung noch nicht genügend stabilisiert ist und
sowohl morphologisch als funktionell gewissen Schwankungen unterliegt.

Die wichtigsten Formen dieser Haltungsanomalien sind: a) der „runde"
Rücken, b) der „hohlrunde" Rücken, c) der „hohle" Rücken und d) der
„flache Rücken".

a) Der runde Rücken. Er stellt die häufigste Form dar und tritt besonders
auf dem Boden einer familiär-hereditären Anlage und bei asthenischem Habitus
auf. Die ganze Wirbelsäule bildet einen nach hinten konvexen Bogen, das
Becken ist aufgerichtet, die Schulterblätter sind nach vorne gesunken und stehen
flügelförmig von der Rückenfläche ab. Auch der Kopf ist nach vorne geneigt.

Die **Behandlung** ist in erster Linie eine gymnastische. Sie hat den Zweck,
durch Kräftigung der am meisten geschwächten Rückenmuskeln eine bessere

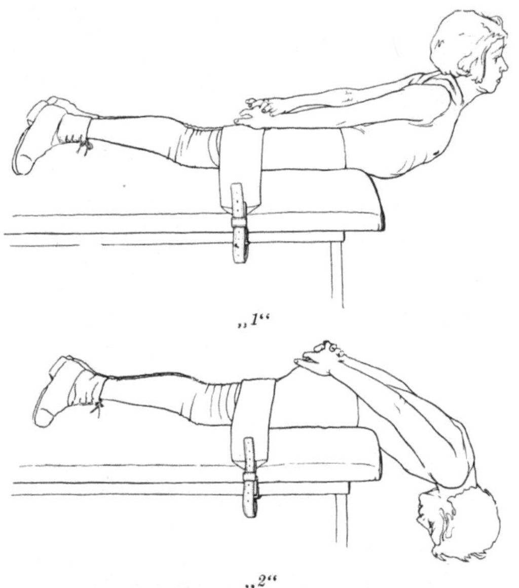

Abb. 77. Rückenübung zur Behandlung des „runden"
Rückens im Liegen. „1" Rumpfheben bei Inspiration,
„2" Rumpfsenken bei Exspiration.

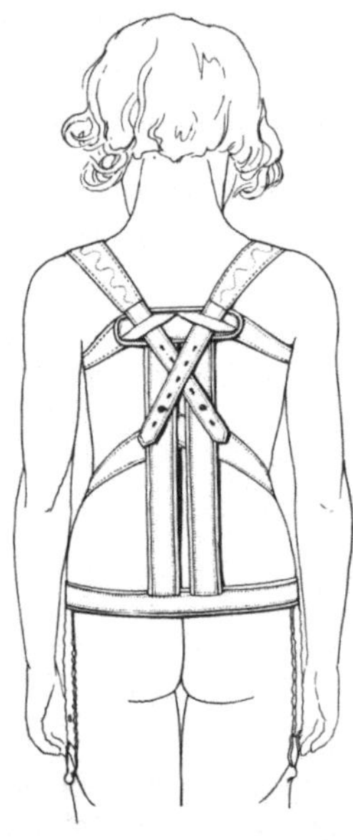

Abb. 78. Einfacher Geradehalter
aus elastischem Federstahl bei
rundem Rücken.

Anspannung derselben zu erzielen und damit der Deformität entgegenzuwirken.
Werden die Muskeln gespannt, dann legen sich die Schulterblätter fest an den
Rücken und der Schwerpunkt des Körpers wird nach hinten verschoben.
Die Übungen müssen bis zur ungezwungenen Haltung dieser Stellung fortgesetzt
werden. Als Übung empfehlen wir das Rückenstrecken, das sowohl im Stehen
als auch im Liegen vorgenommen wird.

Das Rückenstrecken im Stehen erfolgt wie in Abb. 75 dargestellt. Die gleiche
Übung gestaltet sich noch wirkungsvoller im Liegen: Das Kind liegt auf einer
gepolsterten Bank mit rückwärts verschränkten Händen, der Oberkörper frei
über den Rand hängend, die Beine werden mittels eines Gurtes festgehalten.
Auf „1" wird der Rücken gehoben, die Schulter fest nach rückwärts gezogen,
auf „2" wird der Oberkörper wieder gelockert und gesenkt (Abb. 77). Die
Übungen sind stets so vorzunehmen, daß beim Heben des Oberkörpers tief ein-
geatmet, beim Senken ausgeatmet wird. Dadurch wird der Brustkorb erweitert
und die thorakale Atmung vertieft.

Bei stärkeren Graden von Rundrücken wenden wir stets einen *Geradehalter*
an, der hauptsächlich den Zweck verfolgt, das Kind tagsüber an die Gerad-

haltung zu gewöhnen. Der Geradehalter muß bis zum Becken reichen; die Brust bleibt frei. Am brauchbarsten hat sich uns ein Geradhalter ähnlich der NYIROP-schen Feder erwiesen (Abb. 78). Er besteht aus einem aus elastischem, 1 mm starken Federstahl hergestellten Beckengurt, der mit zwei senkrechten Rückenfedern verbunden ist, die oben eine Querspange mit Schulterbändern tragen. Wird die Feder angelegt, dann werden die Schultern nach rückwärts gezogen und der Lendenteil ausgebogen.

Im übrigen ist dafür zu sorgen, daß die Kinder nicht zu lange sitzen, sich viel in frischer Luft bewegen, Sport betreiben; insbesondere ist das Schwimmen anzuempfehlen.

b) Der hohlrunde Rücken. Er ist ebenfalls sehr häufig und stellt im wesentlichen eine Verstärkung der normalen physiologischen Sagittalkrümmungen der Wirbelsäule dar. Der hohlrunde Rücken entwickelt sich nicht selten aus dem Rundrücken, indem die beweglichere Lendenwirbelsäule bei den Aufwärtsbestrebungen des Rumpfes nachgibt, während die rigide Dorsalkyphose bestehen bleibt (SCHULTHESS).

Die **Behandlung** ist viel schwieriger als bei der Totalkrümmung des Rundrückens, denn jede Einwirkung auf die Dorsalkyphose im Sinne der Streckung dieses Abschnittes bringt gleichzeitig eine Verstärkung der Lendenlordose mit sich. Man muß daher sowohl bei den gymnastischen als auch bei den Haltungsvorrichtungen darauf achten, daß sowohl die Rundung des Rückens als auch die übermäßige Lordosierung abgeflacht wird. Als Übung lassen wir Streckübungen in aufrechter Stellung mit hinter dem Kopf verschränkten Händen durchführen, wodurch der Schultergürtel nach hinten gezogen wird (Abb. 79). *Wichtig ist es, daß bei diesen Übungen alles vermieden wird, was die Lendenlordose verstärken könnte.*

Der *Geradehalter* gleicht dem für den Rundrücken, nur ist der Lendenteil etwas nach hinten ausgebogen und mit einem Bauchgurt versehen, der fest angezogen wird, um der Lendenlordose entgegenzuwirken.

c) Der hohle Rücken. Diese Haltung ist dadurch charakterisiert, daß auf einer stark lordotischen Lende eine flache Brustwirbelsäule aufsitzt. Der hohle Rücken ist sehr häufig eine anerzogene Fehlhaltung, findet

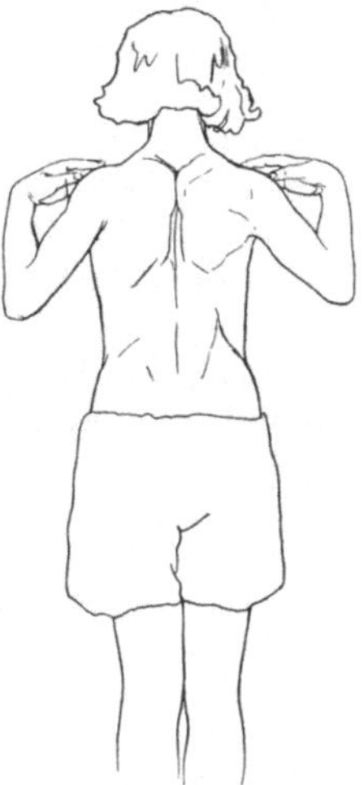

Abb. 79. Haltung der Arme bei der Rückenübung gegen hohlrunden Rücken.

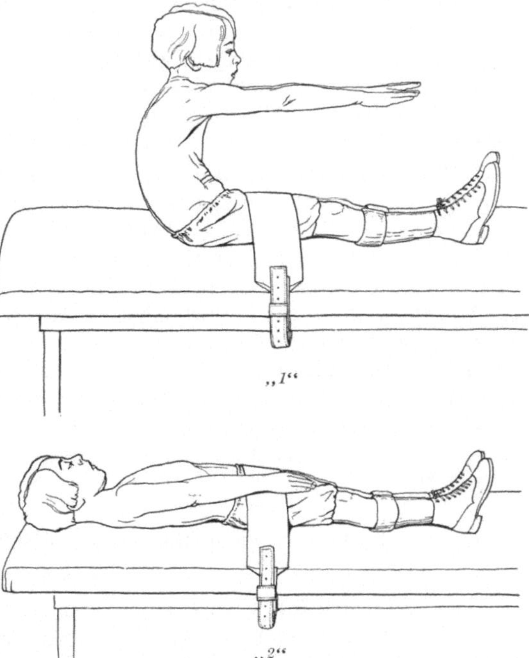

Abb. 80. Übung bei „hohlem" Rücken. „1" Heben des Rumpfes bei Exspiration, „2" Senken des Rumpfes bei Inspiration.

sich aber auch bei der angeborenen Hüftverrenkung, wo er durch die Rückwärtsverlagerung der Stützpunkte des Beckens bedingt ist.

Die **Behandlung** des Hohlrückens besteht vor allem in der Verordnung eines tiefsitzenden, durch zwei rückwärtige Stahlfedern verstärkten, einfachen Stoffkorsetts, das die vermehrte Beckenneigung korrigieren soll.

Auch beim hohlen Rücken gibt es sehr zweckmäßige Übungen, sie werden in Rückenlage vorgenommen (Abb. 80). Durch Heben des Rumpfes wird die Lendenwirbelsäule aufgerollt und gleichzeitig die Bauchmuskulatur gekräftigt.

d) Der flache Rücken. Er ist durch die mangelhafte Ausbildung der physiologischen Sagittalkrümmungen gekennzeichnet. Die normale Kyphose der Brustwirbelsäule ist vollkommen abgeflacht und die Lendenwirbelsäule verläuft ebenfalls geradlinig. Er ist oft die Folge einer Fehlhaltung im Sitzen und deshalb praktisch von Bedeutung, weil er in engere Beziehung zur Entstehung der Skoliose gebracht wird.

Die **Behandlung** des flachen Rückens muß vor allem jene Schädigungen fernzuhalten suchen, die auch das Entstehen der Skoliose begünstigen. Längeres Sitzen ist unbedingt zu vermeiden, ferner ist durch allgemeine Übungen für eine Kräftigung der Rückenmuskulatur zu sorgen. Als spezielle Übungen wenden wird das früher beschriebene Rückenstrecken im Stehen und im Liegen an (s. Abb. 75 und 77). Auch kräftige Rückenmassage ist in diesen Fällen von Wichtigkeit.

3. Die Kyphosen.

Sie stellen bereits Fehl*formen* der Wirbelsäule dar, die durch pathologische Veränderungen des Wirbelskelets bedingt sind und zur Versteifung neigen. Unter ihnen nimmt die rachitische Kyphose der Kinder einen besonderen Platz ein. Zu den Kyphosen gehören ferner die Kyphosis dorsalis adolescentium, die durch Wirbelfraktur entstandenen Kyphosen (KÜMMEL), ferner die nach Entzündungen auftretenden Kyphosen (BECHTEREW), sowie die auf dem Boden einer Wirbelmalacie und Spondylarthritis deformans sich entwickelnde Alterskyphose.

a) Die rachitische Kyphose. Sie tritt in der Regel als Lendenkyphose im 1. und 2. Lebensjahr auf, also zu einer Zeit, da die Kinder mit dem Aufsetzen beginnen (Sitzkyphose). Äußerlich unterscheidet sie sich von den durch Wirbelcaries bedingten Kyphosen schon durch die mehr arkuäre Kontur der Vorwölbung, während die durch Caries hervorgerufene Kyphose eine winkelige ist. Außerdem läßt sich die rachitische Kyphose der kleinen Kinder in Bauchlage sehr leicht ausgleichen, während die spondylitische Kyphose spastisch fixiert und daher unnachgiebig ist. Die rachitische Kyphose ist deshalb von größter Bedeutung, weil sie den *Keim zur Skoliosenbildung* in sich trägt.

Die **Behandlung** muß sowohl eine allgemeine als auch lokale sein. Letztere Aufgabe wird wohl am besten durch die Anwendung des LORENZschen Gipsbettes erfüllt.

Anfertigung des LORENZschen Gipsbettes zur Behandlung der rachitischen Kyphose kleiner Kinder.

Das Kind wird durch Unterschieben zweier Rollkissen derart auf die Bauchseite gelagert, daß sich die Wirbelsäule in ziemlich starker Lordose befindet (Abb. 81). Die Rückenfläche des Körpers wird vom Scheitel bis zu den Glutaealfalten mit einer dicken Lage Tafelwatte bedeckt. Darüber breitet man eine Lage Calicotstoff und nun werden entsprechend lange Gipspflaster in Längs-, Schräg- und Querrichtung derart aufgelegt, daß der ganze Rücken vom Scheitel bis unterhalb des Gesäßes von der Bindenmasse gleichmäßig bedeckt ist (Abb. 82). Die Nackenpartie muß noch besonders verstärkt werden, weil an dieser Stelle das Bett leicht einbricht. Zum Schluß wird mittels einer „Laufbinde" die ganze Schicht verstrichen und an den Seitenflächen des Rumpfes gut anmodelliert. Nach dem Erhärten des Gipses nimmt man die Schale ab, glättet sie und schneidet sie entsprechend den Achseln und dem Kreuzbein aus. Am nächsten Tag, wenn das Gipsbett trocken ist, ist es auch schon gebrauchsfähig. Es wird mit mehreren Lagen geleimter Tafelwatte gepolstert und mit einem Leintuch, das nach rückwärts umgeschlagen und

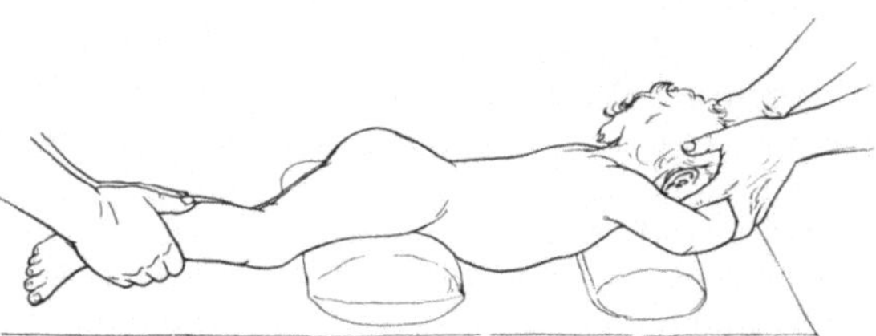

Abb. 81. Lagerung zur Anfertigung eines Gipsbettes bei rachitischer Kyphose.

entsprechend vernäht wird, überzogen. Noch besser ist es, die Polsterung dem Bandagisten zu überlassen, der es entsprechend montiert und mit Gurten versieht, die namentlich bei kleinen Kindern unerläßlich sind (Abb. 83).

In diesem Gipsbettchen wird das Kind mittels Tücher oder Binden angewickelt; es kann mit demselben in den Wagen gelegt und ins Freie gebracht werden. In schweren Fällen müssen die Kinder $1/2$—1 Jahr lang im Gipsbettchen gehalten werden.

Ist das Gipsbett gut gepolstert und rein gehalten, dann können die rachitischen Kinder sehr lange in diesem Bett bleiben, ohne in ihrem allgemeinen Befinden irgendwie zu leiden. Sind die Allgemeinerscheinungen der Rachitis geschwunden, machen die Kinder energische Versuche, sich aufzusetzen, so werden die Kinder langsam vom Gipsbett abgewöhnt, indem dieses weiterhin nur während der Nacht und stundenweise während des Tages Verwendung findet.

Zum Stehen und Laufen ist für den Anfang jedenfalls auch ein einfacher Geradehalter (s. Abb. 78) notwendig.

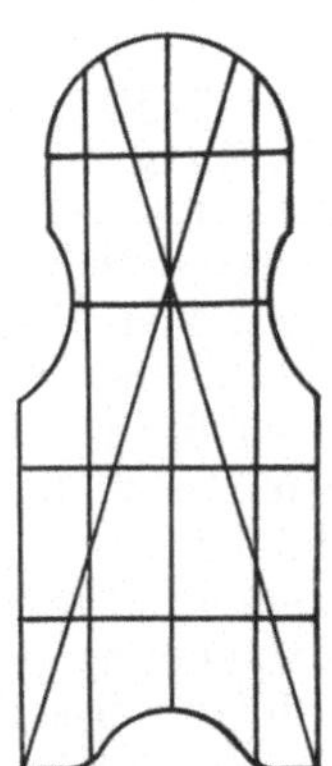

Abb. 82. Anordnung der Gipspflaster bei Anfertigung des Gipsbettes.

b) Die Kyphosis dorsalis adolescentium. Bei dieser zuerst von CALVÉ und SCHEUERMANN beschriebenen Kyphose handelt es sich um eine Wachstumsstörung der Wirbelepiphysen, die in eine gewisse Analogie zur PERTHESschen Erkrankung der Hüfte gebracht wird. Das Krankheitsbild stimmt klinisch auch mit der von SCHANZ beschriebenen Lehrlingskyphose überein. Es erfolgt zumeist unter mäßigen Schmerzen starke Abplattung 1 oder 2 Wirbel (Vertebra plana) oder Abschrägung mehrerer benachbarter Wirbelkörper, so daß ein leichter Gibbus oder eine Totalkyphose resultiert. Zum Unterschiede von der Tuberkulose sind die Zwischenwirbelscheiben unbeteiligt und auch die Wirbelrinde bleibt erhalten. Der Prozeß dauert in der Regel 1—2 Jahre.

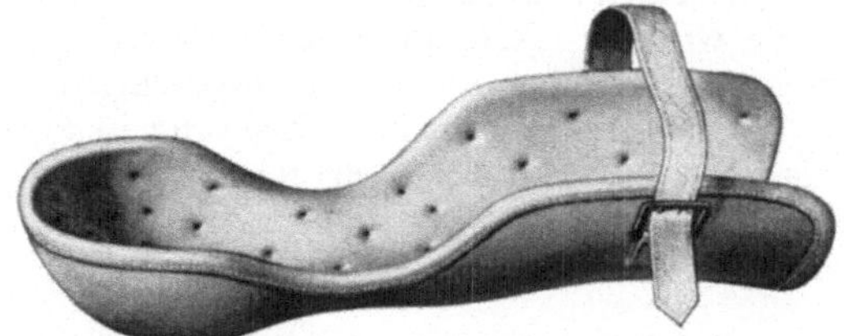

Abb. 83. Gipsbett montiert und mit Gurten versehen.

Die **Prognose** dieser Fälle ist günstig, nur kommt es sehr oft zu einer dauernden keilförmigen Deformierung einzelner Wirbelkörper.

Zur **Behandlung** empfehlen wir im schmerzhaften Stadium Horizontallage, späterhin einen Geradehalter mit möglichster lordosierender Wirkung, um die

Wirbelkörper zu entlasten, ferner, da spätrachitische Einflüsse nicht auszuschließen sind, antirachitische Behandlung. Übermüdungen sind zu vermeiden. Während des schmerzhaften Stadiums sind gymnastische Übungen entschieden kontraindiziert.

c) Die KÜMMELsche Kyphose. Sie ist ihrem Wesen nach eine traumatische Spondylitis. Wir unterscheiden bei ihr drei Stadien: 1. ein meist geringfügiges Trauma mit nachfolgenden, wenige Tage dauernden Rückenschmerzen von neuralgischem Charakter; 2. ein schmerzfreies Intervall von relativem Wohlbefinden und Arbeitsfähigkeit, das Monate, selbst 1—2 Jahre dauern kann; 3. eine langsam zunehmende Kyphosierung der Wirbelsäule mit Wiedereinsetzen der Schmerzen, motorischen und sensiblen Störungen. Zweifellos ist die Erkrankung auf mangelnde Reposition oder auf *ungenügende Ruhigstellung der Wirbelsäule nach dem Trauma* zurückzuführen.

KÜMMEL führt die Veränderungen auf trophische Störungen und auf rarefizierende Ostitis zurück. SCHMORL stellt Veränderungen in den Zwischenwirbelscheiben in den Vordergrund. Im Röntgenbild findet sich Knochenatrophie und Bisquitform der zusammengedrückten Wirbelkörper.

Die Erkrankung ist viel häufiger, als man allgemein annimmt, und wird oft verkannt. Um eine Frühdiagnose stellen zu können, müßten auch nach geringfügigen Traumen Röntgenbilder sowohl in sagittaler als auch frontaler Richtung angefertigt werden. Die größte Schwierigkeit bereitet oft die Abgrenzung gegenüber der tuberkulösen Spondylitis, ferner gegen alle anderen Wirbelsäulenentzündungen (Typhus, Lues, Bechterew). Das Röntgenbild allein kann hier die Entscheidung bringen.

Behandlung. Prophylaktisch ist vor allem die Reposition des Wirbelbruches nach BÖHLER und eine längere, 3—4monatige Ruhigstellung der Wirbelsäule[1] im Gipsverband in Extension und Reklination des betreffenden Wirbelabschnittes auch bei der geringsten röntgenologisch nachgewiesenen Wirbelverletzung notwendig. Nach Abnahme des Gipsverbandes ist in den meisten Fällen noch die Anwendung eines Stützkorsetts für ungefähr ein halbes Jahr angezeigt. Schwerarbeitern ist das Heben und Tragen von schweren Lasten zu verbieten.

Bei Auftreten neuerlicher Schmerzen und zunehmender Kyphosierung ist sofort wieder das Stützkorsett anzulegen, ferner, bei sicherem Fehlen einer tuberkulösen Spondylitis, Wärmeapplikation in Form von Diathermie und Schlammpackungen sowie Massage zu verwenden. Für die schwersten Fälle wird von LERICHE eine ankylosierende Plastik (Spaneinpflanzung) empfohlen.

d) Die Alterskyphose. Sie entsteht gewöhnlich auf dem Boden einer Spondylarthritis deformans oder einer Wirbelmalacie. In schwereren Fällen kann es zu einem vollständigen Schwund der Zwischenwirbelscheiben und zu einer knöchernen Verwachsung der Wirbel untereinander kommen, so daß die Wirbelsäule wie ein gekrümmter fester Stab erscheint, der keine Beweglichkeit mehr zuläßt. Die Therapie ist in vorgeschrittenen Fällen aussichtslos. Im schmerzhaften Stadium hilft die Entlastung in Form eines leichten Stützmieders und die zeitweise Extension in der GLISSONschen Schwebe.

Die infolge von Wirbelentzündungen auftretenden Kyphosen werden bei den betreffenden Kapiteln besprochen.

4. Die frontalen Fehlhaltungen.

Man versteht darunter die gewohnheitsmäßigen seitlichen Abweichungen von der normalen Ruhehaltung (*scheinbare* Skoliose). Sie sind meist muskulärdegenerativer Natur und der Ausdruck einer allgemeinen Muskelschwäche und

---

[1] BÖHLER: Technik der Knochenbruchbehandlung. Wien: Wilhelm Maudrich 1932.

mangelnden Willensenergie. Sie finden sich bei vielen Kindern in der Wachstumsperiode, insbesondere bei asthenischen Kindern oder nach überstandenen Infektionskrankheiten und infolge von Übermüdungen (Schule, Beruf usw.).

Die seitlichen Fehlhaltungen sind relativ harmlos und können mittels einfacher gymnastischer Übungen und durch entsprechende erzieherische Maßnahmen geheilt werden. Es gibt allerdings auch Fehlhaltungen, die schließlich nach längerem Bestehen zu bleibenden Formveränderungen führen können. Diese bilden sich jedoch nur in besonderen Fällen und nur auf dem Boden einer konstitutionellen Veranlagung aus, ähnlich wie bei den früher besprochenen sagittalen Fehlhaltungen. Therapeutisch bedürfen diese derselben Maßnahmen wie die echte Skoliose.

5. Die Skoliose.

Die *echte* Skoliose[1] bildet eine seitliche Verkrümmung der Wirbelsäule auf Grund einer pathologischen Formveränderung des Wirbelskelets, als deren „hervorstechendstes" Merkmal der *Rippenbuckel* anzusehen ist. *Angeborene* Skoliosen sind meist von angeborenen Mißbildungen der Wirbelsäule begleitet (Keilwirbel, Schaltwirbel, Synostosen usw.). Die Ursache der *erworbenen* Skoliose ist in einer pathologischen Weichheit der Knochen gelegen, die entweder mehr diffus oder lokalisiert in den Epiphysen auftritt (ENGELMANN). Bei beiden Arten handelt es sich um einen einheitlichen Prozeß, der nur durch das verschiedene Alter des Patienten zu erklären ist. Die diffuse Form findet sich im 2. und 3., die Epiphysenerkrankung hauptsächlich im 6. bis 7. Lebensjahr. Man hat vielfach angenommen, daß auch bei völlig intaktem Knochen seine vermehrte Beanspruchung, wie solche durch andauernde exzentrische Belastung gegeben ist, imstande ist, eine Skoliose zu erzeugen, und hat die Skoliose auf die gleiche Stufe mit anderen Belastungsdeformitäten (Plattfuß usw.) gestellt (s. S. 51). Es wurde eine idiopathisch-habituelle Skoliose von einer rachitischen unterschieden. Zu der ersteren wurde jene gezählt, bei der sich keine sichere zugrunde liegende Krankheitsursache finden läßt. Aber schon KIRMISSON hat auf die einheitliche Genese der Skoliose hingewiesen, als deren letzte Ursache er die *Rachitis* angesehen hat. Auch wenn die Möglichkeit der Entwicklung

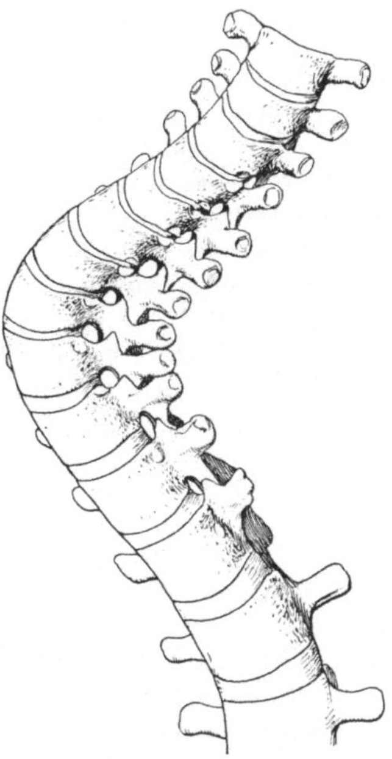

Abb. 84. Torsion der Wirbelkörper um die vertikale Achse bei einer rechtsdorsalen Skoliose.

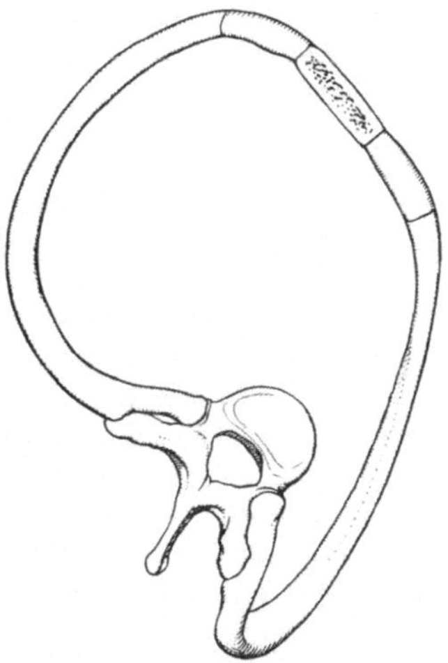

Abb. 85. Skoliotischer Brustwirbel mit Rippenpaar bei rechtsdorsaler Skoliose. Rippenbuckel rechts hinten und links vorne. Scharfe Abknickung des hinteren Rippenwinkels.

[1] Größere zusammenfassende Arbeiten: SCHULTHESS in Joachimsthal: Handbuch der orthopädischen Chirurgie. Jena: Gustav Fischer 1907. — LANGE u. SCHEDE: Erg. Chir. 7 (1913).

einer seitlichen Fehlhaltung zu einer bleibenden Formveränderung im Sinne der Skoliose nicht von der Hand zu weisen ist, so lassen doch die grundlegenden Arbeiten von POMMER, LOOSER, JANSEN, FROMME u. a. keinen Zweifel übrig, daß die *typische, echte Skoliose in den meisten Fällen auf eine Rachitis bzw. Spätrachitis zurückzuführen ist, die nicht nur das Skeletsystem, sondern auch Bindegewebe und Muskulatur in gleicher Weise befällt.* Diese Auffassung besteht auch dann zu Recht, wenn keine sonstigen Zeichen einer allgemeinen Rachitis an den anderen Skeletteilen nachweisbar sind.

Zum besseren Verständnis der hier nachfolgenden Therapie sei einiges über die Entstehung des Rippenbuckels eingefügt.

Stellen wir uns die Wirbelsäule als einen senkrecht stehenden Stab dar, dessen vorderer Anteil durch die vermöge der elastischen Zwischenwirbelscheiben bewegliche Wirbel*körper*reihe und dessen hinterer Anteil durch die infolge ihrer festen gelenkigen Verbindungen etwas starre Wirbel*bogen*reihe gebildet wird. Sobald nun aus irgendeinem Grunde die Wirbelsäule seitlich verzogen und in diesem Zustande belastet wird, sucht dann die in der Konkavität zusammengedrängte elastische Wirbelbogenreihe nach der Seite des geringsten Widerstandes, d. h. nach der Konvexität hin auszuweichen, während die starre Wirbelbogenreihe zurückbleibt. Es entsteht dadurch ein mächtiges Drehmoment des Wirbelkörpers um die senkrechte Achse nach der konvexen Seite hin (vertikale Torsion). Infolge der festen Verbindung des Wirbelsegmentes mit den dazugehörigen Rippen werden dieselben bei der Drehung mitgenommen und die Folge davon ist die Ausbildung eines Rippenbuckels auf der konvexen, d. h. skoliotischen Seite hinten, dem auf der kontralateralen Seite vorne ebenfalls ein Rippenbuckel entspricht (Abb. 84 und 85).

Im Lumbalteil der Wirbelsäule entsteht durch die Torsion der Wirbel bloß eine Verlagerung der Querfortsätze und der Muskelmasse gegen die skoliotische Seite, die als Torsionswulst in Erscheinung tritt.

Prophylaxe der Skoliose. Es ist klar, daß bei einer Erkrankung, welche prognostisch so zweifelhaft und der Therapie, wie wir noch sehen werden, nur schwer zugänglich ist, die Prophylaxe von um so größerer Bedeutung ist. Hier liegt unserer Ansicht nach der Kernpunkt des Problems und hier ergibt sich für den allgemeinen Praktiker ein weites Feld der Betätigung.

Die Prophylaxe kann nicht früh genug einsetzen, sie muß bereits beim *Säugling* beginnen. Ist eine rachitische Anlage beim Kind vorhanden, dann wird es ganz besonderer Vorsicht bedürfen, um der Skoliose vorzubeugen, denn man muß bedenken, *daß jede Wirbelsäule eines rachitischen Kindes hinsichtlich der Entstehung einer Skoliose in höchstem Grade gefährdet ist.*

Außer der Allgemeintherapie hat sich die Aufmerksamkeit des Arztes vor allem der Verhinderung gewisser äußerer Schädlichkeiten zuzuwenden. Bekannt ist der ungünstige Einfluß des Herumtragens der kleinen Kinder auf dem Arme und ein zu frühes Aufsetzen und Aufstehen der Kinder. Auf jeden Fall muß die *aktive* Aufrichtung des Körpers abgewartet werden (SPITZY). Das beste Mittel, um dem Kind die aktive Aufrichtung zu erleichtern, ist die *Bauchlage.* Die Kinder sollen die phylogenetische Entwicklung vom Vierfüßler zum aufrecht gehenden Menschen erst durchmachen. Man lasse daher die Kinder möglichst auf allen Vieren kriechen, bis sie selbst das Bestreben haben, sich aufzurichten. Bekanntlich wird ja auch das Kriechen in der Behandlung der Skoliose methodisch verwendet. Auf jeden Fall ist das Aufsetzen zu verhindern. Die Befürchtung, daß das Kind nicht zum Aufstellen kommt, ist ganz unbegründet. Jedes Kind richtet sich kraft seines ihm innewohnenden Bewegungsdranges selbst auf; zuerst muß jedoch die Wirbelsäule die Leistungs- und Belastungsfähigkeit erworben haben, dann geschieht dies ganz von selbst.

Zeigt sich auch nur eine leichte skoliotische oder auch nur kyphotische Verkrümmung, dann müssen sofort die entsprechenden Maßnahmen einsetzen, um der Veränderung entgegenzuwirken. Wir fertigen in diesem Falle ein *Gipsbettchen* an, ebenso wie bei der Behandlung der rachitischen Kyphose (s. S. 86), mit dem das Kind in den Wagen gelegt und ins Freie gebracht werden kann. In diesem Bettchen muß das Kind $1/_2$—1 Jahr, bis zum Abheilen der allgemeinen Rachitis, gehalten werden.

Eine zweite, ebenfalls sehr kritische Periode, die die Entstehung der Skoliose sehr begünstigt, ist die sog. *zweite Evolutionsperiode* des Kindes. Es ist dies die Zeit der zweiten Dentition um das 6.—7. Lebensjahr herum, die mit dem Beginn des Schulbesuches zusammenfällt; und das ist auch die Ursache, weshalb man die Schule für die Entstehung der Skoliose besonders verantwortlich gemacht und die Skoliose geradezu als „Schulkrankheit" bezeichnet hat. Die Schule ist jedoch an der Entstehung der Skoliose unschuldig, denn es gibt zahlreiche Kinder, die den gleichen Schädlichkeiten ausgesetzt sind, ohne daß sie an einer Skoliose erkranken. Aber es läßt sich nicht leugnen, daß die vorgebeugte Haltung, wie sie durch das dauernde Sitzen in der Schule, vor allem beim Schreiben, eingenommen wird, die Entwicklung der Skoliose bei vorhandener Disposition wesentlich begünstigt. Hier muß die Tätigkeit des *Schularztes* einsetzen, um durch regelmäßige Untersuchungen und Kontrollen etwaigen Verkrümmungen schon in den ersten Stadien der Erkrankung entgegenzutreten. Genaue Kenntnis des Untersuchungsmodus, regelmäßige, mindestens vierteljährliche Kontrolle und Registrierung der Befunde sind notwendig, wenn die Schule den sozialhygienischen Forderungen, die an sie gestellt werden, erfüllen soll.

Die Prophylaxe hat sich in dieser Periode übrigens auf die gesamte Lebensführung des Kindes zu erstrecken. Gute Ernährung, Aufenthalt in frischer Luft, Vermeidung von Übermüdung sind die wichtigsten Forderungen. Einschaltung von längeren Ruhepausen in der Schule sind unbedingt erforderlich. Lang andauerndes Sitzen ist zu vermeiden. Die Einführung von sog. „Sonderklassen" für Rückenschwächlinge, wie dies bereits in Deutschland in einzelnen Orten verwirklicht wurde, wäre vom Standpunkt der Prophylaxe sehr zu begrüßen.

Besondere Aufmerksamkeit ist ferner der Sitz- und Schreibehaltung zuzuwenden. Die Schulbankfrage ist wohl zweifellos übertrieben worden; es genügt eine entsprechend bequeme, der Größe des Kindes angepaßte Bank mit schrägem Pult und nicht zu hoher und steiler Lehne. Im übrigen kann jeder beliebige Tisch von normaler Höhe als Unterlage für ein etwa 15^0 geneigtes Pult dienen. Als Sessel kann jeder Stuhl verwendet werden, wenn die Lende von einem Rückenpolster gehörig unterstützt wird. In der Nacht sollen die Kinder nur auf flachen Matratzen liegen und nur mit einem kleinen Polster unter dem Kopf schlafen. Weiche Polster unter dem Rücken sind entschieden unzweckmäßig. Man kann auch gewisse Stellungen benützen, um im Sinn der Korrektur auf die Skoliose einzuwirken, so läßt man z. B. bei rechtskonvexer Dorsalskoliose die Schultasche in der rechten Hand tragen. Bei der Lumbalskoliose kann man gewisse antistatische Maßnahmen zur Korrektur verwenden, so wird durch einen etwa 2 cm höheren Schuhabsatz, den man auf der Seite der Lumbalskoliose geben läßt, bei jedem Schritt die Lendenwirbelsäule nach der anderen Seite automatisch hinübergehebelt werden. Ähnliche Zwecke verfolgt der Schiefsitzpolster; die erhöhte Seite des Sitzes muß immer der Lendenkonvexität entsprechen.

Die letzte kritische Evolutionsperiode ist schließlich die Zeit der *Pubertät*. Gerade in diesem Alter sehen wir oft die Skoliosen jene unheilvolle Entwicklung nehmen, gegen die wir selbst mit dem ganzen Rüstzeug unserer Therapie nichts auszurichten vermögen. Hier hat vor allem die *Berufsberatung* einzugreifen

und zu verhindern, daß von skoliotischen Patienten Berufe ergriffen werden,
die andauernd das Sitzen oder Tragen von schweren Lasten erfordern.

Behandlung. Die Behandlung der Skoliose gehört zu den schwierigsten
Aufgaben der Orthopädie. Mit welchen außerordentlichen Hindernissen man
hier zu kämpfen hat, wird in dem Augenblick klar, wenn man sich ver-
gegenwärtigt, daß die nach der konvexen Seite torquierten und lateral ver-
schobenen Wirbel unter Überwindung des Widerstandes der torquierten Teile,
sowie der über dem Abweichungsbogen lastenden Körperschwere detorquiert und
in die Mittellinie zurückgeführt werden sollen, daß diese komplizierte Korrektur
entsprechend den seitlichen Gegenkrümmungen in relativ kurz übereinander
liegenden Wirbelabschnitten alternierend in entgegengesetzter Richtung erfolgen
muß. Dazu kommt, daß der eigentliche Sitz der Deformität — die Wirbelkörperreihe —, unnahbar im Körperinnern verborgen, jeder *unmittelbaren*
mechanischen Beeinflussung sich entzieht.

Die Wirbelkörperreihe ist nur auf *indirektem*, mittelbarem Wege angreifbar,
und zwar sowohl durch Extension als auch durch seitlichen Druck auf die Rippen-
hebel. Die Extension ist das einfachste, die ganze Länge der Wirbelsäule
beeinflussende

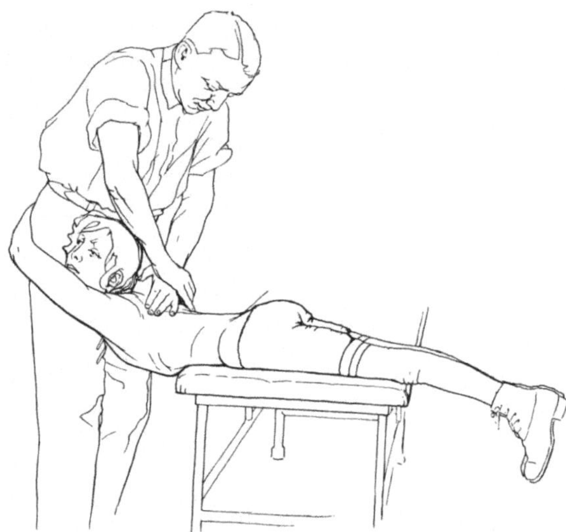

Abb. 86. Manuelles Redressement zur Mobilisierung der
skoliotischen Wirbelsäule.

mechanische Manöver, während durch den Seitendruck eine seitliche Verschiebung des betreffenden Wirbelabschnittes bewirkt wird.

Bevor wir näher auf die Einzelheiten der Therapie eingehen, müssen wir
zunächst einige prinzipielle Fragen erörtern.

1. Soll die skoliotische Wirbelsäule mobilisiert werden? Diese Frage erhebt
sich bei den schon vorgeschrittenen Fällen, die bereits die Neigung zur Fixation
zeigen und bei denen jeder Versuch einer Umkrümmung an dem Widerstand der
geschrumpften Weichteile scheitert. In diesen Fällen ist die Mobilisierung die
erste Vorbedingung jedes weiteren therapeutischen Handelns, andererseits ist
zu bedenken, daß eine gelockerte Wirbelsäule ihren Halt verliert und zieh-
harmonikaartig in sich zusammensinkt, wenn sie nicht gestützt wird. Daraus
folgt, daß die Mobilisierung der Wirbelsäule nur dort in Angriff genommen
werden soll, wo die Möglichkeit besteht, die Behandlung lange genug fortzusetzen
und auch durch eine entsprechende Nachbehandlung bis zur wiedergewonnenen
Festigkeit des Rumpfes zu beenden. Es hängt dies in erster Linie von äußeren
und sozialen Momenten ab.

Eine einfache und sehr wirksame Art zur passiven Mobilisierung der skoliotischen Wirbelsäule ist das *manuelle Redressement,* das in folgender Weise ausgeführt wird. Der Patient wird über den Rand einer gepolsterten Bank gelegt
und faßt mit seinen Armen den Arzt um die Mitte. Durch entsprechenden
manuellen Druck auf den Rippenbuckel wird diese Stelle der skoliotischen Wirbelsäule mobilisiert (Abb. 86).

Mit Ausnahme hochliegender dorsocervicaler Krümmungen kann jeder Krümmungsscheitel der skoliotischen Wirbelsäule in dieser einfachen Weise beweglich gemacht werden.

Zum Zwecke einer forcierten Mobilisation dient auch die Suspension des Patienten im Extensionsrahmen mittels der GLISSONschen Schlinge und in den allerschwersten Fällen die *Dauerextension auf der schiefen Ebene* (SCHEDE). Ein Brett wird in das Bett schräg aufgestellt. Der Patient wird auf dieses Brett mit der GLISSONschen Schlinge suspendiert und bleibt durch mehrere Stunden des Tages in dieser Lage. Zur Vermeidung unnötiger Reibung ist es sehr zweckmäßig, sowohl den Rücken als auch das Becken auf je ein Bänkchen mit Rädern aufzulagern (Abb. 87).

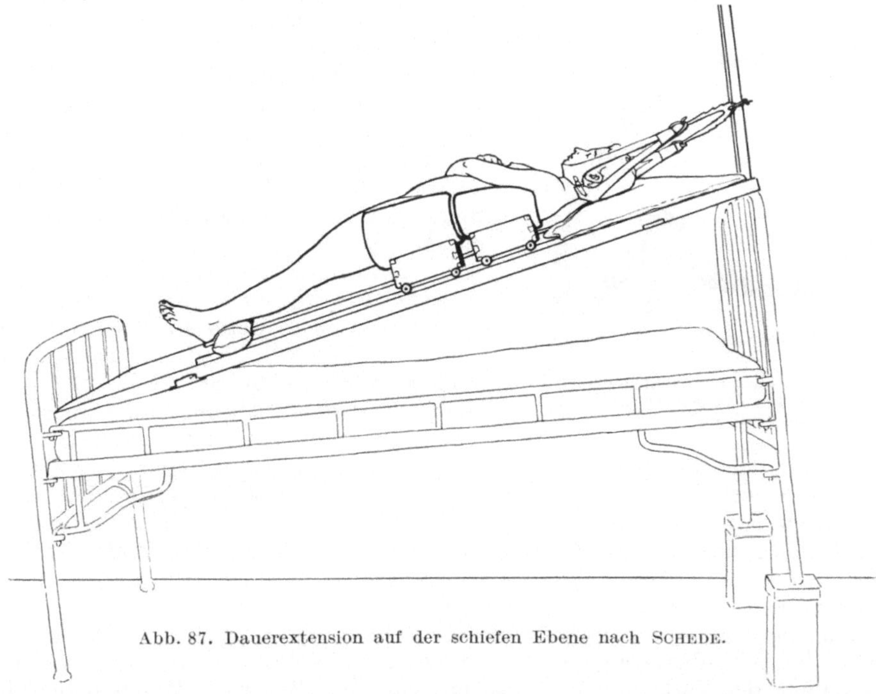

Abb. 87. Dauerextension auf der schiefen Ebene nach SCHEDE.

In methodischer Weise wurde die Extension auch als Dauerextension zum Zwecke der Korrektur der Seitenabweichung ausgebaut (WULLSTEIN, SCHANZ), doch hat sich dieses Verfahren nicht bewährt, weil es Schlottergelenke erzeugte und die Seitenabweichung im besten Falle nur solange korrigiert blieb, als die Extensionswirkung andauerte. Nach Entfernung der Extension geht der Effekt verloren und der Zustand wird oft schlimmer, als er vorher war. Anhaltende und energische Extension am Kopf scheitert übrigens an dem begreiflichen Widerstand der Patienten.

2. In welcher Stellung soll die Umkrümmung der Wirbelsäule erfolgen? Ist die Wirbelsäule in lordotischer oder kyphotischer Stellung leichter umkrümmbar? Diese Frage ist viel diskutiert worden. Durch die lordosierende Behandlung (LOVETT) wird dem Rumpf eine Totalreklination aufgezwungen, wodurch die Wirbelkörperreihe entlastet und der Korrektur zugänglich gemacht wird. Diese lordosierende Behandlung wird mit der Detorsion kombiniert. Neuere Methoden wählen die kyphotische Haltung als Ausgangsstellung (ABBOTT, GALEAZZI), und zwar von der Erwägung ausgehend, daß die Verkrümmung der Wirbelsäule aus der kyphotischen Stellung entstanden ist und daß in der Kyphose die starre Verbindung der Wirbelbogenreihe mobiler wird, so daß ein Umschwingen des Abweichungsbogens leichter möglich ist.

Eine vollständige Klärung dieser einander widersprechenden Grundsätze wurde bisher noch nicht erbracht. Wir neigen der Ansicht zu, daß die Frage der Kyphose oder Lordose in bezug auf die Umkrümmung nicht das Wesentliche der Behandlung darstellt und daß eine Umkrümmung ebensogut auch in einer *Mittelstellung* zu erzielen ist.

3. Viel wichtiger ist die Frage: *In welcher Richtung hat der Seitendruck zu erfolgen?* Bei Betrachtung eines skoliotischen Brustsegments (s. Abb. 85), ergibt sich, daß ein auf den Thorax bzw. die Rippenwinkel in frontaler Richtung wirkender Druck den Thorax seitlich verschiebt, hingegen die Knickung der Rippenwinkel und die Torsion der Wirbelsäule unfehlbar vermehrt. Auch der von M. FORBES empfohlene sog. paradoxe Druck von vorne wird zur ventrodorsalen Abflachung des Thorax, aber nicht zur Detorsion führen. Nur ein auf die *geknickten Rippenwinkel in sagittaler Richtung von hinten nach vorne gerichteter Druck, welchem gleichzeitig eine in sagittaler Richtung von vorne nach hinten wirkende Pression auf den vorderen kontralateralen Rippenbuckel entspricht*, vermag detorquierend auf den Thorax und mittelbar auf die Wirbelkörperreihe zu wirken (Abb. 88). Diese Detorsion wird zwar die seitliche Abweichung der Dornfortsatzlinie zunächst vermehren, was jedoch für den therapeutischen Endeffekt nicht ins Gewicht fällt, wenn die seitliche Abweichung der Körperreihe durch die Detorsion vermindert wird. Erst nach Erreichung eines gewissen Grades von Detorsion darf der sagittale Druck mit gleichzeitigem Seitenschub nach der Richtung der Konkavität der skoliotischen Abweichung kombiniert werden. Das durch die Detorsion gewonnene Resultat muß so bald als möglich fixiert werden.

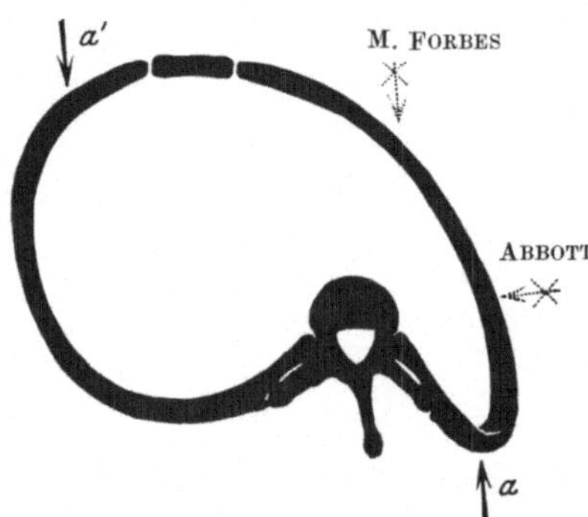

Abb. 88. Schema der verschiedenen Druckrichtungen zur Korrektur des Rippenbuckels. a—a' richtige Direktion.

Solange noch eine Seitenabweichung besteht, wenn auch in geringem Ausmaße, die nicht überkorrigiert ist, wirkt die Körperschwere im Sinne der Wiederherstellung der Verkrümmung, also im Sinne des Rezidivs. Wir besitzen also in der Detorsionsbehandlung zwar ein die Skoliose günstig beeinflussendes Verfahren, doch stellt sie keineswegs eine Idealmethode dar. Eine solche hätte nicht nur die Korrektur, sondern eine Überkorrektur zur Voraussetzung, d. h. eine Umkrümmung der Deformität etwa im Sinne des LORENZschen modellierenden Redressement beim Klumpfuß; dann würde die Körperschwere, vom Moment der Umkrümmung angefangen, genau so wie beim überkorrigierten Klumpfuße nicht mehr im Sinne der Vermehrung oder Wiederkehr, sondern im Sinne der Verminderung der seitlichen Abweichung wirken. Das Moment der starken Belastung überkorrigierter Krümmungen von oben her würde nach LORENZ das Maximum unserer therapeutischen Leistungen darstellen. Außerdem müßten gleichzeitig mit der Hauptkrümmung die vorhandenen Gegenkrümmungen in derselben Weise korrigiert werden. Aber gerade diese Aufgabe stößt in der großen Mehrzahl der Fälle auf erhebliche technische Schwierigkeiten.

Die Skoliosenbehandlung kann, da wir keine Radikalmethode besitzen, nur aus *palliativen* Maßnahmen bestehen, und zwar müssen wir uns verschiedener

Verfahren bedienen, sofern sie uns für den gegebenen Zweck nützlich erscheinen. *Es gibt keine einheitliche Methode in der Skoliosentherapie.* Es gibt keine gymnastische Behandlung, keine Extensionsbehandlung, keine Redressionsbehandlung, es gibt nur eine *individuelle* Behandlung, und wir sind genötigt, bald die eine oder die andere Behandlung zu wählen oder alle zusammenwirken zu lassen, wenn es dem Charakter des Falles entspricht. Auch sollte man sich darüber klar sein, daß nur jene Methoden gerechtfertigt sind, die den Patienten schonen und ihn in keinerlei Gefahren bringen. LORENZ pflegte mit Bezug auf die Skoliose zu sagen: *Die Behandlung darf nicht schlimmer sein als die Krankheit selbst.*

Aus praktisch-therapeutischen Gründen teilen wir die Skoliosen in 3 Grade ein. Zu den Skoliosen 1. Grades rechnen wir jene, bei welchen die Niveaudifferenzen relativ gering sind und bei welchen durch eine entsprechende Haltung die Verkrümmung selbst aktiv korrigiert werden kann. Zu den Skoliosen 2. Grades sind jene zu zählen, bei welchen bereits bedeutende Niveaudifferenzen vorhanden sind und bei welchen die Skoliose aktiv nicht mehr korrigiert werden kann, jedoch passiv nachgiebig ist. Skoliosen 3. Grades sind jene, bei welchen die Wirbelsäule in ihrer Verkrümmung vollständig starr fixiert ist.

Bei der Behandlung ist in erster Linie die *Hauptkrümmung* zu berücksichtigen, doch müssen unsere Maßnahmen so eingerichtet sein, daß durch die Korrektur der Hauptkrümmung nicht die Nebenkrümmungen verstärkt werden.

a) Behandlung der Skoliosen 1. Grades. Hier ist vorwiegend die *Gymnastik* am Platze. Es ist jedoch gänzlich verfehlt, dieselbe dem Turnlehrer zu überlassen. Die Turnlehrer leiten alle Fehlhaltungen und Fehlformen des Rückens von der Muskulatur ab. Nun wissen wir, daß die Ursache der Skoliose hauptsächlich in einer rachitischen Erweichung des Wirbelskelets beruht. Befindet sich dieser Erweichungsprozeß noch im floriden Stadium oder handelt es sich um einen spätrachitischen Nachschub und läßt man trotzdem die Kinder turnen, dann kann man beobachten, daß sich nach dem Turnen heftige Rückenschmerzen einstellen, und es können in der Folge ganz rapide Verschlimmerungen auftreten, die der Behandlung hernach große Schwierigkeiten bereiten.

Während des floriden Knochenprozesses muß die Wirbelsäule vollkommene Ruhe haben, ja das beste Mittel ist, solche Kinder während des schmerzhaften Stadiums ein leichtes Korsett tragen oder sie möglichst viel liegen zu lassen. Erst wenn die Schmerzen vollständig geschwunden sind, kann man mit der gymnastischen Behandlung wieder beginnen. Diese muß jedoch mit aller Vorsicht geschehen und jede Ermüdung des Kindes strenge vermieden werden. Bei der gymnastischen Behandlung der Skoliose kommt es nicht so sehr auf die Quantität der Übungen als vielmehr darauf an, daß die Übungen richtig und möglichst sorgfältig ausgeführt werden. Auch sollen die Übungen jedem Falle individuell angepaßt sein.

Die orthopädischen Turnübungen bei der Skoliose verfolgen im Prinzip den Zweck, durch ein *aktives* Redressement, die das Kind selbst vornimmt, eine Selbstkorrektur der Skoliose zu erzielen, die LORENZ als „funktionelle" Behandlung bezeichnet. Wie eine solche orthopädische Turnübung vorgenommen wird, soll an einem speziellen Beispiele gezeigt werden. Nehmen wir an, es handelt sich um eine *rechts*dorsale, *links*lumbale Skoliosis 1. Grades, dann führt das Kind folgende Übung aus: Es legt beide Hände mit verschränkten Fingern hinter den Kopf und senkt die *rechte* Schulter, wobei gleichzeitig die Schulter nach abwärts und hinten im Sinne einer Detorsion der Wirbelsäule gedreht wird. Durch diese Übung würde zwar die rechtsdorsale Skoliose korrigiert, aber die linkslumbale verstärkt werden. Zur aktiven Umkrümmung der linkslumbalen Skoliose senkt der Patient durch Beugung des *rechten* Kniegelenkes die rechte Beckenhälfte so weit als möglich herab, wodurch infolge der ziemlich straffen Verbindung des Kreuzbeines mit den Lendenwirbeln die linkskonvexe Lendenwirbelsäule nach rechts gedrückt wird. Es wird also das ⟩ der Wirbelsäule in ein umgekehrtes S verwandelt (Abb. 89 und 90). Diese beiden Übungen werden miteinander kombiniert und müssen bis zum vollständigen automatischen Ablauf wiederholt werden.

Handelt es sich um eine *links*dorsale und *rechts*lumbale Skoliose, dann wird in gleicher Weise die linke Schulter- und linke Knieübung ausgeführt. Bei einer rechtskonvexen Totalskoliose werden rechte Schulter und linkes Knie, bei einer linkskonvexen Totalskoliose die linke Schulter und das rechte Knie benützt. Durch fortgesetzte Übungen ist das Kind gegen fehlerhafte Ausführungen geschützt, so daß dann auch die häusliche Anwendung dieser funktionellen Therapie gestattet werden kann.

Ein sehr zweckmäßiges Mittel zur Kräftigung der Rückenmuskulatur und Mobilisierung der skoliotischen Wirbelsäule sind die KLAPPschen *Kriechübungen*. Durch Ausschaltung der Belastung und Rückkehr zum primitiven Bewegungsmechanismus gelingt es, die skoliotische Wirbelsäule während des Kriechens durch Vorsetzen von Hand und Knie der entsprechenden Seite und Beugung des Rumpfes in einen beliebigen Bogen einzustellen. Durch kon-

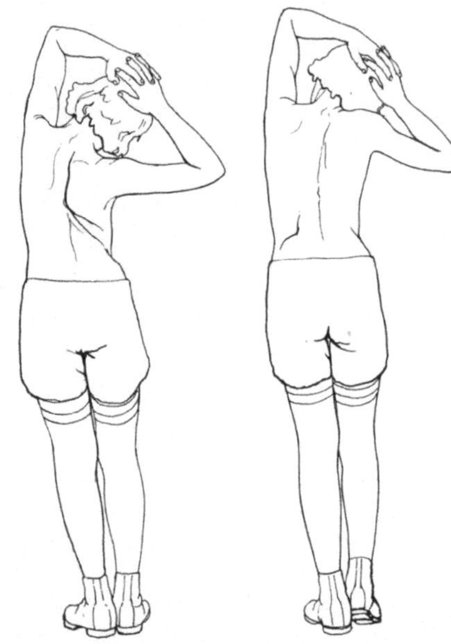

Abb. 89. Selbstredressierübung zur Korrektur einer rechtsdorsalen linkslumbalen Skoliose. Die rechte Schulter ist nach hinten und abwärts gedrückt, das rechte Knie gebeugt und dadurch die rechte Hüfte gesenkt.

Abb. 90. Dieselbe Übung schlecht ausgeführt. Die rechte Schulter ist hochgezogen; statt die rechte Hüfte zu senken, ist nur die rechte Ferse gehoben.

sequent fortgesetzte derartige Übungen wird der Widerstand der skoliotischen Wirbelsäule überwunden und bis zur aktiven Umkrümmung gesteigert. Diese Kriechübungen sind jedoch nur für einfache Totalskoliosen geeignet. Von den zahlreichen, durch Modifikationen komplizierten Kriechübungen wenden wir jene an, bei welcher auf der Seite der Konvexität der Krümmung die aufgestützte Hand dem gleichseitigen Knie genähert wird und der Kopf ebenfalls nach dieser Seite sich wendet, während der konkavseitige Arm nach vorne und das konkavseitige Bein nach rückwärts gestreckt wird. Durch eine vertikale

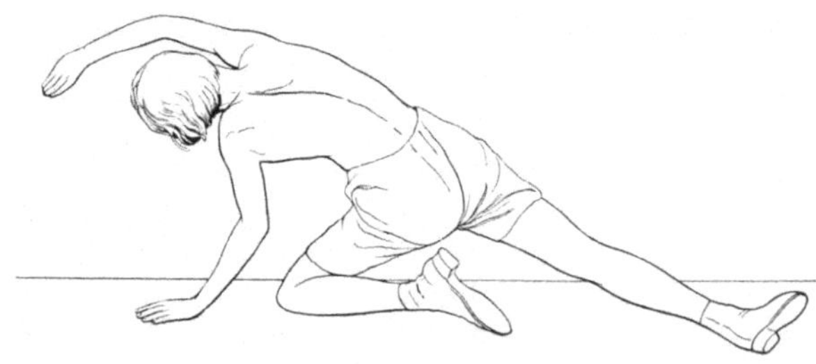

Abb. 91. KLAPPsche Kriechübung bei linksseitiger Totalskoliose.

Schwungbewegung des konkavseitigen Armes wird der Bogen des Rumpfes energisch auf dieser konkaven Seite in einen konvexen umgewandelt (Abb. 91).

Außer den geschilderten Übungen wird noch regelmäßig Rückenmassage zur Kräftigung der Muskulatur vorgenommen. Ferner lassen wir in solchen Fällen, namentlich wenn bereits deutlich sichtbare Niveaudifferenzen bestehen, wenigstens für die Dauer des Schulbesuches einen einfachen Geradehalter tragen (s. S. 84). Zweckmäßig läßt man den Schultergurt an der konvexen Seite etwas breiter formen und fester anziehen. Dieser Geradehalter soll lediglich dazu dienen, das Kind an seine Korrektionshaltung zu *erinnern*.

b) Viel schwieriger gestaltet sich die **Behandlung der Skoliose 2. Grades.** Hier kommt man mit der Gymnastik allein nicht weiter. Der Gedanke, durch ein forciertes Redressement die Skoliose umzukrümmen, verbietet sich schon wegen der Gefahr einer Dyspnoe und einer schweren Beeinträchtigung der Herztätigkeit. Diese Umkrümmung kann nur *allmählich* und nur mit der nötigen Rücksicht auf den Allgemeinzustand und die Empfindlichkeit des Patienten erfolgen. Als das beste Mittel muß die Anwendung des *Gipsmieders mit sukzessiver Detorsion des Rippenbuckels* angesehen

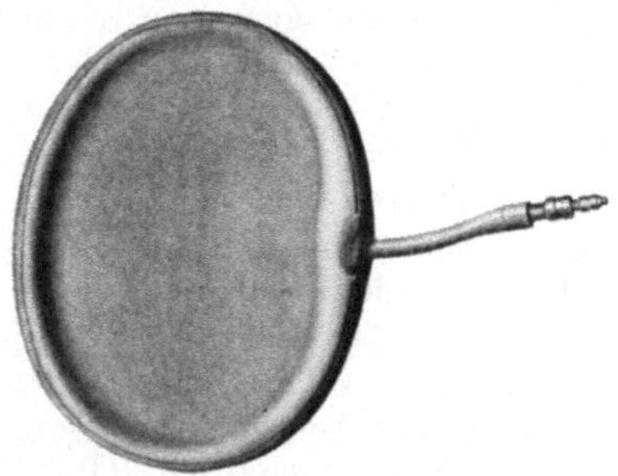

Abb. 92. Gummipelotte mit Fahrradventil zum Aufblasen.

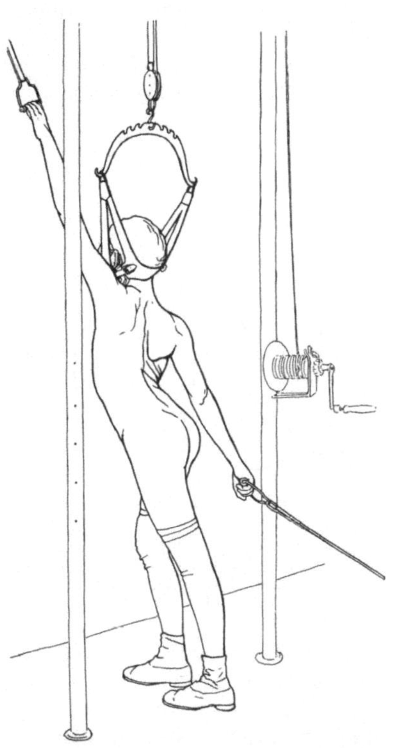

Abb. 93. Einstellung einer rechtsdorsalen-linkslumbalen Skoliose zum Anlegen eines Gipskorsetts. Die rechte Schulter ist nach hinten und unten gezogen, das Becken durch Vorsetzen des rechten Beines entgegengedreht (Fechterstellung nach ROEDERER).

werden. Die Detorsion des Wirbelsegments erfolgt, wie oben gezeigt, durch einen sagittal wirkenden Druck auf den rückwärtigen und gleichzeitig auf den vorderen Rippenbuckel (s. Abb. 88). Der Druck soll möglichst in der Region zwischen Rippenköpfchen und Rippenwurzel ausgeübt werden. Zur allmählichen Steigerung des Druckes hat man sich früher vielfach der Filzplatten bedient, die nach und nach über die konvexen Stellen zwischen Haut und Gipsverband eingeschoben wurden. Die Verwendung von Filzplatten hatte aber viel häufiger schwere und schlecht heilende Druckgeschwüre als Korrekturerfolge bewirkt. Wir haben daher ein Verfahren aufgenommen, das schon einmal — vor 25 Jahren (BADE, LUBLINUS) —, allerdings in untauglicher Form, für den gleichen Zweck versucht wurde, nämlich die *aufblähbaren Gummipelotten,* die sich uns sehr gut bewährt haben. Die Pelotten werden in verschiedenen Größen vollkommen luftdicht hergestellt, sind mit einem Schlauch und Fahrradventil versehen und können mittels einer gewöhnlichen Fahrradpumpe aufgeblasen werden (Abb. 92). Die in den Verband eingeschlossenen Gummipelotten haben die Aufgabe, auf die Rippenelevation in der Richtung $a—á$ bei gleichzeitiger Druckentlastung der deprimierten Fläche einzuwirken. Der ärostatische Druck der Luftpelotte verteilt sich gleichmäßig auf die ganze Fläche und die Gefahr eines Decubitus wird dadurch vermieden.

Um die Haut vor einer Maceration durch den Kautschuk zu schützen, sind die Pelotten in einer Rehledertasche eingehüllt, die an der Körperseite noch mit Frottierstoff überzogen ist.

Das Gipskorsett wird im Extensionsrahmen (ohne Suspension) am aufrecht stehenden Patienten, der eine möglichst detorquierende Haltung einnimmt, angelegt. Der Patient drückt die konvexe Schulter nach unten und hinten, wogegen das Becken durch Vorwärtsstellen des gleichseitigen Beines in entgegengesetzter Richtung gedreht und gesenkt wird (*Fechterstellung* nach ROEDERER[1]). Auf diese Weise wird die skoliotische Verkrümmung bis zu einem gewissen Grade aufgerollt. Es ist dabei nur zu beachten, daß durch die leicht vorgeneigte Stellung nicht die *Lende hyperlordosiert* wird. Beispiel: Bei rechtsdorsaler-linkslumbaler Skoliose faßt das Kind mit der rechten Hand die von unten kommende Handhabe, während die linke Hand hochgestreckt wird, gleichzeitig wird die rechtsseitige Beckenhälfte durch Vorschieben und Beugen des rechten Kniegelenkes gesenkt und in entgegengesetzte Richtung gedreht (Abb. 93). Der Patient erhält zunächst ein Trikotleibchen und über dem vorderen und hinteren Rippenbuckel je eine leere Gummipelotte angelegt. Darüber kommt der Gipsverband, der ziemlich kräftig sein muß, da er den Druck der aufgeblähten Pelotten aushalten soll. Unbedingt müssen auch beide Schultern mit in den Verband einbezogen werden. Es empfiehlt sich, eine entsprechende Anzahl von Gipslonguetten dachziegelartig in schräger Richtung von der konvexen Schulter zur gegenseitigen Beckenhälfte zu ziehen und mit zwei oder drei Schlußbinden diese Pflaster gut miteinander zu verbinden. Über den konkaven Stellen vorne und rückwärts werden große Fenster ausgeschnitten, um dem Thorax die Möglichkeit zu bieten, nach diesen Seiten auszuweichen (Abb. 94). Der Gipsverband bildet eigentlich nur das starre Gerüst zur Aufnahme der den Druck ausübenden Pelotten, die alle 8 Tage mit Luft nachgefüllt werden. Die Behandlung wird noch durch Übungen im Verbande, vor allem durch entsprechende Atemübungen unterstützt, wodurch die respiratorischen Kräfte zur Geltung kommen und die eingesunkenen Thoraxseiten möglichst zur Entfaltung gebracht werden.

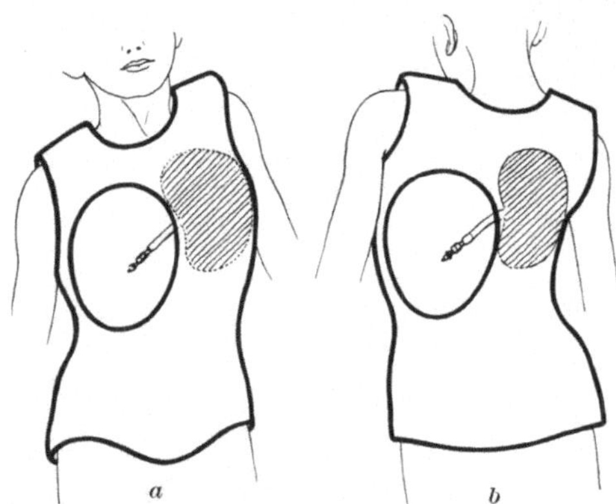

Abb. 94. Rechtsdorsale Skoliose im Gipsverband mit eingelegten Gummipelotten über dem vorderen und hinteren Rippenbuckel und großen ausgeschnittenen Fenstern über den konkaven Stellen. *a* von vorne, *b* von rückwärts gesehen.

Es ist sehr erwünscht, daß sich die Kinder während der Zeit der Behandlung viel in frischer Luft bewegen.

Die Dauer der Behandlung soll mindestens 2 Jahre betragen. Jedes abgekürzte Verfahren ist zwecklos. Am besten eignet sich der Herbst und Winter für die Gipsverbandbehandlung. Während der Sommermonate wird eine Pause eingeschaltet, die zur Kräftigung der Muskulatur durch Massage und durch gymnastische Behandlung benützt wird. Während dieser Zeit trägt der Patient einen leichten Geradehalter mit entsprechendem Gummizug über der konvexen

---

[1] ROEDERER-LEDENT: La pratique des déviations vertébrales. Paris: Gaston Doin 1926.

Seite, der nur den Zweck verfolgt, das gewonnene Resultat festzuhalten (Abb. 95). Im darauffolgenden Herbst wird die ganze Behandlung wiederholt. Daß für eine sorgfältige Nachbehandlung mit Gymnastik und Massage zu sorgen ist, versteht sich von selbst. Als Nachbehandlungskorsett genügt wieder der einfache Geradehalter, wie er während der Erholungszeit getragen wird.

Die Behandlung ist, wie aus der obigen Schilderung ersichtlich, praktisch und leicht durchführbar und stellt an die Duldsamkeit des Patienten die allergeringsten Anforderungen. Sie kann zur Gänze *ambulatorisch* vorgenommen werden und erfordert höchstens eine einmal wöchentliche Kontrolle.

In schwereren Fällen, bei denen die Wirbelsäule nicht genügend mobil ist, müssen wir dem Gipsverband noch eine entsprechende Vorbehandlung voraus-

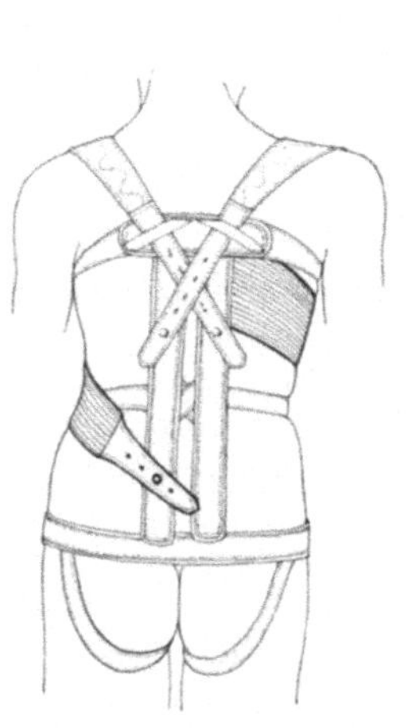

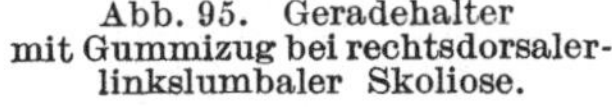

Abb. 95. Geradehalter mit Gummizug bei rechtsdorsaler-linkslumbaler Skoliose.

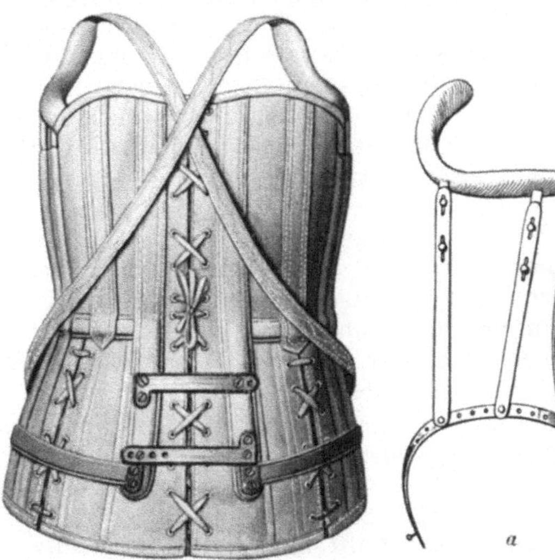

Abb. 96. HESSINGs Stoffkorsett mit Stahlgerippe für schwere Skoliosen. *a* Stahlgerüst zum HESSING-Korsett, linke Hälfte.

schicken. Diese besteht in einer Extensionsbehandlung auf der schiefen Ebene (s. S. 93), die in der Regel 14 Tage dauert. Hierauf wird sofort ein Gipsverband in der oben geschilderten Weise angelegt.

Mit dieser Behandlung lassen sich in den meisten Fällen recht zufriedenstellende kosmetische und funktionelle Resultate erzielen, insbesondere was die Abflachung des Rippenbuckels und die freie aktive Beweglichkeit der Wirbelsäule betrifft. Man muß sich allerdings darüber klar sein, daß wir mit der geschilderten Methode uns lediglich auf die Behandlung der Hauptkrümmung beschränken müssen und daß ein großer Teil des kosmetischen Effektes in der Korrektur der Gesamtrichtung, evtl. durch Ausbildung kompensatorischer Gegenkrümmungen besteht. Eine Änderung der Wirbelform selbst kann man auf diesem Wege nur bei kleinen Kindern, etwa bis zum 6. oder 7. Lebensjahr, erzielen, weil bei ihnen der Knochenumbau noch so lebhaft ist, daß er in normale Bahnen gelenkt werden kann.

c) Was die schwersten Formen der Skoliose, die **fixierten Skoliosen (3. Grades)** anbelangt, so erweisen sich ihnen gegenüber — das muß hier offen zugegeben werden — alle uns zur Verfügung stehenden Mittel als machtlos. Alle Bemühungen, auch diesen unglücklichen Fällen beizukommen, haben bisher nur bittere Enttäuschungen zur Folge gehabt. Damit soll jedoch nicht gesagt werden, daß ihre Behandlung vollkommen vernachlässigt werden soll. Gerade der hochgradige Skoliotiker bedarf zur Behebung seiner Beschwerden oft dringend der orthopädischen Behandlung, deren Ziel die Pflege der Muskulatur durch Massage und die Beseitigung der mitunter heftigen Schmerzen (Intercostalneuralgien usw.) ist. Die Behandlung dieser schwersten Formen der Skoliose ist allerdings ausschließlich die Frage eines gut gebauten Korsetts. Am besten hat sich das HESSINGsche *Stoffkorsett* bewährt, das seinen Zweck vollauf erfüllt, leicht ist und auch von empfindlichen Skoliotikern gut vertragen wird. Dieses HESSINGsche Korsett besteht im wesentlichen aus einem dünnen Stahlgerippe, das sich mittels der Hüftbügel am Darmbeinkamm des Beckens anlegt, während an den seitlich aufgesetzten Achselkrücken die Schultern eine wirksame Stütze und die Wirbelsäule die angestrebte Entlastung finden (Abb. 96). Allerdings ist diese Entlastung nur eine unvollkommene und kann nur einen Teil des Gewichtes übernehmen. Da die fixierten Skoliosen sich nicht mehr strecken lassen, ist ein allzu starkes Hochschieben der Achselkrücken schon aus kosmetischen Gründen unangebracht, weil dann der Kopf zwischen den Schultern einzusinken scheint.

Das Modell für das Stützkorsett wird in folgender Weise hergestellt: Der aufrecht stehende Patient wird in der GLISSONschen Schlinge leicht suspendiert und über der eingefetteten Haut, auf die man in der Mitte vorne eine Längswurst gelegt hat, werden die Gipsbinden angelegt, die der Rücken- und Beckenform gut anmodelliert sind. Der Verband wird nach dem Erhärten über der vorne angelegten Wurst aufgeschnitten. Das derart gewonnene Negativ wird ausgegossen und das nun vorliegende Positiv dient als Form für das Korsett. Durch Hohllegen der konkaven eingesunkenen Seite kann diese kaschiert und mit der anderen Seite ausgeglichen werden.

Mit wenigen Worten müssen wir noch einer schweren, allerdings seltenen Folgeerscheinung nach schwersten Kyphoskoliosen, auch solchen rachitischer Natur, Erwähnung tun, nämlich der *skoliotischen Lähmungen*. Wir selbst haben zwei derartige Fälle beobachtet und aus jüngster Zeit liegen bereits eine Reihe von diesbezüglichen Mitteilungen vor (JAROSCHY, GROBELSKI). Die Lähmungen haben den Charakter einer Kompressionsmyelitis, die durch eine Raumbeengung an der Stelle der stärksten Konvexität der Krümmung hervorgerufen wird (Kanalstenose).

Bei beginnenden Lähmungserscheinungen erweist sich die Dauerextension als die geeignetste Behandlung. Sie wird entweder in Horizontallage oder wenigstens stundenweise auf der schiefen Ebene durchgeführt (s. S. 93). In unseren beiden Fällen trat völliger Rückgang der Lähmungen ein. Allerdings erfordert die Rückbildung der Lähmungen oft längere Zeit, meist viele Wochen oder Monate. Beim Versagen der konservativen Therapie sind die Fälle der Laminektomie zuzuführen, die nach den vorliegenden Berichten zumeist von völligen Heilungen oder weitgehenden Besserungen gefolgt ist.

Andere Methoden. Als geniale Idee ist vor allem die Methode der „aktiven" Umkrümmung zu nennen, die von LORENZ schon vor vielen Jahren entwickelt und therapeutisch verwertet wurde. Es handelt sich dabei um eine Umstellung des Gleichgewichtes, die LORENZ durch Überkorrektur eines *einzigen* Segmentes, nämlich der *Lendenwirbelsäule,* erzielen wollte. Die gesetzte Gleichgewichtsstörung sollte automatisch korrektive Gleichgewichtsbestrebungen in dem skoliotischen Wirbelsäulenabschnitt auslösen. Die praktische Ausführung dieser equilibristischen Behandlungsmethode scheiterte aber, wie LORENZ selbst eingestand, an dem Umstande, daß es der Patient vorzog, die gesetzte Gleichgewichtsstörung nicht in der steifen skoliotischen Brustwirbelsäule, sondern in dem beweglichen Cervicalsegment zu verarbeiten, was zunächst zu einer Verschlimmerung der cervicalen Kompensationskrümmung führte. Nichtsdestoweniger ist dieses Prinzip in der Folgezeit von sehr namhaften Orthopäden wieder aufgenommen worden.

HAGLUND geht bei der Behandlung der Skoliosen von der Voraussetzung aus, daß die Wirbelsäulenverkrümmung durch äußere Einwirkung nicht beeinflußbar ist. Man kann durch von außen angreifende Kräfte die Rippen vorübergehend umformen, aber das Rückgrat wird davon nicht berührt. Nur die unterste Dorsal- und Lumbalregion kann durch verschiedene Haltungen dazu gebracht werden, die Form zu ändern. HAGLUNDs Behandlung besteht demnach darin, daß durch maximale seitliche Beugung die Lumbalskoliose ausgeglichen und in dieser Stellung durch einen Gipsverband, der bis zum Scheitelpunkt der Dorsalkrümmung hinaufreicht, fixiert wird. Ist der Schwerpunkt durch diese Stellung genügend weit seitwärts verlagert und versucht der Patient, sich nun aufzurichten, d. h. den Schwerpunkt und den Mittelpunkt der Unterstützungsfläche zurückzuverlegen, so tritt automatisch eine Korrektur der dorsalen Krümmung ein. Auf diese Weise wird „der Trieb, aufrecht zu gehen, vielleicht unser stärkster Trieb, als Therapeuticum" ausgenützt.

In neuerer Zeit hat wieder SCHEDE das alte LORENZsche Verfahren aufgegriffen. SCHEDE sucht das Ziel dadurch zu erreichen, daß er zuerst die Wirbelsäule durch die Extension lockert und korrigiert und diese Stellung dann im „aktiven" Gipsverband fixiert. Derselbe besteht aus einem kurzen Gipskorsett, welches zweizeitig angelegt wird. Zuerst wird das Becken in leicht nach vorne und nach der Seite der Konvexität geneigter Stellung eingegipst. Dann wird der Patient maximal nach der Konvexitätsseite und stark nach vorne geneigt und der untere Teil des Rippenbuckels miteingegipst, so daß der Verband fast den Scheitel der Hauptkrümmung erreicht. Dieses Korsett wird einige Male gewechselt und schließlich durch ein sehr exaktes, gutes orthopädisches Korsett ersetzt.

STEINDLER, der das Prinzip der Lockerung der kontrakten Krümmungen verwirft, sucht die Umformung der Wirbelsäule auf dem Wege kompensatorischer Gegenkrümmungen in den mobilen Abschnitten der Wirbelsäule zu erreichen, indem er Schultergürtel und Becken zum Angriffspunkt der Detorsion macht, die er entgegen der Richtung der primären Krümmung verdreht. Zur Anlegung des Gipsverbandes steht der Patient aufrecht, der Kopf ist in der GLISSON-Schlinge, jedoch ohne Extension. Besteht z. B. eine rechtsdorsale Hauptkrümmung, wird der linke Arm gehoben, der rechte gesenkt und die dazu gehörige Schulter im Sinne der Selbstkorrektur nach hinten gezogen. Das linke Bein wird entweder in eine Abduktion von 20^0 gebracht, oder man unterstützt das Gesäß mit einem Reitbänkchen derart, daß nur die rechte Gesäßhälfte darauf ruht, während die linke Gesäßhälfte und das linke Bein über dem Rand des Bänkchens heraus hängt. Der Gipsverband wird in dieser Stellung angelegt und schließt den linken Oberschenkel mit ein. Es folgt mehrmaliger Verbandwechsel und schließlich sind zur Erhaltung des Resultates durch Jahre fortgesetzte aktive Muskelübungen, ferner Geradehalter bzw. Stützkorsett notwendig.

Ein anderes Prinzip verfolgt das Verfahren von ABBOTT, der von der Voraussetzung ausging, daß die Behandlung der Skoliose auf jenem Wege geschehen muß, auf dem sie entstanden ist. Da sich nach seiner Ansicht die Skoliose aus der kyphotischen Haltung entwickelt, so muß sie auch in kyphotischer Krümmung korrigiert werden, um so mehr als in der Kyphose die Gelenkfortsätze voneinander abgehebelt sind und die Wirbelsäule beweglicher wird. Zu dem Zwecke wird der Patient in einen eigens konstruierten Redressionsrahmen gebracht und dort auf einer Hängematte derart an den Füßen aufgehängt, daß der Rücken maximal kyphosiert ist. In dieser Stellung wird mittels seitlicher

Redressionszüge die Seitenabweichung der Wirbelsäule überkorrigiert und ein Gipsverband angelegt. Nach Erhärten des Verbandes werden vorne und hinten über der Konkavität der Verkrümmung große Fenster ausgeschnitten, um Raum zur Atmung und Entwicklung der zurückgedrängten Thoraxseite zu gewinnen. Durch Einschieben von Filzlagen wird eine weitere Korrektur der Thorax- und Wirbelsäulendeformität bezweckt.

Wenn auch die ABBOTTsche Methode in ihren Resultaten einigermaßen enttäuscht hat, so hat sie uns doch gelehrt, die *respiratorischen Kräfte* als wirksames Hilfsmittel in den Dienst der Skoliosenbehandlung zu stellen.

GALEAZZI lehnt sich mit seiner Methode an das ABBOTTsche Verfahren an, indem er bei stärkerer Vorwärtsbeugung des Rumpfes am stehenden Patienten in einer von ihm angegebenen sehr komplizierten Apparatur die Umkrümmung der Wirbelsäule durchführt. GALEAZZI strebt vor allem eine Verlängerung und Abflachung der Lendenkrümmung und eine größere Exaktheit bei der Einstellung zum Verbande an. Seine Methode erfordert jedoch eine längere Vorbehandlung und während der Verbandperiode Aufenthalt in der Anstalt.

Daß mit all den genannten Verfahren in vielen Fällen gute Resultate zu erzielen sind, unterliegt keinem Zweifel, aber ebenso sicher ist, daß, welche Methode immer man anwendet, *nichts so wesentlich für den Erfolg ist, als die absolute Genauigkeit der Durchführung, die Intensität und die unablässige Wirkungsdauer der getroffenen Maßnahmen.*

Der Vollständigkeit halber seien noch die **operativen** Maßnahmen erwähnt, die zum Zwecke der Verbesserung der pathologischen Stellung der Wirbelsäule unternommen wurden.

Im Banne der Theorie von der aktiven Kontraktion der konkavseitigen Rückenmuskeln als Entstehungsursache der Skoliose wurden multiple Myotomien dieser Muskeln empfohlen. Diese Bemühungen waren selbstverständlich fruchtlos, ebenso wie die von VOLKMANN, HOFFA, TIETZE u. a. versuchte partielle Resektion des Rippenbuckels.

Vor wenigen Jahren hat KRUKENBERG die Durchschneidung der Muskulatur in modifizierter Form wieder aufgenommen. Er betont die Wichtigkeit der Kontraktur des M. psoas in der Pathologie der seitlichen Wirbelsäulenverkrümmung, weshalb er die Sehne des M. psoas in der Schambeinfuge durchtrennt. In anderen Fällen wurde durch eine Muskelplastik eine Änderung der Zugrichtung des M. obliquus externus herbeizuführen versucht.

Eine andere operative Methode stammt von RUSSEL-HIBBS und besteht darin, daß die Artikulation der Seitenfortsätze der Lamina und der Dornfortsätze zerstört wird, um auf diese Weise eine knöcherne Verschmelzung der Wirbelsegmente zu erzielen („Fusion Operation"). Diese Operation bedeutet wohl eine Fixation, jedoch keine Korrektur der Deformität und käme höchstens für die paralytischen Skoliosen in Betracht.

Von Interesse sind ferner die Versuche SAUERBRUCHs, auf operativem Wege der Skoliose beizukommen. Fußend auf der Erfahrung bei paravertebraler Rippenresektion in Fällen von pulmonaler Phthise und auf Grund der tierexperimentellen Untersuchungen seines Assistenten FREY, wurde in zwei Fällen von schwerer fixierter Skoliose auf der konkaven Seite die Rippe hart an der Wirbelsäule durchtrennt und die korrespondierenden Rippen der anderen Seite ebenfalls reseziert, um auf diese Weise die Wirbelsäule vollständig von ihrem starren Gefüge zu befreien. Dauernde Erfolge sind jedoch mit diesem Verfahren nicht erzielt worden.

Ein abschließendes Urteil über die Aussichten einer operativen Behandlung der Skoliose ist derzeit noch nicht zu fällen. Die bisher erzielten Erfolge sind allerdings wenig ermutigend. Fast alle Versuche, auf operativem Wege den fixierten Skoliosen beizukommen, *mußten* scheitern, weil sie stets nur *eine* Komponente der Deformität auszuschalten trachteten, den ganzen Komplex der asymmetrischen Knochengestaltung jedoch unberührt ließen. Eine solche Behandlung hätte nur dann Aussicht auf Erfolg, wenn sie die deformierten Wirbelkörper selbst umformen könnte, ein Wagnis, das bereits von WITTEK unternommen, aber noch zu keinen greifbaren Erfolgen geführt hat. Der Grundgedanke seines Versuches war der, durch Excochleation der konvexseitig gelegenen Wirbelepiphysen von der Bogenwurzel her eine konvexseitige Wachstumshemmung des Wirbelkörpers zu erzielen. Vor jeder Operation sollte man sich zunächst die Frage vorlegen, ob die Größe des Eingriffes auch im richtigen Verhältnis zur Schwere des Leidens steht.

6. Die paralytische Skoliose.

Sie kommt durch einseitige Lähmung der Rückenmuskeln, insbesondere der Erectores trunci — zumeist infolge Kinderlähmung — zustande und kann innerhalb weniger Monate zu schwerster Formveränderung der Wirbelsäule führen. Die Konvexität der Verkrümmung liegt meist nach der kranken Seite hin, kann jedoch zuweilen auch nach der gesunden Seite gerichtet sein, weil der Kranke zur Herstellung des Gleichgewichtes den Körper nach der gesunden Seite hinüberneigt. Zum Unterschied von der rachitischen Skoliose ist die paralytische Skoliose meist eine totale Skoliose; nur selten kommt es zur Entwicklung von Gegenkrümmungen.

Behandlung. Das geeignetste Mittel, um die skoliotische Wirbelsäule im entgegengesetzten Sinne zu beeinflussen, ist die *Lagerung im Gipsbett*. In den meisten Fällen wird das Gipsbett während der Nacht benützt, bei Tag geben wir ein Korsett, am besten ein HESSING-Stoffmieder (s. Abb. 96). Wichtig ist, daß sowohl Gipsbett als Mieder in starker *Überkorrektur* angefertigt werden. Daneben muß eine sorgfältige gymnastische Behandlung Platz greifen, die auf einer Kräftigung der Rückenmuskeln abzielt und die mit der bei der echten Skoliose angegebenen identisch ist (s. S. 95).

Die Aussichten der Behandlung bei der schweren paralytischen Skoliose sind im allgemeinen sehr ungünstige, weil mit den Formveränderungen die gestörte Leistungsfähigkeit der Muskulatur in verhängnisvoller Weise zusammentrifft. Deshalb kann nicht nachdrücklich genug betont werden, wie wichtig die Verhütung der Skoliose in der Zeit des regenerativen Stadiums der Lähmung ist und daß die Entstehung der Skoliose schon im Anfangsstadium mit allen Mitteln — durch ein korrigierendes Gipsbett, evtl. ein Korsett bei Tag, Massage und Elektrisieren — energisch bekämpft werden muß.

In Amerika wird bei schwerer paralytischer Skoliose die vorhin genannte Versteifungsoperation nach HIBBS ausgeführt. Wir selbst haben uns zu dieser eingreifenden Operation bei den an Poliomyelitis leidenden Kindern bisher noch nicht entschließen können.

7. Die statische Skoliose.

Sie entsteht durch Verkürzung eines Beines, z. B. bei der Hüftluxation, bei Adduktionskontrakturen der Hüfte nach Coxitis, ferner bei Verkürzung eines paralytischen Beines usw. Durch die Verkürzung senkt sich die gleichseitige Beckenhälfte und der lumbale Teil der Wirbelsäule erfährt eine seitliche Abweichung nach der verkürzten Seite.

Behandlung. Die aus der Verkürzung des Beines entstandene statische Skoliose ist durch Ausgleich der Längendifferenz des Beines entweder durch

einen erhöhten Schuh oder durch Behandlung der Grundursache zu beheben
und kann wenigstens in ihrem Fortschreiten aufgehalten werden.

8. Die ischiadische Skoliose.

Sie ist keine echte Skoliose, sondern nur eine Entlastungsstellung der Wirbelsäule, die durch den Schmerz hervorgerufen und zwangsläufig eingenommen
wird, um die Wurzel des N. ischiadicus an ihrer Austrittsstelle aus den Foramina
intervertebralia von Druck und Zerrung zu befreien. Da die lumbale Konvexität
der Wirbelsäule nach der kranken Seite gerichtet ist, pflegt die Wirbelver-
krümmung mit einer starken Seitenverschiebung des Rumpfes nach der gesunden
Seite einherzugehen (heterologe Skoliose). Viel seltener ist die Neigung des
Rumpfes nach der kranken Seite. Die Skoliose ist eine sehr hartnäckige Begleiterscheinung der Ischias, die in der Regel die Grundkrankheit überdauert und
sich nur langsam zurückbildet.

Die **Behandlung** fällt am Beginn des Leidens mit jener der Ischias zusammen (Schlammpackungen, italienische Kuren, evtl. epidurale Novocaininjek-
tionen). Redressierende Maßnahmen sind im Anfangsstadium nicht anzuraten.
Eine indirekte Behandlung, die von LORENZ empfohlen wurde, besteht darin,
die krankseitige Hüfte bis zum Knie und bis zu den Achselhöhlen mittels eines
Gipsverbandes ruhigzustellen. Nach dem Abklingen der Ischias ist jedoch
die Rumpfverschiebung durch Selbstredressierübungen (s. S. 95) energisch
zu bekämpfen.

9. Die Spondylitis tuberculosa.

Die Tuberkulose der Wirbelsäule tritt entweder in den Wirbelkörpern als
tuberkulöse Ostitis oder seltener als Erkrankung der Wirbelgelenke, Spondylarthritis tuberculosa im engeren Sinne, auf. Die Tuberkulose der Wirbelkörper
ist eine granulierende oder käsige. Die käsige Ostitis entsteht mit Vorliebe
auch an mehreren Wirbeln zugleich. Außer diesen beiden genannten Formen
kann sich in seltenen Fällen der spondylitische Prozeß auf die oberflächliche
Arrosion der Vorderfläche der Wirbelkörper beschränken und auf diese Weise
größere Strecken oder die ganze Länge der Wirbelsäule befallen (Spondylitis
superficialis nach HOFFA, infiltrierende progressive Tuberkulose nach KÖNIG).
Es ist jedoch nicht ausgeschlossen, daß es sich hierbei um ein Übergreifen des
Prozesses durch den auf der Vorderfläche der Wirbelsäule unter dem Ligamentum
longitudinale anterius hinabsenkenden Eiter handelt (WULLSTEIN).

Die Spondylarthritis tuberculosa ist relativ selten und entwickelt sich vorzugsweise an den ersten beiden Wirbelgelenken. Die Entstehungsart ist dieselbe
wie bei der Tuberkulose anderer Gelenke; man unterscheidet eine primär
synoviale und eine ossäre Form. Erkranken die ersten Halswirbelgelenke nur
einseitig, dann neigt sich der Kopf nach einer Seite (ossärer Schiefhals). Es
kann zu umfangreichen Zerstörungen kommen, die nicht nur den Zahnfortsatz,
sondern auch die Gelenkfortsätze betreffen.

Wie entsteht nun der für die Spondylitis tuberculosa so charakteristische
Gibbus ? Bei seiner Bildung spielt nicht nur der Krankheitsprozeß, sondern auch
die *Mechanik* der Wirbelsäule eine Rolle. Durch die Resorption der Spongiosa
wird die Tragfähigkeit des Knochens herabgesetzt, durch die Höhlenbildung im
Wirbel wird sie vollends untergraben. Dazu kommt noch, daß das auch in der
Umgebung des Knochenherdes befindliche Stützgewebe weich und malazisch
wird. Da der Krankheitsherd gewöhnlich im vorderen Teil des Wirbelkörpers,
welcher hauptsächlich von der Belastung betroffen wird, gelegen ist, wird dieser
auch vorne mehr zusammengedrückt, während der dorsale, durch die kräftigen
kompakten Pfeiler der Gelenkfortsätze gestützte Anteil dem Zusammenbruche

lange Zeit standhält. Daraus ergibt sich eine keilförmige Deformierung des Wirbelkörpers und hieraus der winkelige Gibbus (Abb. 97a).

Sind mehrere Wirbel erkrankt und zusammengesunken, dann kommt es zur Ausbildung eines arkuären Gibbus.

Die kyphotische Krümmung des Gibbus bewirkt durch die Gleichgewichtsbestrebungen des Rumpfes eine kompensatorische Lordosierung des supra- und infragibbären Wirbelsegmentes.

Die spondylitischen Abscesse. In der größten Mehrzahl der Fälle von Spondylitis kommt es zur Ausbildung von Abscessen. Sie sind in ungefähr 80% der Fälle röntgenologisch nachweisbar. Entsprechend dem häufigsten Sitz der primären Herde im vorderen Abschnitte des Wirbelkörpers bricht der Eiter vorne zu beiden Seiten des straffen Ligamentum longitudinale anterius durch und kommt im Röntgenbilde als „paravertebraler" Absceß zum Vorschein. Von hier aus breitet sich der Eiter, entsprechend dem geringsten Widerstande, aus und kann an der Oberfläche des Körpers weit ab vom Krankheitsherd als „Senkungsabsceß" hervortreten, wobei er gewissen, durch die anatomischen Verhältnisse präformierten Bahnen folgt (LOEFFLER). Nicht immer dringt der Absceß, dem Gesetze der Schwere folgend, nach abwärts, sondern zuweilen auch nach aufwärts vor. Bei allen seinen Wanderungen folgt jedoch der Eiter den Spalträumen der Gewebe, entlang dem lockeren Bindegewebe, das die großen Gefäße begleitet, oder den Fascien der Muskeln. Der Verlauf der Abscesse ist ein derart charakteristischer, daß man schon aus dem Sitz der Abscesse retrograd auf den Ort des Knochenherdes schließen kann.

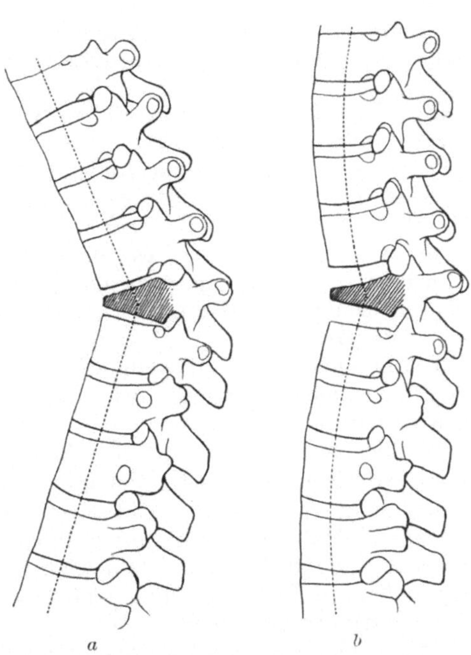

Abb. 97. Wirkung der Reklination auf den erkrankten Wirbelkörper. *a* keilförmige Deformierung eines Wirbelkörpers infolge Spondylitis tuberculosa. Winkliger Gibbus. *b* durch Reklination werden die benachbarten Wirbelkörper abgehebelt, der erkrankte Wirbelkörper entlastet, der Gibbus zum großen Teile ausgeglichen, der Rest durch eine supra- und infragibbäre Lordose kompensiert.

So kommt es bei Spondylitis der oberen Halswirbelsäule zur Bildung eines retropharyngealen und retroösophagealen Abscesses. Die Abscesse der unteren Hals- und oberen Brustwirbel können entlang den Intercostalgefäßen am Rücken zum Vorschein kommen. Der Eiter von der mittleren und unteren Brustwirbelsäule senkt sich gewöhnlich in die Psoasscheide und entwickelt sich zum Psoasabsceß. Charakteristisch für die Erkrankung des letzten Wirbels ist ein subfascialer Iliacalabsceß, der unter dem Ligamentum Pouparti im Gebiete des M. sartorius oder Rectus femoris sich vorwölbt.

Die spondylitischen Lähmungen. Die Schädigungen des Rückenmarks können auf mehrfache Weise zustande kommen:

1. Rein mechanisch durch winklige Abknickung der Wirbelsäule oder Dislokation einzelner Wirbel gegeneinander infolge Zusammenbruches. Im letzteren Falle kann die Kompression des Rückenmarks sogar plötzlich auftreten.

Diese sog. Deviationslähmungen sind jedoch relativ selten und kommen nach Kraske und Ménard in 2% der Fälle vor.

2. Durch den Druck der Granulations- und Eitermassen gegen das Rückenmark und seine Häute.

3. Durch das direkte Übergreifen der tuberkulösen Erkrankung auf die Rückenmarkhäute. Dies ist wohl die häufigste Ursache. Es kommt in diesen Fällen zu einer Peripachymeningitis oder Pachymeningitis tuberculosa.

Alle diese extra- und intraduralen Ursachen führen zu dem klinischen Bilde der sog. *Kompressionsmyelitis*, die in Wirklichkeit, wie bereits Strümpell nachgewiesen hat, gar keine Myelitis ist. Es handelt sich vielmehr zunächst um ein *Stauungsödem* in dem betreffenden Rückenmarksabschnitte, das sich als Folge des Druckes und der daraus sich entwickelnden Zirkulationsstörung ergibt. Dieses Stauungsödem des Rückenmarks kann lange Zeit bestehen, ohne daß es zu einer irreparablen Schädigung der Nervensubstanz kommt. *Daraus erklärt sich die überaus wichtige Tatsache, daß eine Drucklähmung bei Spondylitis auch nach langer Dauer vollkommener Rückbildung fähig ist.*

Unter den klinischen Erscheinungen der Leitungsunterbrechung steht die Motilitätsstörung in erster Reihe. Handelt es sich um eine unvollständige Unterbrechung, so kommt es zur spastischen Lähmung (mit Steigerung der Sehnenreflexe, Kloni, Spasmen usw.); ist die Kompression hochgradiger, dann tritt eine schlaffe Lähmung auf. Sensibilitätsstörungen stellen sich viel seltener und viel später ein.

Die Beteiligung des Rückenmarks äußert sich aber nicht nur in den „Rückenmarksymptomen", sondern auch in den „Wurzelsymptomen". Letztere werden entweder durch Kompression der Spinalnerven oder durch Übergreifen des entzündlichen Prozesses auf dieselben verursacht und bestehen gewöhnlich in Parästhesien, Hyperästhesien und neuralgischen Schmerzen.

Behandlung. Die orthopädische Behandlung der Spondylitis macht es sich zur Aufgabe, den erkrankten Wirbel gegen jeden Insult zu schützen und von dem auf ihm lastenden Druck zu befreien. Sie muß also für eine absolut exakte *Ruhigstellung* und eine möglichst vollständige *Entlastung* der erkrankten Wirbelpartie Sorge tragen.

Auf welche Weise und wieweit kann die Entlastung der Wirbelsäule durchgeführt werden? Zur Erreichung der Entlastung wäre die Extension das einfachste Mittel. Vergegenwärtigen wir uns die Wirkung, welche die Extension der Wirbelsäule auf die Wirbelkörperreihe ausübt, so ist es klar, daß die Zugkraft zunächst nur dazu verwendet wird, die normalen Sagittalkrümmungen der Wirbelsäule auszugleichen. An dem kyphotischen Dorsalteil der Wirbelsäule werden die Wirbelkörper auf diese Weise voneinander abgehebelt; an den lordotischen Abschnitten der Wirbelsäule, am Hals und an der Lende werden hingegen die Wirbelkörper durch die Streckung aneinandergepreßt. Für den lordotischen Teil der Lendenwirbelsäule und für das untere Dorsalsegment wird also der Druck auf den erkrankten Wirbelkörper nicht durch Extension, sondern durch *Reklination*, d. h. Rückwärtsbiegen des betreffenden Wirbelsäulenabschnittes aufgehoben (Abb. 97a und b). Für den Bereich der mittleren und oberen Dorsalwirbel verdient jedoch die Extension gegenüber der Reklination den Vorzug. An der Halswirbelsäule hat die Reklination den Nachteil einer unerträglichen Kopfhaltung. Man wird daher bei Spondylitis der Halswirbelsäule ebenfalls die Extension anwenden.

Hervorzuheben ist, daß sowohl die Extension als auch die Reklination lediglich den Zweck verfolgen, eine *mäßige* Entlastung, nicht jedoch eine Diastase der Wirbelkörper herbeizuführen. Dies würde nämlich den natürlichen Heilungsvorgängen des Prozesses entgegenwirken und die knöcherne Verschmelzung, die in den meisten Fällen erst die Ausheilung gewährleistet, verhindern. Auch bezüglich des Gibbus ist zu bemerken, daß derselbe nur bis zu einem gewissen Grade verhindert werden *kann und soll*. Die Größe des Gibbus ist von dem im Wirbelkörper gesetzten Substanzverlust abhängig. Ist der Krankheitsherd von geringer Ausdehnung, so kann die Gibbusbildung vollständig vermieden werden. Ebensowenig wird es zur Gibbusbildung kommen, wenn sich der Prozeß nur an der Oberfläche der Wirbelkörper oder in den Bandscheiben ausbreitet. Bei größerer Kavernenbildung ist jedoch die Gibbusbildung selbst bei vollkommener Ausschaltung der Belastung schon infolge der Muskelwirkung unvermeidlich, doch soll sie bei einem bereits vorhandenen, durch den Krankheitsprozeß gesetzten Defekt nicht über den Umfang hinausgehen, der dem Defekt entspricht.

Das Ziel unserer mechanischen Therapie ist es also, durch Ruhigstellung und Entlastung den erkrankten Wirbel von dem auf ihm lastenden Druck zu befreien und die mit dem Prozeß verbundene Gibbusbildung auf das unumgängliche Maß zu beschränken.

Zur Durchführung unserer orthopädischen Behandlung stehen uns zwei Maßnahmen zur Verfügung:

1. die Lagerung im LORENZschen Gipsbett,
2. die portativen Verbände und Apparate.

Maßgebend für die Wahl unserer Hilfsmittel sind die *Schwere* der Erkrankung und der *Sitz* des Krankheitsherdes.

Das LORENZsche Gipsbett.

Im beginnenden aktiven Stadium der Spondylitis müssen die Prinzipien der Fixation und Entlastung ganz besonders exakt zur Durchführung gelangen, schon um den Kranken von seinen Schmerzen zu befreien und einer Gibbusbildung vorzubeugen. Die einfache Horizontallagerung im Krankenbett, wie sie noch vielfach in Sanatorien und Heilstätten angewendet wird, genügt keineswegs, da hiebei die Ruhigstellung und Entlastung der erkrankten Wirbelpartie eine unzulängliche ist.

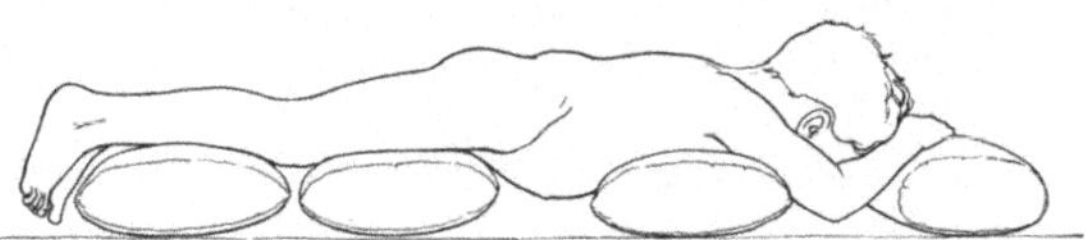

Abb. 98. Lagerung zur Anfertigung des LORENZschen Reklinationsgipsbettes bei lumbaler Spondylitis.

Bei florider Tuberkulose der Halswirbelsäule, der oberen Brustwirbel, aber auch in schwereren Fällen von lumbaler Spondylitis sind die Prinzipien der Fixation und Entlastung durch kein Verfahren in so vollkommener Weise zu erzielen wie durch das LORENZsche Gipsbett. Gegenüber anderen Lagerungsmethoden hat das Gipsbett vor allem den Vorteil, daß es außer der exakten Fixation nicht nur die Anwendung der Reklination, sondern auch die der Extension gestattet.

Die Herstellung des Reklinationsgipsbettes geschieht in folgender Weise: Der Patient wird in Bauchlage auf Rollkissen oder Fensterpolster derart gelagert, daß je eines unter die Stirne, Schultern und Hüfte zu liegen kommt. Die Kissen verteilt man in der Weise, daß die erkrankte Wirbelpartie hohl liegt und sich leicht von selbst rekliniert (Abb. 98). Unruhige Kinder müssen an Händen und Füßen gehalten werden. Man achte darauf, daß nicht durch Anspannen der Rückenmuskulatur die angestrebte Reklination verhindert werde. Bei Erwachsenen sei man mit der Bemessung der Reklination etwas vorsichtiger, da eine zu hochgradige Reklination wegen der damit verbundenen Zerrung der Wirbelbänder schlecht vertragen wird. Die Anfertigung des Gipsbettes geschieht im übrigen in der gleichen Weise wie auf S. 86 beschrieben.

Ist bei einer hochsitzenden Spondylitis nicht nur eine Reklination, sondern auch eine Extension beabsichtigt, dann wird in das obere Ende des Gipsbettes ein „Jurymast" miteingegipst, der einen Querbügel trägt, an dem der Kopf des Patienten mittels einer Glissonschen Schlinge befestigt wird. Zur Erzielung einer Gegenextension muß dieses „Extensionsbett" mit einer entsprechenden Neigung schräg gestellt werden, damit das Eigengewicht des Körpers den Gegenzug bewirkt (Abb. 99). Die Beine des Patienten bleiben frei. Nur unter ganz besonderen Umständen, z. B. bei beginnenden Kontrakturen, erscheint es wünschenswert, auch die Beine zu extendieren. Es geschieht dies am besten mit Hilfe von gut gepolsterten Ledergamaschen, an die man ein leichtes Gewicht anhängt. Das „Umbetten" erfolgt in der Weise, daß man den Kranken vorsichtig mitsamt dem Gipsbett auf den Bauch legt

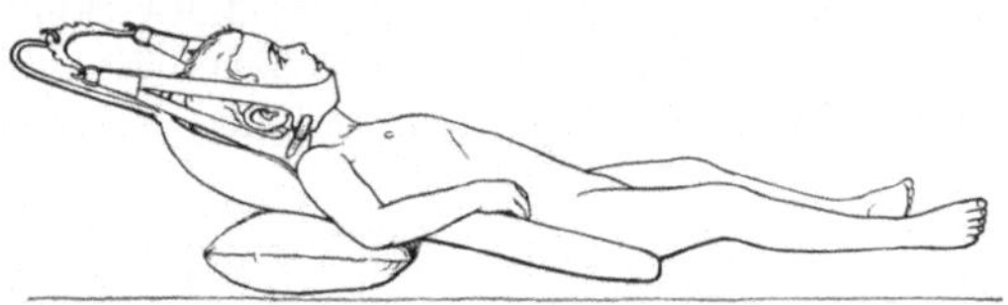

Abb. 99. Hochdorsale Spondylitis im „Extensionsbett" mit Jurymast und Glissonscher Kopfschlinge. Zur Erzielung der Extension wird das Bett schräg gestellt.

und das Gipsbett wie einen Rückenschild abhebt. Nach Auswechseln des Leintuches wird das Gipsbett wieder angelegt und der Patient wieder in die Rückenlage zurückgebracht.

Die Wirkung des Gipsbettes äußert sich zumeist in prompter Abnahme der Schmerzen. Die Patienten erholen sich demgemäß zusehends. Ein besonderer Vorzug ist es auch, daß die Kranken im Gipsbett ohne Veränderung ihrer Lage leicht transportabel sind. Kinder können ins Freie gebracht werden, indem man sie samt dem Gipsbettchen in den Kinderwagen legt.

Fehler des Gipsbettes. Ebenso wie ein gut passendes Gipsbett einen wahren Segen für den Kranken bedeutet, kann es auch eine Quelle unerträglicher Beschwerden sein, wenn die Form nicht entspricht und wenn Unebenheiten einen Druck verursachen. Es ist deshalb bei der Anfertigung des Gipsbettes die allergrößte Sorgfalt notwendig. Etwaige Unebenheiten sollen ausgeglichen, auch die Achselränder revidiert werden, ob sie entsprechend weit sind, evtl. muß die Polsterung verstärkt werden. Andauernde Schmerzen in der Wirbelsäule selbst sind ein Zeichen, daß die Reklination zu stark ist; es bleibt dann nichts anderes übrig, als ein neues Gipsbett mit verminderter Reklination anzufertigen.

Wie lange ist das Gipsbett anzuwenden? Im allgemeinen gilt als oberster Grundsatz, daß die *Spondylitis vom Beginn des Leidens und während der entzündlichen Einschmelzung des Knochengewebes im Gipsbett behandelt werden und die ambulante Behandlung mittels portativer Verbände erst mit beginnender Konsolidierung der Wirbelsäule Platz greifen soll.* Es ist jedoch klar, daß diese Frage nicht schablonenhaft beantwortet werden kann. Manche Fälle von Spondylitis verlaufen so gutartig, daß die Behandlung mit dem Gipsbett schon nach kurzer Zeit überflüssig erscheint und zur ambulanten Behandlung übergegangen werden kann; andere Fälle brauchen wieder lange Zeit, bis die floriden Erscheinungen geschwunden sind. In der Regel wird man mit einer 3—6monatlichen Behandlung im Gipsbett auskommen, falls keine Komplikationen hinzugetreten sind.

Bei den schweren Fällen sollte die Gipsbettbehandlung nicht eher aufgegeben werden, bis nicht der schmerzhafte Belastungsdruck beim probeweise aufgestellten Patienten vollkommen geschwunden ist. Sicher ist, daß eine etwas längere Ausdehnung der Horizontallage dem Patienten viel weniger Schaden bringt als ein zu frühes Aufstehen. In der Regel halten wir die Patienten zunächst noch eine Zeitlang des Nachts im Gipsbette und lassen die portativen Apparate nur tagsüber tragen. Eine länger dauernde Anwendung des Gipsbettes

kommt nur bei intensiv fortschreitender Destruktion, schlechtem Allgemeinzustand, bei Abscessen und bei Lähmungen in Frage. Gerade bei den Lähmungen
stellt das Gipsbett ein souveränes Mittel dar, das durch kein anderes zu ersetzen ist.

Das Gipsmieder.

Es kommt für jene Fälle von lumbaler Spondylitis in Betracht, die von
vornherein relativ milde verlaufen und keine intensive Schmerzhaftigkeit
zeigen, ferner, wie bereits erwähnt, nach *Entfernung des Gipsbettes*, wenn die
floriden Erscheinungen soweit ab-
geklungen sind, daß man zur ambulanten Behandlung übergehen
kann. Die Art des Verbandes
richtet sich nach dem *Sitz* der
Erkrankung.

Bei der *lumbalen* Spondylitis,
dem häufigsten Sitz der Wirbel-
tuberkulose, sind Fixation und
Reklination von vornherein auch
mit Hilfe eines Gipsmieders exakt
durchzuführen. Das Gipsmieder
hat seine Stützpunkte hauptsächlich am Becken, am Sternum und
an den Seiten des Gibbus. Ebenso
wie bei der Herstellung des Gipsbettes soll auch beim Anlegen des
Gipsmieders besonders auf die re-
klinierte Stellung des Patienten
geachtet werden. Auch hier muß
man sehr vorsichtig sein und darf
dem Kranken nur so viel Reklination zumuten, als er schmerzlos vertragen kann.

Kinder werden in *Reklinationsschwebe* gebracht, indem der Kopf
des Kindes in einer GLISSONschen
Schlinge suspendiert wird. Mit den
Händen hält sich das Kind entweder am Bogen des Gehänges
oder an eigenen Handgriffen fest.

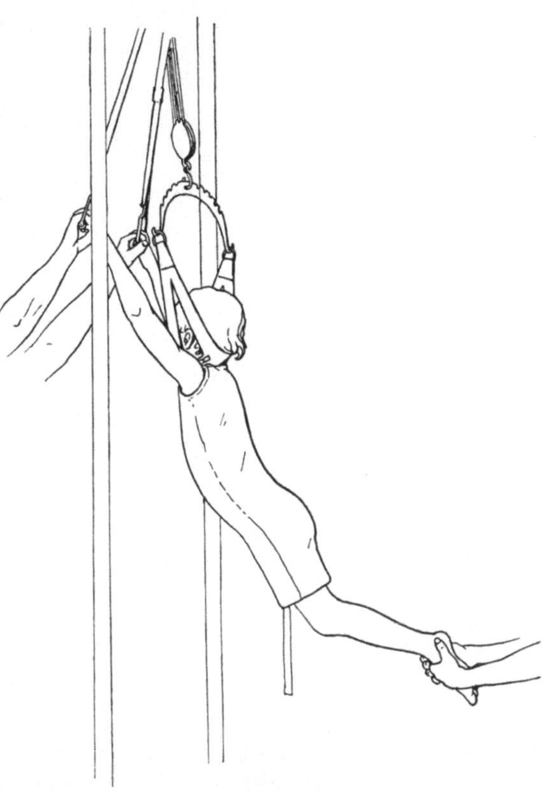

Abb. 100. Anlegen des Gipsmieders
in Reklinationsschwebe.

Während nun eine Schwester die Hände des Kindes an den Handgriffen sichert,
nimmt eine zweite Schwester die Füße des Kindes so weit zurück, daß das
Kind in leicht lordotischer Stellung frei schwebt (Abb. 100). In dieser Stellung
wird der Gipsverband rasch angelegt.

Das Kind erhält ein Trikotleibchen, in dasselbe werden „Kratzbändchen"
eingelegt, die später zur Reinigung der Haut dienen. Über dem Trikot wird
der Körper mit einer Lage Tafelwatte umwickelt und die prominenten Stellen
über Kreuzbein und Spinae durch Auflegen von Wattepolster noch besonders
geschützt. Man vermeide dicke Wattierung, weil sonst der Verband später
locker wird und „rutscht". Die Watte wird mittels einer Calicotbinde befestigt, hierauf werden die Gipstouren angelegt, durch seitliche Longuetten
verstärkt und der Verband vor dem Erhärten über dem Beckenkamm und hinten
zu beiden Seiten der Wirbelsäule gut anmodelliert. Die richtige Dicke des

Verbandes zu treffen ist Sache der Übung. Nach dem Erhärten des Verbandes wird derselbe entsprechend den Achselhöhlen und Hüftbeugen so weit aus-geschnitten, daß der Patient anstandslos sitzen kann. Über der Magengegend wird ein großes Fenster ausgenommen. Auch der Gibbus wird durch einen schmalen Ausschnitt freigemacht, der durch ein Wattepolster ausgefüllt und mit Blaubinden geschlossen wird.

Durch das Gibbusfenster kann man Filzstücke zu beiden Seiten der Dornfortsätze einschieben und auf diese Weise einen dauernden, langsam sich steigernden Druck auf die Gegend des Gibbus ausüben und denselben bis zu einem gewissen Grade weiter korrigieren (Abb. 101).

Bei *Erwachsenen* wird man auf Beseitigung des Gibbus weniger Gewicht legen als darauf, eine möglichst exakte Fixation zu erzielen. Die Schwebe ist hier nicht anwendbar. Man läßt den Patienten

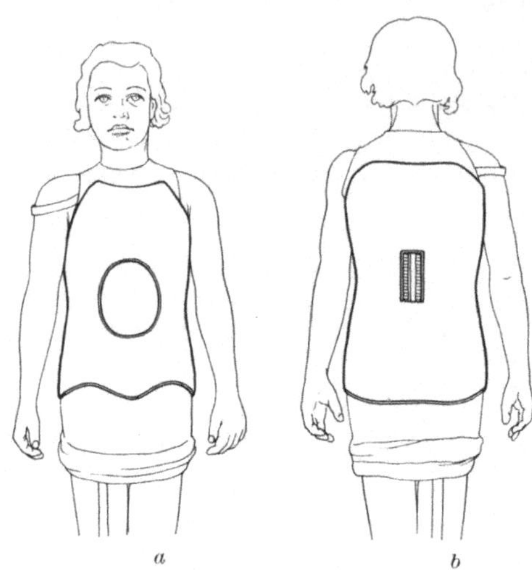

Abb. 101. Gipsmieder bei lumbaler Spondylitis mit Trikotleibchen und Kratzbändchen. *a* von vorne, *b* von hinten mit Gibbusfenster und eingeschobenen Filzstücken.

beim Anlegen des Verbandes in mäßiger Suspension stehen und fordert ihn auf, sich möglichst kreuzhohl zu halten.

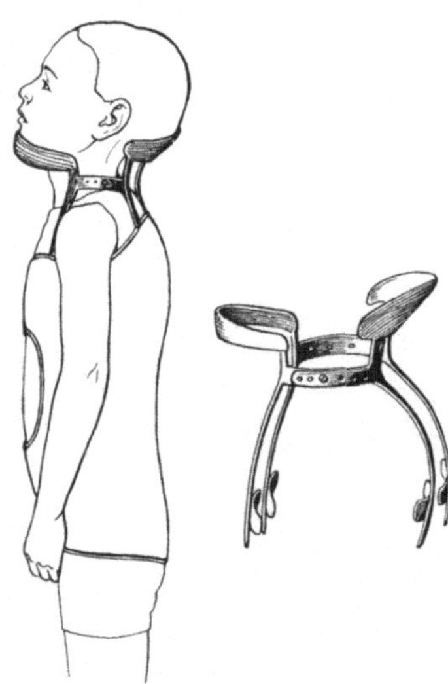

Abb. 102. Kinn-Hinterhauptstütze zum Eingipsen an das gewöhnliche Gipsmieder bei hochsitzender Spondylitis. In diesem Falle wird das Gipsmieder nicht in Reklination, sondern in gestreckter Stellung angelegt.

Während sich die mechanische Behandlung der lumbalen Spondylitis relativ einfach gestaltet, ergeben sich, sobald der Krankheitsprozeß im *Dorsalabschnitt*, namentlich im oberen Dorsalsegment gelegen ist, schon erhebliche Schwierigkeiten. In letzterem Falle ist das einfache Gipskorsett völlig unzureichend. Es kann nur noch als Fundament dienen, das den eigentlichen Stützapparat zu tragen hat. Der CALOTsche Kopf-Rumpfverband entspricht, in exakter Weise angelegt, diesen Anforderungen, doch ist die Ausführung desselben sehr kompliziert, außerdem ist er so voluminös, daß er vom Patienten nur als eine Erschwerung seines Zustandes empfunden wird.

Wir bedienen uns in diesen Fällen mit bestem Erfolge einer *Kinn-Hinterhauptstütze*, die als Ansatzstück mit dem Gipsmieder fix verbunden wird. Der Apparat besteht aus zwei Teilen, aus einem Kinn- und einem Hinterhauptteil, die miteinander verschraubt werden. Am unteren Ende tragen beide Teile Klammern, die mittels Blaubinden am Gipsverband zu befestigen sind (Abb. 102). Dieses Ansatzstück hat gegenüber dem CALOTschen Verbande noch den Vorteil, daß es verstellbar ist, die Extension daher nach und nach gesteigert werden kann; sein Nachteil ist, daß es vom Bandagisten erst angefertigt werden muß.

Da es bei hochdorsalem Sitz der Spondylitis weniger auf Reklination als auf Extension ankommt, wird in diesem Falle das Gipsmieder nicht in reklinierter, sondern in *gestreckter* Stellung angefertigt. Die gleiche Behandlung gilt für die Spondylitis der unteren Halswirbel.

Befindet sich die Erkrankung im Bereiche der mittleren und oberen *Halswirbel,* dann ist es nicht mehr nötig, den Stützpunkt für die Extension bis in das Becken zu verlegen. In diesen Fällen fertigt man eine *Gipskrawatte* an. Ihre Anlegung geschieht in folgender Weise: Während der Kopf des auf einem Stuhle sitzenden Patienten von einem Assistenten extendiert wird, legt

man ein entsprechend langes und breites Gipspflaster um den nackten Hals des Patienten (Abb. 103). Das Gipspflaster schmiegt sich vollkommen den Grenzen der Halspartie und des Kinns an. Am nächsten Tage wird der Gipskragen abgenommen, die Ränder mit Watte gepolstert und mit Calicotbinden umwickelt (Abb. 104). Durch Aufpolstern kann die Extension noch allmählich gesteigert werden, nur ist darauf zu achten, daß der Mund genügend weit geöffnet werden kann. Diese einfache schmale

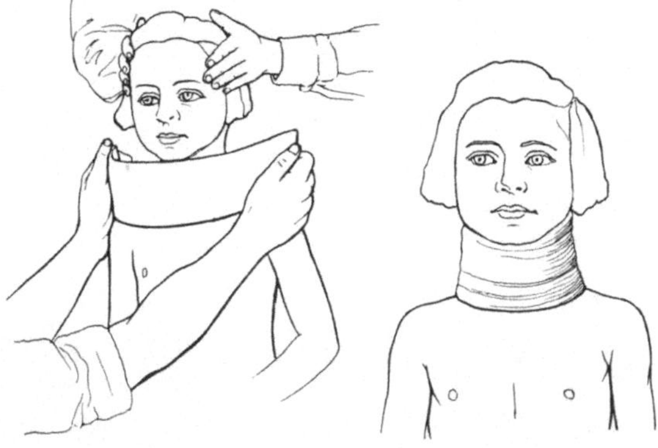

Abb. 103. Anlegen einer Gipskrawatte bei cervicaler Spondylitis.

Abb. 104. Die Gipskrawatte im fertigen Zustand.

Gipskrawatte ist viel leichter und wirksamer als die üblichen voluminösen und dem Kranken sehr lästigen, bis auf den Thorax reichenden Halskrawatten.

In der Regel werden die Gipsmieder alle 3 Monate erneuert. Die Abnahme des Verbandes hat stets unter größter Vorsicht, womöglich in liegender Stellung des Patienten zu erfolgen. Die Haut wird mit Borvaselin eingesalbt, der Verband provisorisch angewickelt; am nächsten Tag reinigt man die Haut mit Benzin und legt den neuen Verband an.

Die Behandlung mit Gipsverbänden wird so lange fortgesetzt, bis die Konsolidierung der erkrankten Wirbelpartie erfolgt oder wenigstens angebahnt ist. Ist dieses Stadium erreicht, was gewöhnlich 1—2 Jahre dauert, dann kann man zu einem abnehmbaren Leder- oder Stoffkorsett übergehen. Diese Apparate sind nur für die Zeit der Nachbehandlung am Platze.

Fehler des Gipsmieders. Ein Fehler ist es, wenn das Gipskorsett nach oben oder unten zu kurz ist. Manchmal sieht man Gipsmieder, die nur *bis* zum Gibbus hinaufreichen. Es ist klar, daß ein solcher Verband keine stützende oder entlastende Wirkung ausüben kann. Auch verliert das Korsett die entlastende Wirkung, wenn man bei den Achseln zu viel ausschneidet. Druckgeschwüre lassen sich durch glattes Anlegen der Binden und durch Polsterung der prominenten Skeletteile mit Sicherheit vermeiden. Besonders empfindlich sind die Dornfortsätze über dem Gibbus, daher darf der Druck niemals auf diese selbst, sondern nur zu ihren beiden Seiten ausgeübt werden, da sonst sicher Decubitus entsteht.

Nachbehandlung. Auch nach Abheilung des Prozesses und selbst nach vollständiger Konsolidierung empfiehlt es sich, die Wirbelsäule während längerer Zeit durch genau passende *Korsette* zu stützen und vor Insulten zu bewahren. Die Reklination kann im Korsett gemildert werden. Selbstverständlich werden die Korsette abnehmbar gemacht. Sie bestehen in der Regel aus einem Stahl-

gerippe und einer leder- oder celluloidfixen Bespannung und werden vom
Bandagisten nach einem genau passenden Modell hergestellt. Wegen der besseren
Fixation sind die vollgespannten Korsette den Apparaten aus bloßem Stahl-
gerippe vorzuziehen. Die Technik des Modells entspricht den im allgemeinen
Teil beschriebenen Modalitäten (s. S. 14). Die Linienführung des Stahlge-
rippes, das sich auf den Hüftbügel aufbaut, ist aus Abb. 105 ersichtlich. Die
Rückenschienen laufen neben den Dornfortsätzen und sind mit einer Gibbus-
pelotte unterlegt. Vorne ist das Korsett durch eine Stoffschnürung geschlossen.
Soll das Korsett allen Anforderungen entsprechen, muß es möglichst starr sein,
an der Taille gut sitzen und mit Achselkrücken versehen werden. Das Leder

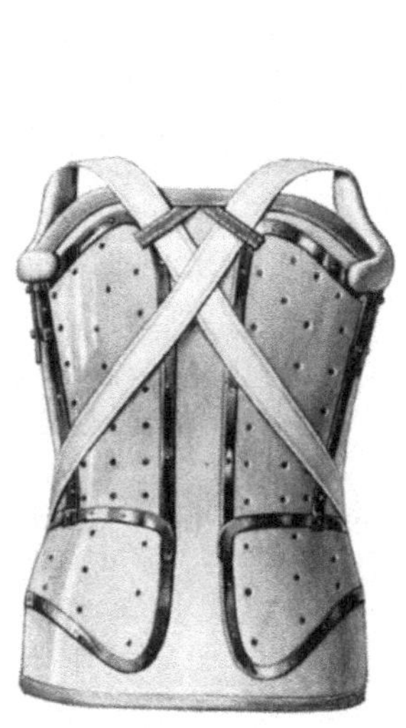

Abb. 105. Vollgespanntes
Celluloidmieder mit
Stahlgerippe.

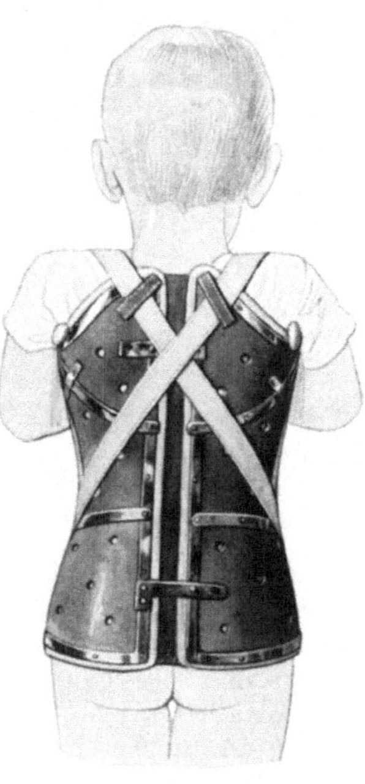

Abb. 106. Lederkorsett aus
Stahlgerippe mit verstell-
baren Querverbindungen für
Kinder.

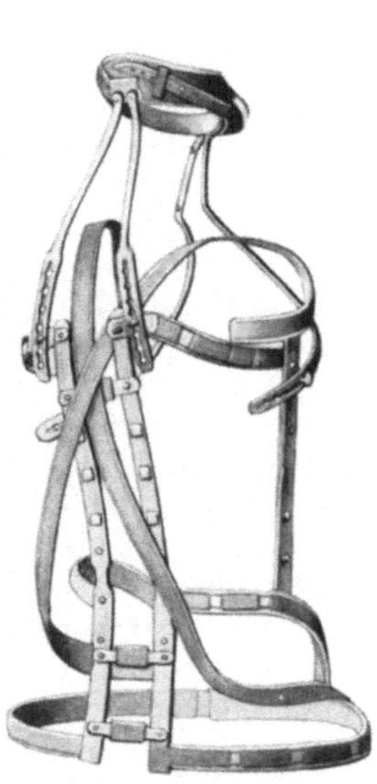

Abb. 107. Stahlgerippe mit verstellbarer Kinn-Hinterhauptstütze zur Nachbehandlung bei
hochdorsaler Spondylitis.

oder Celluloid soll, damit die Hauttranspiration nicht behindert ist, durchlocht
und schließlich das Mieder möglichst leicht sein. Für Kinder wird das Korsett,
um es entsprechend dem Wachstum vergrößern zu
können, aus zwei Teilen hergestellt, die durch Stahl-
spangen miteinander verbunden sind (Abb. 106). Bei
alten Leuten und sehr empfindlichen Patienten kann
man statt des Leders Stoff verwenden. Die Konstruktion ist jedoch die gleiche wie beim Lederkorsett.

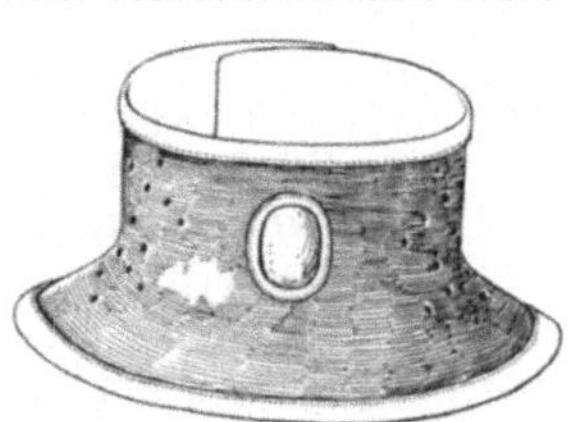

Abb. 108. Lederkrawatte zur
Nachbehandlung der cervicalen
Spondylitis.

Ebenso wie das Gipsmieder ist auch das hier
beschriebene Leder- oder Celluloidkorsett ungenügend, wenn der Prozeß in den oberen Abschnitten
der Brustwirbelsäule gelegen ist. In diesem Falle wird
das Korsett mit einer verstellbaren Kinn-Hinterhaupt-
stütze versehen. Als Korsett dient das Stahlgerippe ohne Bespannung (Abb. 107).
Für die cervicale Spondylitis der mittleren und oberen Halswirbel verwendet man
zur Nachbehandlung einen der Gipskrawatte analogen Lederkragen (Abb. 108).

Das Korsett läßt man 1 Jahr, mitunter auch noch länger tragen, so daß die ganze Behandlung mit der Nachbehandlung insgesamt etwa 3—4 Jahre dauert. Erst wenn die Wirbelsäule ihre selbständige Tragfähigkeit wieder in vollem Maße gewonnen hat, ohne auf die normale Beanspruchung im geringsten zu reagieren, kann man den Prozeß als geheilt betrachten. Aber auch dann ist Vorsicht geboten. Man geht probeweise vor, indem man das Korsett zuerst einige Stunden des Tages, nach einiger Zeit halbe Tage wegläßt, und erst wenn dieses schmerzlos vertragen wird, kann es vollständig entfernt werden.

Behandlung der spondylitischen Abscesse. Die sachgemäße Behandlung der Abscesse ist für die Prognose der Spondylitis von größter Bedeutung. Die Erfahrung lehrt, daß selbst ausgedehnte paravertebrale Abscesse bestehen können, ohne irgendwelche Beschwerden zu verursachen. Auch können größere Abscesse bei strenger Ruhigstellung spontan verschwinden, indem sie entweder resorbiert werden oder verkalken. Zur Eröffnung eines spondylitischen Abscesses liegt also insolange kein Anlaß vor, als derselbe keine heftigeren Beschwerden verursacht und das Allgemeinbefinden nicht wesentlich beeinträchtigt. Nichtsdestoweniger kann unter Umständen die Eröffnung des Abscesses zur dringenden Notwendigkeit werden, wenn z. B. ein Retropharyngealabsceß Atmungs- und Schluckbeschwerden hervorruft. Auch der Spontandurchbruch muß verhindert werden (s. S. 59).

Für die Eröffnung eines spondylitischen Abscesses ist die Punktion die Methode der Wahl. Liegt jedoch der Absceß derart, daß durch eine Punktion die Nachbarschaft gefährdet erscheint, wie etwa am Halse oder in der Iliacalgegend, dann geht man präparando vor und schließt nach Entleerung des Eiters die Wunde primär durch Naht.

Retropharyngealabscesse müssen unter Umständen vom Munde aus geöffnet werden, wenn arge Schluckbeschwerden oder gar Erstickungsgefahr besteht. Man geht in der Art vor, daß man die Zunge mit einem Spatel niederdrückt und den Absceß mittels Stichincision eröffnet. Ist der Absceß am Halse sichtbar, so wird er zweckmäßig von außen her punktiert. Hierbei ist wegen der Nähe der V. jugularis äußerste Vorsicht am Platze. Man dringt nach CALOT mit der Punktionsnadel an der lateralen Halspartie vor dem Querfortsatz des 2. oder 3. Halswirbels, den man in der Regel gut tasten kann, ein und gelangt so *hinter* den paravertebralen Muskeln und *hinter* den Gefäßen direkt in die Absceßhöhle. Sitzen die Abscesse am Rücken, so können sie ohne irgendwelche Gefahr punktiert werden.

Psoasabscesse punktiert man nur, wenn sie direkt unter der Haut liegen, sonst werden sie operativ eröffnet. Ganz besonders gilt dies von Abscessen, die in der Fossa iliaca gelegen sind. Man geht über dem POUPARTschen Bande etwas unter- und innerhalb der Spina iliaca anterior superior ein und gelangt auf diese Weise sofort auf den Absceß. Da Eingeweide und Peritoneum durch den Absceß stets nach innen gedrängt sind, ist eine Verletzung derselben nicht zu befürchten.

Bezüglich der Technik der Punktion halte man sich an die im allgemeinen Teil beschriebenen Regeln (s. S. 59). Vor allem gilt es, die Fistel zu verhüten, denn gerade für den Spondylitiker ist die *Fistel eines der größten Übel*, die ihm widerfahren können, da sie zu Mischinfektion, zur Amyloidose und schließlich zum Tode führen kann.

Behandlung der spondylitischen Lähmungen. Daß die größte Mehrzahl der spondylitischen Lähmungen durch Ruhigstellung und Entlastung sich vollständig zurückbildet, ist eine bekannte Tatsache. Die Behandlung muß nur *genügend lange fortgesetzt* werden, weil der Erfolg oft erst nach vielen Monaten eintritt.

Wir kennen Fälle, bei denen selbst nach 1jährigen und selbst 2jährigen Lähmungen eine vollständige Restitution erfolgte.

Im Falle einer Lähmung wird man also vor allem anderen die Prinzipien der Fixation und Extension oder Reklination ganz besonders exakt zur Durchführung bringen.

Erst wenn alle orthopädischen Maßnahmen versagen, ganz besonders wenn sich bedrohliche Komplikationen von seiten der Blase einstellen, wird man die *Laminektomie* oder die von Ménard empfohlene *Costotranversektomie* in Erwägung ziehen. Zufriedenstellende Erfolge sind bisher jedoch nur in einzelnen Fällen beobachtet worden, bei welchen die Kompressionserscheinungen des Rückenmarks durch einen intravertebralen Absceß oder durch eine Meningitis serosa circumscripta oder allenfalls durch einen Knochensequester bedingt waren. Bei älteren Fällen mit schwieligen Verwachsungen ist auch von dieser eingreifenden Operation nicht viel zu erwarten.

Selbstverständlich fordert die Pflege Gelähmter außerordentliche Sorgfalt, insbesondere muß das Katheterisieren bei Blasenlähmung unter strengster Asepsis erfolgen. Bei Incontinentia alvi sorge man für peinlichste Sauberkeit, um das Auftreten von Ekzemen zu verhüten. Vor allem schütze man das Kreuzbein vor Druck, um der Entstehung des Decubitus vorzubeugen.

Behandlung des Gibbus. Das Redressionsverfahren von Calot, das durch forcierte Extension und Druck auf den Gibbus diesen zu korrigieren suchte, ist wegen der großen Gefahr einer Rückenmarkschädigung mit Recht abgelehnt worden und gehört heute nur noch der Geschichte an.

Der von Calot angestrebte Effekt kann in weit schonenderer Weise erreicht werden, wenn man im Lorenzschen Gipsbett durch *Watteauflagen* nach und nach einen sanften Druck auf den Gibbus ausübt, der zusammen mit der Reklinationslage eine redressierende Wirkung auf den Gibbus zur Folge hat. Dieses Verfahren wurde namentlich von Finck ausgebaut. Bei seiner Methode spielt das Wattekreuz eine besondere Rolle, das in das Gipsbett zwischen dieses und den Gibbus eingelegt und dessen Höhe allmählich gesteigert wird. Um den Gibbus auf diese Weise zum Verschwinden zu bringen, benötigt Finck im Durchschnitt $2^3/_4$ Jahre. Auch im redressierenden Gipsmieder läßt sich der Gibbus bis zu einem gewissen Grade korrigieren. Durch das geöffnete Gibbusfenster werden zu beiden Seiten der Dornfortsätze Filzstücke eingeschoben, wodurch ein allmählich gesteigerter Druck auf den Gibbus ausgeübt wird. Die Dornfortsätze selbst, die sehr empfindlich sind und deren Hautbedeckung leicht wund wird, läßt man am besten ganz frei. Auf diese Weise wird auch ohne Gewaltanwendung ein bereits *in Entwicklung begriffener Buckel* oft noch bis zu einem Grade derart ausgeglichen, daß er in aufrechter Körperhaltung kaum zu bemerken ist.

Der bereits *entwickelte starre Gibbus* kann nicht mehr korrigiert werden. Jede Gewaltanwendung ist zu verwerfen, aber auch mit Massage der Rückenmuskeln und Gymnastik sei man sehr zurückhaltend, da diese Maßnahmen den Prozeß von neuem entfachen können. Einzig und allein durch künstliche Reklination der mobilen supra- und infragibbären Segmente der Wirbelsäule im Korsett läßt sich eine gewisse Aufrichtung des Körpers erzielen. Dadurch unterstützen wir die von der Natur selbst angestrebte Kompensation der winkligen Kyphose durch die lordotischen Gegenkrümmungen der benachbarten Wirbelsegmente. Es soll nochmals betont werden, daß hochgradige Gibbositäten sich vermeiden lassen; sie sind meist die Folge einer nicht konsequent durchgeführten Behandlung.

Operative Behandlung der Spondylitis. Unter Berücksichtigung der auf S. 60 angegebenen Bedingungen kommt in seltenen Fällen die *operative Ver-*

steifung der Wirbelsäule nach ALBEE in Frage. Sie besteht in einer Einpflanzung eines Tibiaspans in die gespaltenen Dornfortsätze der erkrankten Wirbelpartie. Gegenüber der schon früher von LANGE empfohlenen paragibbären Schienung der Wirbelsäule durch Einlegen von Stahl- oder Celluloidstäben zu beiden Seiten der Dornfortsätze hat die ALBEEsche Operation vor allem die Vorteile der autoplastischen Einheilung des Knochentransplantates (Abb. 109).

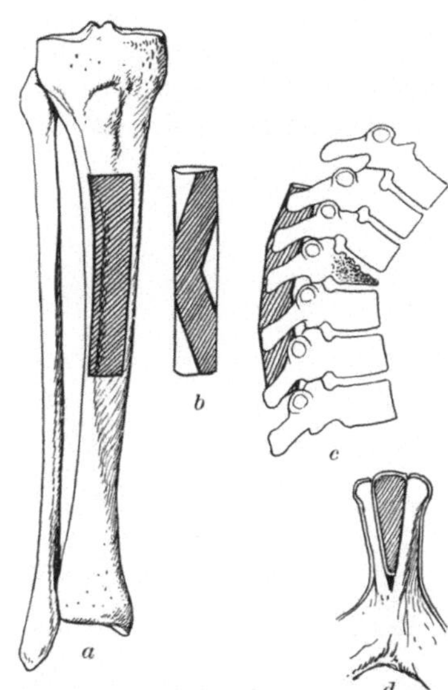

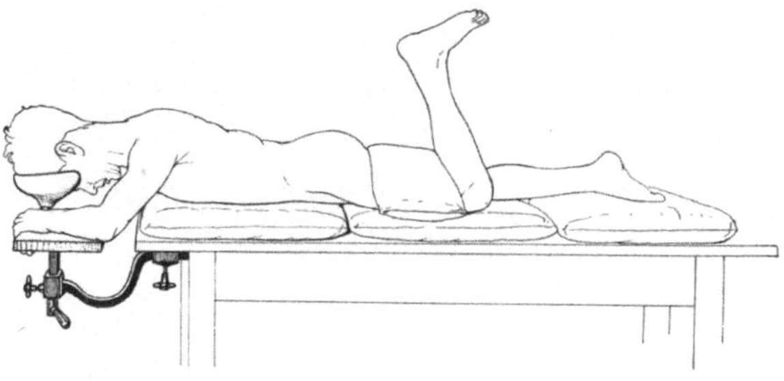

Abb. 110. Lagerung zur Ausführung der ALBEEschen Operation. Verstellbare Kopfstütze, damit Atmung und Narkose nicht behindert sind.

Abb. 109. Schema der ALBEEschen Operation bei tuberkulöser Spondylitis. *a* Ausschnitt aus der Tibia, *b* der Tibiaspan ist dem Gibbus entsprechend durch dreieckige Ausschnitte zurechtgestutzt, *c* der Tibianspan ist in die längsgespaltenen Dornfortsätze der erkrankten Wirbelpartie eingepflanzt, *d* die linke dünnere Hälfte des Dornfortsatzes ist umgebrochen. Die Markseite des Spans berührt die Schnittfläche des stehengebliebenen Dornes.

Die operative Versteifung der Wirbelsäule bei tuberkulöser Spondylitis nach ALBEE.

Operationstechnik. α) *Lagerung des Patienten.* Der Patient befindet sich in Bauchlage, der Kopf wird auf einen verstellbaren Kopfhalter aufgestützt, der die Atmung freiläßt und die Narkose wesentlich erleichtert. Der Unterschenkel,

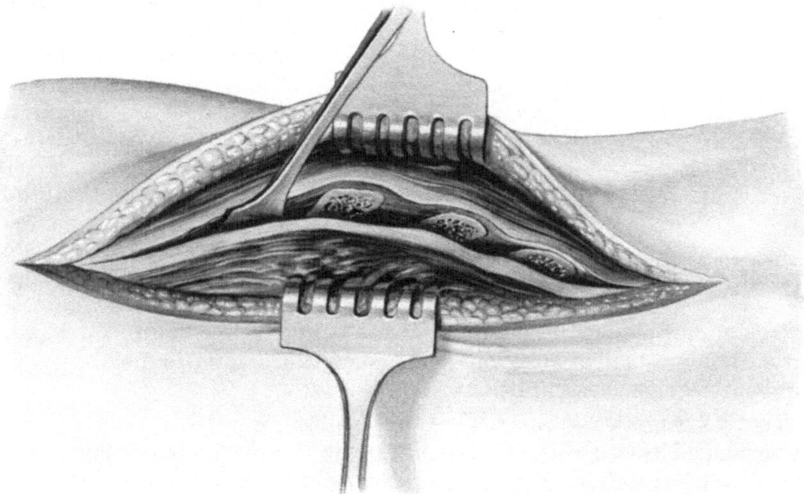

Abb. 111. Spaltung der Dornfortsätze über der erkrankten Wirbelpartie.

aus dem der Tibiaspan entnommen werden soll, wird im Kniegelenk stark flektiert und durch einen in die Kniebeuge eingelegten Sandsack gestützt (Abb. 110).

β) Freilegung der Aufnahmestelle. Durch einen ausgiebigen Bogenschnitt werden die Dornfortsätze der erkrankten Wirbelpartie freigelegt. Die Rückenfascie wird der Länge nach gespalten, die Muskulatur jedoch nicht von den Dornfortsätzen abgeschoben, sondern mit diesen in Zusammenhang belassen. Hierauf werden mittels scharf schneidendem LEXER-Meißel und Hammer die Dornfortsätze der erkrankten und der zwei oben und unten zunächst benachbarten Wirbel sowie die intraspinalen Bänder $1^1/_2$—2 cm tief in der Weise

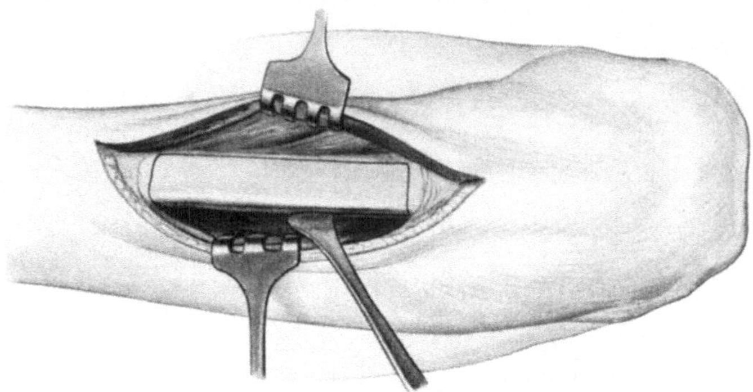

Abb. 112. Entnahme eines periostgedeckten Tibiaspans aus der Tibia.

gespalten, daß die eine Hälfte der ganzen Länge nach stehenbleibt, während die andere Hälfte seitlich umgebogen wird (Abb. 111). Die zu überbrückende Strecke wird mit einem sterilen Maßstab gemessen und die Wunde mit in heißer Kochsalzlösung getränkter Gaze vorläufig überdeckt.

γ) Entnahme des Tibiaspans. Bogenförmiger, mit der Konvexität nach außen gerichteter Hautschnitt über der vorderen Tibiakante. Entsprechend der durch die Messung festgestellten Länge wird aus der vorderen Tibiakante ein Span ausgemeißelt. Der Span ist ungefähr 3 mm dick und 20 mm breit und entsprechend der Ausdehnung der zu überbrückenden Wirbelpartie ungefähr 10—15 cm lang, in seinem Querschnitt dreieckig und enthält auf der einen Seite Periost, auf der anderen Mark (Abb. 112). Besteht ein Gibbus, so daß es unmöglich

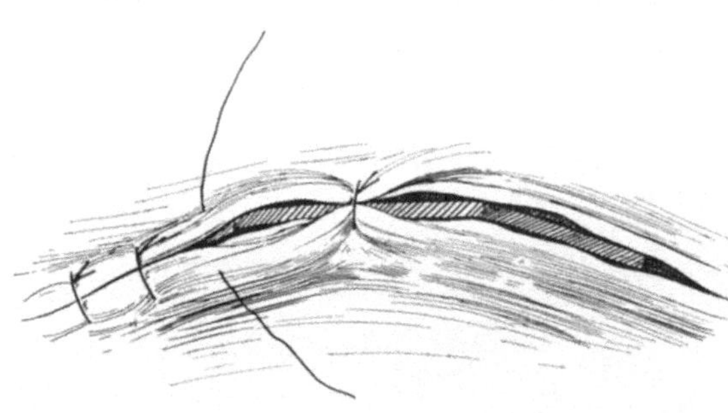

Abb. 113. Der Tibiaspan ist in die gespaltenen Dornfortsätze eingesetzt und wird durch Nähte fixiert.

ist, einen geraden Span in die Dornfortsätze einzupflanzen, dann wird eine fast die ganze vordere Tibiafläche einnehmende Knochenplatte herausgemeißelt und durch dreieckige Ausschnitte zurechtgestutzt.

Die Technik ist oft verschieden. ALBEE selbst nimmt bei starkem Gibbus mehrere verschieden lange Knochenlamellen, die er mittels der Doppelkreissäge aus der Tibia herausschneidet, oder er verwendet einen einzigen Span, den er durch quere Einkerbungen biegsam macht.

δ) Einpflanzung des Transplantates. Das Transplantat wird hierauf in den Spalt der Dornfortsätze derart versenkt, daß die Markseite des Spans mit der feststehenden Hälfte der Dornfortsätze sich berührt, und sodann durch starke

Nähte mit Turnerseide, welche durch die supra- und interspinalen Bänder gelegt werden, in seiner Lage fixiert. Auch die beiden Fascienblätter werden fest miteinander vernäht, so daß man auf diese Weise eine gut deckende Schicht und einen sicheren Verschluß (Abb. 113) erhält.

Die Operationsdauer kann wesentlich abgekürzt werden, wenn der eine Operateur die Aufnahmestelle an der Wirbelsäule vorbereitet, während gleichzeitig ein zweiter Operateur die Spanentnahme aus der Tibia besorgt.

Nachbehandlung. Nach der Operation wird der Patient in ein Gipsbett gelegt, das man schon einige Tage vor der Operation hergestellt und ausgeprobt hat. In diesem Bette bleibt der Patient 3 Monate; solange braucht der Span bis zur knöchernen Einheilung. Danach erhält der Patient ein Gipsmieder und man versucht, den Patienten aufstehen zu lassen. Das Gipsmieder ist 3 Monate lang zu belassen. Hierauf wird noch ein Leder- oder Stoffkorsett angefertigt, das ein Jahr getragen werden soll.

Die **Erfolge** der Operation sind, was die unmittelbare und exakte Fixation des erkrankten Wirbelabschnittes anbelangt, ausgezeichnet. Schon nach wenigen Monaten ist die erkrankte Wirbelpartie gut konsolidiert, während die übrige Wirbelsäule meist eine vollkommen freie Beweglichkeit aufweist. Daß die ALBEESche Operation ein Fortschreiten der Erkrankung nicht immer aufzuhalten vermag, besonders wenn es zu Nachschüben und neuer Aussaat oder Übergreifen auf die benachbarten Wirbelkörper kommt, soll nicht unerwähnt bleiben, aber sie kann — günstige Bedingungen vorausgesetzt — die natürlichen Heilbestrebungen, die auf eine Verschmelzung der erkrankten Wirbelkörper abzielen, wirksam unterstützen und einen weiteren Zusammenbruch der erkrankten Wirbelpartie verhindern.

Fehler und Komplikationen. Der Span muß die entsprechenden Dimensionen haben. Er darf vor allem *nicht zu kurz* sein, sondern er muß bis in den nächsten, besser noch in die zwei nächsten Dornfortsätze der benachbarten gesunden Wirbel oberhalb und unterhalb des erkrankten Wirbelabschnittes reichen. Er muß auch *entsprechend dick* sein; dünne Späne brechen bei der Entnahme oder bei der Einpflanzung gerade in der Höhe des Gibbus ein. Wenn auch behauptet wird, daß diese Frakturen bedeutungslos sind und zusammenheilen, so kann es doch keinem Zweifel unterliegen, daß ein fester und gut sitzender Span eine wichtige Vorbedingung zur Einheilung desselben ist. Zur Befestigung des Spanes an den Dornfortsätzen sollen keine metallischen Fremdkörper, auch keine rostfreien Drähte verwendet werden, da sie zu Fisteln und sekundärer Ausstoßung des Transplantates Anlaß geben können. Das beste Befestigungsmaterial ist eine kräftige Seide. Eine sehr unangenehme Komplikation ist es, wenn während der Durchmeißelung der Dornfortsätze ein Absceß in das Operationsgebiet durchbricht, weil dadurch der reaktionslose Verlauf und die Anheilung des Transplantates in Frage gestellt werden.

Indikationen. Wir führen die Operation fast nur bei *Erwachsenen* aus, und zwar unter folgenden Bedingungen:

1. Wenn der Prozeß im *oberen Brustwirbelabschnitt* gelegen ist, also an einer Stelle, die sowohl prognostisch ungünstig, als auch mit unseren gewöhnlichen orthopädischen Mitteln schwer zu beeinflussen ist.

2. Aus *sozialen* Indikationen, wenn es sich darum handelt, den Patienten möglichst bald arbeitsfähig zu machen und ihn von seinen Korsetten zu befreien.

Voraussetzung ist, daß sich der Patient in einem halbwegs guten Kräftezustand befindet. Unter allen Umständen wird man erst den Ablauf des akuten Stadiums abwarten müssen, ehe man sich zur Operation entschließt.

Absolute Kontraindikationen sind: Infiziertes Operationsgebiet, vorgeschrittene Lähmung, anderweitige tuberkulöse Erkrankungen und allgemeine Schwäche. Ebenso sind Fälle, bei denen sich der Prozeß auf eine größere Anzahl von Wirbelkörpern erstreckt, zur Operation ungeeignet.

Von den nichttuberkulösen Erkrankungen der Wirbelsäule sind vor allem drei Prozesse von praktischer Bedeutung: Die Wirbelmalacie, die Spondylarthritis ankylopoetica und die Spondylarthritis deformans.

10. Die Wirbelmalacie.

Von der Rachitis und Spätrachitis abgesehen, ist die häufigste Systemerkrankung der Wirbelsäule die Osteomalacie. Sie kann entweder als Teilerscheinung einer allgemeinen malacischen Skeleterkrankung auftreten oder als eine auf die Wirbelsäule beschränkte, sich an das bekannte Bild der puerperalen Malacie anlehnende Wirbelmalacie (EISLER und HASS). Die meist nur im Röntgenbilde erkennbaren Formveränderungen des Wirbelskeletes (bikonkaves Einsinken der Wirbelkörper und keilförmige Deformierung derselben) sind eine Folge des verminderten Kalkgehaltes und der daraus sich ergebenden geringeren Widerstandsfähigkeit der Wirbelsäule gegen Belastungseinwirkungen. In der Regel führt die Wirbelmalacie zum Bilde der Alterskyphose. Als Ursache der Erkrankung müssen wir eine avitaminotische Stoffwechselstörung annehmen, die von KIENBÖCK neuestens als „alimentäre Osteopsatyrose" bezeichnet wird.

Behandlung. Abgesehen von der Bekämpfung der Avitaminose durch entsprechende Ernährung (frisches Gemüse, frisches Obst) erweist sich der Phosphorlebertran, den man in steigenden Dosen anwendet, als spezifisch wirkendes Heilmittel, unter dessen Gebrauch die Empfindlichkeit und Schmerzhaftigkeit der Wirbelsäule bald schwindet. In schweren Fällen ist die *Entlastung* der Wirbelsäule durch ein entsprechendes Stützkorsett notwendig. Dasselbe muß sehr leicht sein, da schwere Korsette von den ohnehin geschwächten Kranken schlecht vertragen werden. Am besten eignet sich das HESSING-Stoffkorsett mit Achselkrücken (s. Abb. 96).

11. Die Spondylarthritis ankylopoetica.

Die Spondylarthritis ankylopoetica (BECHTEREW, STRÜMPELL, PIERRE-MARIE) ist ein chronisch-entzündlicher ossifizierender Gelenkprozeß, der durch frühzeitige Neigung zur Totalkyphose sowie durch fortschreitende Versteifung der Wirbelsäule gekennzeichnet ist. Häufig sind auch die großen proximalen Gelenke der Gliedmaßen (Schulter-, Hüftgelenke) miterkrankt. Eine Trennung in eine auf- und absteigende Form ist nicht durchführbar. Die Erkrankung beginnt entweder als ulceröse Arthritis der kleinen Wirbelgelenke mit Verknöcherung der hinteren Gelenkbänder — in diesem Falle kann die Kyphosierung ausbleiben, die Wirbelsäule sogar kerzengerade erscheinen (FLIEGEL) — oder sie befällt primär den prävertebralen Bandapparat und es kommt zur Verkalkung des Ligamentum longitudinale anterius, dann bietet sie das Bild zunehmender Kyphosierung mit der charakteristischen Spangenbildung zwischen den Wirbelkörpern. Das Wirbelskelet selbst ist dabei sehr porotisch, die Bandscheiben jedoch von normaler Dicke. In schweren Fällen ist die ganze Wirbelsäule in einen starren, kyphotischen Stab umgewandelt.

Behandlung. Da man die Ätiologie der Erkrankung nicht kennt, ist die Behandlung nur eine symptomatische.

Interne Mittel bringen in der Regel keinen Erfolg, ebensowenig Röntgenbestrahlungen. Schwefel-Sanarthritinjektionen sind meist zwecklos. Hingegen haben wir von der parenteralen Eiweißtherapie (Milchinjektionen) in beginnenden Fällen sehr gute Wirkungen gesehen. Manche Kranke fühlen nach dem Gebrauch von heißen Bädern, Schlammpackungen (Pistyan) oder von Jodbädern (Bad Hall) oder von Radiuminhalationen eine Besserung. Im Anfangsstadium ist das Tragen eines Stützkorsetts (HESSING-Stoffmieder mit Achselkrücken) zur Linderung der Schmerzen und Verhütung der fortschreitenden Kyphose zu empfehlen. Von großem Nutzen ist eine systematische *Bewegungstherapie*, die nicht allein der drohenden Versteifung entgegenarbeitet, sondern auch eine schmerzstillende Wirkung ausübt. Sie hat allerdings nur dann Aussicht auf Erfolg, wenn sie noch vor Einsetzen der knöchernen Verschmelzung angewendet wird. Der Patient sitzt auf einem Stuhl, der behandelnde Arzt steht hinter dem Patienten und führt nun mit beiden Händen an den Schultern des Patienten kleinste Bewegungen im Sinne der drei Bewegungsrichtungen der Wirbelsäule aus, Vor- und Rückwärtsbeugen, Seitwärtsbeugen nach links und rechts und dann drehende Bewegungen. Diese Übungen können auch von den Angehörigen des Patienten erlernt und zu Hause vorgenommen werden. Bei entsprechend langer Fortsetzung dieser Behandlung lassen sich oft erhebliche Erfolge erzielen. Auch bei vorgeschrittenen Fällen ist durch die Mobilisierung der noch beweglichen Wirbelabschnitte eine Besserung zu erreichen. Die Übungen sollen womöglich im Anschluß an die warmen Bäder vorgenommen werden.

Zur Behandlung entstandener Hüftkontrakturen ist mitunter eine Tenotomie der subspinalen Muskeln und Adduktoren mit nachfolgendem — wegen Frakturgefahr — besonders vorsichtigem Redressement der Hüfte angezeigt. In einem Falle sehr hartnäckiger Adduktionskontraktur und heftigen schmerzhaften Adduktionskrämpfen haben wir die intrapelvine Resektion der Nn. obturatorii ausgeführt und völliges Schwinden der Krämpfe und Schmerzen erzielt.

Das forcierte Redressement der Wirbelsäule mit oder ohne Narkose (LORENZ-WULLSTEIN) ist wegen der Gefahr einer Wirbelfraktur zu verwerfen.

12. Die Spondylarthritis deformans.

Pathologisch-anatomisch unterscheidet sich die Spondylarthritis deformans von der Spondylitis ankylopoetica durch den Sitz der Veränderungen. Die Veränderungen bei der Spondylarthritis deformans betreffen vor allem die Bandscheiben, die erniedrigt sind (während bei der Spondylitis ankylopoetica die Bandscheiben in der Regel intakt bleiben), ferner bestehen sie in Deformierung der Gelenkkörper durch Proliferationen an den Wirbelkörperkanten in Form von Randleisten, die mit jener der Arthritis deformans anderer Gelenke übereinstimmen und oft zu plumpen sklerotischen Knochenmassen auswachsen. An der unteren Halswirbelsäule kommen die Veränderungen auch solitär vor (KIENBÖCK).

Behandlung. Soweit es sich um primäre Spondylarthritis deformans handelt, sind als Behandlungsmethoden, die auf den Gesamtorganismus wirken, zu erwähnen: die radioaktiven Quellen, und zwar Radiuminhalations- und Badekuren. Von medikamentösen Behandlungsmethoden hat sich auch hier die *Mириontherapie* bewährt (s. S. 62). Da die vermehrte Inanspruchnahme und Überbelastung für die Entstehung des Leidens eine Rolle spielen, sind vor allem als vorbeugende Maßnahmen traumatische und berufliche Schäden hintanzuhalten. In besonders schmerzhaften Fällen ist die Entlastung der Wirbelsäule durch Verordnung eines entlastenden HESSING-Korsetts (s. Abb. 96) angezeigt. Bei isolierter Spondylarthritis der Halswirbel genügt die Anwendung einer Lederkrawatte (s. Abb. 108). Sehr oft haben wir die Extensionsbehandlung

im Suspensionsrahmen (s. Abb. 10) mit Erfolg angewendet (10 Min. bis eine
halbe Stunde täglich).

Lokal sind Wärmeapplikationen in Form von Heißluft, Diathermie, Schlammpackungen, ferner Massage und aktive und passive Gymnastik, die jedoch
nicht brüsk angewendet werden darf, von guter Wirkung.

Bei den übrigen Erkrankungen der Wirbelsäule richtet sich die Therapie
nach dem Grundleiden. Aber überall dort, wo die Tragfähigkeit der Wirbelsäule
in Frage gestellt ist, muß für eine fixierende und entlastende Behandlung Vor-
sorge getroffen werden. Das gilt sowohl für die *Ostitis fibrosa* wie für die *Ostitis
deformans* (PAGET), die *tabische Arthropathie der Wirbelsäule* usw. Auch bei den
Wirbeltumoren ist es unsere Aufgabe, durch orthopädische Maßnahmen dem
Zusammenbruch der erkrankten Wirbel und damit weiterem Unheil vorzubeugen. In allen diesen Fällen hat sich das Gipsbett zur Ruhigstellung und
Entlastung der Wirbelsäule als das geeignetste Mittel erwiesen.

13. Lähmungen der Rumpfmuskulatur.

Lähmung der Bauchmuskeln. Man erkennt die Lähmung der Bauchmuskeln sofort, wenn man den Patienten auf den Rücken legt und ihn auf-
fordert, sich frei mit vorgestreckten Armen zur Sitzhaltung zu erheben. Muß
er die Hände zu Hilfe nehmen oder gelingt dies überhaupt nicht, dann liegt
eine Parese bzw. eine völlige Lähmung der Bauchmuskulatur vor. Sie ist gewöhnlich die Folge einer Poliomyelitis oder progressiven Muskeldystrophie. Beim
Gehen verlagern die Patienten durch starke Lordosierung die Schwerlinie
nach hinten.

Behandlung. In solchen Fällen empfiehlt sich das Tragen eines kurzen
leichten Stoffkorsetts mit rückwärtigen und seitlichen Längsversteifungen aus
Federstahl, um das haltlose Nach-rückwärts-Fallen des Rumpfes zu verhüten.
In der Regel geht jedoch die Lähmung der Bauchmuskeln mit schweren
Lähmungen der Beine einher, so daß viel umfangreichere Apparate und Kom-
binationen von Korsett und Lähmungsapparaten der Beine sich als notwendig
erweisen. Gelegenheit zur operativen Behandlung ist bei der Lähmung der
Bauchmuskulatur nicht gegeben.

Lähmung der Rückenstrecker. Sie kommt als Folge der Poliomyelitis oder
progressiven Muskeldystrophie vor und äußert sich darin, daß der Patient
in Bauchlage nicht imstande ist, den Rumpf von der Unterlage aufzuheben.
Im Stehen bildet sich als unmittelbare Folge der Lähmung eine hochgradige
Kyphose aus, wobei der Patient, um nicht nach vorne zu fallen, den Rumpf
nach hinten verlagert und seine Bauchmuskeln anspannt. Bei einseitiger Lähmung entwickelt sich eine paralytische Skoliose (s. S. 103).

Behandlung. Die Behandlung besteht vor allem darin, durch Massage
und aktive Übungen die vorhandenen Muskelreste zu kräftigen. Die Übungen
sind die gleichen wie beim runden Rücken (s. S. 84) und können noch durch
solche mit dem Rollenzug verstärkt werden. Außerdem ist das Tragen eines
Geradehalters (s. Abb. 78) notwendig. Über die Behandlung der paralytischen
Skoliose siehe S. 103.

Lähmung des M. serratus anterior. Sie ist ein besonderes Symptom der
progressiven Muskeldystrophie. Als isolierte Lähmung ist sie ein seltenes Ereignis und kommt als Folge von stumpfer Gewalteinwirkung und Schädigung
des Nervus thoracalis longus vor. Die Lähmung des M. serratus anterior bedingt
flügelartiges Abstehen des Schulterblattes (Scapula alata) und die Unmöglichkeit des Armhebens über die Horizontale.

Behandlung. Bei leichteren Formen können die Schulterblätter durch eine Bandage, die nach Art einer 8 die Schulter umgreift und rückwärts fest zusammengezogen wird, an den Thorax angepreßt werden. Durch die Fixierung des Schulterblattes wird auch das Heben des Armes besser. Es gibt auch mehrfache Operationsmethoden zum Ersatz des M. serratus, die alle auf die Verwendung des M. pectoralis major ausgehen (SANTER, ENDERLEN, KATZENSTEIN, WITTEK, SERRA, COENEN). Von anderen Autoren (EISELSBERG, REY) wurden die Schulterblätter mittels Drahtnähten miteinander oder an den Rippen befestigt.

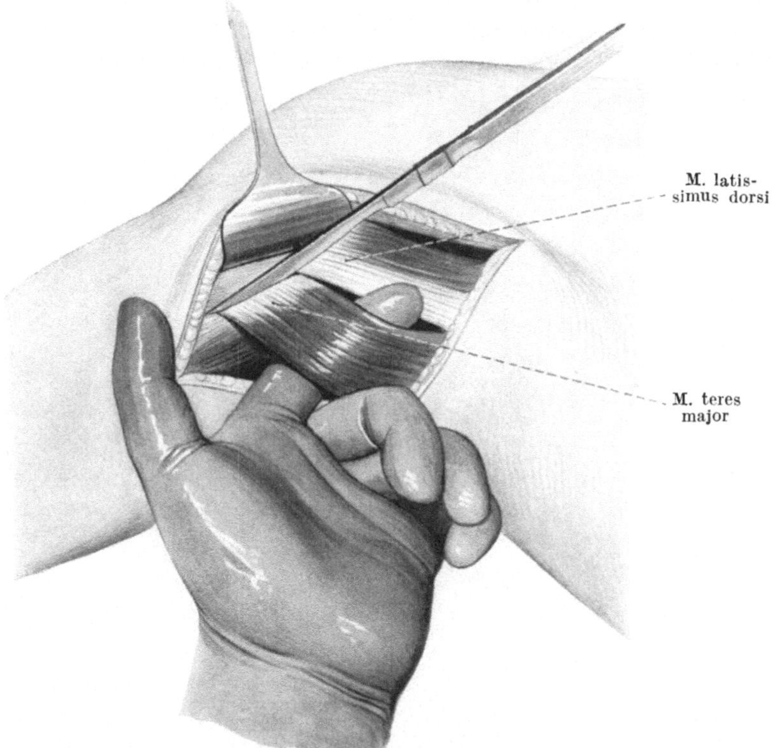

Abb. 114. Sehnenverpflanzung bei Serratuslähmung nach HASS. Die Sehne des M. teres major wird an ihrem Ansatz am Humerus abgelöst.

Im folgenden sei eine vom Verfasser angegebene Muskelplastik erwähnt, die in einem Falle angewendet wurde und zu einem vollkommenen und dauernden Erfolg geführt hat[1].

Ersatz des gelähmten M. serratus anterior durch den M. teres major nach HASS. Bei seitlich erhobenem Arm wird durch einen parallel zur hinteren Axillarlinie geführten Hautschnitt der humorale Ansatz des M. teres major freigelegt. Gefäße und Nerven werden lateralwärts verzogen und der Ansatz des M. teres major vom Humerus abgelöst (Abb. 114). Durch einen zweiten Hautschnitt an der Seitenwand des Thorax wird der Ansatz des Serratus anterior an der 5. und 6. Rippe freigelegt. Die Sehne des Teres major wird mittels einer Fadenschlinge fixiert und unterhalb des Latissimus dorsi nach abwärts gezogen. Die Einpflanzung der Sehne geschieht in der Weise,

---

[1] HASS: Z. orthop. Chir. **55** (1931).

daß man die 5. und 6. Serratuszacke bis auf die Rippen spaltet und das Sehnenende des Teres major an den beiden Rippen subperiostal vernäht (Abb. 115).

Ruhigstellung im Gipsverbande in rechtwinkeliger Abduktionsstellung für 6 Wochen, dann aktive Bewegungsübungen.

Lähmung des M. trapezius. Isolierte Lähmungen des M. trapezius kommen infolge Verletzungen des N. accessorius vor. Zum Ersatz hat PERTHES den M. levator scapulae benützt. Zunächst wird der äußere Anteil des M. trapecius von der Spina scapulae abgelöst, dann wird der mediale obere Winkel des Schulterblattes mitsamt dem Ansatz des M. levator scapulae abgeschlagen, lateralwärts verschoben, durch Naht mit dem Akromion vereinigt und der gelöste Trapezius darüber genäht. Fixation für 4 Wochen, Nachbehandlung mit Übungen.

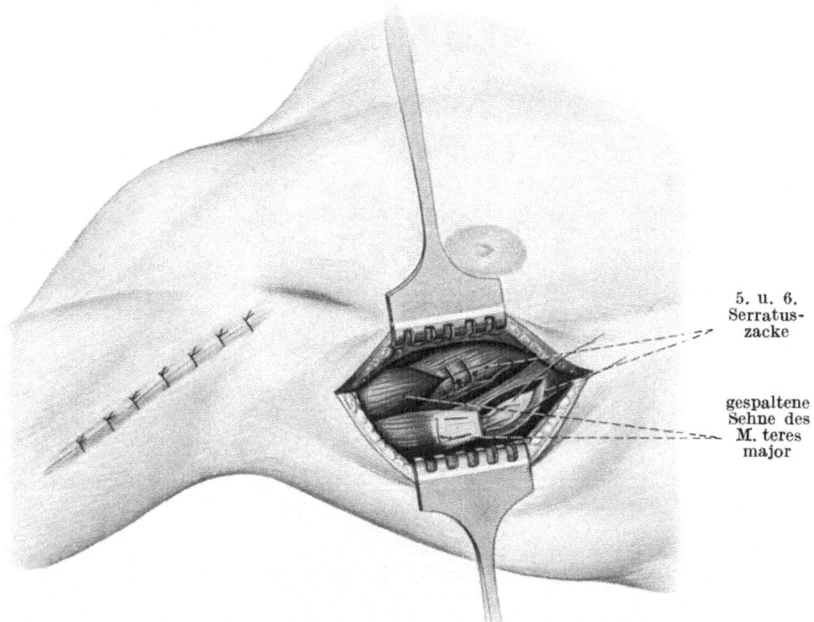

Abb. 115. Die abgelöste Sehne des M. teres major ist unter dem M. latissimus dorsi nach abwärts gezogen und wird an der 5. und 6. Serratuszacke subperiostal eingepflanzt.

C. Becken.

Es gibt kaum einen Skeletabschnitt, der eine so große Anzahl von Fehlbildungen aufweist, wie das lumbosacrale und sacroiliacale Gebiet der Wirbelsäule[1]. Außer numerischen Varietäten in Form, sog. Übergangswirbel (Sakralisation, Lumbalisation), finden sich vor allem Defektbildungen (Spina bifida), die ihrerseits wieder mit Fußdeformitäten (hochgradiger Plattfußbildung, Klumpfuß, Krallenzehen usw.) einhergehen können.

Dazu kommen noch sagittale Verschiebungen und Knickungen an der lumbosacralen Grenze (Spondylolisthesis, Sacrum acutum) und statische Folgeerscheinungen, die auf eine abnorme funktionelle Beanspruchung der basalen Gelenkverbindungen zurückzuführen sind. Diese Variabilität und Vulnera-

---

[1] Übersichtliche Darstellung und Literatur bei GOLD: Die Chirurgie der Wirbelsäule. Stuttgart: Ferdinand Enke 1933.

bilität an der Basis der Wirbelsäule läßt die ungenügende Stabilisierung der Wirbelsäule und ihre noch mangelnde Anpassung an den aufrechten Gang des Menschen deutlich erkennen.

Unter den fast unübersehbaren angeborenen Anomalien verdient — aus therapeutischen Gründen — die Sakralisation und Lumbalisation des letzten Lendenwirbels besonderes Interesse.

1. Sakralisation und Lumbalisation.

Unter Sakralisation versteht man die Einbeziehung des 5. Lendenwirbels in das Kreuzbein. Gewöhnlich besteht eine abnorm starke Entwicklung eines oder beider Querfortsätze des 5. Lendenwirbels, die mit der Pars lateralis des Kreuzbeins oder auch mit den Darmbeinkämmen gelenkartig oder knöchern in Verbindung treten. Durch die Angliederung an das Kreuzbein wird der 5. Lendenwirbel zu einem Sacralsegment und verliert alle individuellen Bewegungsmöglichkeiten. Abgesehen davon, daß einseitige Sakralisation die Ursache lumbaler Skoliosenbildung abgeben kann, liegt die klinische Bedeutung der Sakralisation vor allem darin, daß man in ihr die anatomische Ursache gewisser ischialgischer Neuralgien erblickt (BERTOLOTTIs Syndrom, „Sacralisation douloureuse"). Der Sitz der Schmerzen soll in der 5. Lumbal- und 1. Sacralwurzel liegen, die bei der Sakralisation infolge Einengung im neugebildeten Sacralloch komprimiert werden (ZUR VERTH). Diese Auffassung hat auch Anlaß zur Exstirpation des Querfortsatzes des 5. Lumbalwirbels gegeben, die von SCHMIEDEN, SPITZY u. a. mit angeblich günstigem Erfolge ausgeführt wurde. Es muß jedoch betont werden, daß man bei der objektiven Beurteilung der geäußerten Beschwerden außerordentlich vorsichtig sein muß, da man sehr häufig auch bei ganz gesunden Personen als Nebenbefund Sakralisation entdeckt, ohne daß irgendwelche klinische Symptome hervortreten. Nach SCHÜLLER liegt, soweit es sich nicht um Auswirkungen innerer Erkrankungen handelt, eine echte Ischias vor. Auch die relativ häufige Arthrosis deformans der lumbosacralen Grenze und der Articulatio sacroiliaca ist in Betracht zu ziehen.

Wie auf der einen Seite der 5. Lendenwirbel sich in Form und Gestalt dem 1. Sacralwirbel angleichen kann, kann andererseits der 1. Sacralwirbel in einen Lumbalwirbel umgewandelt erscheinen: *Lumbalisation des 1. Sacralwirbels.* Kreuzschmerzen und Neuralgien sind ähnlich wie bei der Sakralisation und fordern hinsichtlich des Zusammenhanges mit der gefundenen anatomischen Veränderung dieselbe objektive Kritik.

2. Die sagittale Beckensenkung.

Abgesehen von den genannten angeborenen Fehl*bildungen* des lumbosacralen Anteiles des Wirbelskeletes, deren Zusammenhang mit den so häufigen Kreuzschmerzen noch nicht genügend geklärt ist, gibt es noch *erworbene Fehlhaltungen* des Beckens, die sich aus der mechanischen Insuffizienz der Beckenverbindungen ergeben. Unter diesen spielt die *sagittale Beckensenkung*[1] eine hervorragende Rolle. Diese vermehrte Beckensenkung oder Beckenneigung findet sich insbesondere bei dicken Frauen in mittleren Lebensjahren, aber auch bei Asthenikerinnen mit schlaffer Muskulatur und Hängebauch und wird einerseits durch die Verlagerung der Schwerlinie nach vorne, andererseits durch das Fehlen

---

[1] Die Bezeichnung der „sagittalen Beckensenkung" wurde bereits von R. FICK geprägt, der darunter die Drehung des ganzen Beckens um die quere Hüftachse versteht (Handbuch der Anatomie und Mechanik der Gelenke, Bd. 2, S. 1, Bd. 3, S. 517. Jena: Gustav Fischer 1911).

des abdominellen Gegendruckes auf die Wirbelsäule hervorgerufen. Die Beckenneigung ist aber auch abhängig von dem Muskeltonus, ferner von der Einstellung
der Oberschenkelknochen zum Becken. Auch die Gesamtstatik des Körpers
ist zu berücksichtigen. Diese habituell gesteigerte Beckenneigung hat zwangsläufig eine kompensatorische Vermehrung der Lendenlordose und jene Erscheinungen zur Folge, die wir bei den hyperlordotischen Haltungstypen kennengelernt haben (s. S. 85).

Das Krankheitsbild der sagittalen Beckensenkung deckt sich auch vollkommen mit dem Begriff der *statisch-dynamischen Dekompensation* JUNGMANNs,
die im wesentlichen ebenfalls auf einer Verkleinerung des lumbosacralen
Winkels und auf einer vermehrten Beckenneigung beruht.

Die Ursachen, die letzten Endes den Beschwerden zugrunde liegen, sind
Veränderungen, die den Bandapparat betreffen, der einerseits das Kreuzbein
mit der unteren Lendenwirbelsäule , andererseits
mit den beiden Darmbeinen verkettet. Einmalige
schwere oder geringfügige, aber dauernd wirkende
Traumen verursachen Dehnungen und Zerrungen
der Ligamente. Diese Schädigungen können schließlich zu Erschlaffung des Bandapparates und zur
Lockerung der Gelenkverbindungen führen, die
wiederum eine pathologische Verschiebung der
Statik und Dynamik der Wirbelsäule zur Folge
haben (SCHANZsche Insuffizienz , trophostatische
Arthrose KIENBÖCKs). Gewichtszunahme, Schwan-
gerschaft und Geburtstraumen stehen hier an der
Spitze der ursächlichen Bedingungen. Berufsschädi-
gungen und Traumen sind auslösende Momente für
die Entstehung des Leidens. So sind die Kreuzschmerzen, wie sie manchmal bei sonst gesunden
Frauen im mittleren Lebensalter auftreten, auf ein-

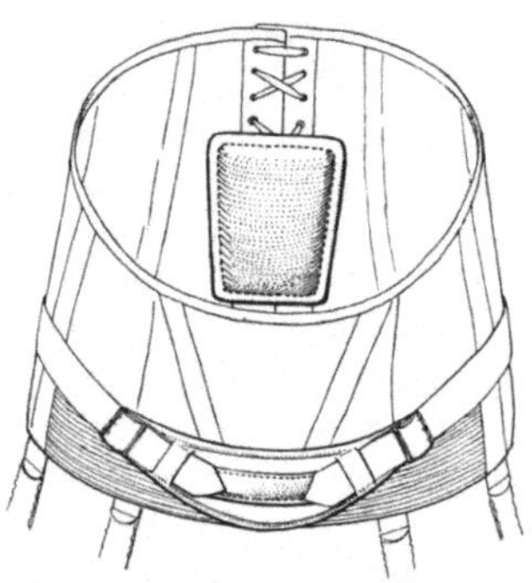

Abb. 116. Lendenmieder mit
Kreuzpelotte und Gurt zur Behandlung der sagittalen Beckensenkung und statischen Arthrose
der Lumbosacral- und
Iliosacralgelenke.

fache mechanische Weise zu erklären. In manchen Fällen ist eine bestimmte
Disposition zur Erkrankung, von den Amerikanern als „idiopathic law back" bezeichnet, nicht von der Hand zu weisen.

Behandlung. Zur Behandlung der abnormen sagittalen Beckenneigung,
soweit sie mit Kreuzschmerzen verbunden ist, wurden verschiedene *Gürtel* angegeben, mit deren Hilfe das Becken allmählich aufgerichtet und eine Stützung
des Kreuzes herbeigeführt werden soll. Zu diesem Zwecke hat man keine besonders
komplizierten Apparate nötig. Sicherlich verfehlt sind gewisse Leibbinden, wie
sie früher von gynäkologischer Seite gegen Hängebauch verordnet wurden, die
ihren Stützpunkt im Hohlkreuz finden, wodurch Lendenlordose und Beckenneigung nur noch gesteigert werden. Wir verwenden seit Jahren eine einfache
Miedertype mit je einer Pelotte über der Symphyse und dem Kreuzbein,
die durch einen queren Gurt fest gegeneinander gepreßt werden. Die Lendenkrümmung soll dadurch nicht hohler, sondern flacher werden. Wichtig ist ein
richtiger tiefer Sitz des Mieders, der durch Schenkelbänder gesichert ist. Auch
muß das Mieder so hoch hinaufreichen, daß auch der Bauch entsprechend
gestützt und gehoben und der abdominelle Druck zur Stützung der unteren
Wirbelsäule herangezogen wird (Abb. 116).

Amerikanische Autoren sind daran gegangen, durch künstliche Versteifung
des Sakrolumbalgelenkes die Kreuzschmerzen zu bekämpfen. Die Versteifung
des Sakrolumbalgelenkes wird entweder in der Form der ALBEEschen Operation durch Einpflanzung eines Tibiaspans in die Dornfortsätze der untersten

Lendenwirbel und des Kreuzbeins wie bei der Spondylitis ausgeführt (s. S. 114) oder nach HIBBS, der das Gelenk zwischen 5. Lumbalwirbel und Os sacrum und die dazugehörigen Bogen freilegt, das Gelenk entknorpelt und die Bogen durch Knochenbrücken miteinander vereinigt.

3. Die Spondylolisthesis deformans.

Sie stellt den höchsten Grad sagittaler Formveränderung im Bereiche der lumbosacralen Grenze dar. Zuerst von ROKITANSKY entdeckt und zunächst nur vom Standpunkte des durch sie hervorgerufenen Geburtshindernisses beschrieben, hat die Spondylolisthesis in jüngster Zeit auch von orthopädischer Seite eingehende Beachtung gefunden. Sie ist durchaus nicht selten, so haben wir einmal in einem Monat vier Fälle von kompletter Spondylolisthesis beobachtet. Bei der Spondylolisthesis handelt es sich um ein Abgleiten des 5. Lendenwirbels von der oberen Kreuzbeinfläche nach vorne. Mit dem Abgleiten ist gleichzeitig eine ventrale Drehung des 5. Lendenwirbel und der darüber befindlichen Wirbelsäule um eine frontale Achse verbunden.

Die Spondylolisthesis beruht auf einer kongenitalen Fehlanlage, und zwar auf einem Ausbleiben der knöchernen Vereinigung von Körper und Bogen des 5. Lendenwirbel (Spondylolysis). Durch Auseinanderweichen des Wirbelbogens tritt der Wirbelkörper mit dem vorderen Teil des Bogens, den kranialen Gelenkfortsätzen und der darüber gelegenen Wirbelsäule nach vorne, während der hintere Teil des Wirbelbogens mit dem Dornfortsatz an Ort und Stelle bleibt. Der Zusammenhang mit dem Kreuzbein wird noch durch den Bandapparat erhalten. Das „Wirbelgleiten" kann bei vorhandener Anlage auch traumatisch ausgelöst werden.

Bemerkenswert ist auch ein Krankheitsbild, das man zuerst bei den Bergarbeitern von Südwales beobachtet hat („miners back"), das mit heftigen Kreuzschmerzen einhergeht, als deren Ursache röntgenologisch eine leichte Verschiebung des 5. Lendenwirbels festgestellt wurde. Ob es sich in diesen Fällen um eine Vorstufe der Spondylolisthesis („Präspondylolisthesis") oder um eine Lockerung der Synchondrosis sacroiliaca infolge traumatischer Schädigung (Einrisse, Diastase, Blutungen) des Gelenkbänderapparates handelt, ist noch nicht zur Genüge geklärt. Wirbelgleiten findet sich übrigens auch zwischen 4. und 5. Lendenwirbel. Seitliches Wirbelgleiten wird nur bei hochgradigen Skoliosen beobachtet und ist die Folge der Rotation des Wirbelkörpers und des stärkeren seitlichen Hervorragens einzelner Lendenwirbel.

Behandlung. Sie besteht, da das Gleiten als solches nicht rückgängig gemacht werden kann, in einer Fixation der Lendenwirbelsäule am Becken, um ein Fortschreiten des Prozesses zu verhindern. Zu diesem Zwecke wenden wir ein Beckenlendenkorsett an, analog dem vorhin beschriebenen (s. Abb. 116). Für die schweren Fälle wurde von SCHERB die lumbosacrale Einpflanzung eines Tibiaspans im Sinne der ALBEEschen Versteifungsoperation empfohlen.

4. Die Tuberkulose der Articulatio sacroiliaca.

Die Tuberkulose an der lumbosacralen Grenze hängt gewöhnlich mit einer Tuberkulose des 5. Lendenwirbels und der Bandscheibe zwischen dem Wirbel und dem Kreuzbein zusammen. Sie äußert sich in einem tiefsitzenden Gibbus mit Aufhebung der Lendenlordose.

Auch die Tuberkulose der Articulatio sacroiliaca ist relativ häufig und kann bei gröberen Zerstörungen zu einer asymmetrischen Gestaltveränderung des Beckenringes führen.

Behandlung. Sie besteht in einer Fixation des Beckens und der ganzen Wirbelsäule durch ein Lederkorsett wie bei Spondylitis (s. S. 112).

Man hat auch versucht, durch *operative Versteifung* der erkrankten Gelenke einen raschen Abschluß der Behandlung herbeizuführen. Zur Versteifung des Lumbosacralgelenkes steht uns die ALBEEsche Spaneinpflanzung zur Verfügung.

Zur operativen Versteifung der Synchondrosis sacroiliaca hat SMITH-PETERSEN eine eigene Technik angegeben: Der Zugang zum Gelenk erfolgt durch einen bogenförmigen, längs der hinteren zwei Drittel der Crista iliaca verlaufenden, an der Spina posterior superior nach abwärts umbiegenden und von hier den Fasern des M. glutaeus maximus ein kurzes Stück folgenden Hautschnitt. Die Incision wird bis auf das Periost fortgeführt und das Os ileum subperiostal freigelegt. Ein Knochenfenster wird nun aus dem Darmbein in der Richtung gegen das Gelenk ausgeschnitten, dieses selbst entknorpelt und der herausgeschlagene Knochenblock wieder tief gegen das Gelenk versenkt. Zur Sicherung werden noch die Ränder des Knochenfensters umgelegt (Abb. 117).

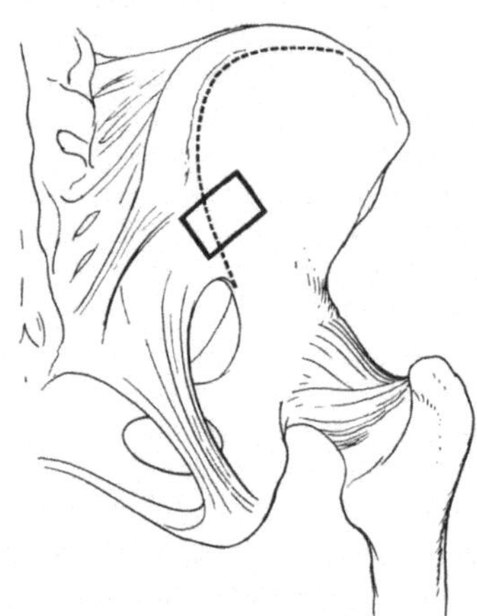

Abb. 117. Versteifung der Synchrondrosis sacro-iliaca nach SMITH-PETERSEN. Die punktierte Linie bezeichnet den Hautschnitt.

In ähnlicher Weise geht GAENSLEN vor, der das Darmbein vom hinteren Rand aus in ein dickes äußeres und ein zartes inneres Blatt aufsplittert; das äußere Blatt wird nach außen aufgebogen; durch Herausmeißeln eines dreieckigen Stückes aus dem inneren Blatt wird das Gelenk freigelegt, zerstört, die Grube mit Knochenteilen ausgefüllt und mit dem äußeren Blatt geschlossen.

Nach den versteifenden Operationen bleiben die Patienten 6 Wochen im Bett, dann wird das Becken noch für $^1/_2$ oder 1 Jahr mittels eines Gürtels immobilisiert.

5. Die Arthritis deformans der Articulatio sacroiliaca.

Jede asymmetrische Belastung des Kreuzbeins kann zu einer ungleichmäßigen funktionellen Beanspruchung der Iliosacralgelenke und zu einer deformierenden Arthrose der genannten Gelenke Anlaß geben, die durch Verschmälerung des Gelenkspaltes nnd Randwulstbildungen gekennzeichnet ist.

Diese Arthritis der Iliosacralgelenke gibt sich als ein mehr minder umschriebenes Krankheitsbild kund, in dessen Vordergrund die Schmerzhaftigkeit der Iliosacralgegend steht.

Behandlung. Neben allgemeinen Maßnahmen (wie Wärmeapplikation, Mirioninjektionen usw., s. S. 62) kommen Fixation des Beckens und der Wirbelsäule mittels eines Korsetts, im äußersten Falle versteifende Operationen wie bei der Tuberkulose der Iliosacralgelenke in Frage.

Obere Extremität.

A. Schulter.

1. Der angeborene Schulterblatthochstand (SPRENGELsche Deformität).

Er besteht in einer tumorartigen Erhöhung der Schulter, die sich bei der Palpation als das abnorm hochsitzende Schulterblatt zu erkennen gibt. Die Wirbelsäule selbst weist zwar in der Regel Fehlbildungen auf (Spina bifida, Rippendefekte und -Synostosen), ist jedoch zumeist auch im Röntgenbilde ziemlich gerade. Von Wichtigkeit ist die Einschränkung der Beweglichkeit des betreffenden Schultergelenkes namentlich in der Richtung der frontalen Elevation des Armes, die kaum die Horizontale erreicht; auch die Beweglichkeit nach vorne ist oft gehemmt. Zuweilen tastet man zwischen der Wirbelsäule und oberer innerer Scapulaspitze knöcherne oder knorpelige Verbindungsbrücken, die oft exostosenartig ausgebildet sind.

Behandlung. Die konservative Therapie ist in der Regel aussichtslos. Leichtere Fälle sind ein relativ harmloser Schönheitsfehler, der zu einem chirurgischen Eingriff nicht berechtigt. In hochgradigen Fällen ist die operative Behandlung sowohl vom ästhetischen als auch funktionellen Standpunkt aus indiziert. Das beste Alter zur Operation ist das 3.—6. Lebensjahr. Auf keinen Fall kommt man mit

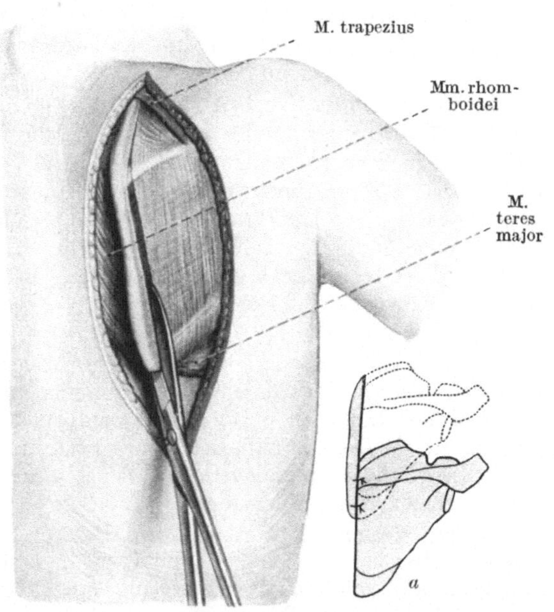

Abb. 118. KÖNIGs Operation bei angeborenem Schulterblatthochstand. Die Scapula wird parallel zum medialen Rand durchtrennt und nach abwärts gezogen. *a* Vernähung mit dem unteren Ende des stehengebliebenen medialen Randes.

subcutanen Durchschneidungen der fixierenden Muskulatur oder mit der offenen Durchtrennung oder Resektion der Verbindungsbrücken aus.

Die von uns angewandte Methode lehnt sich an das Operationsverfahren von KÖNIG an. Sie besteht im wesentlichen in einer sagittalen Durchtrennung der Scapula parallel zum ganzen medialen Rand, um die Scapula von ihren Verbindungen mit der Wirbelsäule zu befreien, und einer Verschiebung der Scapula nach unten mit entsprechender Fixation an der neuen Stelle.

KÖNIGs Operation bei angeborenem Schulterblatthochstand.

Operationstechnik. α) *Lagerung des Patienten.* Der Patient befindet sich in Bauchlage, die kranke Schulter wird durch ein daruntergelegtes Kissen gestützt.

β) *Freilegung der Scapula.* Hautschnitt entlang des medialen Randes der Scapula. Bloßlegung des medialen oberen Randes, insbesondere des medialen Winkels der Scapula durch vorsichtiges subperiostales Abschieben der Muskulatur mittels Raspatorium. Ablösung des M. cucullaris von der Spina scapulae.

γ) *Sagittale Durchtrennung und Herabholung der Scapula.* Die Scapula wird am unteren Winkel mittels eines LANGENBECK-Hakens abgehoben und etwa $^1/_2$ cm parallel zum großen medialen Rand durchtrennt. Diese Durchtrennung des medialen Randes, der beim Kind sehr dünn ist, erfolgt ohne Schwierigkeiten mit der Knieschere. Die Scapula läßt sich jetzt mit der Knochenfaßzange abwärts ziehen (Abb. 118).

δ) *Fixation der Scapula in der neuen Stellung.* Während ein Assistent die Scapula fest nach abwärts gezogen hält, wird der obere Winkel der Scapula mit dem stehengebliebenen unteren Ende des medialen Randes durch starke Seidennähte fixiert. Von der von KÖNIG vorgeschlagenen Fixation am M. latiss. dorsi, von dem ein Lappen durch ein Loch im Angulus inferior durchgeführt wird, haben wir abgesehen.

ε) *Verband.* Gipsverband in rechtwinkliger Stellung des Oberarms und Ellbogens für 4 Wochen.

Nachbehandlung. Nach Abnahme des Verbandes aktive Elevationsübungen des Armes auf einer Rechtwinkelschiene, die aus einer Kramerschiene improvisiert wird, ferner Übungen am Rollenzug durch 14 Tage. Sobald aktives Heben bis 135° möglich ist, wird die Schiene entfernt.

Der Erfolg der Operation ist in kosmetischer und funktioneller Beziehung in den meisten Fällen sehr zufriedenstellend. Die Scapula steht in normaler Höhe und ist trotz der kurzen Verbindungsbrücke mit dem stehengebliebenen Rest gut beweglich.

Technische Schwierigkeiten während der Operation. Die Operation ist ziemlich eingreifend. Schwierigkeiten begegnet lediglich die Freilegung des oberen Randes, der sehr oft nach vorne umgebogen ist und im medialen Winkel fibrös oder knöchern mit dem Dornfortsatz eines Halswirbels verbunden sein kann. In diesem Falle ist es am besten, den oberen Rand mittels Raspatorium vorsichtig freizulegen, das Verbindungsstück zu resezieren und den umgebogenen Rand abzutragen.

Andere Methoden. Methode von PUTTI: Durchtrennung der Verbindungsbrücke, Herausziehen der Scapula nach Durchtrennung der Mm. trapezius und levator scapul. Zur Verhinderung eines Rezidivs Fixierung der Scapula mit starker Seide durch ein am unteren Ende der Scapula angebrachtes Loch an der 8. Rippe, etwa drei Querfinger vom Wirbelansatz derselben entfernt. Die Fixierung an der Rippe korrigiert zwar den Schönheitsfehler, verhindert aber die Erhebung des Armes über die Schulterhöhe.

Der Vollständigkeit halber sei erwähnt, daß es auch einen *erworbenen* Hochstand der Scapula gibt (MANASSE), welcher durch tonischen Krampf der Mm. rhomboidei und des Levator scapulae entsteht und dessen Behandlung mit jener des spastischen Schiefhalses zusammenfällt (s. S. 81).

2. Die Geburtslähmung der Schulter.

Es handelt sich bei der Geburtslähmung entweder um eine Plexusschädigung, am häufigsten in Form der ERBschen Lähmung, die die Wurzeln von C_5—C_6 betrifft, oder es liegt eine Schulterdistorsion mit Subluxation im Schultergelenk und Epiphysenlösung vor (FINCK, LANGE, SAXL). Es können aber auch beide Ursachen kombiniert sein. Eine Aufklärung ist in manchen Fällen durch das Röntgenbild oder die elektrische Prüfung zu erbringen. Typisch für alle Fälle ist die Einwärtsdrehung des Armes und die Unmöglichkeit, den Arm aktiv über die Horizontale zu erheben.

Behandlung. Von großem Werte ist die Frühbehandlung. Sie besteht in einer *Lagerung des Kindes möglichst bald nach der Geburt mit rechtwinklig erhobenem und auswärts rotiertem Arm in einer Gipslade.*

Anfertigung der Gipslade. Das Kind wird in Bauchlage auf ein viereckiges Roßhaarpolster gelagert, und zwar derart, daß das Gesicht über den Rand des Polsters herausragt, damit das Kind frei atmen kann. Der Arm wird rechtwinklig abduziert und auswärts rotiert und in dieser Stellung festgehalten. Über Rücken und Arm des Kindes kommt eine dicke Wattelage, die mit einem Calicottuch bedeckt wird. Hierauf werden Gipslonguetten kreuz und quer in entsprechender Stärke aufgelegt. Die Gipslade soll den Rücken des Kindes bis zur Taille umfassen und bis zum Handgelenk des gelähmten Armes reichen (Abb. 119). Nachdem die Lade geglättet und getrocknet ist, wird sie mit einer mehrfachen Wattelage gepolstert und kann sogleich benützt werden.

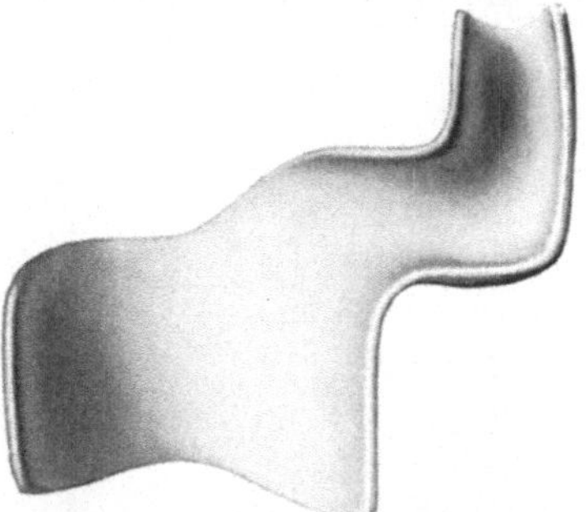

Abb. 119. Gipslade zur Lagerung bei Geburtslähmung der Schulter.

In dieser Gipslade wird das Kind mittels Binden Tag und Nacht fixiert gehalten. Die Dauer der Anwendung der Gipslade ist individuell verschieden; sie soll jedenfalls so lange beibehalten werden, bis das Kind imstande ist, auch *aktiv* den Arm zu heben. Manchmal geht die Lähmung schon nach einigen Wochen zurück, in der Regel muß man jedoch mit 3—6 Monaten rechnen. Die Behandlung kann während dieser Zeit durch Massage, elektrische Behandlung (Tonisator) und Adduktionsübungen ergänzt werden. Die Benützung der Gipslade ist viel zweckmäßiger und praktischer als etwa die bloße Schienung des Armes, die leicht Ödeme erzeugt und deren Verwendung man daher einem Laien nicht gut überlassen kann.

Kommen die Kinder erst später im 1. oder 2. Lebensjahr zur Behandlung, dann kann man es versuchen, durch redressierende Übungen im Sinne einer sich stetig steigernden Abduktionsbewegung eine Besserung zu erzielen. Besteht bereits eine hartnäckige Adduktions- und Innenrotationskontraktur, dann soll mit dem Redressement in Narkose nicht gezögert werden, das mit der sofortigen Beseitigung der Kontraktur schon eine wesentliche Funktionsverbesserung mit sich bringt.

Redressement der Schulter bei Geburtslähmung.

Technik. Das narkotisierte Kind wird mit dem Rücken auf ein zusammengelegtes Leintuch gelegt. Während man mit der einen Hand die Schulter unterstützt, faßt man mit der anderen Hand den Oberarm des Kindes knapp unterhalb des Schultergelenkes und führt vorsichtig redressierende Bewegungen zuerst im Sinne der Abduktion und, wenn diese bis zum rechten Winkel gediehen ist, im Sinne der Außenrotation aus, so lange, bis der Arm ohne die geringste Spannung in rechtwinkliger Abduktion und Außenrotation sich erhalten läßt. In dieser Stellung wird hierauf ein Gipsverband angelegt, der den Thorax umfaßt und bis zum Handgelenk reicht. Der Verband bleibt 2 Monate.

Nachbehandlung. Nach Abnahme des Verbandes wird noch eine Nachtlade für 6 Monate verwendet, die dadurch gewonnen wird, daß man von dem deckelförmig abgenommenen Verband den unteren Teil benützt oder es wird eine entsprechend neue Schale angefertigt. Die übrige Nachbehandlung besteht in Anwendung von Massage, Tonisator und vor allem in fleißigen aktiven Übungen (aktives Heben des Armes bis hinter den Kopf), die mehrmals des Tages vorgenommen werden.

Bei älteren Patienten ist mitunter zur Beseitigung der Einwärtsrotation der Schulter die Osteotomie des Humerus angezeigt, sie wird nach VULPIUS und SPITZY dicht unterhalb des Ansatzes des M. deltoideus vorgenommen.

Osteotomie des Humerus unterhalb des Ansatzes des M. deltoideus zur Beseitigung der Innenrotationsstellung der Schulter.

Operationstechnik. Rückenlage des Patienten bei abduziertem Oberarm, der auf ein Sandkissen gestützt wird. Durch einen kleinen Längsschnitt an der Außenseite des Oberarmes in der Höhe des Ansatzes des M. deltoideus wird der Knochen freigelegt. Zum Schutze der Gefäße und Nerven werden Knochenschaufeln (s. Abb. 51 f) eingesetzt. Nachdem man sich überzeugt hat, daß der N. radialis nicht im Operationsgebiet liegt, wird der Knochen quer durchmeißelt. Es empfiehlt sich, eine totale und glatte Durchmeißelung des Knochens vorzunehmen, um nicht bei einer Infraktion durch vorspringende Zacken Gefäße und Nerven zu verletzen und um nach der Knochendurchtrennung das distale Fragment besser nach außen rotieren zu können (Abb. 120). Nun wird der rechtwinklig gebeugte Vorderarm und mit ihm das periphere Fragment so weit nach außen gedreht, daß die Handfläche nach vorne sieht. In dieser Stellung wird ein Gipsverband angelegt, der den Thorax umschließt und bis über das Handgelenk reicht. Der Verband muß zur Erzielung einer sicheren Konsolidierung 3 Monate belassen werden.

Nachbehandlung. Sie besteht in Massage und gymnastischen Übungen im Sinne der aktiven Elevation des Armes.

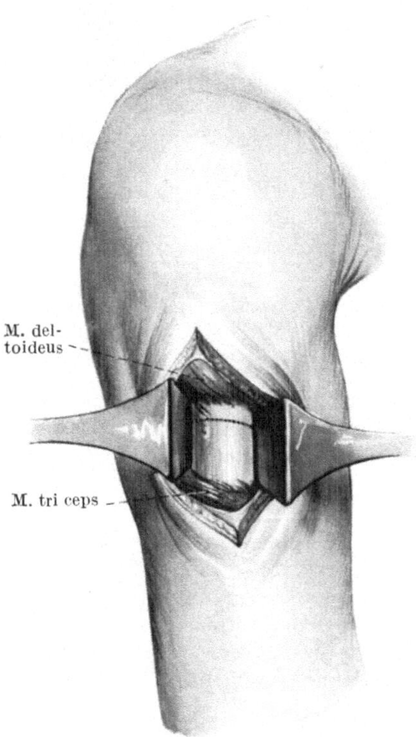

Abb. 120. Quere Osteotomie des Humerus unterhalb des Ansatzes des M. deltoideus.

3. Die habituelle Schulterluxation.

Als Ursache der habituellen Schulterluxation ist in den meisten Fällen eine abnorme Erweiterung und Erschlaffung der Kapsel, ferner Einrisse derselben oder ein Abriß des Limbus vom vorderen Pfannenrand anzusehen. Bekanntlich erfolgt die Luxation schon bei ganz geringfügigen Anlässen, durch stärkeres Heben oder Rückwärtsbewegen des Armes, wobei der Humeruskopf über den vorderen Rand die Pfanne verläßt (Luxatio sub-praeglenoidalis) [1].

Behandlung mit Bandagen. Zur Verhütung der fortwährenden Luxationen kann man eine Bandage verwenden, die aus einer Schulterkappe aus gewalktem Leder besteht und mittels eines Gurtes, der um die gegenseitige Achsel geführt werden muß, befestigt wird und die zur Luxation führenden Bewegungen

---

[1] Vgl. SEIDEL: Die habituelle Schulterluxation. Erg. Chir. **10** (1918).

des Armes einschränken soll. In die Lederkappe ist zur Sicherung des Humeruskopfes ein Wulst entsprechend dem medialen Rand des Deltoideus eingearbeitet (Abb. 121). Bei frischeren Fällen und längerem Tragen der Bandage kann es zur Kapselschrumpfung und damit zur Heilung der Luxation kommen. Adduktionskontrakturen sind nicht zu befürchten.

Bei längerem Bestehen des Leidens ist jedoch die Bandage wertlos, weshalb in solchen Fällen, namentlich bei Handarbeitern, die Operation anzuraten ist.

Operative Eingriffe. Von den Operationsmethoden kommt vor allem die *Kapselraffung* in Betracht. Sie kann ohne Eröffnung des Gelenkes vorgenommen werden. Schrägschnitt, vom Proc. coracoideus beginnend, entlang dem medialen Rand des M. deltoideus, Verziehung der Muskelränder nach beiden Seiten und möglichst breite übersichtliche Freilegung der vorderen Kapselpartie. Nun wird die Kapsel durch eine starke Seidennaht in der Längsrichtung durchflochten.

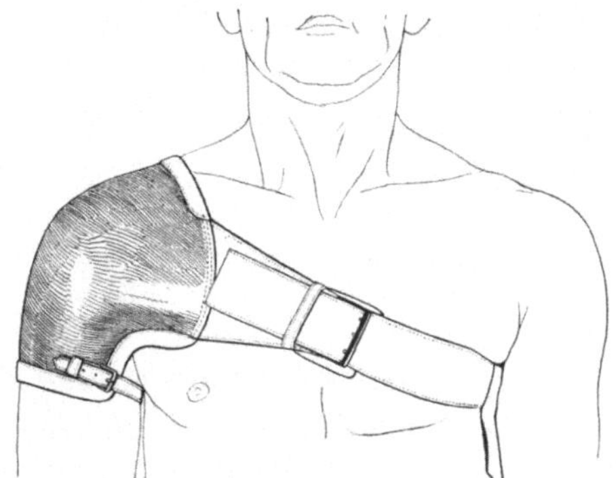

Abb. 121. Bandage bei habitueller Schulterluxation.

Die einfache Kapselraffung bietet jedoch nicht immer genügend Sicherheit gegen den Wiedereintritt der Luxation, weshalb in vielen Fällen *Muskelplastiken* empfohlen wurden.

1. Die *Methode von* CLAIRMONT-EHRLICH besteht in der Bildung eines dreieckigen Muskellappens aus der hintersten Partie des M. deltoideus, der von rückwärts durch die hintere Achsellücke um den Hals des Humerus, zwischen dem langen und kurzen Bicepskopf hindurchgezogen und in einen durch einen vorderen Schnitt angelegten Deltoideusschlitz vernäht wird.

2. Die *Methode von* FINSTERER. Durch einen vorderen Längsschnitt wird aus dem kurzen Bicepskopf und dem M. coracobrachialis ein proximal gestielter Muskelsehnenlappen gebildet, der nach oben geschlagen wird. Sodann hinterer Schnitt und Freilegung der Achsellücke von rückwärts und schließlich Durchziehen des Sehnenmuskellappens durch den unteren vorderen Kapselteil nach hinten und Befestigung am Ansatz des langen Tricepskopfes.

Beide Methoden sind ziemlich kompliziert und schützen nicht vor Rezidiven, da die Muskelhemmungen im Laufe der Zeit nachgeben.

Es wurde deshalb mehrfach der Versuch unternommen, eine *Knochenhemmung* an der Austrittsstelle des Kopfes vor dem Collum scapulae zu schaffen. Eine einfache Methode ist das *Umlegen des Proc. coracoideus nach* NOESSKE. 5 cm langer Hautschnitt über dem tastbaren Proc. coracoideus von der Basis bis über die Spitze. Die Fasern des M. deltoideus, der an dieser Stelle relativ dünn ist, werden stumpf zur Seite gezogen, worauf sogleich der Proc. coracoideus in seiner ganzen Länge sichtbar wird. Der hakenförmige Proc. coracoideus wird an seiner Basis quer angemeißelt, hierauf wird er mit dem Daumen an der Basis eingeknickt und nach abwärts gedrückt. In dieser Lage wird der Proc. coracoideus durch den Zug des M. coracobrachialis festgehalten, so daß er sich nicht mehr aufrichten kann. DESSAULTscher Verband für 4 Wochen.

Ganz ähnlich wie das eben genannte Verfahren ist auch die *Methode von* OUDARD, der den Fortsatz schräg von außen nach innen durchsägt, ihn dann elongiert und die beiden Sägeflächen mittels Drahtnaht fixiert.

In letzter Zeit hat wieder die *Fascienplastik nach* LOEFFLER Anklang gefunden. Senkrechter Hautschnitt an der Außenseite des Oberarmes, vom Akromion beginnend bis zur Mitte des Deltamuskels. Die Muskulatur wird stumpf durchtrennt und mit Haken auseinandergehalten. Durch Drehung des Oberarmes wird das Tuberculum majus dargestellt und mit einem elektrischen Bohrer ebenso wie das Akromion zwischen mittlerem und hinterem Drittel durchbohrt. Nach stumpfer Erweiterung der Bohrkanäle wird durch diese ein der Außenseite des Oberschenkels entnommener Fascienstreifen (2 × 10 cm) hindurchgezogen und in straffer Spannung unter leichtem Aufwärtsschieben des Oberarmes End zu End vernäht. DESSAULTscher Verband. Nach 3 Wochen Entfernung desselben und Beginn mit leichten Bewegungsübungen.

Welche von den angeführten Methoden die geeignetste ist, läßt sich nach den bisherigen Erfahrungen noch nicht mit Sicherheit bestimmen. Wir selbst haben sowohl die Methode von FINSTERER als jene von NOESSKE angewendet, doch ist die Beobachtungsdauer noch zu kurz, um ein abschließendes Urteil zu fällen. Nach OETIKER [1], dem wir eine sehr eingehende kritische Übersicht über 376 bis zum Jahre 1930 publizierte Fälle verschiedenster Methoden verdanken, besteht eine nicht zu verkennende Überlegenheit der „direkten" Verfahren, doch wird vorausgesetzt, daß Sehnenabrisse wieder an Ort und Stelle gebracht, Kapselrisse und ebenso Periostrisse am Glenoidalrand wieder angeheftet und Kapselerweiterungen beseitigt werden.

4. Die Tuberkulose des Schultergelenkes.

Sie ist im Verhältnis zu anderen Lokalisationen der Gelenktuberkulose relativ selten. Pathologisch-anatomisch handelt es sich in den meisten Fällen um eine primär ossäre Form und um ein Übergreifen eines Knochenherdes vom Humerus auf das Gelenk. Nur selten kommt es zu Absceß- und Fistelbildung. Gewöhnlich tritt die Schultergelenktuberkulose unter dem Bilde der „Caries sicca" in Erscheinung. Diese „trockene" Form ist durch Atrophie, Zerstörung der Gelenkfacetten und Fehlen von Exsudation und Eiterung gekennzeichnet.

Die relative Häufigkeit der Caries sicca an der Schulter gegenüber anderen Formen der Tuberkulose wird mit der geringeren mechanischen Beanspruchung und der besseren Entlastung und Fixierung des Gelenkes erklärt, eine Auffassung, die jedoch nicht zutreffen kann, da die Tuberkulose des unter den gleichen günstigen Bedingungen stehenden Ellbogengelenkes gewöhnlich schwere Formen annimmt. Bezeichnend ist die starke Schrumpfungstendenz der Schultergelenkkapsel und die Neigung zur fibrösen oder knöchernen Ankylose.

Behandlung. Sie muß vor allem mit Hinblick auf die zu erwartende Ankylose darauf gerichtet sein, den Arm in einer Stellung zu fixieren, die für die spätere Funktion die denkbar günstigste ist; es ist daher von Wichtigkeit, daß der Arm rechtzeitig in Abduktion gebracht wird, da die Versteifung der Schulter in Adduktion die Gebrauchsfähigkeit des Armes wesentlich beeinträchtigt. Die funktionsgünstigste Stellung der ankylotischen Schulter ist der *rechtwinklig abduzierte und etwa um 30° vor die Frontalebene gehobene Oberarm mit horizontal gestelltem Unterarm.* Bei Erwachsenen kann die Abduktion etwas weniger als 90° betragen. Im Falle einer Ankylose bietet die Drehung der Scapula auch für die Adduktion genügend Spielraum, so daß der Arm nicht nur gehoben, sondern auch an den Körper angelegt werden kann. Zur exakten Ruhigstellung ist der Gipsverband das beste und bequemste Mittel; er muß Brust, Ober- und Unterarm bis zum Handgelenk umfassen. Zur Sicherung der Stellung und Verstärkung des Verbandes werden KRAMERsche

---

[1] OETIKER: Bruns' Beitr. **130** (1930).

Schienen eingegipst (Abb. 122). Diese Behandlung kann vollkommen *ambulant* durchgeführt werden.

Erst im Stadium der bereits angebahnten Ankylose darf man zur Lederhülse übergehen, die in einer mittleren Abduktionsstellung von 60⁰ angefertigt wird. Sie muß die kranke Schulter vollständig einschließen; es genügt jedoch, wenn sie in diesem Stadium nur bis zum Ellbogen reicht.

Vor der Anwendung des MIDDELDORPHschen oder HACKERschen Triangels bei der Behandlung der Schultertuberkulose muß dringend gewarnt werden, da die Innenrotation des Armes bei diesen Verbänden später eine schwere Funktionsbehinderung mit sich bringt.

Kommt der Patient mit einer bereits ausgeprägten Adduktionskontraktur in Behandlung, dann kann man, wenn das Gelenk noch nicht vollkommen knöchern ankylotisch ist, noch mit Hilfe der Quengelmethode eine Korrektur erzielen (s. S. 12). Andernfalls muß man durch eine extraartikuläre Osteotomie des Humerus die Stellung korrigieren.

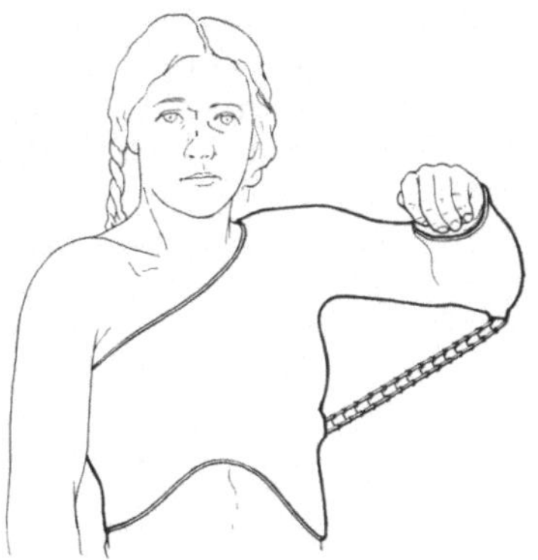

Abb. 122. Gipsverband bei Tuberkulose des Schultergelenkes.

5. Die Kontrakturen und Ankylosen des Schultergelenkes.

Distorsionen, Kontusionen des Schultergelenkes mit oder ohne Knochenverletzung, auch reponierte Schulterluxationen können, wenn sie nicht entsprechend versorgt und nachbehandelt werden, Kontrakturen oder Ankylosen zur Folge haben.

Zu bemerken ist, daß das Schultertrauma oft verhältnismäßig geringfügig ist und zunächst ohne nennenswerte subjektive oder objektive Erscheinungen erst nach einiger Zeit zu einer schmerzhaften Schulterversteifung führen kann (Periarthritis humero-scapularis). Bekanntlich können auch allzu lange verwendete immobilisierende Verbände bei Oberarmfrakturen oder auch nur das Tragen einer Mitella zu Versteifungen der Schulter Anlaß geben. Andere Ursachen sind entzündliche Erkrankungen der Schulter, wie die Polyarthritis rheumatica oder die Arthritis

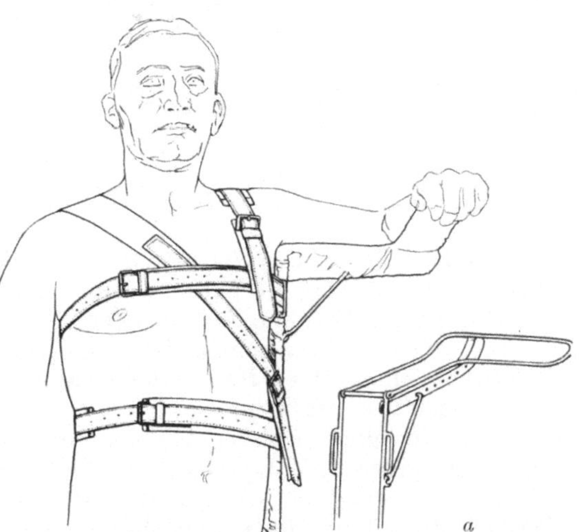

Abb. 123. Verstellbare Oberarmschiene zur Behandlung der Schulterkontrakturen. *a* die Leerschiene ohne Polsterung.

deformans, die sich gerade im Schultergelenk sehr häufig entwickelt (Omarthritis chronica).

Wichtig ist die Beurteilung, ob es sich um eine **Kontraktur,** d. h. um eine Weichteilschrumpfung, oder um eine durch fibröse oder knöcherne Vereinigung der Gelenkenden entstandene **Ankylose** handelt. Die Entscheidung ist sowohl klinisch als röntgenologisch zu erbringen (s. S. 73). Bei der Schulterkontraktur finden wir die Beweglichkeit stets nach *einer* Richtung eingeschränkt, und zwar gewöhnlich im Sinne der Abduktion, während die Sagittalbewegung (Sägebewegung) in der Regel frei ist. Bei der Ankylose ist die Beweglichkeit nach *allen* Richtungen hin aufgehoben.

Behandlung der Schulterkontrakturen. Die Therapie hat zweierlei Aufgaben zu erfüllen:

1. die Beseitigung der Adduktionskontraktur und
2. die baldige Aufnahme der aktiven Bewegungen.

Die Beseitigung der Adduktionsstellung geschieht durch Überführen des Armes in eine rechtwinklige Abduktion. Bei frischen und leichten Fällen erfolgt dies am besten durch eine *verstellbare Abduktionsschiene* (Abb. 123); dieselbe besteht aus zwei miteinander verbundenen Leerschienen, die durch einen Steg nach und nach immer stärker voneinander entfernt werden können. Die Schienen werden entsprechend gepolstert und durch Gurten, die über die gesundseitige Schulter und den Rumpf laufen, am Körper befestigt. Ist die Schiene richtig angelegt, dann verträgt sie der Patient sowohl im Stehen und Sitzen als auch im Liegen ohne nennenswerte Schwierigkeiten. Die Schiene kann auch mit Hilfe von Kramer-Schienen improvisiert werden.

Ist eine Abduktion von 90° erreicht, dann beläßt man die Schiene noch etwa 2—3 Wochen und beginnt von der Schiene aus mit aktiven Übungen im Sinne der Elevation und Vor- und Rückwärtsbewegung des Armes. Die Bewegungen können anfangs mit Hilfe eines Stabes, der von der anderen Hand geführt wird, wirksam unterstützt werden. Nach einiger Zeit geht man zu Bewegungen am Rollenzug über, die jedoch ebenfalls von der Schiene aus vorgenommen werden, um ein Herabsinken des Armes unter die Horizontale zu vermeiden. Erst wenn ein aktives Heben des Armes bis über 145° erreicht ist, kann die Schiene zeitweise entfernt werden, ist jedoch sofort wieder anzulegen, sobald sich eine Verminderung des Aktionsradius bemerkbar macht. Die Behandlung wird mit anderen Maßnahmen, Heißluft, Diathermie, Tonisator kombiniert. Auch die Anwendung von Massage ist von Nutzen und insbesondere bei der Periarthritis oft von überraschender Wirkung.

Bei älteren Fällen mit bereits straffer Kontraktur ist *der Quengelverband* die Methode der Wahl.

Technik des Quengelverbandes an der Schulter. Rumpf und beide Schultern des Patienten werden, wie Abb. 124 zeigt, in einen Gipsverband eingeschlossen, der namentlich auf den Schultern durch Filz oder Faktiskissen gut unterpolstert ist. In diesen Gipsverband wird ein verstellbarer Eisenstabträger, der auf der kranken Schulter aufsitzt, eingegipst. Oberarm und Unterarm werden mittels einer Filzschlaufe gefaßt, die mit dem Eisenstab durch Rebschnüre verbunden wird. Diese Rebschnüre werden mittels durchgesteckter Holzspatel nach Art

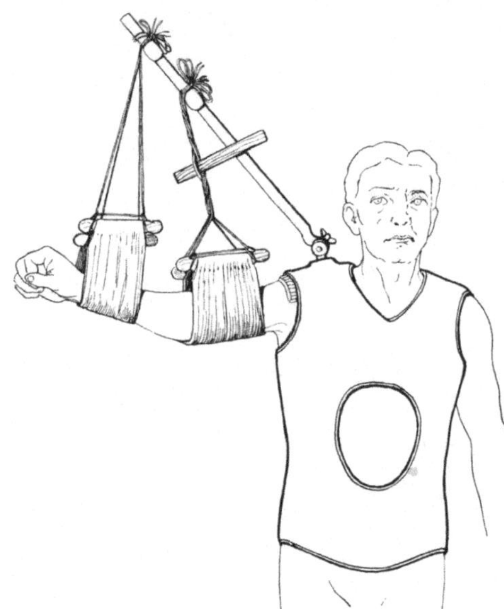

Abb. 124.   Quengelverband zur Beseitigung der Adduktionskontraktur der Schulter.

eines Quengels betätigt. In der Regel ist in 14 Tagen die Adduktionskontraktur beseitigt; nur bei starken Kapselschrumpfungen dauert die Behandlung etwa 3—4 Wochen. Der Gipsverband wird jedenfalls erst dann entfernt, wenn der Arm aktiv über der Horizontalen gehoben werden kann. Danach werden aktive Übungen am Rollenzug, wie oben angegeben, ausgeführt.

Ist die Kontraktur so straff, daß man mit der Quengelmethode nicht zum Ziele kommt, dann wird man die unblutige Dehnung der kontrakten Weichteile in Narkose vornehmen, die gerade bei der Schulter recht gute Resultate zeitigt.

Redressement der Schulter bei hartnäckigen Schulterkontrakturen. Die krankseitige Schulter wird am Rande des Tisches auf ein zusammengefaltetes Leintuch gelegt. Der Operateur faßt mit der einen Hand den Oberarm des Patienten nahe der Schulter, während er mit der anderen Hand das Schultergelenk von unten her unterstützt, und führt rhythmische Bewegungen im Sinne der Dehnung der geschrumpften Weichteile aus. Vorsicht ist namentlich bei älteren Leuten wegen der Gefahr einer Oberarmfraktur geboten. Ist eine freie Abduktion von 90° und darüber erreicht, dann wird der Arm auf die rechtwinklig gestellte Oberarmschiene gelagert und mit einer Gipsbinde fixiert. Schon nach 3 Tagen wird die Gipsbinde entfernt und mit aktiven Bewegungsübungen von der Schiene aus begonnen (Stabübungen, Rollenzug).

Sehr hochgradige und widerstandsfähige Adduktionskontrakturen der Schulter haben oft ihre Ursache in einer starken Zusammenziehung des *M. subscapularis,* dessen Sehne als harter Strang an der Axilla zu tasten ist. In diesen Fällen ist die vordere *Tenotomie der Sehne des M. subscapularis* auszuführen.

Unter möglichster Abstreckung des Armes wird die Sehne in der Richtung der vorspringenden Kulisse am Oberarm freigelegt, die Sehne mit einer gefensterten Kochersonde unterfahren und auf derselben quer durchtrennt. Sofort gibt die Kontraktur nach und der Arm kann auf die Rechtwinkelschiene gelagert werden. Fixation für 4 Wochen. Dann aktive Bewegungsübungen von der Schiene aus, wie oben angegeben.

Besteht bereits eine fibröse oder knöcherne Ankylose des Gelenkes, dann kann die Stellungskorrektur durch eine *einfache lineare Osteotomie am Collum chirurgicum* vorgenommen werden.

Osteotomie des Humerus am Collum chirurgicum zur Stellungskorrektur bei Schulterankylose. Längsschnitt an der Außenseite des Oberarms durch den meist atrophischen M. deltoideus. Die Fasern des Muskels werden auseinandergehalten und der Knochen mittels der Knochenschaufeln unterfahren. Nun werden zwei Drittel der Peripherie des Humerus knapp unterhalb des Tuberculum majus und minus quer durchmeißelt, der Rest des Knochens in der Richtung von außen nach innen eingeknickt. Nach Verschluß der Wunde wird der Arm in der funktionsgünstigsten Stellung (s. S. 132) 3 Monate lang im Gipsverband fixiert.

Behandlung der Ankylosen des Schultergelenks. Die Ankylose des Schultergelenks bedarf unserer Auffassung nach keiner blutigen Mobilisierung des Gelenkes, da das ankylotische Schultergelenk an allen Bewegungen des Schultergürtels teilnimmt und der Patient mit einem auf arthroplastischem Wege mobilisierten Schultergelenk schlechter daran ist als mit einem steifen. Voraussetzung ist allerdings, daß sich das Schultergelenk in einer funktionsgünstigen Stellung befindet, eine Forderung, die sich, wie wir eben gesehen haben, mit Hilfe einer einfachen Osteotomie leicht erfüllen läßt.

Prophylaxe der Schulterkontrakturen und -ankylosen. Bei der großen sozialen Bedeutung der Schulterkontrakturen und -ankylosen und der Schwierigkeiten ihrer Behandlung gebührt der Prophylaxe besondere Aufmerksamkeit. Es kann hier in der Tat sehr viel geschehen, wenn man folgendes beachtet:

1. Bei jeder Verletzung oder Erkrankung im Schulterbereiche hat sofort Schienung des Armes in rechtwinkliger Abduktion und bei rechtwinklig gebeugtem Unterarm zu erfolgen. Man darf sich keinesfalls dazu verleiten lassen, von diesem richtigen Prinzip abzugehen. Dies gilt auch für einfache Schulterprellungen, vor allem der Schwerarbeiter. Für Bettlägerige genügen Kissen und Polster, auf die der Arm gebettet wird, oder es wird die Abduktionsschiene (s. Abb. 123) angelegt, die in jeder Körperlage getragen werden kann.

2. Die Ruhigstellung des Armes soll nicht über die unbedingt notwendige Zeitdauer ausgedehnt werden. Der Patient soll schon möglichst frühzeitig zu aktiven Bewegungen, und zwar noch von der Schiene aus, angehalten werden. Erst wenn eine aktive Beweglichkeit von 140° in der Abduktionsschiene erreicht ist, darf die Schiene allmählich entfernt werden.

Eine Ausnahme bilden natürlich die Kontrakturen nach Schultergelenktuberkulose, die unter keinen Umständen mobilisiert werden dürfen.

6. Die Lähmung der Schultermuskulatur.

Sie beruht hauptsächlich auf einer Lähmung des M. deltoideus und der Außenrotatoren (Mm. suprainfraspinatus und teres minor); gewöhnlich kommt es auch infolge Dehnung der Gelenkkapsel zu einem mehr oder weniger hochgradigen Schlottergelenk, wodurch die Funktion der Schulter noch weiterhin beeinträchtigt wird. Der Arm hängt schlaff herab und der Patient kann nur mit seiner Rücken- und Brustmuskulatur Schleuderbewegungen des Armes ausführen. Dabei kann die Arm-, Hand- und Fingermuskulatur sehr gut entwickelt sein.

Ätiologisch kommt vor allem die Kinderlähmung, in seltenen Fällen eine traumatische Schädigung des N. axillaris in Betracht.

Behandlung. Zur Behandlung der paralytischen Schulter sind vorerst alle Maßnahmen angezeigt, die geeignet sind, die gelähmte und atrophische Muskulatur der Schulter und des Armes zu kräftigen und gebrauchsfähig zu machen. Bei frischen Lähmungen ist Massage, Gymnastik und elektrische Behandlung anzuwenden und lange Zeit fortzusetzen. Daneben muß, um eine Überdehnung der Muskeln, Bänder und Kapsel zu vermeiden, der Arm in elevierter Stellung gestützt werden. Am geeignetsten ist die permanente Lagerung auf der erwähnten Rechtwinkelschiene.

Sind die konservativen Maßnahmen erfolglos, dann bleibt nur die *operative Versteifung der Schulter, die Arthrodese,* übrig. Durch die fixe Verbindung mit dem Schulterblatt werden die Bewegungen desselben auf den Humerus übertragen und der Arm aus einem wertlosen Anhängsel zu einem brauchbaren Glied gemacht. Die Arthrodese darf allerdings nur dann vorgenommen werden, wenn jede Aussicht auf Regeneration der Schultermuskeln erloschen ist und wenn der Patient bereits das 15.—16. Lebensjahr erreicht hat (s. S. 68). Sie ist auch nur dann berechtigt, wenn wenigstens Hand und Finger gebrauchsfähig sind. Der gelähmte Ellbogen kann evtl. durch einen feststellbaren Hülsenapparat nutzbar gemacht werden. Bezüglich der Ausführung der Arthrodese halten wir uns im großen und ganzen an die Methode von VULPIUS.

Die Arthrodese der Schulter nach VULPIUS.

Operationstechnik. α) *Lagerung des Patienten.* Der Kranke wird mit etwas erhöhtem Oberkörper auf ein unterschobenes Kissen derart gelagert, daß die zu operierende Schulter den Rand des Operationstisches überragt. Ein Assistent hält den Arm am Ellbogen- und Handgelenk, um ihn während der Operation entsprechend extendieren und rotieren zu können.

β) Hautschnitt. Am besten wählt man einen vorderen Längsschnitt, der etwa fingerbreit einwärts von der Spitze des Akromion beginnt und über dem durch die dünne Muskulatur deutlich tastbaren Sulcus bicipitalis etwa 7—8 cm nach abwärts zieht.

γ) Freilegung der langen Bicepssehne. Nach Durchtrennung des gewöhnlich sehr zarten und blassen Deltamuskels in der Richtung des Hautschnittes erscheint die lange Bicepssehne, die an der Tuberositas supraglenoidalis scapulae entspringt und im Sulcus intertubercularis nach abwärts zieht. Sie wird mittels eines Gazezügels nach außen gehalten und muß bei allen folgenden Manipulationen sorgfältig geschont werden.

δ) Eröffnung des Gelenkes und Luxation des Humeruskopfes. Zunächst wird die Gelenkkapsel vom Akromion bis zu ihrem Ansatz am Humerus durch einen Längsschnitt eröffnet und dann unter entsprechenden Drehungen des Armes nach innen und außen so weit am Humerus zurück-

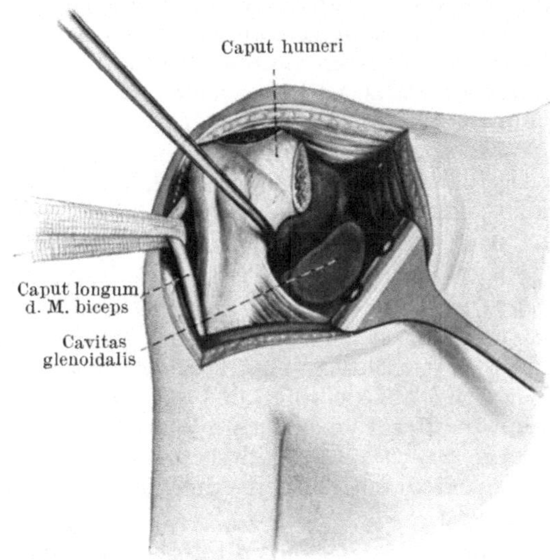

Abb. 125. Arthrodese des Schultergelenkes nach VULPIUS. Die Sehne des langen Bicepskopfes ist nach außen gezogen, der Humeruskopf würfelförmig zugestutzt. In der Tiefe ist die Pfanne sichtbar, die ebenfalls entknorpelt wird.

präpariert, daß sich der Kopf leicht aus der Wunde herausdrängen läßt.

ε) Entknorpelung der Gelenkflächen. Der Knorpelüberzug des Humeruskopfes wird hierauf mit einem Messer entfernt. Sehr zweckmäßig ist es, den Humeruskopf mittels Meißel und Hammer *kantig* zuzustutzen, weil dadurch die Anpassung an die Pfanne und das Akromion besser und die Aussichten auf eine

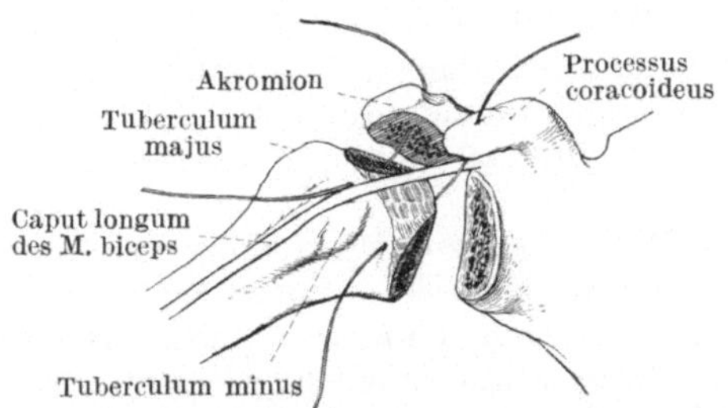

Abb. 126. Zwei rostfreie Drähte sind einerseits durch den Humeruskopf und das Akromion, andererseits durch den Humeruskopf und den Proc. coracoideus gezogen. Dazwischen liegt der lange Bicepskopf.

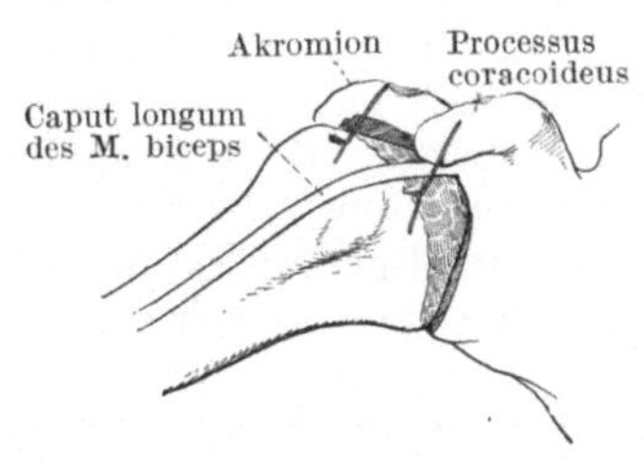

Abb. 127. Bei entsprechender Position des Armes werden die Drähte festgeknotet.

feste knöcherne Ankylose mechanisch günstiger sind (Abb. 125). Nachdem man mit einem kräftigen LANGENBECK-Haken den Humerus nach außen gezogen hat, wird die Pfanne sichtbar und diese nunmehr mit einem scharfen Löffel von ihrem Knorpel befreit. Es muß so viel Knorpel entfernt werden, daß die blutende Spongiosa sichtbar wird.

ζ) Befestigung des Humeruskopfes mittels zwei Drahtnähten. Da infolge der Kleinheit der Pfanne die Berührungsfläche mit der Scapula sehr gering ist, muß das Gelenk mit zwei Drahtnähten in der entsprechenden Stellung fixiert werden, wodurch der Arm in der richtigen Position gesichert wird. Wir verwenden den stärkeren rostfreien Kruppdraht, der mit einer gebogenen Ahle durch den Knochen durchgestoßen wird. Der eine Draht wird durch den Humeruskopf und das Akromion, der andere durch den Humeruskopf und Proc. coracoideus gezogen. Am Humeruskopf liegen die Drähte zu beiden Seiten des Sulcus intertubercularis und zu beiden Seiten der langen Bicepssehne (Abb. 126). Nunmehr wird der Kopf in die richtige Stellung gebracht und die Drahtschlingen fest angezogen und mittels einer Drahtzange geknotet (Abb. 127). Um eine noch größere Stabilität zu erzielen, kann man nach dem Vorschlage von VULPIUS und GÖRRES das Ende des Akromion und den Proc. coracoideus anmeißeln und nach unten abknicken.

η) *Schichtweiser Verschluß* von Kapsel, Muskel und Haut.

ϑ) *Gipsverband.* Er umfaßt den Thorax und den Arm bis zum Handgelenk. Es empfiehlt sich, schon vor der Operation aus KRAMER-Schienen ein Gestell in der gewünschten Form vorzubereiten, das man nach Schluß der Operation anlegt und auf der man den Arm und Thorax mit einigen Gipstouren fixiert. Damit die Hand nicht herunterhängt und keine Überdehnung der Handgelenkstrecker eintritt, ist es zweckmäßig, die Unterarmschiene etwas vorstehen zu lassen und durch Aufpolsterung die Hand zu stützen.

Welche Stellung soll dem Humerus zur Erzielung einer möglichst günstigen Exkursionsfähigkeit gegeben werden? Darüber bestehen verschiedene Ansichten. Wir ziehen eine Stellung vor, bei der der Arm etwa 70—80° abduziert, ungefähr 30° vor der Frontalebene des Körpers sich befindet und leicht außenrotiert ist, so daß die Hand bequem zum Mund geführt werden kann (s. S. 122). Eine stärkere Abduktionsstellung ist nicht zu empfehlen, obwohl dadurch zweifellos die Elevation des Armes eine viel ausgiebigere wäre, weil dann der Arm nicht mehr seitwärts an den Körper angelegt werden könnte. In einem Falle sahen wir uns genötigt, aus diesem Grunde nachträglich eine Osteotomie des Humerus am Collum chirurgicum vorzunehmen. Auch eine stärkere Außenrotation ist nicht anzuraten, weil sie bei hängendem Arm sehr häßlich und lästig ist und auch die Gefahr einer Oberarmfraktur mit sich bringt.

Schwierigkeiten und Zwischenfälle. Es muß bei der Arthrodese unter allen Umständen eine feste knöcherne Ankylose angestrebt werden. Mangelhafte Verknöcherung oder fibröse Verbindungen können durch ein Trauma oder durch dauernde Beanspruchung nachgeben und zu Schmerzen sowie Abduktionsverringerung führen.

Manchmal gelingt es nur schwer, die Pfanne gut zur Darstellung zu bringen. Diese Schwierigkeit schwindet, wenn man die Kapsel im Zusammenhang mit dem Periost vorne und hinten genügend weit vom Humerus ablöst. Schließlich ist auch eine Verletzung der langen Bicepssehne möglich, wenn man nicht stets darauf achtet, sie außerhalb des Bereiches der operativen Manipulationen zu bringen. Zu erwähnen ist noch, daß die Drahtschlingen mitunter später brüchig werden, was aber bei eingetretener Konsolidierung bedeutungslos ist, da sie ja nur die Aufgabe haben, den primären Halt zu sichern.

Nachbehandlung. Der Gipsverband ist mindestens 3 Monate zu belassen. Zeigt sich nach Abnahme des Verbandes keine absolut starre Ankylose, sondern ist noch eine Federung vorhanden, dann ist noch ein zweiter Verband für weitere 2—3 Monate anzulegen.

Aktive oder gar passive Übungen während der Konsolidierungsphase sind strikte verboten, da dadurch die Arthrodese gelockert wird. Auch von der Massage ist abzuraten, da hiedurch Lockerungen hervorgerufen werden. Am besten ist es, nach erreichter Konsolidierung den Arm der natürlichen Verwendung zu überlassen.

Andere Methoden. Sie bezwecken im Gegensatz zur Arthrodese einen *Ersatz des gelähmten M. deltoideus durch Muskelverpflanzung.*

1. Ersatz des M. deltoideus durch den M. pectoral. major (HILDEBRANDT). Der M. pectoralis wird an der Clavicula und am Sternum abgelöst, nach außen umgeklappt und auf das Akromion, entsprechend dem vorderen Drittel des M. deltoideus, angenäht.

2. Ersatz des M. deltoideus durch den M. trapezius (LEO MAYER). Diese Operation ist schon von HOFFA empfohlen worden. Der ganze M. trapezius wird von der Clavicula, Akromion und Spina scapulae abgelöst, der Arm in maximale Abduktion gebracht und der abgelöste Trapezius auf den gelähmten M. deltoideus angenäht. MAYER verlängert die Sehne des M. trapezius durch einen Fascienstreifen und führt letzteren durch ein Bohrloch unterhalb der Tuberositas deltoidea durch.

Die mit der Muskelplastik bisher erzielten Erfolge sind jedoch nur ganz vereinzelt und halten, wie VULPIUS nachgewiesen, keinesfalls den Vergleich mit der eklatanten Wirkung der Schulterarthrodese aus. Gegenüber den Muskeloperationen hat die Arthrodese vor allem den Vorteil der größeren Verläßlichkeit, auch ist sie befähigt, den Arm an allen Bewegungen des Schultergürtels teilnehmen zu lassen. *Sie ist demnach die Methode der Wahl.*

B. Oberarm.

Bei den Deformitäten des Oberarms handelt es sich zumeist um rachitische Verkrümmungen, die selten so hochgradig sind, daß ein operativer Eingriff in Frage käme. Nur deform geheilte Oberarmbrüche machen zuweilen eine Osteotomie notwendig.

Zu erwähnen sind ferner die kongenitalen Wachstumsstörungen des Humerus, sowie die Folgeerscheinungen nach entzündlichen Prozessen, Tuberkulose, Osteomyelitis und nach Lähmungen im Kindesalter, die oft bedeutende Verkürzungen des Oberarmes zur Folge haben, jedoch vom orthopädischen Standpunkt kaum Anlaß zum Eingreifen bieten.

C. Ellbogengelenk.

1. Die angeborenen Mißbildungen im Ellbogengelenk.

Angeborene Luxationen und Versteifungen im Ellbogengelenk werden relativ selten beobachtet. Häufiger findet sich eine isolierte angeborene Luxation des Radiusköpfchens; dasselbe ist dann meist nach hinten luxiert, dabei pflegt der Radius gewöhnlich länger zu sein als die Ulna. Nicht selten ist die *angeborene radioulnare Synostose*, die oft doppelseitig vorkommt und ein Pro- und Supinieren des Vorderarmes verhindert.

Die Luxation des Radiusköpfchens erfordert in der Regel keine Behandlung; nur wenn erhebliche Funktionsstörungen bestehen, ist die Resektion des Capitulum radii anzuraten.

Bei den kongenitalen Synostosen geringeren Grades lernt das Kind durch kompensatorische Bewegungen im Schultergelenk, den Bewegungsausfall im Ellbogengelenk wettzumachen, so daß die bestehende Bewegungsstörung praktisch nicht schwer ins Gewicht fällt. Nur im äußersten Falle kommen therapeutische Eingriffe in Betracht. Sie bestehen in einer *Durchtrennung der Knochenbrücke mit nachfolgender Interposition eines Fettlappens.* Die Resultate sind jedoch infolge der meist gleichzeitig bestehenden sonstigen Veränderungen des Ellbogengelenkes wenig befriedigend.

2. Der Cubitus valgus und varus.

Achsenknickungen im Bereiche des Ellbogengelenkes, die wir als Cubitus valgus bzw. varus bezeichnen, je nachdem, ob bei Streckung des Armes der supiniert gehaltene Vorderarm radialwärts oder ulnarwärts abgewichen ist, sind bisweilen kongenital, bedingt durch eine abnorme Schlaffheit der Gelenkbänder, oder treten erst später als Folge der Rachitis durch ungleichmäßiges Wachstum der Epiphysenfugen auf, schließlich kann eine teilweise Zerstörung der Epiphyse des unteren Humerusendes infolge von entzündlichen Erkrankungen (Tuberkulose, Osteomyelitis) im gleichen Sinne deformierend wirken. Bei weitem am häufigsten aber entsteht der Cubitus valgus und varus an der Stelle einer Fractura supracondylica oder einer Fraktur des medialen oder lateralen Kondyls.

Zur Beurteilung der Abweichungen im Ellbogengelenk sei darauf hingewiesen, daß auch normalerweise ein gewisser Grad von Cubitus valgus sich vorfindet, der namentlich beim weiblichen Geschlecht nach der Pubertät in Erscheinung treten und mitunter einen Winkel von 15—20⁰ erreichen kann (physiologischer Cubitus valgus).

Behandlung. Der Cubitus valgus und varus erfordert angesichts der geringen funktionellen Störungen selten therapeutische Maßnahmen. Schwerere Abweichungen kann man durch eine suprakondyläre *Keilosteotomie* korrigieren:

Suprakondyläre Keilosteotomie beim Cubitus valgus und varus. Durch einen medialen Längsschnitt wird die Humeruspartie über den Kondylen freigelegt, das Periost an der Beugeseite vorsichtig abgeschoben und samt den medial gelegenen Muskeln und Nerven (N. radialis und medianus) durch einen tiefen stumpfen Haken zurückgehalten. Auch das Periost an der Streckseite des Knochens wird mittels eines Raspatoriums abgelöst. Nun wird mit einem messerscharfen Meißel ein entsprechender Keil aus dem medialen Anteil des Humerus herausgeschlagen und der Knochen eingeknickt. Zum Schluß wird der Arm in etwas überkorrigierter Stellung bei gestrecktem Ellbogen und leicht supiniertem Vorderarm für 4 Wochen eingegipst. Beim Cubitus varus wird der gleiche Eingriff von der lateralen Seite aus durchgeführt.

3. Die Tuberkulose des Ellbogengelenks.

Es kommen sowohl synoviale als ossäre Formen vor, doch sind beim Ellbogen letztere viel häufiger und nehmen meist von Herden im Olecranon oder medialen bzw. lateralen Condylus ihren Ausgang. In ungefähr der Hälfte der Fälle kommt es zu Abscessen oder Fisteln, die gewöhnlich an der Hinterseite des Gelenkes sitzen. Die Prognose ist im allgemeinen günstiger als die der anderen Gelenke. Bei Ruhigstellung des Gelenkes heilen die tuberkulösen Prozesse des Ellbogens meist mit Neigung zur bindegewebigen Wucherung aus; Abscesse und Fisteln werden insbesondere bei Anwendung der Strahlentherapie resorbiert oder in Narbengewebe umgewandelt.

Behandlung. Die Behandlung besteht vor allem in Ruhigstellung des Gelenkes, am besten im zirkulären Gipsverband.

In welcher Stellung soll der Ellbogen fixiert werden? Da in vielen Fällen mit einer Ankylose zu rechnen und die Leistungsfähigkeit des Armes von der Stellung des versteiften Ellbogengelenkes abhängig ist, kommt dieser Frage große Bedeutung zu. Im allgemeinen gilt die *rechtwinklige Beuge* als die funktionsgünstigste Stellung, weil die Hand bei rechtwinklig gebeugtem Ellbogen am besten zu Gesicht und Kopf geführt werden kann. Man wird also das

Gelenk möglich in rechtwinkliger Stellung fixieren, doch muß man auch die beruflichen und individuellen Erfordernisse berücksichtigen und bei Landarbeitern usw. einen größeren Winkel von etwa 100—110° vorziehen. Ebenso wird man den stumpfwinklig gebeugten Arm eines Pianisten nicht in die rechtwinklige Stellung bringen, weil er sonst berufsunfähig würde (s. S. 73). Falsch ist es, den Unterarm, wie dies noch vielfach angegeben wird, in Supination einzugipsen, da in dieser Stellung der Arm zur Arbeit unbrauchbar ist. Am geeignetsten ist eine *mäßige Pronationsstellung des Vorderarms.* Der Gipsverband muß nach oben bis zur Schulter reichen und nach unten das Handgelenk miteinschließen, dagegen *die Finger frei lassen,* da sonst Versteifungen der Finger eintreten, die schwer zu beheben sind (Abb. 128). Eine Entlastung des Ellbogengelenks ist nicht notwendig, da das Gelenk schon durch das Hängen des Arms vom Druck befreit ist.

Neben den konservativen Methoden ist auch den chirurgischen Eingriffen ein, wenn auch begrenztes Feld einzuräumen. Die Operation ist vor allem angezeigt bei Nachweis *extra*artikulärer Knochenherde, um noch rechtzeitig einen Durchbruch ins Gelenk zu verhüten. Der Eingriff besteht in vorsichtiger Exkochleation des tuberkulösen Herdes, wobei darauf zu achten ist, daß das Gelenk nicht eröffnet wird, schließlich in Entfernung etwa vorhandener tuberkulöser Sequester.

Bei fortschreitender Gelenktuberkulose kann schließlich die Resektion des Ellbogengelenks in Frage kommen, da die Resektion nach König

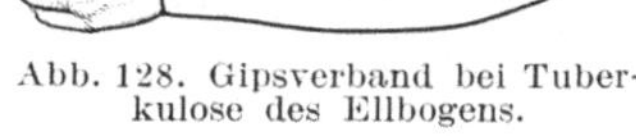

Abb. 128. Gipsverband bei Tuberkulose des Ellbogens.

gute Dauerresultate ergibt und ein etwa resultierendes Schlottergelenk schließlich durch einen Hülsenapparat mit einfachem Scharniergelenk leicht reguliert werden kann.

Es soll jedoch wieder hervorgehoben werden, daß wenigstens für den Schwerarbeiter eine Ankylose in funktionsgünstiger Stellung noch immer vorteilhafter ist als ein Schlottergelenk. Ist die Stellung der Ankylose funktionsungünstig, dann kann sie durch eine lineare suprakondyläre Osteotomie in eine funktionsgünstige verwandelt werden. Die Technik ist ungefähr dieselbe wie bei der Korrektur des Cubitus valgus und varus (s. S. 140).

4. Kontrakturen und Ankylosen des Ellbogengelenks.

Sie treten als Folge von Frakturen und Luxationen oder nach myogenen oder arthrogenen Entzündungen auf. Bemerkenswert ist, daß schon einfache Distorsionen, besonders solche mit Kapselzerreißungen, schwerwiegende Versteifungen zur Folge haben können. Sie führen nämlich oft zu einer Myositis ossificans im Bereiche der das Gelenk überbrückenden Muskeln und können hartnäckige Bewegungshindernisse verursachen. Die Differentialdiagnose zwischen Kontraktur und Ankylose ist sowohl klinisch als röntgenologisch möglich (s. S. 72). Zumeist handelt es sich bei den Ellbogengelenkversteifungen um eine Beugekontraktur; nur selten besteht eine Streckkontraktur des Ellbogens.

Was die Frage der *funktionsgünstigsten Stellung* des Ellbogengelenks betrifft, so soll nochmals hervorgehoben werden, daß eine Kontraktur oder *Versteifung des Ellbogens in Streckstellung den Arm vollständig unbrauchbar macht,* da man mit einem gestreckten Arm weder arbeiten noch essen kann. Es ist daher bei allen zur Versteifung neigenden Prozessen schon prophylaktisch darauf zu achten, daß der Arm stets in Beugestellung gehalten wird. Da die Beweglichkeit des Ellbogens unter allen Umständen angestrebt werden soll, so gilt als zweite Forderung, fixierende Verbände *nie länger als absolut notwendig tragen zu lassen* und mit einem Minimum von Fixationsdauer auszukommen.

Wie bereits erwähnt, gilt die *rechtwinklige Beugestellung* als die funktionsgünstigste Stellung des Ellbogens, weil die Hand bei rechtwinklig gebeugtem Ellbogen am besten zum Gesicht und Kopf gelangt. Bei längerer Fixation des Ellbogengelenkes wird man jedoch die Bedürfnisse des Berufes berücksichtigen und vor allem der individuellen Indikation Rechnung tragen müssen. Für die Schreibarbeit, für Klavierspieler, insbesondere für Landarbeiter, Schlosser, Taglöhner ist eine *stumpfwinklige* Beugestellung vorzuziehen; ganz besonders gilt

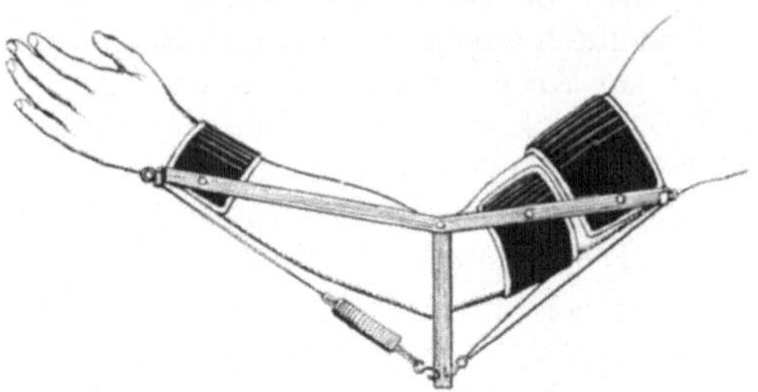

Abb. 129. Schede - Schiene zur Beseitigung einer Beugekontraktur des Ellbogens.

dies für den berufsmäßigen Gebrauch des *rechten* Armes. Dabei ist stets auch auf eine richtige Mittelstellung zwischen Pro- und Supination des Vorderarmes zu achten. Für manche Arbeiter, wie Schneider, Uhrmacher hingegen ist eine Beugestellung von 90° die günstigere. Für den *linken* Arm ist eine *rechtwinklige* Beugestellung zweckmäßiger, da dadurch die Hand leichter

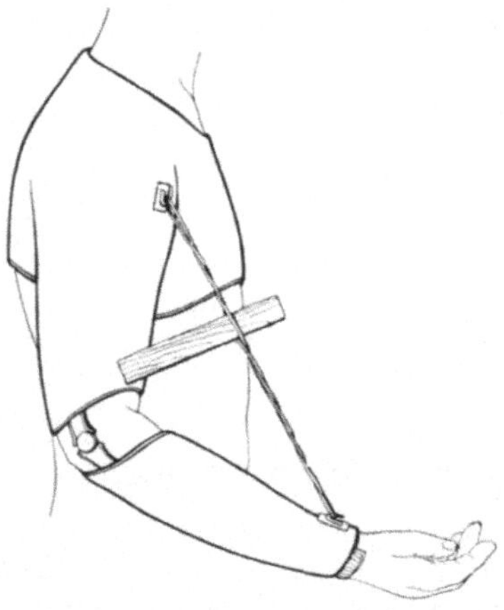

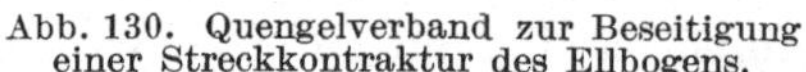

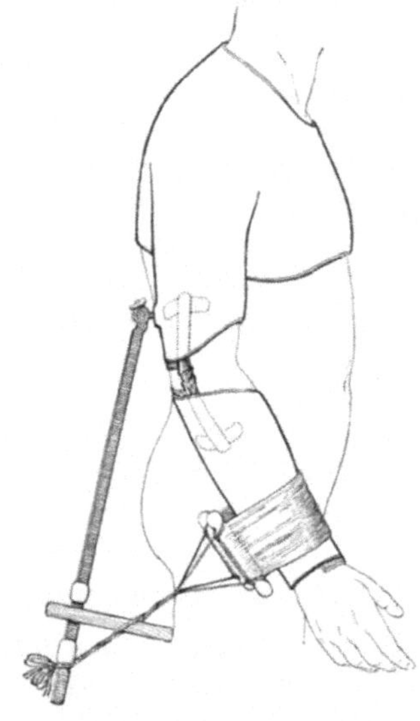

Abb. 130. Quengelverband zur Beseitigung einer Streckkontraktur des Ellbogens.

Abb. 131. Quengelverband zur Beseitigung einer Beugekontraktur des Ellbogens.

zum Mund geführt werden kann. In seltenen Fällen von doppelseitiger Versteifung (nach septischen Prozessen) wird der linke Arm in rechtwinkliger Beugestellung, der rechte Arm je nach dem Beruf in rechtwinkliger oder stumpfwinkliger Stellung zu fixieren sein.

Behandlung der Beuge- und Streckkontrakturen des Ellbogengelenks. Die Behandlung richtet sich im Beginn nach der Ursache des Krankheitsprozesses (s. Allgemeiner Teil, S. 72). In leichten Fällen genügen aktive und passive Übungen in entgegengesetzter Richtung der Kontraktur. Sehr wirksam unterstützt wird die Behandlung durch die Anwendung der Schede-*Schienen,* die während des Tages stundenlang getragen werden (Abb. 129). In mittelschweren Fällen ist die *Quengelmethode* das sicherste und einfachste Verfahren.

Technik des Quengelverbandes bei der Ellbogenkontraktur. Ober- und Unterarm werden in einen Gipsverband eingeschlossen, der im Ellbogen ausgeschnitten und durch zwei eingegipste Scharniere miteinander verbunden wird. Bei Streckkontrakturen empfiehlt es sich, auch die Schulter in den Verband einzubeziehen, damit sich der Arm nicht drehen kann. Besteht eine *Streckkontraktur* und will man das Gelenk beugen, so werden an der Vorderseite des Ober- und Unterarmes Haken eingegipst und durch Drehung eines Quengels in einfachster Weise einander genähert (Abb. 130). Ist eine *Beugekontraktur* vorhanden und soll das Gelenk gestreckt werden, dann wird ein Stabeisenträger an der Rückseite des Oberarms eingegipst. Gegen den eingegipsten Eisenstab kann nun der Unterarm mit Hilfe einer Schlaufe angequengelt werden, so daß eine Streckung des Ellbogens herbeigeführt wird (Abb. 131).

Nach demselben Prinzip wirkt der im allgemeinen Teil abgebildete Schienenhülsenapparat (s. Abb. 37), der durch eine fortlaufende Schraube vom Patienten selbst betätigt und ganz unauffällig unter dem Rock getragen werden kann. Auch hier handelt es sich um eine Dauerwirkung kleinster Kräfte. Wir haben von diesem Apparat sowohl bei Beuge- als auch Streckkontrakturen des Ellbogens mit bestem Erfolg Gebrauch gemacht.

In schwereren Fällen und dort, wo man mit der Quengelmethode oder der Schraubenwirkung nicht zum Ziele gelangt, kommt das *modellierende Redressement* in Frage, das sich jedoch aus begreiflichen Gründen bei tuberkulösen oder eitrigen Prozessen wegen der Gefahr eines Wiederaufflackerns verbietet.

Das modellierende Redressement des Ellbogens. Der Oberarm des narkotisierten Patienten wird auf ein zusammengefaltetes Leintuch gelegt. Der Operateur faßt das Handgelenk des Patienten und führt, indem er mit seinem eigenen Unterarm den Unterarm des Kranken schient, modellierende Traktionen im Sinne der Korrektur aus, bis der Widerstand überwunden und eine voll

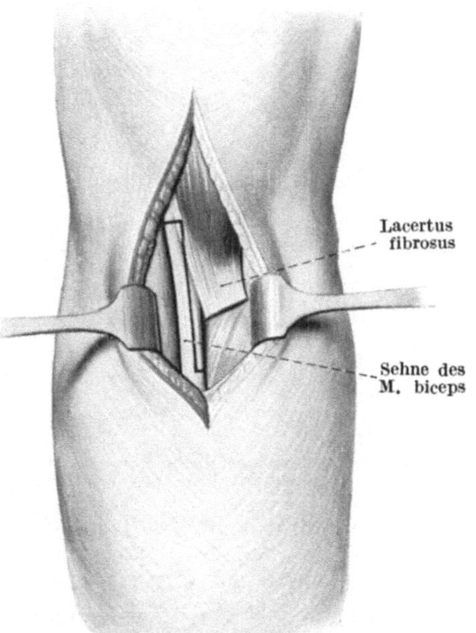

Abb. 132. Tenotomie der Bicepssehne in der rechten Ellbogenbeuge. Während man das Gefäßnervenbündel ulnarwärts verzieht, wird der Lacertus fibrosus quer durchschnitten und die Bicepssehne Z-förmig verlängert.

ständige Beugung und Streckung erreicht ist. Hierauf wird der Arm in der der Kontrakturstellung möglichst entgegengesetzten Stellung, also bei Streckkontraktur in Beugestellung und bei Beugekontraktur in Streckstellung, durch einen Gipsverband fixiert. Nach 3—5 Tagen, wenn die Schmerzen geschwunden sind, kann der Gipsverband entfernt und mit aktiven Übungen begonnen werden.

Tenotomie der Bicepssehne. Besteht eine ganz besonders hartnäckige Beugekontraktur von seiten des Biceps, dann legt man durch einen kleinen Längsschnitt die vorspringende Bicepssehne in der Ellbogenbeuge frei. Während man das Gefäßnervenbündel ulnarwärts verzieht, wird der Lacertus fibrosus quer durchschnitten und die Bicepssehne Z-förmig verlängert (Abb. 132). Hierauf Hautnaht und Fixation in Streckstellung für 4 Wochen.

Behandlung der Pronations- und Supinationskontraktur. Zur Beseitigung dieser Kontrakturen ist vor allem die *Quengelmethode* geeignet, die sinngemäß anzuwenden ist. Ober- und Unterarm werden in einen Gipsverband eingeschlossen, der vom Thorax bis zu den Fingern reicht. Die Gegend des Ellbogengelenks wird ausgeschnitten und in den Oberarm ein Winkeleisen eingegipst, das an seinem distalen Ende einen Eisenstab trägt, der je nach der beabsichtigten Pro- oder Supination radial- oder ulnarwärts gerichtet werden muß. Knapp oberhalb des Handgelenks wird ebenfalls ein Eisenstab eingegipst; die beiden Eisenstäbe werden durch Rebschnüre verbunden und mittels des Quengels aneinander genähert, so daß der Unterarm im Sinne der Supination bzw. Pronation gedreht wird (Abb. 133).

Hartnäckige Pronationskontrakturen stellen oft ein schwieriges Problem bei der Behandlung der Lähmungen der Arme vor. Dort, wo sie durch die Quengelmethode nicht zu beseitigen sind, kommt die *offene Myotomie der Pronatoren*, und zwar des M. pronator teres, in manchen Fällen auch des M. pronator quadratus in Betracht.

Der M. pronator teres wird durch einen Schrägschnitt, entsprechend dem Verlauf des Muskels vom Epicondylus medianus nach abwärts freigelegt. Nach Durchschneidung der Fascie wird er unter dem Lacertus fibrosus aufgesucht und durchtrennt. Gipsverband bei supiniertem Vorderarm für 6 Wochen, dann Übungen und Nachtschiene.

Der M. pronator quadratus ist am besten in der Gegend des Radialispulses aufzusuchen. Nach einem Hautschnitt auf der Volarseite des Vorderarmes, handbreit über dem Handgelenk, werden die Sehnen der Hand- und Fingerbeuger seitwärts verzogen, worauf die queren Fasern

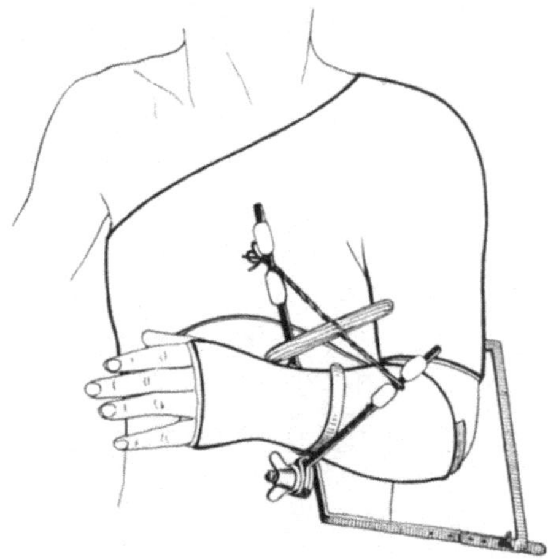

Abb. 133. Quengelverfahren zur Beseitigung einer Pronationskontraktur des Vorderarmes.

des M. quadratus in der Tiefe sichtbar werden. Durch eine untergeschobene Sonde wird er von der Membrana interossea isoliert und dann durchschnitten.

Behandlung der Ankylosen des Ellbogengelenkes. Ist bei *fibröser* Ankylose ein geringer Rest von Beweglichkeit zurückgeblieben und zeigt das Röntgenbild den Gelenkspalt zwischen Humerus und Ulna noch durchgängig, dann ist der Versuch einer unblutigen Mobilisierung gerechtfertigt. Sie erfolgt in derselben Weise wie das modellierende Redressement bei den Kontrakturen des Ellbogengelenks (s. oben). Gelingt es, die Verwachsungen zu lösen, dann wird der Arm 3 Tage lang — bei Beugeankylosen in Streckstellung, bei Streckankylosen in Beugestellung — fixiert, hierauf durch weitere 3 Tage die Stellung des Abends und Morgens gewechselt und gleich mit den aktiven Bewegungsübungen am Rollenzug begonnen.

Bei *knöchernen* Ankylosen ist die blutige Mobilisierung des Gelenkes mit Hilfe der *Arthroplastik* das einzige Mittel, um ein bewegliches Gelenk zu erzielen.

Notwendige Voraussetzung zur Operation ist, daß die Gefahr eines Aufflackerns des entzündlichen Prozesses mit Sicherheit ausgeschlossen werden kann. Am geeignetsten zur Arthroplastik sind nach unseren Erfahrungen die Ankylosen nach Traumen und nach gonorrhoischer Arthritis, relativ am ungünstigsten sind die nach Osteomyelitis. Die Tuberkulose ist selbstverständlich vollkommen auszuschließen. Auch bei Schwerarbeitern wird man bei guter Stellung der Ankylose von vornherein schon wegen der Möglichkeit späterer arthritischer Beschwerden auf eine Mobilisierung verzichten.

Arthroplastik des Ellbogengelenkes.

Wie bereits ausgeführt (s. S. 38), sind wir von der Nachahmung der natürlichen Grundformen des Gelenkes abgegangen und haben dieselben derart gestaltet, daß der konvexe Gelenkkörper zu einem Keil, der konkave zu einer flachen Mulde umgeformt wurde. Auf diese Weise wird der Gelenkflächenkontakt auf ein Minimum reduziert und eine Wiedervereinigung der Gelenkenden verhindert (Abb. 134).

Operationstechnik. α) *Lagerung des Patienten.* Patient liegt auf dem Rücken; der Ellbogen und der Oberschenkel derselben Seite, letzterer zur Fettentnahme, werden entsprechend vorbereitet und steril gedeckt. Der Ellbogen wird so gehalten, daß das Olecranon nach oben sieht und die ulnare Seite dem Operateur zugewendet ist. Da exakte Blutstillung notwendig ist, wird ohne Blutleere operiert.

β) *Hautschnitt.* Halbkreisförmig vom äußeren Epicondylus, nach unten konvex, bis zum inneren Epicondylus reichend.

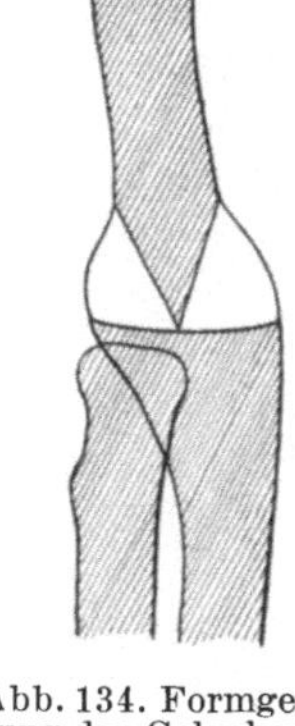

Abb. 134. Formgestaltung der Gelenkenden nach Hass bei Arthroplastik des Ellbogens (von der Seite gesehen).

γ) *Verlagerung des N. ulnaris.* Der N. ulnaris wird mit dem ihn bedeckenden Gewebe, indem man sich mit einem scharfen Raspatorium knapp am Knochen hält, sorgfältig aus dem Sulcus nervi ulnaris präpariert, ulnarwärts verlagert und mit einem Gazezügel zur Seite gehalten.

δ) *Durchmeißelung der Synostose.* Zuerst wird das Olecranon in der Richtung des Gelenkspaltes quer durchmeißelt und samt dem Ansatz des M. triceps nach oben geschlagen, hierauf wird die humero-ulnare Synostose durchtrennt, indem man sich ungefähr an den Gelenkspalt hält und den letzten Rest einbricht.

ε) *Formgestaltung der Gelenkkörper.* Mittels einer Säge wird das proximale Ulna- und Radiusende zu einer quergestellten Mulde geformt, wobei der rückwärtige Teil der Ulna etwas höher hinaufsteigt, um einen Anschlag gegen die Überstreckung des Ellbogens zu bilden. Aus der Trochlea und Capitulum humeri wird mittels Säge und Meißel ein quergestellter Keil gebildet, dessen Schnittflächen so angelegt sind, daß sie bis zur Fossa olecrani und Fossa coronoidea reichen. Die Ansätze der Ligamenta collateralia und diese selbst bleiben erhalten. Man überzeugt sich nunmehr, ob Beuge- und Streckbewegungen leicht ausführbar sind, andernfalls muß der Keil noch steiler abgemeißelt werden.

Besteht auch eine Synostose zwischen

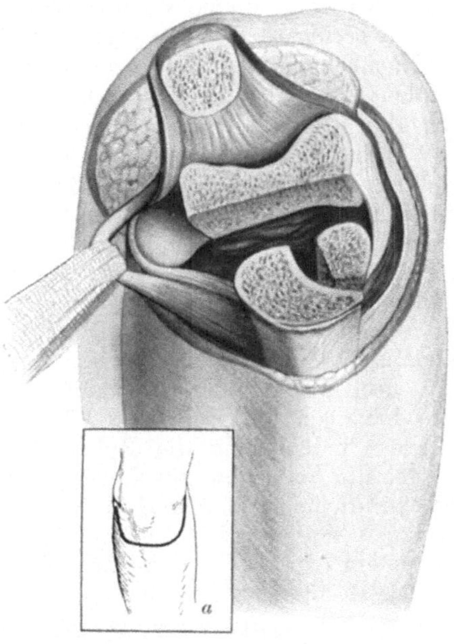

Abb. 135. Arthroplastik des Ellbogens. Der N. ulnaris ist ulnarwärts verlagert, das Olecranon abgemeißelt und samt dem Tricepsansatz hinaufgeschlagen. Die Synostose ist durchtrennt und das obere Ulna- und Radiusende zu einer queren Mulde, das Humerusende zu einem Keil geformt. Auch die radio-ulnare Synostose ist durchtrennt und keilförmig zugestutzt. *a* Hautschnitt.

Radius und Ulna, so wird dieselbe durchtrennt und die der Ulna zugekehrte Gelenkfläche des Radiusköpfchens ebenfalls keilförmig zugestutzt (Abb. 135).

Die neugebildeten Gelenkflächen werden mittels einer Feile geglättet und mit einem Ziseleurhammer verhämmert. Durch das Feilen und Verhämmern werden die Spongiosabälkchen umgelegt und dadurch die Blutung aus dem Knochen gestillt.

ζ) *Interposition eines Fettlappens.* Die Entnahme eines Fettlappens aus der Außenseite des Oberschenkels geschieht in typischer Weise nach LEXER (s. S. 40). Der gewonnene Fettlappen wird um den keilförmigen Gelenkkörper des Humerus gelegt und mit einigen feinen Catgutnähten am Periost befestigt.

η) *Verschluß der Operationswunde.* Zunächst wird die Olecranonspitze von der Tricepssehne abgelöst und letztere mittels kräftiger Sehnennaht am Periost der Ulna befestigt; hierauf werden Kapsel und Fascie ringsum gut vernäht. Zum Schluß wird die Wunde am Oberschenkel versorgt.

ϑ) *Verband.* Fixation des Ellbogens in Streckstellung und mittlerer Pro- und Supination mit Hilfe einer Gipslonguette, die 14 Tage belassen wird.

Fehler und Gefahren. Die einzige Gefahr der Operation ist eine Schädigung des N. ulnaris, die bei vorsichtiger Ablösung desselben mitsamt den ihn deckenden und umgebenden Weichteilen mit Sicherheit zu vermeiden ist. Es muß auch darauf geachtet werden, daß während der ganzen Dauer der Operation der N. ulnaris nicht verletzt wird. Wir haben bei unseren Plastiken des Ellbogens kein einziges Mal eine Schädigung des N. ulnaris gesehen.

Weiter besteht die Möglichkeit, daß die Ligamenta collateralia durchschnitten werden. Ist dies geschehen, dann kann man am Schlusse durch eine kräftige Sehnennaht die Enden wieder miteinander vereinigen.

Selbstverständliche Voraussetzung ist ein aseptischer Verlauf der Operation, da die geringste Störung durch Infektion das Resultat in Frage stellt.

Nachbehandlung. 14 Tage lang bleibt der Arm in Streckstellung, dann erfolgt Abnahme des Verbandes und Entfernung der Nähte. Der Arm wird tagsüber in eine Mitella gelegt, die immer höher hinaufgezogen wird, wodurch der Ellbogen immer mehr in Beugestellung gerät. Nachts wird die Streckstellung noch beibehalten. 3 Tage später wird die Stellung auch tagsüber zweimal und in den folgenden Tagen immer häufiger gewechselt und schon nach 14 Tagen kann mit aktiven Übungen am horizontalen und vertikalen Rollenzug angefangen werden (s. Abb. 33). Man beginnt zuerst mit 1 kg Gewicht und steigt je nach der zunehmenden Leistungsfähigkeit bis zu 3 kg. Massage ist vollkommen überflüssig. Die aktiven Übungen führen relativ bald zu einer Kräftigung der Muskulatur und zu einer immer umfangreicheren Beweglichkeit. Bei größerer Schmerzhaftigkeit wird Heißluft und Diathermie verordnet. Die Übungen am Rollenzug können späterhin auch zu Hause durchgeführt werden, indem man die Rollen am Türpfosten oder Wandpfeiler anbringt.

Ist die volle Beweglichkeit nach 2 Monaten nicht erreicht, dann wird die SCHEDE-Schiene (s. Abb. 129) angewendet, die mehrere Stunden des Tages getragen werden muß. In dem einen oder anderen Falle ist man auch genötigt, durch ein leichtes Redressement in Narkose nachzuhelfen (s. S. 143).

Die Resultate der Keilgelenkplastik beim Ellbogengelenk sind relativ günstig. Von 10 Ellbogenplastiken haben wir in 8 Fällen vollkommene Beweglichkeit erzielt; in 2 Fällen trat wieder Versteifung ein. In diesen beiden Fällen handelte es sich um eine Ankylose nach Osteomyelitis.

Andere Methoden. *1. Methode von* PAYR. Die Freilegung geschieht vom LANGENBECKschen Schnitt aus. Die Weichteile werden zuerst an der medialen Seite von Humerus und Ulna, hierauf an der radialen Seite, wobei auf den N. ulnaris besonders zu achten ist, abgelöst. Mit einem passenden Hohlmeißel wird die Ankylose entsprechend dem Verlaufe des ursprünglichen Gelenkspaltes durchgemeißelt und das Gelenk aufgeklappt. Nun werden die Gelenkkapsel und die

Bänder so weit exstirpiert, bis gesundes periartikuläres Gewebe vorliegt. Besteht auch eine Ankylose im Radioulnargelenk, so wird auch diese durchtrennt und das Radiusköpfchen verkleinert. Dann werden die Gelenkkörper zugerichtet, die Trochlea verschmälert, eine Fossa olecrani und coronoidea ausgemeißelt, danach sowohl das Olecranon als auch der Proc. coronoideus der Ulna erniedrigt. Die Knochenflächen werden mit der Feile geglättet und mit einem aus der Außenseite des Oberschenkels entnommenen Fascienlappen bekleidet. Die Fascienstücke werden unter entsprechender Spannung mit feinen Catgutnähten am Periost befestigt. Die Extremität wird in rechtwinkliger Haltung mit supinierter Hand eingestellt und auf einer Schiene fixiert. Nach 10 Tagen beginnt man mit vorsichtigen passiven, dann aktiven Bewegungen.

2. Methode von LEXER. LEXER empfiehlt einen Bogenschnitt mit flacher Abmeißelung der Tricepssehne. Nach Freilegung des N. ulnaris wird der Lappen samt der Tricepssehne abgelöst und hochgeklappt. Nach Entfernung der vernarbten Kapselreste werden die an den Epikondylen ansetzenden Seitenbänder, falls sie vorhanden sind, vom Knochen abgelöst. Nach Durchtrennung der Ankylose und Auseinanderklappung der Knochenenden werden auch aus der vorderen Gelenkgegend die Narben genau entfernt. Bei knöcherner Verbindung des Radiusköpfchens und der Ulna wird die Verbindung ebenfalls durchtrennt. Bei der Formung der Gelenkflächen wird eine quergestellte Einsattlung an der Ulna gebildet, der Humerusstumpf

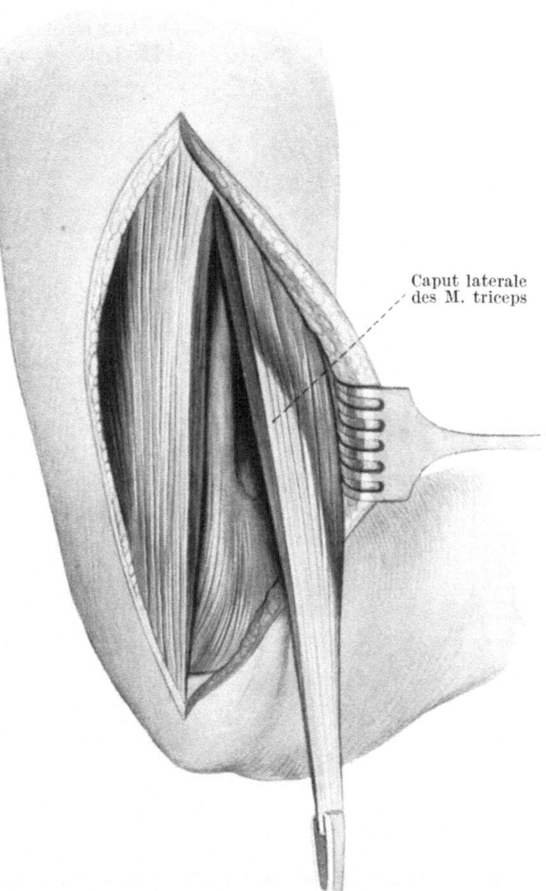

Abb. 136. Verpflanzung des M. triceps brachii auf die Ellbogenbeuger nach VULPIUS (rechter Ellbogen, von rückwärts gesehen). Das Caput laterale des Triceps brachii ist am Olecranon abgelöst und wird durch einen lateralen Hauttunnel zur Ellbogenbeuge geführt.

abgerundet und vorne und hinten den normalen Fossae entsprechende Gruben ausgehöhlt. Auch die kondylenartigen Vorsprünge werden nachgebildet. Nach genauer Blutstillung wird der Humerusstumpf mit einem breiten Fettlappen versehen, der ringsum mit einigen Catgutnähten befestigt wird. Das abgemeißelte Olecranon befestigt man knapp unterhalb der Abmeißelungsfläche entweder mit Seide oder mit Hilfe von Draht oder eines Nagels. Die Fremdkörper müssen später, da sie dicht unter der Haut liegen, herausgenommen werden.

Sind die Bänder verlorengegangen, dann erfolgt nachträglicher Ersatz mit Fascienstreifen. Fixierender Verband mit Pappschienen in Streckstellung und

leichter Supination des Unterarms, an dem für 3 Wochen lang ein Heftpflasterzug wirkt.

5. Die Lähmungen des Ellbogengelenkes.

Typisch ist *die Lähmung der Ellbogenbeuger* (übrigens meist kombiniert mit
einer Deltoideuslähmung). Zum Ersatz der Beuger kann nach VULPIUS bei
kräftigem Triceps dieser Muskel verwendet werden.

Ersatz der gelähmten Ellbogenbeuger durch den M. triceps. Nach VULPIUS
wird das Caput laterale des M. triceps vom Olecranon abgelöst und durch
einen lateralen subcutanen Haut-
tunnel zur Ellbogenbeuge geführt
und dort mit der Bicepssehne
vernäht. Durch einen dorsalen
Hautschnitt vom Olecranon bis
zur Mitte des Oberarms wird der
M. triceps freigelegt. Es gelingt
meist leicht, das Caput laterale
von den beiden anderen Muskel-
bäuchen zu isolieren und seine
Enden vom Olecranon abzutren-
nen. Die stehengelassenen Muskelbäuche reichen aus, um eine
Streckung des Unterarms zu gewährleisten (Abb. 136). Zur Freilegung der Bicepssehne wird an
der Beugeseite des Ellbogens ein
Längsschnitt geführt, die abgeschnittene Tricepssehne durch
einen vorgebohrten subcutanen
Kanal durchgeführt und nun tendinös auf der Bicepssehne möglichst nahe an seiner Ansatzstelle
bei Beugestellung des Ellbogengelenks und entsprechender Spannung festgenäht (Abb. 137). Gipsverband in Beugestellung für
4 Wochen, dann aktive Übungen.

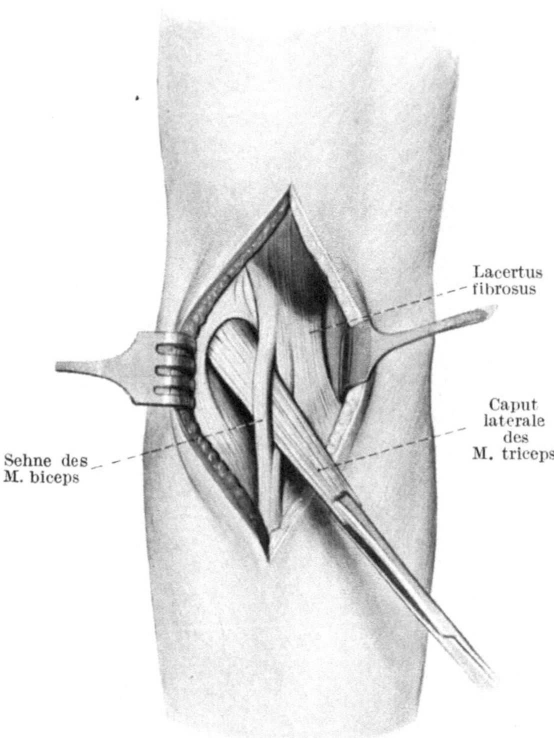

Abb. 137. In der Ellbogenbeuge wird die abgeschnittene
Sehne des Triceps mit der Bicepssehne tendinös vernäht.

BIESALSKI verwendet das Caput
longum des Triceps am Olecranon,
das er auf der medialen Seite des
Armes durchführt und mit der Bicepssehne vernäht. Das Caput longum läßt
sich jedoch vom übrigen Teil der Tricepssehne viel weniger gut isolieren als
das Caput laterale.

Eine Verpflanzung des ganzen Triceps auf die Ellbogenbeuger ist nicht
zu empfehlen, da in diesem Falle die Streckfähigkeit des Armes verlorengeht.

Sehr originell ist die Operation STEINDLERs[1], die in einer *Verlagerung des
gemeinsamen Ursprungskopfes der Beuger des Handgelenkes* (Flexor carpi radialis,
ulnaris, Palmaris longus und Pronator teres) vom Epicondylus internus des
Humerus auf einen etwa 3—4 cm höher gelegenen Ansatzpunkt am inneren Rand
des Humerus besteht. Durch die Verlagerung nach aufwärts wird die Beuge-

---

[1] STEINDLER: Reconstructive surgery of the upper extremety. New York and London:
Appleton and Comp. 1923.

wirkung dieser Muskel auf das Ellbogengelenk erheblich gesteigert und die Handgelenkbeuger sozusagen in Ellbogenbeuger umgewandelt. Ein Nachteil dieses Verfahrens ist, daß infolge der Aufwärtslagerung die Pronationstendenz des Vorderarms leicht verstärkt wird. STEINDLER hat mit dieser Flexorenplastik unter 40 Fällen in 25 Fällen einen guten Erfolg erzielt. Wir selbst besitzen über diese Operation keine persönliche Erfahrung.

Bei **Lähmung des M. triceps** wird die Streckwirkung durch das Gewicht des herabsinkenden Armes ersetzt. Ein operativer Ersatz des M. triceps kommt daher praktisch kaum in Frage.

Bei **Lähmung des M. supinator** wird nach STEINDLER zum Ersatz der M. flexor carpi ulnaris herangezogen. Die Sehne des M. flexor carpi ulnaris wird am Os pisiforme abgelöst und dann um die Ulna herum auf die Dorsalseite schräg auf den Vorderarm geführt und durch einen gebohrten Knochenkanal am dorso-distalen Ende des Radius befestigt.

Bei **vollständiger Lähmung der Ellbogenmuskel** wird von manchen Autoren die Arthrodese des Ellbogengelenkes vorgeschlagen. Wir ziehen in diesen Fällen eine leichte Lederhülse vor, die durch eine Fixationsschraube den Arm in verschiedenen Beugehaltungen feststellen läßt.

D. Vorderarm.

Die *angeborene radioulnare Synostose* wurde bereits im Kapitel Ellbogen besprochen (s. S. 139). Die operative Behandlung derselben hat nur dann Aussicht auf Erfolg, wenn es sich um eine Verwachsung des Radiusköpfchens mit dem oberen Ulnaende handelt. In diesem Falle ist die Resektion des Radiusköpfchens und die Zwischenlagerung eines Fettgewebslappens das gegebene Verfahren. Bei ausgedehnteren knöchernen Verwachsungen ist die Behandlung meist ergebnislos.

Außerdem gibt es *kongenitale Defektbildungen* des Radius oder der Ulna. Die Hand ist in solchen Fällen entweder radial- oder ulnarwärts abgebogen und meist auch in ihrer Beweglichkeit eingeschränkt (Manus radioflexa, ulnaflexa). Die Therapie kann sich nur gegen die fehlerhafte Stellung der Hand richten, die man durch ein Redressement in Narkose oder durch eine Osteotomie an Radius oder Ulna oberhalb des Handgelenkes mit Entfernung eines kleinen Knochenkeiles korrigieren kann.

Erworbene Deformierungen der Vorderarmknochen finden sich nach Rachitis oder destruktiven Prozessen, meist aber nach schlecht geheilten Vorderarmfrakturen. In hochgradigen Fällen ist eine Osteoclase oder Osteotomie am Scheitel der Verkrümmung erforderlich. Hat sich ein sog. Brückencallus gebildet, dann besteht eine starke Behinderung der Rotationsbewegung des Unterarmes. Die Behandlung kann in solchen Fällen nur eine operative sein und besteht in einer Abmeißelung der Knochenbrücke.

E. Hand.

1. Die angeborene Klumphand.

Sie ist ein Analogon zum angeborenen Klumpfuß und unterscheidet sich von den mit Radius- oder Ulnadefekt einhergehenden und vorhin erwähnten Lageabweichungen der Hand dadurch, daß bei ihr keine Knochendefekte vorhanden sind. Es handelt sich bei ihr um eine Deformierung der Hand im Sinne der Flexion im Handgelenk bei gleichzeitiger ulnarer oder radialer Abweichung.

Die Finger befinden sich in Beugestellung, der Daumen ist meist eingeschlagen und in dieser Stellung fixiert. Die Klumphand gehört ebenso wie der Klumpfuß zu den sog. primären Bildungsfehlern, die schon in der Keimanlage begründet sind und bei denen die Vererbung eine große Rolle spielt. Sie kommt meist doppelseitig vor und ist sehr oft mit anderen angeborenen Mißbildungen vergesellschaftet.

Behandlung. Mit der Behandlung der Klumphand kann nicht früh genug begonnen werden, da später die Schrumpfungen zunehmen und zu unüberwindlichen Widerständen führen. Zur Behandlung empfehlen wir das Etappenredressement, das man schon im 2. bis 3. Lebensmonate des Kindes anwenden kann, mit jedesmaliger Fixation des Resultates im Gipsverband. Man fixiert den Unterarm, faßt mit der gegenseitigen Hand die Klumphand des Kindes, korrigiert sie, soweit es die Widerstände leicht zulassen, legt eine volare, bis zu den Fingerspitzen reichende Gipsschiene an, die man mit einer Wattelage unterpolstert hat, und fixiert dieselbe mit einer Calicotbinde. Diese starre Fixation in korrigierter Stellung wirkt auch, ohne daß das Redressement forciert wird, lösend auf die Spannungen. Der Verband muß alle 8 Tage erneuert und hierbei die Stellung immer weiter verbessert werden. Es ist dies die schonendste Behandlung und führt relativ leicht und schnell zum Erfolg.

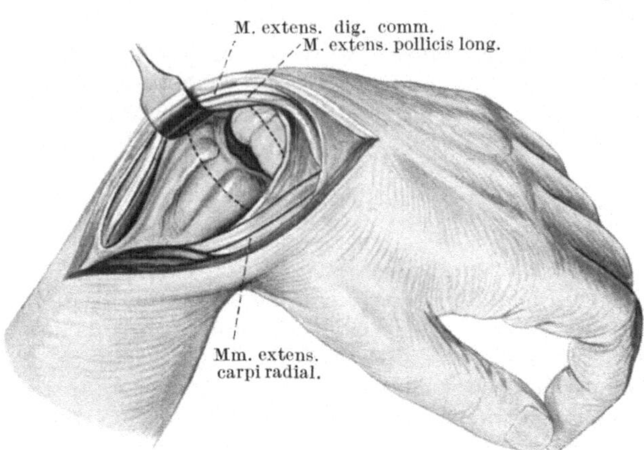

Abb. 138. Keilresektion aus den Handwurzelknochen mit dorsaler Basis bei angeborener Klumphand.

Das forcierte Redressement in Narkose ist deshalb zu widerraten, weil es leicht zu Schwellungen und Zirkulationsstörungen Anlaß gibt.

Bei älteren Fällen kommt die Quengelmethode in Frage oder, wenn dieselbe wegen der starren Verwachsungen undurchführbar ist, die *Keilresektion aus den Handwurzelknochen* mit dorsaler Basis.

Keilresektion aus den Handwurzelknochen bei angeborener Klumphand. Die Operation wird in Blutleere vorgenommen. Die Hand wird am besten auf ein besonderes Tischchen seitwärts vom Operationstisch gelagert. Nach einem etwas radialwärts gelegenen dorsalen, etwa 9—10 cm langen Hautschnitt nach LANGENBECK, dringt man zwischen den Sehnen der Handgelenk- und Fingergelenkstrecker ein, indem man das Ligamentum carpi dorsale durchtrennt. Dann werden die Fingerstreckersehnen ulnarwärts, die radialen Strecker des Handgelenkes und der kurze Daumenstrecker radialwärts verzogen, so daß das Handgelenk in seiner ganzen Breite vollständig frei liegt. Nun wird mit dem Resektionsmesser der herauszunehmende Knochenkeil mit dorsaler Basis umschnitten. Die Größe des Keiles wird in der Weise bemessen, daß man den proximalen Schenkel desselben senkrecht zur Unterarmachse und den distalen senkrecht zur Mittelhandachse legt, wobei die beiden Schenkel sich in der Tiefe vor den Beugesehnen treffen (Abb. 138). Hierauf Naht der Gelenkkapsel, Hautverschluß und Fixation in einem bis zu den Fingerspitzen reichenden Gipsverband in dorsalflektierter Stellung während 3 Monate.

2. Die erworbenen Deformitäten des Handgelenks.

Sie sind meist eine Folge schlecht geheilter Frakturen des Radius. Ähnliche Verbildungen können auch durch entzündliche Prozesse, Tuberkulose usw. hervorgerufen werden. Sind dieselben hochgradig und bedingen sie schwere Funktionsstörungen der Hand, dann kommt die offene Osteotomie am unteren Radiusende in Betracht. Wegen der Gefahr einer Pseudarthrose empfiehlt sich die Osteotomie nicht am Orte der Fraktur selbst, wo sich die Callusbildung

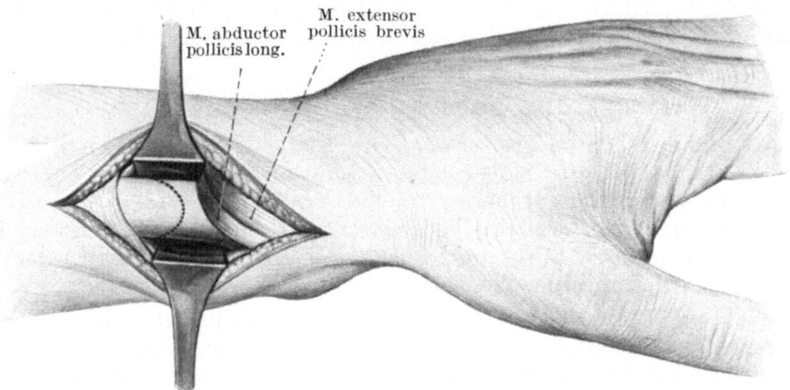

Abb. 139. Bogenförmige Osteotomie des Radius bei Deformierung des Handgelenkes nach schlecht geheilter Radiusfraktur.

bereits erschöpft hat, sondern paracallös, also proximal von der Frakturstelle, am besten in Form einer bogenförmigen Osteotomie auszuführen.

Bogenförmige Osteotomie am distalen Radiusende zur Beseitigung einer Handgelenksdeformität. Von einem 8 cm langen, radial gelegenen Hautschnitt aus dringt man zwischen den Sehnen des M. brachioradialis und M. abductor pollicis longus auf den Knochen ein. Das Periost wird der Länge nach gespalten und samt den Muskeln und Weichteilen zurückgeschoben. Nachdem der Knochen ringsum frei gelegt ist, wird er mit Knochenschaufeln umgriffen und nun der Radius bogenförmig mit der Konvexität distal durchmeißelt (Abb. 139). Nach der

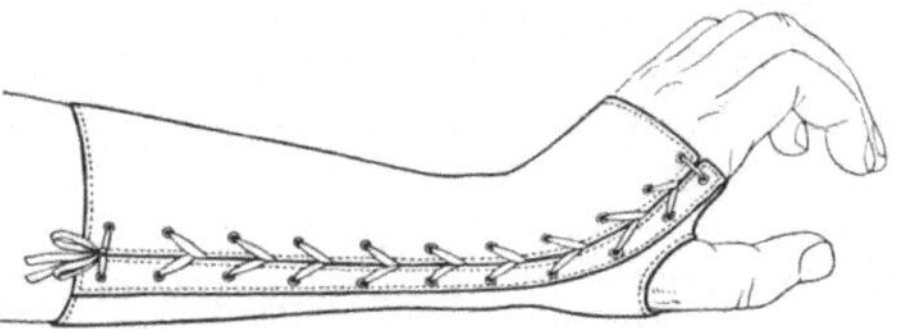

Abb. 140. Lederhülse zur Ruhigstellung des Handgelenkes in Dorsalflexion.

Durchmeißelung läßt sich die Deformität leicht ausgleichen. Hierauf Naht der Muskulatur und der Haut. (Eine Naht des Periostes, das sich meist nicht mehr annähern läßt, ist überflüssig.) Fixation der Hand in leichter Dorsalflexion im Gipsverband, der bis zu den Grundphalangen reicht und den Daumen vollständig frei läßt, für 6 Wochen.

Die spontane Subluxation des Handgelenks (MADELUNGsche Deformität).

Ein dorsaler Vorsprung des distalen Ulnaendes, eine bajonettförmige Abknickung der Hand gegen den Vorderarm, wobei die Hand nach volar verschoben erscheint, charakterisiert das Krankheitsbild, dessen Ursache in einer Ossifikationsstörung der Radiusepiphyse mit Erweichung und Deformierung derselben liegt und das der Gruppe der nichtspezifischen Epiphysenwachstumsstörungen, wie die PERTHESsche Krankheit usw., zuzuzählen ist [1].

---

[1] Vgl. MELCHIOR: Die MADELUNGsche Deformität des Handgelenks. Erg. Chir. 6 (1913).

Behandlung. Im Anfangsstadium wird eine einfache *Lederhülse* zur Feststellung des Handgelenkes in Dorsalflexion angewendet (Abb. 140). Über dem distalen Ulnaende wird noch eine entsprechende Pelotte eingearbeitet. Die im Beginn der Erkrankung oft vorhandenen Schmerzen werden durch die Fixation beseitigt. Die Lederhülse, die nach einem genauen Modell gearbeitet wird, schließt den Unterarm und die Handfläche bis zu den Metacarpophalangealgelenken ein und muß natürlich lange Zeit, mindestens ein Jahr, getragen werden. Bei hochgradigen Fällen mit stärkerer Verbiegung des Radius kommt wie bei den deform geheilten Radiusfrakturen die schräge oder bogenförmige Osteotomie in Betracht; sie darf aber erst nach Abschluß des Knochenwachstums ausgeführt werden.

3. Die Tuberkulose der Hand.

Das Krankheitsbild zeigt verschiedene Formen: vom serösen Erguß, der trockenen Caries bis zur Fungusbildung und zur käsig-eitrigen Tuberkulose. Außerdem müssen wir die primär ossäre Tuberkulose des Radius unterscheiden; sie erscheint meist in Form rundlich geformter, extraartikulär gelegener Herdcaries. Ebenso isoliert treten oft primär ossale Herde in den Basen der Metacarpalia und den Handwurzelknochen auf.

Behandlung. In der Therapie nimmt die Ruhigstellung des Gelenkes bis zur vollständigen Abheilung den ersten Platz ein. Da wir in vielen Fällen mit einer Ausheilung in Ankylose rechnen müssen, ist die Stellung, in der die Fixation erfolgt, von Wichtigkeit. Die Hand muß in *mäßiger* Dorsalflexion stehen, da sonst ein kräftiger Faustschluß unmöglich ist. Die Finger selbst dürfen nicht in den Verband eingeschlossen werden, sondern es soll ihnen ein genügender Spielraum zur freien Bewegung gelassen werden. Der Gipsverband kann zweckmäßigerweise auch abnehmbar gemacht werden, indem man den Verband dorsal spaltet und mit einer Schnürung versieht. Ist der Entzündungsprozeß abgeheilt, dann kann zu einer einfachen, abnehmbaren Lederhülse übergegangen werden.

Neben der Ruhigstellung wird oft die Strahlenbehandlung (Sonnen, Quarzlicht oder Röntgen), der das Handgelenk besonders zugänglich ist, günstig. Mit der Röntgenbehandlung muß man bei den rezenten käsigen Formen der Handgelenkstuberkulose sehr vorsichtig sein, da leicht eine eitrige Einschmelzung des Prozesses erfolgen kann, daher sollen die Bestrahlungen erst nach Abklingen der akuten Erscheinungen vorgenommen werden. Auch bei den sehr oft tuberkulös miterkrankten Sehnenscheiden haben wir von der Strahlentherapie sehr gute Resultate gesehen. Nur die isolierten ossären Herde sind operativ anzugehen und nach gründlicher Excochleation die Operationswunde primär zu schließen.

4. Die Kontrakturen und Ankylosen des Handgelenkes.

Kontrakturen und Ankylosen des Handgelenkes beobachten wir relativ oft, und zwar zumeist in Beugestellung. Häufig sind sie von einer Subluxation im Handgelenk begleitet, so daß das distale Ende der Ulna dorsalwärts vorspringt. Die Ursache der Häufigkeit ist darin gelegen, daß das Handgelenk schon bei der geringsten Störung, sei es nach Traumen oder Entzündungen, sofort mit einer Kontraktur antwortet. Auch gibt es kein Gelenk, das nach etwas länger dauernder Immobilisation so leicht zur Versteifung neigt wie das Handgelenk. Sehr oft sieht man nach Radiusfrakturen, namentlich bei älteren Leuten, schon nach einer Fixationsdauer von nur 4 Wochen recht hartnäckige Kontrakturen auftreten.

Die *funktionsgünstigste Stellung* des Handgelenkes ist, wie wir bereits bei Besprechung der Tuberkulose des Handgelenkes hervorgehoben haben, eine *mäßige Dorsalflexion des Handgelenkes,* da nur in dieser Stellung ein kräftiger Faustschluß möglich ist. Bei Beugestellung im Handgelenk ist das festere Ergreifen von Gegenständen ganz unmöglich, da infolge der Überdehnung der Fingerstrecker die Flexoren in ihrer Funktion behindert werden. Auch für die Schreibefunktion ist die Dorsalflexion unbedingt notwendig. Es muß daher getrachtet werden, bei allen zur Kontraktur und Ankylose neigenden Prozessen das Handgelenk in eine leichte Dorsalflexion zu bringen; von dieser Stellung aus muß auch bei jeder Art von Übungstherapie ausgegangen werden.

Ein einfaches Mittel, die Beugekontraktur des Handgelenkes zu verhüten, ist das Tragen einer *Volarschiene in Dorsalflexion* mit Spreizstellung des Daumens. Wir verwenden eine mit Filz überzogene Aluminiumblechschiene, die mit Laschen versehen ist (Abb. 141). Die Dorsalflexion kann durch Aufwärtsbiegen der Schiene gesteigert werden. Die Schiene wird entweder kontinuierlich getragen oder nur als Nachtschiene verwendet. Manche, namentlich nach Lähmungen

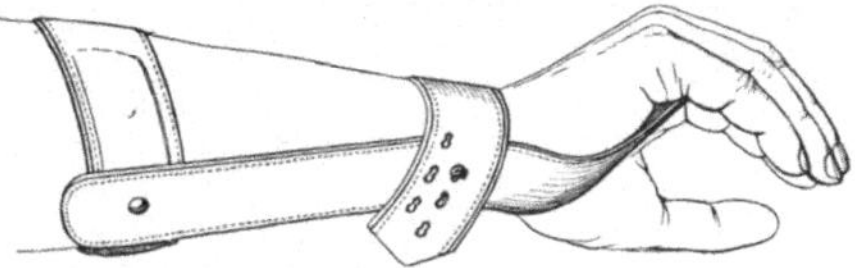

Abb. 141. Volarschiene in Dorsalflexion zur Verhütung der Beugekontraktur des Handgelenkes.

auftretende Kontrakturen, die später oft schwierige Behandlungen nötig machen, könnten durch das Tragen dieser Schiene vermieden werden.

Die ischämische Muskelkontraktur.

Was auch die Ursache der ischämischen Muskelkontraktur sein mag, ob Verlegung der zuführenden Arterie oder Kompression der Muskeln durch einen zu engen Verband oder ob schlechte Stellung der Bruchstücke bei suprakondylären Oberarmbrüchen und Einklemmung der Gefäße zwischen dem unteren Ende des oberen Bruchstückes und dem Vorderarm (BÖHLER), auf jeden Fall handelt es sich um eine Schädigung der contractilen Substanz der Muskulatur an der Beugescite, die mit einer teilweisen Nekrose der Muskelfasern einhergeht. Diese zugrunde gegangenen Muskelfasern werden zum Teil durch Bindegewebe ersetzt, das zu einer Schrumpfung führt. Für die Entstehung der ischämischen Muskelkontraktur ist jedenfalls die primäre Zirkulationsstörung von größter Wichtigkeit, aber auch die Schädigung der Nerven ist nicht zu übersehen, die gleichzeitig mit der Muskulatur von der Zirkulationsstörung betroffen werden. Diese Nervenschädigung ist wenigstens zum Teil an den schweren trophischen Störungen schuld, die die ischämische Muskelkontraktur in der Regel begleiten (HABERLER).

Behandlung. Unsere erste und wichtigste Aufgabe muß vor allem die *Verhütung* der ischämischen Muskelkontraktur sein. Nach BÖHLER ist der Vorderarm bei suprakondylären Oberarmbrüchen *nicht* zu supinieren, sondern es müssen durch Einwärtsdrehen des Vorderarmes die Pronatoren, die auch zugleich Beuger sind, entspannt werden; durch starken Längszug gelingt es dann auch, die Verkürzung am besten auszugleichen. Es muß ferner darauf geachtet werden, daß der fixierende Verband nicht zu eng ist, namentlich ist jeder Druck in der Ellbogenbeuge zu vermeiden. Dank den Fortschritten der modernen Frakturbehandlung sind die ischämischen Muskelkontrakturen in den letzten Jahren relativ seltener geworden; immerhin kommen noch immer welche zur Beobachtung, deren Beseitigung wegen der mit der Kontraktur verbundenen schweren Funktionsstörungen der Hand uns vor eine äußerst wichtige orthopädische Aufgabe stellt.

Für die Behandlung lassen sich folgende Regeln aufstellen:

a) Leichte Fälle. Heißluft, Massage und Übungen sowie Lagerung auf einer *dorsalflektierten Volarschiene.*

b) Ältere und hochgradige Fälle. Behandlung mit der *Quengelmethode.* Sie ist, wie schon BIESALSKI bemerkt hat und wie wir auch auf Grund unserer eigenen verblüffenden Erfolge sagen können, bei den ischämischen Muskelkontrakturen die Methode der Wahl; nur mit ihr gelingt es, das geschrumpfte Bindegewebe langsam zu dehnen, ohne neue Blutungen zu erzeugen, und die restlichen Muskelfasern wieder in Funktion zu setzen, wodurch die Zirkulation gesteigert und die Ernährung der Muskelelemente gefördert wird.

Technik des Quengelverbandes zur Streckung der Hand- und Fingergelenke. Um den im Ellbogen rechtwinkelig gebeugten Arm wird ein Gipsverband angelegt, der proximal bis zur Hälfte des Oberarmes und distal bis zum Handgelenk reicht. Im Handgelenk wird der Verband mit einer dorsalen und volaren Sattelfilzplatte gepolstert. Um den Quengel nach verschiedenen Richtungen wirken lassen zu können, wird eine lyraartig gebogene KRAMER-Schiene in den Verband eingegipst. Der Lyrabogen darf nicht zu klein gewählt werden, damit der Quengelzug möglichst genügenden Raum hat. Die Handfläche wird mit einem breiten

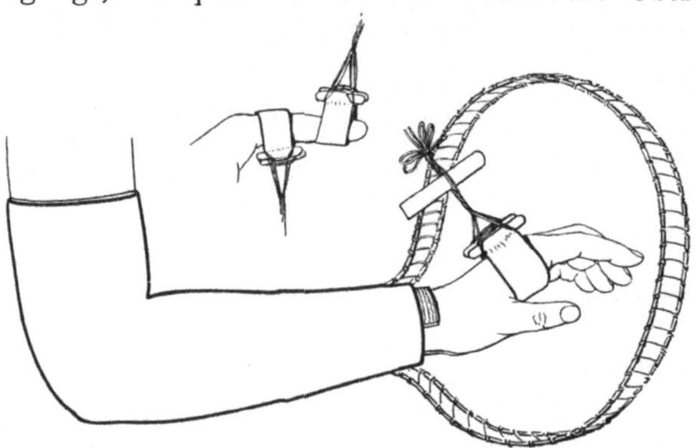

Abb. 142. Quengelverband zur Beseitigung einer Beugekontraktur der Hand- und Fingergelenke.

Filzstück gefaßt, das mit Zügeln versehen ist, die an den Sprossen der eingegipsten Lyra geknotet und nun durch einen Quengelstab beliebig stark gespannt werden. Ebensolche weich gepolsterte Calicotschlaufen werden um die Phalangen gelegt und dienen zur Streckung der Finger (Abb. 142).

Zu beachten ist, daß stets zuerst die Dorsalflexion des Handgelenkes angestrebt werden muß. Erst wenn diese erreicht ist, kann bei dorsalflektiertem Handgelenk die Streckung der Finger vorgenommen werden. Hiebei ist zu berücksichtigen, daß die Grundgelenke der Phalangen niemals in Beuge-, sondern immer in Streckstellung, ja manchmal sogar in Überstreckung sich befinden, so daß zur Beseitigung der pathologischen Fingerstellung zwei Züge notwendig sind: ein volar gerichteter Zug für die Grundphalange und ein dorsal gerichteter an den Endgliedern der Phalangen. Die Nachbehandlung besteht im Tragen der Volarschiene und in warmen Bädern, Übungen und Massage, die lange Zeit fortgesetzt werden müssen. Späterhin kann die Hand tagsüber freigegeben und nur während der Nacht die Schiene verwendet werden.

Mittels der Quengelmethode gelingt es, die Kontraktur derart zu dehnen, daß in der Regel nicht nur eine vollständige Wiederherstellung der Form, sondern eine volle Gebrauchsfähigkeit der Hand erzielt wird.

c) Bei jenen Fällen, bei welchen die Quengelmethode versagt hat, kommen evtl. *operative* Verfahren, wie Sehnenverlängerungen oder -verpflanzungen in Frage. In allen diesen Fällen ist jedoch nur mit einer Verbesserung und nicht mit einer Heilung zu rechnen. Stets ist zuerst die Quengelmethode zu versuchen; ohne vorherige Streckung mit dem Quengel sollte keine Operation vorgenommen werden.

Auch die übrigen Flexionskontrakturen der Hand nach Poliomyelitis oder bei peripheren Lähmungen (Radialislähmung) oder insbesondere bei spastischen Lähmungen sind zunächst mit der Quengelmethode zu behandeln.

Die Beseitigung der Kontraktur ist stets die erste Voraussetzung für alle jene operativen Maßnahmen (Sehnenplastiken, Arthrodesen usw., auf die noch später hingewiesen werden wird), die auf eine Verbesserung der Funktion abzielen, denn es unterliegt keinem Zweifel, daß die an der Konvexität der Deformität gelegenen Muskeln durch die passive Dehnung nicht nur eine weitere Einbuße ihrer Kraft erleiden, sondern daß auch durch die nutritive Verkürzung der an der Konkavität situierten Muskeln deren Leistungsfähigkeit herabgesetzt wird. Unter solchen Umständen ist daher die Korrektur der Deformität als die erste Aufgabe anzusehen, wozu dann noch nachträglich eine Kräftezufuhr im Wege der Sehnenverpflanzung erfolgen kann.

Ist die Flexionskontraktur so hochgradig, daß ihre Beseitigung durch die Quengelmethode nicht möglich ist, so muß mitunter an die *operative Verlängerung der Flexorensehnen* geschritten werden.

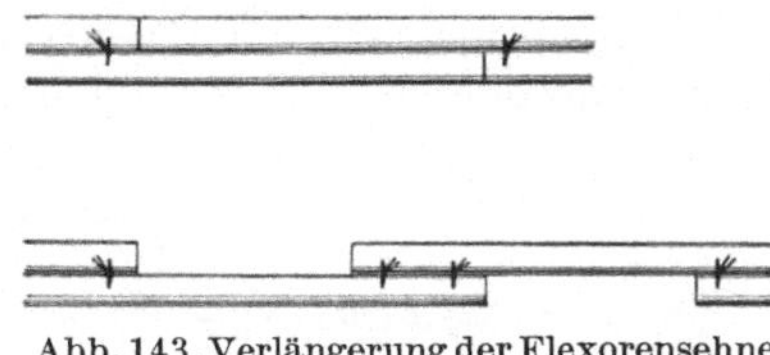

Abb. 143. Verlängerung der Flexorensehnen der Finger durch Aneinanderkuppelung.

Operative Verlängerung der Flexorensehnen der Finger. Die Freilegung der Sehnen erfolgt mittels eines etwas längeren volaren Hautschnittes oberhalb des Handgelenkes. Da die Sehnen des M. flexor digitorum sublimis sehr dünn sind, bleibt nichts anderes übrig, als sie mit der Sehne des tiefen Fingerflexors aneinander zu kuppeln, d. h. je zwei Sehnen des einem Finger zugehörigen oberflächlichen und tiefen Fingerbeugers werden als eine einzelne Sehne betrachtet, stufenförmig verlängert und die Enden miteinander vernäht (Abb. 143). Die beiden Sehnen verlaufen dann auf der kurzen Strecke gewissermaßen eingleisig, was für ihre Funktion jedoch ziemlich gleichgültig ist. Die Sehne des M. palmaris longus wird einfach quer durchschnitten.

In den allerschwersten Fällen von Flexionskontraktur kann schließlich durch Exstirpation einer oder beider Metacarpalreihen eine Geradstellung des Handgelenkes erzielt werden.

Die Behandlung der Handgelenkankylosen.

Bei fibrösen Ankylosen, z. B. nach Gonorrhöe, kann ein Redressement des Handgelenkes in Narkose zur Erzielung einer Beweglichkeit in Betracht gezogen werden.

Das Redressement des Handgelenkes. Der Unterarm wird auf einem zusammengelegten Leintuch mit der linken Hand fixiert. Die rechte Hand faßt die des Patienten von der Vola aus und führt vorsichtige Aktionen im Sinne der Dorsalflexion aus. Vorsicht ist wegen Gefahr einer Radiusfraktur geboten. Ist das Handgelenk genügend mobilisiert, dann wird es für 3—4 Tage auf eine dorsalwärts aufgebogene Volarschiene gelagert und danach mit aktiven Bewegungen am Handpendel begonnen. Bei Gonorrhöe ist ein Wiederaufflackern des Prozesses nicht zu befürchten, bei fibröser Ankylose aus anderer Ursache ist jedoch von einem Redressement abzuraten.

Die Ankylosen des Handgelenkes bieten nach unserer Meinung keine Anzeige für eine blutige Mobilisierung mittels Arthroplastik, obwohl dieselbe wiederholt schon mit Erfolg durchgeführt wurde (PAYR, MacAusland). Durch eine Ankylose des Handgelenkes in leichter Dorsalflexion wird nämlich die Greiffähigkeit der Finger in keiner Weise beeinträchtigt. Befindet sich die Ankylose hingegen in Flexionsstellung, dann kann dieselbe durch eine Osteotomie am distalen Ende der beiden Unterarmknochen korrigiert werden (s. S. 151).

5. Die Lähmungen der Hand.

Wir haben zunächst die *schlaffen* von den *spastischen* Lähmungen zu unterscheiden. Von ersteren interessieren uns insbesondere die poliomyelitischen und die peripheren Lähmungen nach Schädigungen oder Verletzungen der drei großen Armnerven. Sie traten sehr häufig im Kriege im Gefolge von Schußverletzungen auf, aber auch in der Friedenspraxis sind sie durchaus nicht selten.

Hat man bei einer peripheren Nervenverletzung eine völlige Leitungsunterbrechung festgestellt, dann ist vor allem die Operation am Nerven selbst, die *Nervennaht* oder Neurolyse, geboten, da sie die Regeneration im ganzen Nervenbereich und damit eine vollständige Restitution herbeiführen kann. Der Nervenoperation gebührt darnach der Vorzug vor allen anderen Methoden; ihre Technik wurde im allgemeinen Teil bereits ausführlich besprochen (s. S. 41 u. 42).

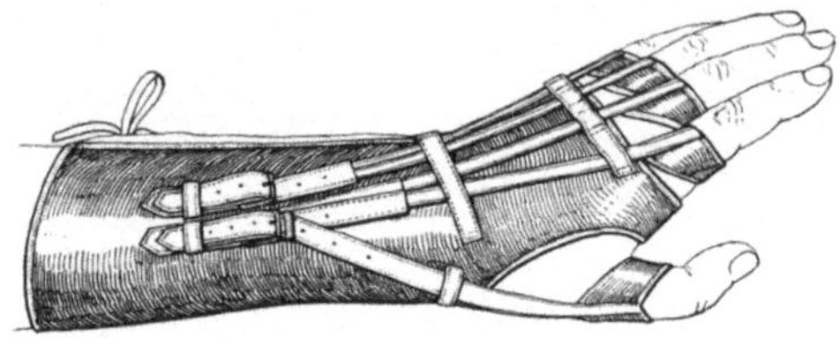

Abb. 144. HEUSNERsche Vorrichtung bei Radialislähmung.

In einer ganzen Reihe von Fällen ist die Nervenoperation nicht durchführbar, sei es wegen chronischer Eiterungen an der Stelle der Nervenverletzung oder sonstiger lokaler Komplikationen, sei es, weil der Nervendefekt zu groß ist, um die Nervenenden vereinigen zu können; die verschiedenen plastischen Verfahren zur Überbrückung des Nervendefektes haben sich nicht bewährt. Dazu kommen noch jene Fälle, bei denen die Nervenoperation vorgenommen wurde, aber ohne Erfolg geblieben ist. Für alle diese Fälle treten andere Methoden in ihre Rechte, vor allem die Sehnenverpflanzung, die insbesondere bei der Radialislähmung ihre schönsten und wegen ihrer praktischen Auswirkung bemerkenswertesten Resultate erzielt.

Die Radialislähmung.

Das Bild der kompletten Radialislähmung ist sehr charakteristisch. Da der N. radialis die Hand- und Fingerstrecker, ferner die beiden Daumenextensoren und den langen Abduktor des Daumens versorgt, hängt bei Lähmung dieses Nerven die Hand schlaff herab; die Streckung des Handgelenks und der Grundphalangen ist aufgehoben, auch der Daumen kann weder gestreckt noch abduziert werden. Die unmittelbaren Folgeerscheinungen der Radialislähmung sind völlige Kraftlosigkeit des Faustschlusses und mangelhafte Greiffähigkeit der Finger.

Behandlung. Ist die Nervenoperation aus den oben angegebenen Gründen nicht durchführbar, dann kommt vor allem die Sehnenverpflanzung in Betracht. Es sind zwar eine Reihe von *Schienen und Vorrichtungen zur Hebung des Handgelenkes und der Grundphalangen* empfohlen worden, aber die Erfahrung zeigt, daß die Patienten diese Schienen auf die Dauer als lästige Behinderung empfinden und sie meist wieder ablegen. Von allen Vorrichtungen verdient der HEUSNERsche Apparat den Vorzug (Abb. 144), mit welchem die gelähmte Hand auch für feinere Arbeiten wieder brauchbar wird. An einer Vorderarm und Hand umfassenden Lederhülse sind entsprechend den Strecksehnen mittels verstellbarer Riemen Gummibänder angebracht, welche mit Hülsen für jeden einzelnen

Finger, auch den Daumen, in Verbindung stehen. Wir verwenden diese Schiene hauptsächlich für die Nachbehandlung.

Die Aufgabe, die die *Sehnenverpflanzung* bei der Radialislähmung zu erfüllen hat, besteht darin, daß sie die aktive Streckfähigkeit der Hand- und Fingergelenke ersetzen und gleichzeitig auch die Streck- und Abduktionsfähigkeit des Daumens wiederherstellen soll. Nach dem von mir ausgearbeiteten Operationsplan[1] wird der M. flexor carpi ulnaris auf die Sehnen des M. extensor digitorum communis und M. extensor pollicis longus und der M. flexor carpi radialis auf die beiden übrigen Daumenmuskeln, den M. extensor pollicis brevis und den Abductor pollicis longus, verpflanzt. Diese Verpflanzung bietet einen vollwertigen Ersatz für die gelähmten Muskeln, entsprechend der maximalen Arbeitsleistung (s. S. 31), und stellt das unter den gegebenen Verhältnissen zu erreichende funktionelle Optimum dar. Der Ausfall der Handgelenkbeuger ist völlig belanglos, da die vorhandenen Fingerbeuger auch die Beugung des Handgelenkes besorgen, ebenso wie der zum Ersatz der Fingerstrecker herangezogene M. flexor carpi ulnaris gleichzeitig mit der Finger- auch die Handgelenkstreckung übernimmt.

Die Sehnennaht erfolgt im übrigen nach den bekannten Gesetzen der Sehnenverpflanzung (s. S. 30) supravaginal etwas oberhalb des Ligamentum carpi dorsale mit entsprechender Spannung.

Sehnenverpflanzung bei irreparabler Radialislähmung nach Hass.

Operationstechnik. α) *Lagerung des Patienten.* Der zu operierende Arm wird auf einen Armtisch seitwärts vom Operationstisch gelagert. Die Operation wird zum Zwecke einer exakten Blutstillung ohne Esmarch-Binde ausgeführt.

β) *Vorbereitung der Aufnahmestelle* durch einen etwa 7 cm langen dorsalen Längsschnitt über den Strecksehnen, der bis zum Ligamentum carpi dorsalis reicht. Vom Hautschnitt aus wird mittels eines gebogenen Elevatoriums die Haut um Radius und Ulna gegen die Volarseite zu tunneliert, wodurch der Weg für die zu verpflanzenden Sehnen gebahnt ist. Hierauf wird die Wunde provisorisch mittels einer Klammer geschlossen.

γ) *Freilegung der zu verpflanzenden Sehnen.* Die Sehnen der beiden Handgelenkbeuger, M. flexor carpi ulnaris und M. flexor carpi radialis, werden mit Hilfe von zwei volaren Hautschnitten freigelegt. Der Hautschnitt über dem M. flexor carpi ulnaris ist wesentlich länger und reicht vom Os pisiforme bis zur Mitte des Unterarmes, der über der Sehne des M. flexor carpi radialis ist etwas kürzer. Die Sehne des M. flexor carpi ulnaris wird soweit als möglich nach oben isoliert, wobei zu bemerken ist, daß die Muskelfasern bis an die Insertionsstelle am Os pisiforme reichen und vorsichtig von der Fascie abgelöst werden müssen, damit nicht wirksame Muskelsubstanz verlorengeht. Nachdem die Sehnen genügend mobilisiert sind, werden sie an ihren Ansätzen abgetrennt (Abb. 145).

ϑ) *Verpflanzung und Sehnennaht.* Die Sehne des M. flexor carpi ulnaris wird mittels einer vom dorsalen Hautschnitt aus eingeführten, entsprechend gebogenen Sehnenzange an ihrem Ende gefaßt und zwischen Haut und Fascie um die Ulna herum auf die Streckseite gebracht. Ebenso wird der M. flexor carpi radialis um den Radius geleitet.

Hierauf werden die volaren Hautwunden durch Knopfnähte geschlossen und die Hand in Dorsalflexion auf eine ausgekochte und steril gedeckte Metallschiene gelagert; dieselbe ist dorsalwärts abgebogen, der Daumen ist abgespreizt und mit einem Seitenhaken versehen, um die Adduktion des Daumens

---

[1] Hass: Bruns' Beitr. **116** (1919).

zu verhindern (s. Abb. 49a). Um die Schiene während der Operation stabil aufstellen zu können, ist ein Steg angebracht, der nach beendeter Operation zurückgeklappt werden kann. Die Verwendung der Schiene ist sehr vorteilhaft, da es für den Assistenten ganz unmöglich ist, während der ganzen Dauer der Operation Hand und 5 Finger des Patienten in gleichmäßiger Spannung zu halten. Außerdem ist der Operateur nicht durch die Hand des Assistenten behindert.

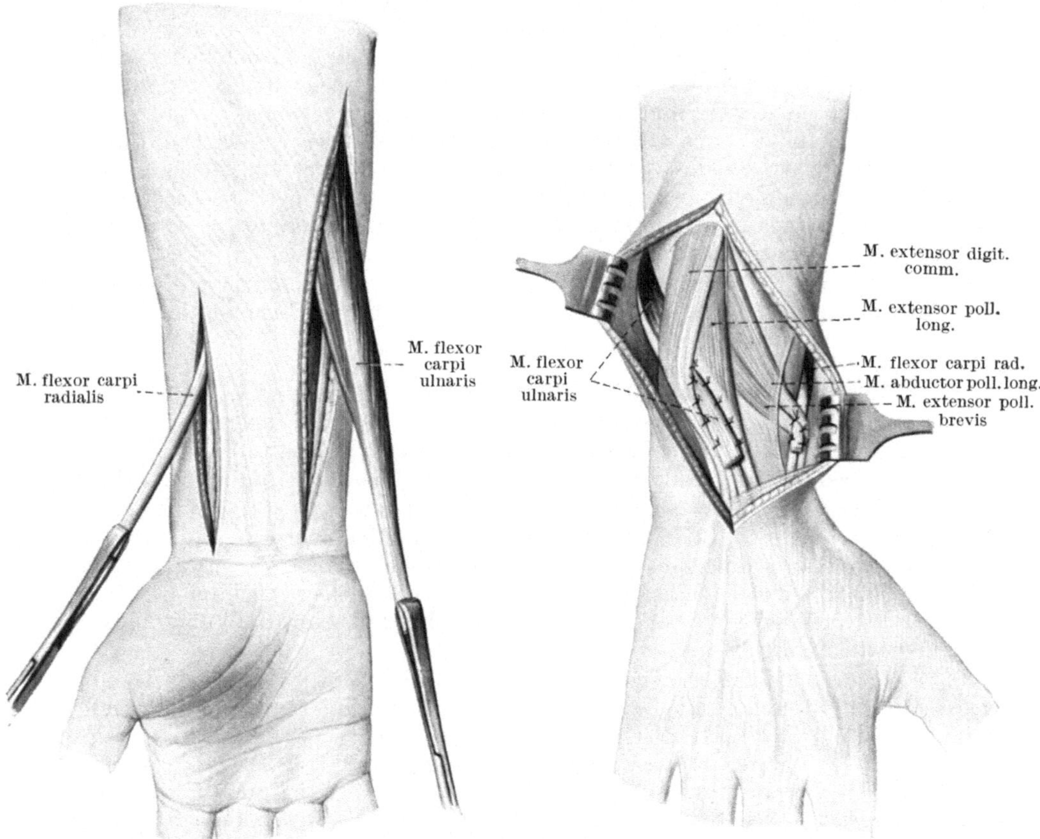

Abb. 145. Sehnenverpflanzung nach Hass bei irreparabler Radialislähmung. Die Sehnen der beiden Handgelenksbeuger des M. flexor carpi ulnaris und radialis sind freigelegt und an ihrem Ansatz abgeschnitten.

Abb. 146. Die Sehne des M. flexor carpi ulnaris wird mit der Sehne des M. extensor digit. comm. und Extensor pollic. long., die Sehne des Flexor carpi radialis mit der Sehne des Extensor pollic. brev. und Abductor pollic. long. vernäht.

Nunmehr wird die Sehne des M. flexor carpi ulnaris zwischen den Sehnen des M. extensor pollicis longus und extensor digitorum communis durchgezogen und mit diesen sowie mit den Sehnen des M. extensor indicis propius und M. extensor digiti V proprius fest vernäht. Die Sehne des M. flexor carpi radialis wird zwischen den Sehnen des M. extensor pollicis brevis und Abductor pollicis longus hindurchgeführt und an diesen mit mehreren Nähten befestigt (Abb. 146). Die einzige Schwierigkeit der Operation besteht in der gleichmäßigen Spannung sämtlicher Fingersehnen und in der exakten Befestigung dieser an die Kraftspender.

Nachbehandlung. Die Hand verbleibt auch nach der Operation bis zur Verbandabnahme, die in der Regel nach 14 Tagen erfolgt, auf der während der

Operation angelegten Handschiene; dieselbe wird dann durch eine HEUSNERsche Radialisschiene ersetzt, die man noch 4 Wochen lang tragen läßt. Die weitere Behandlung besteht in warmen Handbädern und Massage. Gleichzeitig werden aktive Fingerübungen vorgenommen und entsprechend ausgebildet.

Der *Erfolg* zeigt sich schon nach wenigen Wochen. Zuerst stellt sich die Abduktion und Streckfähigkeit des Daumens ein, dann die der übrigen Finger. Bemerkenswert ist, daß, obwohl alle 5 Finger nur an zwei Kraftspendern angeschlossen sind, dennoch isolierte Einzelbewegungen der Finger möglich sind und die „Klaviatur" der Finger durch das Spiel der Antagonisten wiederhergestellt ist.

Andere Methoden. α) *Die Methode von* PERTHES. Sie ist eine Kombination von Tenodese und Sehnenverpflanzung und gliedert sich in zwei Phasen. Zunächst wird die Tenodese ausgeführt, d. h. die Hand wird in Dorsalstellung so fixiert, daß die vom Muskelbauch abgetrennte Sehne des M. extensor carpi radialis brevis durch einen vorgebohrten Knochenkanal in der Radiusepiphyse durchgezogen und zu einer Schlinge vernäht wird. Die Sehne wird also in ein künstliches Ligament umgewandelt. Die Tenodese soll das Handgelenk in Dorsalstellung fixieren und die Sehnen für die Streckung in den Fingergelenken verfügbar machen. Dann erst folgt die eigentliche Sehnenverpflanzung. Man geht nach PERTHES so vor, daß man die radialen und ulnaren Handgelenkbeuger an ihren Ansätzen ablöst und sie auf die Streckseite bringt, wo der ulnare Handgelenkbeuger mit den vier Sehnen des gemeinsamen Fingerstreckers und der radiale Handgelenkbeuger mit den drei langen Daumensehnen spiralig vernäht wird.

Die Nachteile der Tenodese bestehen darin, daß sie, abgesehen davon, daß durch sie die Operation außerordentlich kompliziert wird, einen dauernden Fixationszustand schafft, welcher die Handgelenkbeugung ein für alle Male aufhebt. Dies ist jedoch für die Funktion der Hand durchaus nicht gleichgültig, denn es ist erwiesen, daß die Beugung im Handgelenk für die Fingergreiffähigkeit, z. B. für das Erfassen kleiner Gegenstände von der Tischplatte, notwendig ist. Wie wir bereits ausgeführt haben, funktionieren die verpflanzten Handgelenkbeuger hinreichend genug, nicht nur um die Fingerstreckung, sondern auch die Handgelenkstreckung zu übernehmen, wodurch die Tenodese überflüssig erscheint.

β) *Die Methode von* STOFFEL. STOFFEL verwendet drei Kraftspender: Den M. flexor carpi radialis, den er auf den M. extensor carpi radialis brevis verpflanzt, ferner den M. flexor carpi ulnaris, den er mit dem M. extensor digitorum communis und den M. extensor pollicis longus vereinigt, und schließlich den M. flexor digitorum sublimis III, den er mit dem Abductor pollicis longus und Extensor pollicis brevis in Verbindung bringt. Der periphere Stumpf des M. flexor digitorum sublimis III wird mit der Beugesehne des Zeigefingers vernäht.

Die Medianuslähmung.

Bei der Medianuslähmung besteht ebenfalls eine typische Stellung, wobei sich die Hand in Überstreckung befindet und nur die Grundphalangen mittels der M. interossei gebeugt werden, während die Beugung der zweiten und dritten Phalanx fehlt. Auch die Opposition des Daumens, ebenso wie die Beugung seiner Endphalanx ist aufgehoben; er ist infolge der Wirkung des M. adductor pollicis in einer Fläche mit den übrigen Fingern (Affenhand) gestreckt und adduziert. Hier ist zu bemerken, daß der N. medianus auch ein wichtiger sensibler Nerv ist und daß bei Schädigung desselben neben den motorischen Störungen auch sensible und trophische Störungen auftreten. Die Lähmung des N. medianus ist viel seltener als die des N. radialis. Sie ist jedoch insofern noch schwerwiegender, als sie den völligen Verlust der Greiffähigkeit bedeutet und uns zur Verbesserung der Funktion keinerlei Behelfe zur Verfügung stehen.

Behandlung. Bei irreparabler Medianuslähmung kann man nach HASS zum Ersatz den vom N. ulnaris versorgten M. flexor carpi ulnaris heranziehen, den man mit den Sehnen des M. flexor digitorum sublimis vernäht, und den M. extensor pollicis brevis (N. radialis), der mit der Sehne des M. flexor pollicis longus vereinigt wird.

Die Resultate der Sehnenverpflanzung sind jedoch bei der Medianuslähmung vor allem auch dadurch beeinträchtigt und weniger günstig als bei der Radialislähmung, da es sich sehr häufig nicht um eine reine Medianuslähmung handelt, sondern meist eine Medianus-Ulnarislähmung vorliegt. In diesem Falle muß man statt des M. flexor carpi ulnaris den M. *extensor* carpi ulnaris, der vom N. radialis versorgt wird, zum Ersatz heranziehen und ihn mit den Sehnen des M. flexor digitorum sublimis vernähen.

Die Schwierigkeiten der Sehnenplastiken bei der Medianuslähmung fordern um so dringlicher die Regeneration vom Nerven aus anzustreben.

Die Ulnarislähmung.

Die Folgen der Ulnarislähmung hängen mit der Lähmung der Mm. interossei zusammen, deren Atrophie leicht erkennbar ist. Da die Mm. interossei die Beugung der Finger im Grundgelenk und gleichzeitig die Streckung derselben in Mittel- und Endphalangen mit Ausnahme des Daumens besorgen, bildet sich bei längerem Bestehen der Ulnarislähmung eine Krallenstellung der Finger (Überstreckung in den Grundgelenken und Beugekontraktur in den übrigen Gelenken) aus (Krallenhand). Neben den anatomischen Ausfallserscheinungen treten auch sensible und trophische Störungen auf.

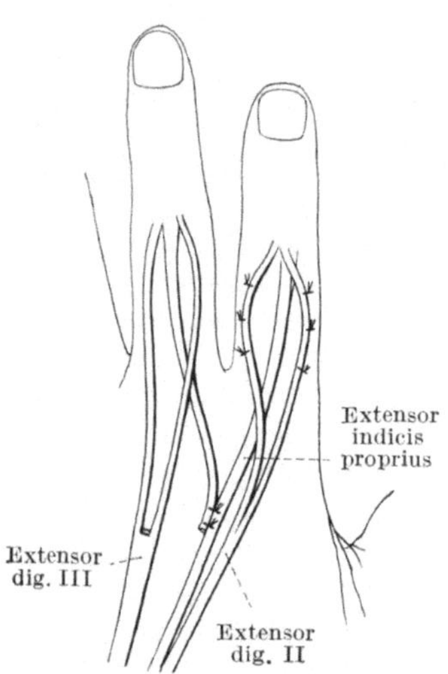

Abb. 147. Sehnenplastik bei Ulnarislähmung nach WITTEK. Teilung der Strecksehnen der Finger, die seitlich verschoben und bei maximal gebeugter Grundphalange an der Basis derselben volar befestigt werden. Der Extensor dig. III wird dreigeteilt und proximal mit dem Extensor indicis proprius vernäht.

Behandlung. Es ist unbedingt zuerst die Nervenoperation zu versuchen. Erst wenn diese versagt, ist die Sehnenplastik heranzuziehen. Der einzige praktisch brauchbare Vorschlag zur Beseitigung der Ulnariskrallenhand stammt von WITTEK. Die Methode beruht im wesentlichen darauf, daß die *Streckersehnen geteilt und über die Grundphalange verschoben* an der *volaren* Seite *derselben befestigt werden.* Es verläuft also die neue Sehne annähernd entsprechend den Lumbrikalsehnen.

Sehnenplastik bei Ulnarislähmung nach WITTEK. Der bis auf die Sehne vordringende Hautschnitt beginnt an der Radialseite des Metacarpus II, zieht bis zum distalen Drittel des Dorsum des Grundgelenkes, von da in die nächste Schwimmhautfalte und endet am Dorsum der Grundphalange des Mittelfingers. Die Zeigefingersehne des M. extensor communis wird in zwei parallele Streifen geteilt; die so gebildeten beiden Sehnen werden nach links und rechts luxiert und unter maximaler Beugung der Grundphalange an der Basis der letzteren volar angenäht. Am Mittelfinger erfolgt eine Dreiteilung der Sehne; das Mittelstück wird proximal mit dem M. extensor indicis propius vernäht und dadurch zum Strecker für beide Finger. In analoger Weise werden die Sehnen für den Ring- und kleinen Finger gespalten (Abb. 147).

Als **Nachbehandlung** empfiehlt sich die von ERLACHER angegebene *Ulnarismanschette,* die auf sehr einfache Weise die Überstreckung der Grundphalangen verhindert (Abb. 148). Zu erwähnen ist noch, daß man sowohl bei der Ulnarislähmung, als auch bei der Medianuslähmung mit der Anwendung von Heißluft sehr vorsichtig sein muß, weil bei der ohnehin schon bestehenden trophischen Störung leicht Blasenbildungen auftreten können.

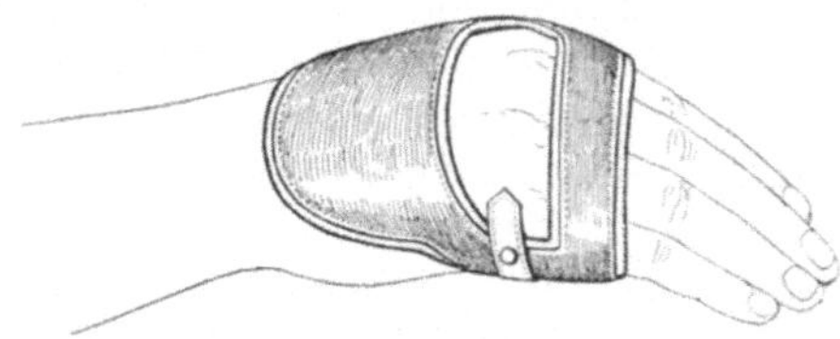

Abb. 148. Ulnarismanschette nach ERLACHER.

Die poliomyelitische Lähmung der Hand.

Bei der poliomyelitischen Lähmung der Hand kann man je nach ihrer Ausdehnung die eine oder die andere der erwähnten Sehnenverpflanzungen anwenden. Es kommen aber auch noch andere Variationen in Betracht, da bei der Poliomyelitis die Verteilung der gelähmten Muskeln sehr verschieden ist und oft nur einzelne Muskelgebiete betroffen sind.

Bei *Lähmung der Fingerflexoren* kann man den M. flexor digitorum sublimis durch den M. flexor carpi ulnaris und den M. flexor digitorum profundus durch den M. flexor carpi radialis ersetzen.

Bei isolierter *Lähmung des M. flexor pollicis longus* empfiehlt sich, den M. palmaris longus oder M. flexor carpi radialis zum Ersatz heranzuziehen.

Zur Behebung des Ausfalls der Daumenstrecker wählt man den M. extensor indicis proprius, der supravaginal

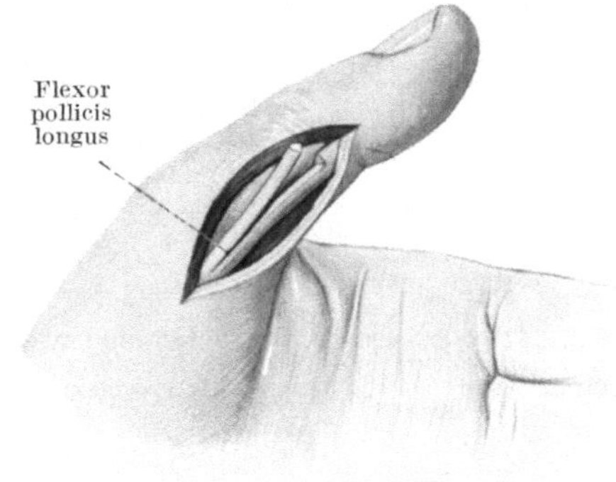

Abb. 149. Ersatz des M. adductor pollicis durch den M. flexor pollicis longus nach STEINDLER. Die Sehne des M. flexor pollicis longus wird gespalten.

auf den M. extensor pollicis longus verpflanzt wird. Zur Streckung des Zeigefingers bleibt die Strecksehne des M. extensor digitorum communis zurück.

Der M. extensor indicis proprius kann auch zum Ersatz des M. abductor pollicis longus benützt werden.

Von größter Wichtigkeit ist ein Ersatz bei *Oppositionslähmung des Daumens.* Zu diesem Zwecke ist die Methode von STEINDLER zu empfehlen, der den M. flexor pollicis longus zur Erzielung der Opposition verwendet.

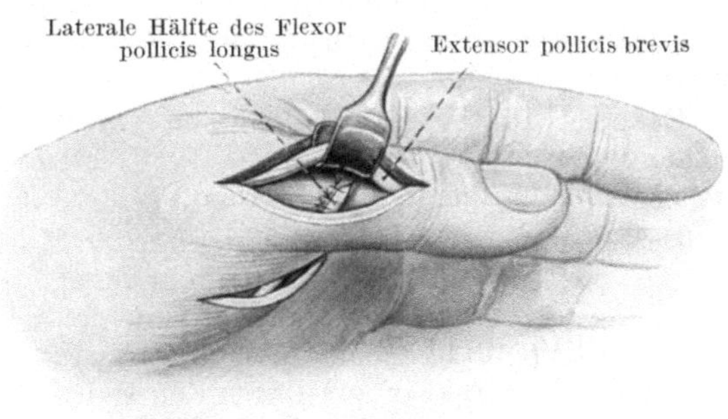

Abb. 150. Die radiale Hälfte des M. flexor pollicis wird auf der Rückseite der proximalen Daumenphalanx subperiostal vernäht.

STEINDLERs Operation bei Oppositionslähmung des Daumens.

Die Operation ist sehr einfach und besteht in der Längsspaltung der Sehne des langen Daumenbeugers (Abb. 149) und in der Verpflanzung der freien radialen Hälfte um die radiale Seite des Grundgelenks herum auf die Rückseite der proximalen Phalanx, wo er nahe der Basis vernäht wird (Abb. 150). Vermöge seiner doppelten Insertion wirkt der lange Daumenbeuger im Sinne der Opposition und Adduktion. Nach der Operation wird der Daumen in starker Flexion und Opposition 4 Wochen lang fixiert.

Bei *vollständiger schlaffer Lähmung* der Hand kommt die *Arthrodese* des Handgelenkes in Frage. Nach STEINDLER wird durch Resektion des proximalen, d. h. des radiocarpalen Gelenkes das Handgelenk versteift. Dadurch werden die Bewegungen zwischen Radius, Kahnbein und Mondbein, die vorzugsweise der Volarflexion der Hand und ulnaren Abweichung dienen, aufgehoben und damit der Forderung stabiler Einstellung des Handgelenkes Genüge geleistet.

Glücklicherweise sind vollständige Lähmungen des Handgelenkes bei der Poliomyelitis sehr selten, da die poliomyelitischen Lähmungen an der oberen Extremität in der Regel proximalwärts fortschreiten, den Ellbogen und insbesondere die Schulter betreffen, während Hand und Finger meist verschont bleiben.

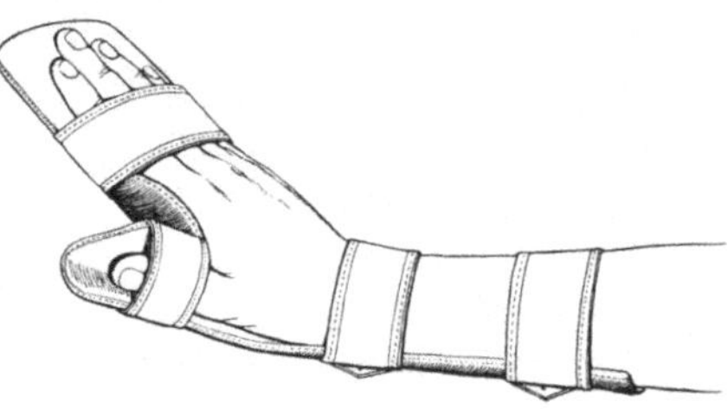

Abb. 151. Handschiene zur Verhütung einer Beugekontraktur bei spastischer Lähmung der Hand. Hand und Finger in Überstreckung, Daumen in Abduktion.

Die spastischen Lähmungen der Hand.

Wie im allgemeinen Teil hervorgehoben wurde (s. S. 70), werden bei den spastischen Lähmungen ganz bestimmte Muskelgruppen vom Spasmus befallen, so daß sog. Prädilektionstypen entstehen. Der spastische Lähmungstypus der Hand ist die *Flexionskontraktur* des Handgelenkes und der Finger, die gleichzeitig mit einer *Pronationskontraktur* des Unterarmes verbunden ist.

Prophylaktisch kommt vor allem zur Verhütung schrumpfender Kontrakturen eine dorsalwärts abgebogene *volare Handschiene* in Anwendung, die im Beginn der Erkrankung womöglich kontinuierlich getragen werden sollte. Die Schiene muß bis zu den Fingerspitzen reichen und den Daumen gut abgespreizt halten (Abb. 151). Auf die Wichtigkeit dieser einfachen Maßnahme kann nicht eindringlich genug hingewiesen werden. Viele Handbeugekontrakturen, die oft schwierige operative Eingriffe notwendig machen, könnten auf diese Weise vermieden werden.

Bei den älteren Fällen kommen verschiedene *operative* Eingriffe an den Sehnen und Muskeln und am Nervensystem in Betracht und müssen auch oft miteinander kombiniert werden.

Besteht eine nutritive Verkürzung der Muskulatur und läßt sich die Kontraktur nicht manuell lösen, dann müssen die kontrakten Muskeln zunächst durch die *Quengelmethode* gedehnt werden. Sie hat auch bei Schrumpfung der Beugemuskeln und Gelenkkapsel allen anderen Maßnahmen voranzugehen. Ist jedoch die Kontraktur nur durch den spastischen Reizzustand der Muskulatur bedingt und gibt sie zeitweilig nach, dann ist das beste Verfahren die *partielle Resektion am motorischen Nerven nach* STOFFEL (s. S. 71). Durch die STOFFELsche Operation wird die Energie der spastischen Muskeln herabgesetzt und ihr Übergewicht beseitigt. Dadurch wird auch den Antagonisten die Möglichkeit gegeben, sich wieder zu erholen. Ein wesentlicher Erfolg ist jedoch nur dann zu erwarten, wenn die motorischen Zentren noch so weit intakt sind, daß ihre schlummernden Funktionen nach Wiederherstellung des Muskelgleichgewichtes neu geweckt werden können. Dies hängt von der Natur des ursprünglichen pathologisch-anatomischen Prozesses und insbesondere von der Intelligenz des Kranken ab.

Die STOFFELsche Operation ist dort indiziert, wo die spastische Kontraktur auf bestimmte Muskeln lokalisiert ist. Kontraindikationen sind: diffuse Spasmen, erhebliche Athetose, zu jugendliches Alter und Intelligenzdefekte stärkeren Grades. Auch bei bereits bestehender Sehnen- und Muskelschrumpfung ist die Schwächung der motorischen Bahnen zwecklos, da sie allein die bestehende Deformität nicht zu korrigieren vermag. Hier muß, wie bereits erwähnt, die Quengelmethode der operativen Behandlung vorausgehen.

Die STOFFELsche Operation bei der spastischen Pronationsflexionskontraktur der Hand.

Operationstechnik. α) *Lagerung des Armes* auf ein neben dem Operationstisch befindliches Armtischchen. Die indifferente, befeuchtete Elektrode wird auf die Brust des Patienten gelegt, die Reizelektrode wird steril vorbereitet.

Nach Desinfektion der Haut wird über die zu operierende Hand des Patienten ein steriler Handschuh gezogen, um die Reizzuckungen beobachten zu können.

β) *Freilegung des N. medianus.* Am besten wird der N. medianus an der Stelle seiner Abzweigungen knapp unterhalb der Ellbogenbeuge im oberen Viertel des Unterarmes freigelegt. Hautschnitt in der Verlängerung des Sulcus bicipitalis medialis von der Ellbogenbeuge 10 cm distalwärts. Nach Spaltung der Fascie sieht man die V. basilica und den N. cutaneus antibrachii medianus, die zur Seite gezogen werden. Eine Durchtrennung des Lacertus fibrosus ist unnötig. Wird der laterale Rand des M. pronator teres mit einem stumpfen Haken aufgehoben, dann wird sofort der weiße Strang des N. medianus mit seinen Verzweigungen sichtbar. Unter ihm verläuft die A. und V. brachialis,

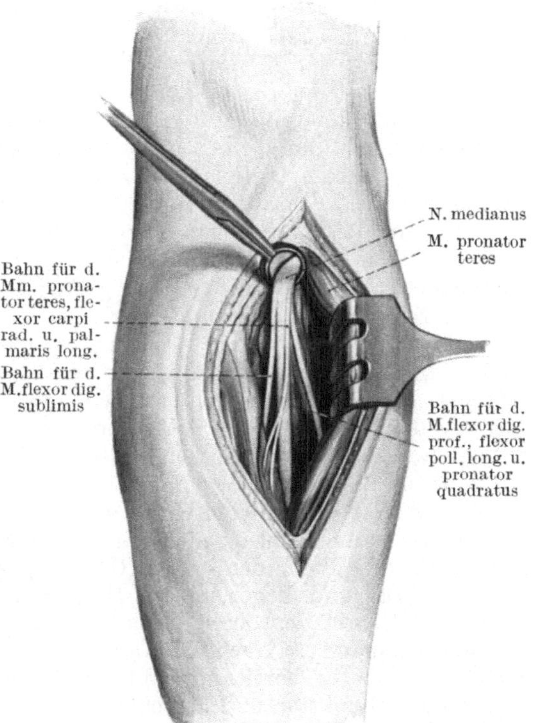

Abb. 152. STOFFELsche Operation bei der spastischen Pronationsflexionskontraktur der rechten Hand. Freilegung des N. medianus und seiner Äste unterhalb der Ellenbeuge.

die jedoch bei der Operation in keiner Weise stören (Abb. 152). Am Ellbogen in der Höhe des Epicondylus medianus humeri werden volar vom Nervenstamm Äste für den M. pronator teres abgegeben. Ebenfalls volar, aber ein wenig distalwärts folgen die Äste für die oberflächlichen Handbeuger (Mm. flexores carpi radiales, M. palmaris longus). Noch etwas weiter distal und dorsal vom Stamm zweigen die Äste für den M. flexor digitorum sublimis ab und ganz dorsalwärts findet man die Bahn für den M. flexor digitorum profundus, sowie für den M. flexor pollicis longus und M. pronator quadratus. Der übrigbleibende Stamm des N. medianus enthält nur mehr sensible und motorische Fasern für die kurzen Handmuskeln.

Die Muskeläste werden vom Perineurium und Bindegewebe in sorgfältigster Weise befreit und, soweit als möglich, bis zum Eintritt in die Muskulatur verfolgt. Die abgehenden Nervenäste werden entsprechend den drei Muskelgruppen mittels Ringpinzetten auseinandergehalten.

γ) Resektion der Nervenäste. Man hebt zunächst mit der Ringpinzette die Äste für den M. pronator teres hoch, berührt sie mit der Nadelelektrode, um sich von der Identität der Muskulatur durch den elektrischen Strom zu überzeugen, und reseziert die Hälfte seiner Bahn in einem Ausmaße von ungefähr 3 cm. Bei stärkerer Pronationskontraktur vernichtet man die Bahn des M. pronator teres vollständig. Hierauf greift man die Bahnen der Mm. flexor carpi radialis, palmaris longus und flexor digitorum sublimis an, die man bis zur Hälfte oder drei Viertel ihres Querschnittes beraubt. Den M. flexor carpi radialis soll man auf keinen Fall, auch bei geringem Flexionsspasmus intakt lassen, denn er ist nach STOFFEL ein starker Pronationsmuskel, der das Resultat sehr beeinträchtigen kann. Schließlich wird von den Bahnen der Mm. flexor digitorum profundus, flexor pollicis longus und pronator quadratus die Hälfte oder zwei Drittel der Nervenfasern reseziert.

Die an der ulnaren Seite des N. ulnaris befindliche Bahn für den M. flexor carpi ulnaris wird durch einen kleinen Schnitt distal vom Epicondylus medianus humeri freigelegt und die Hälfte, zwei Drittel oder die ganze Bahn reseziert.

Bei isolierter Kontraktur einzelner Muskelgruppen wird natürlich nur die Resektion in den zugehörigen Nervenbahnen vorgenommen.

Es ist hervorzuheben, daß eine sichere Identifizierung der in Betracht kommenden Nervenfasern nur dann gelingt, wenn wir sie nach ihrer Abzweigung aus dem Nervenstamm bis zum Eintritt in den entsprechenden Muskel verfolgen. Die Anwendung der Reizelektrode ist unbedingt notwendig, da die Abgangsstellen der Nervenäste nicht immer regelmäßig sind und tiefe Anastomosen zwischen den Nervenbahnen bestehen. Jedenfalls wird durch die elektrische Prüfung die Sicherheit der Operation wesentlich erhöht.

Wir wollen noch bemerken, daß durch die STOFFELsche Operation am N. medianus die Adduktionskontraktur des Daumens nicht beeinflußt wird, da der M. adductor pollicis vom N. ulnaris versorgt wird. Bei starker Adduktionsstellung des Daumens bleibt nichts anderes übrig, als den Ansatz des M. adductor pollicis an der Basis der ersten Daumenphalange offen zu durchschneiden.

δ) Verband und Lagerung der Hand auf die volare Handschiene, auf der sie mittels Blaubindentouren befestigt wird.

Nachbehandlung. Nach 14 Tagen werden die Hautnähte entfernt und einige Tage später bereits mit aktiven Übungen im Sinne der Streckung der Finger und Abduktion und Streckung des Daumens begonnen. Sehr oft findet man nach der Operation noch spastische Reizzustände in der Muskulatur, die sich aber nach wenigen Wochen verlieren. Gerade bei den spastischen Lähmungen ist die Übungsbehandlung von größter Wichtigkeit, und gute Erfolge sind nur bei mit Geduld und Ausdauer fortgesetzter Gymnastik zu erreichen.

Die **Schwierigkeiten** der STOFFELschen Operation bestehen, wie bereits im allgemeinen Teil hervorgehoben, in der *richtigen Dosierung.* Vor allem besteht die Gefahr einer übermäßigen Schwächung der ohnehin geschädigten Muskulatur durch zu ausgedehnte Resektion der Nervenbündel, andererseits droht bei nicht genügender Resektion das Rezidiv. Im allgemeinen empfiehlt es sich jedoch, eher etwas mehr als zu wenig zu resezieren. Eine andere Ursache des Rezidivs besteht darin, daß die Kontraktur bei nutritiver Verkürzung der Muskeln nicht vorher durch die Quengelmethode beseitigt wurde.

Die STOFFELsche Operation ist auch in Verbindung mit einer Sehnenoperation nicht imstande, hochgradige Kontrakturen aufzuheben.

Andere Methoden. An Stelle der Resektion der Bahn für den M. flexor carpi ulnaris kann man auch, um die überschüssige Energie des Muskels zu verwerten, nach Resektion der entsprechenden Bahnen aus dem N. medianus die Sehne des M. flexor carpi ulnaris auf die Sehnen des M. extensor digitorum communis und extensor pollicis longus verpflanzen. Die Technik ist analog der bei der Radialislähmung (s. S. 157).

FÖRSTER schwächt bei Pronationsflexionskontraktur der Hand die Mm. pronator teres, flexor carpi radialis und die Fingerflexoren durch partielle Resektion der Medianusäste, verlängert die Sehnen der Mm. flexor carpi radialis, palmaris longus und flexor carpi ulnaris und durchtrennt außerdem zur Behebung der Adduktionskontraktur des Daumens die Sehne des M. adductor pollicis.

F. Finger.

1. Angeborene Fingerdeformitäten.

Angeborene Deformitäten der Finger finden sich als seitliche Abweichungen oder als Beugekontrakturen des Daumens oder kleinen Fingers; sie sind oft symmetrisch ausgebildet, zuweilen familiär bedingt. Sie gehen meist nicht vom Gelenk aus, sondern kommen durch eine Verkürzung der Haut zustande. Die Ursache wird in einer primären abnormen Entwicklung der Hautbedeckung gesehen. Sehr oft besteht aber auch eine tendinöse Kontraktur und werden sie dann durch eine Verdickung

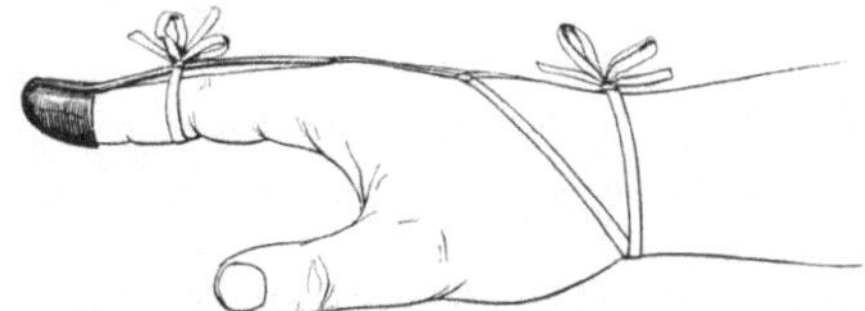

Abb. 153. Fingerstreckschienchen zur Behandlung von Fingerdeviationen und Fingerbeugekontrakturen.

der Strecksehnen und Verengerung der Beugesehnenscheiden hervorgerufen.

Behandlung. Bei geringgradigen Deviationen kann man durch andauernde Benutzung eines Fingerschienchens Beeinflussung der Wachstumsrichtung erzielen. Das Schienchen besteht aus einer schmalen Stahlfeder, die einen aus Pappe gefertigten Fingerhut trägt und wird mittels eines Bändchens am Handgelenk befestigt (Abb. 153).

Flexionskontrakturen, durch volare Hautspannung bedingt, können operativ durch eine Y-förmige Lappenplastik mit Hautverschiebung beseitigt werden.

Tendinöse Beugekontrakturen sind entweder konservativ mit der oben angegebenen Fingerstreckschiene oder in hochgradigen Fällen durch eine operative Spaltung der Sehnenscheide und Excision des Sehnenknotens oder durch stufenförmige Verlängerung der Beugesehnen zu behandeln.

2. Die Syndaktylie.

Die wichtigste der angeborenen Fingeranomalien ist die Syndaktylie. Man beobachtet die verschiedensten Grade, von der einfachen Schwimmhautbildung bis zur vollständigen knorpeligen oder knöchernen Verwachsung. Diese Veränderung findet sich meist bei mit anderen Defekten behafteten Kindern (z. B. Klumpfuß) und tritt manchmal familiär auf. Zusammengewachsene Finger lassen sich nur auf *operativem* Wege trennen. Viel diskutiert wurde die Frage des günstigsten Zeitpunktes zur Vornahme der Operation. Manche Autoren raten, erst einige Jahre abzuwarten, weil die Beweglichkeit der Finger oft trotz der Verwachsungen erstaunlich zunimmt. Das ist gewiß richtig, andererseits unterliegt es jedoch keinem Zweifel, daß sich Hand und Finger ganz anders entwickeln, wenn die Finger separiert sind. Wir stehen daher auf dem Standpunkt, möglichst frühzeitig zu operieren, selbst auf die Gefahr hin, daß man gezwungen ist, nach 5 oder 6 Jahren einen zweiten Eingriff ausführen zu müssen. Besonders bei hochgradiger Syndaktylie mit Beugekontrakturen der Finger ist eine Operation schon in den ersten Lebensmonaten des Kindes angezeigt.

Welche Operationsmethode bietet bei der Syndaktylie die beste Aussicht auf Erfolg? Das, worauf es bei der Operation in erster Linie ankommt, ist die Ausnützung des vorhandenen Materials zur Schaffung einer Hautcommissur im Zwischenfingerraum. Ganz entschieden muß man vor dem noch immer vielfach geübten DIDOTschen Verfahren warnen, das in der Bildung eines volaren und dorsalen Hautlappens zur seitlichen Einwirkung der Finger besteht. Bei dieser Operation wird man die üble Erfahrung machen, daß die Hautlappen zur Deckung des seitlichen Defektes keineswegs ausreichen und daß infolge der Spannung sehr häufig eine Hautgangrän eintritt. Auch erfolgt stets schon nach kurzer Zeit eine peripherwärts fortschreitende Wiederverwachsung der Finger. Es kommt daher diese Methode höchstens für ganz leichte Fälle von Syndaktylie mit breiter lockerer Schwimmhaut in Betracht.

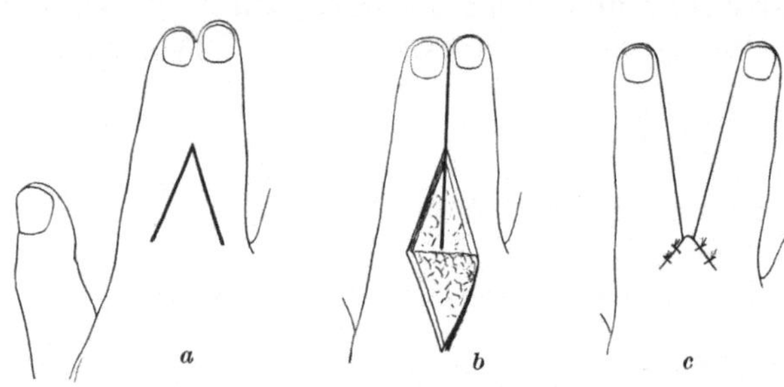

Abb. 154. Syndaktylieoperation nach ZELLER. *a* Bildung der dorsalen Hautläppchen, *b* Durchtrennung der Verwachsung, *c* Befestigung der Hautläppchen an der Volarseite.

Das einzig richtige Vorgehen bei allen Graden von Syndaktylie scheint uns nach unseren eigenen Erfahrungen die alte ZELLER*sche Methode* zu sein, die im wesentlichen in der Bildung eines dorsalen dreieckigen Hautläppchens besteht, das nach Durchtrennung der verwachsenen Finger nach unten geschlagen und an der volaren Haut mit ein oder zwei Nähten fixiert wird. Der große Vorteil dieser Operation liegt in der Bildung einer ausgiebigen Hautcommissur, wobei man die seitlichen Hautdefekte ruhig der Granulationsbildung überlassen kann.

Syndaktylieoperation nach ZELLER.

Operationstechnik. α) *Bildung der* ZELLER*schen Hautläppchen.* Nach sorgfältiger Desinfektion der Haut werden zwischen den zusammengewachsenen Fingern dorsale, V-förmige Lappen geschnitten, deren Basis proximalwärts in der Höhe der Metacarpophalangealgelenke gelegen sind und deren Spitze bis zum ersten Phalangealgelenk reicht. Es ist sehr wichtig, daß die Läppchen nicht zu kurz und nicht zu schmal bemessen werden. Die Läppchen werden von der Spitze her nach der Basis abgelöst und zunächst dorsalwärts umgeschlagen (Abb. 154a).

β) *Durchtrennung der Verwachsung.* Die Verbindungsbrücke wird nun möglichst weit proximalwärts, jedoch ohne Verletzung der Teilungsstellen der volaren Fingerarterien entweder mit Messer oder Schere durchtrennt (Abb. 154b).

Ein bei der Syndaktylieoperation besonders zu berücksichtigender Umstand ist eine verläßlich gute Ernährung der Finger. Man muß beachten, daß bei engen Syndaktylien die Arteriae digitales oft für je zwei Finger gemeinsam angelegt sind. Würde man also bei einer kompletten Syndaktylie alle vereinigten Phalangen auf einmal durchtrennen, so könnte es zu einer Unterbrechung der Blutzufuhr und damit zu einer partiellen oder totalen Gangrän kommen. Wir führen daher bei einer Syndaktylie aller Finger die Operation in *zwei* Sitzungen aus. In der ersten Sitzung wird die Verbindung zwischen Daumen und Zeigefinger und zwischen Mittel- und Ringfinger durchtrennt und erst wenn diese Durchtrennung gelungen ist und sich ein Kollateralkreislauf eingestellt hat, werden nach Monaten die restlichen Durchtrennungen zwischen Zeige- und Mittelfinger und zwischen Ring- und kleinem Finger vorgenommen.

γ) *Befestigung der* ZELLER*schen Läppchen.* Nach Durchtrennung der Finger werden die gebildeten dorsalen Hautläppchen volarwärts umgeklappt und die Spitze mit ein oder zwei Nähten an der volaren Haut, weiter proximalwärts von der normal gelegenen Interdigitalfalte, vernäht. Jede Spannung der Hautläppchen ist zu vermeiden (Abb. 154c).

Nach der Befestigung der Hautläppchen bleiben noch an den Seitenwänden der Finger Hautdefekte zurück, die während der ersten Zeit mit steriler Vaselin bestrichenen Gazestreifen bedeckt und der Granulationsheilung überlassen werden.

Nachbehandlung. Eine der Hauptursachen der Rezidive nach der Syndaktylieoperation ist eine fehlerhafte Nachbehandlung. Eine besondere Sorgfalt erfordert die Nachbehandlung dann, wenn die Syndaktylie gleichzeitig von Flexionskontrakturen der Finger begleitet ist. Es genügt nicht allein, die Hand nach der Operation mit einem Salbenverband auf die Handschiene zu legen, sondern man muß auch dafür sorgen, daß die Beugekontrakturen der Finger beseitigt werden. Das von uns angewandte Verfahren ist die schon mehrfach erwähnte Quengelmethode, die sich auch in der Nachbehandlung der Syndaktylieoperation außerordentlich bewährt hat. Die Ausführung ist analog Abb. 142. Unmittelbar nach der Operation wird über dem im Ellbogen rechtwinklig gebeugten Arm ein Gipsverband angelegt, der bis zum Handgelenk reicht. Eine KRAMER-Schiene wird lyraartig gebogen und oberhalb des Handgelenks eingegipst, eine zweite KRAMER-Schiene verläuft bogenförmig quer über der ersten und wird an ihr befestigt. Nun werden die Finger im gespreizten Zustande mit einem dorsalen Zügel, der an der Grundphalange, und einem volaren Zügel, der an der Mittelphalange angreift, versehen und können so durch Drehung mit einem Quengelstäbchen beliebig stark angezogen werden. Damit die Zügel nicht von den Fingerenden abrutschen, werden diese vorerst mit Mastisol bestrichen. Die Spannung des Quengels darf nicht so groß sein, daß der Patient Schmerzen verspürt.

Einen besonderen Vorteil des Quengelverfahrens erblicken wir auch darin, daß es schon wenige Tage nach der Operation eine *offene Wundbehandlung* gestattet, die die rasche Epithelisierung der offenen Stellen wesentlich begünstigt.

Der Quengelverband verbleibt so lange, bis die Wundflächen trocken sind, dann kann er entfernt werden. Die weitere Behandlung besteht in Bewegungs- und fleißigen Spreizübungen sowie Massage.

3. Der „schnellende“ Finger.

Das Charakteristische ist das „Schnappen“ des Fingers, das mehr oder weniger schmerzhaft ist. Als Ursache kommen verschiedene Hindernisse, wie Knötchen der Beugesehnen, Strikturen der Sehnenscheiden, am häufigsten aber arthritische Kanten der Phalangealköpfchen in Betracht. Meist genügt lokale Wärmeapplikation, Massage und methodische Übungen. Führen dieselben zu keinem Erfolg, dann muß das Hindernis operativ entfernt werden.

4. Die Kontrakturen und Ankylosen der Fingergelenke.

Fingerkontrakturen können auf verschiedene Weise durch Verletzungen, Entzündungen, besonders nach Phlegmonen oder Nervenerkrankungen zustande

kommen. Ihre Erkenntnis und Behandlung ist von Wichtigkeit, weil Fingerkontrakturen die Gebrauchsfähigkeit der Hand wesentlich einschränken können.
Ob sie nun dermatogener, bindegewebiger, tendinöser oder arthrogener Natur sind,
der wichtigste Teil der Behandlung ist vor allem ein *prophylaktischer*, der darin
besteht, daß man während der Wundbehandlung und Narbenbildung die Finger
in derjenigen Lage ruhigstellt, die in der dem Narbenzug entgegengesetzten
Richtung wirkt. Gerade in dieser Hinsicht wird noch viel außer acht gelassen
und die Folgen sind dann oft schwerste irreparable Kontrakturen der Finger.

Ist eine Kontraktur bereits eingetreten, dann muß man sich bemühen, durch
Dehnung und Mobilisierung der Narbenstränge und durch Fixation der Finger
in der der Kontraktur entgegengesetzten Richtung die Finger so lange zu behandeln, bis jeder Widerstand überwunden ist. Zur Dehnung und Mobilisierung
verwenden wir vor allem die Massage, aktive
und passive Bewegungsübungen. Es ist ganz
erstaunlich, wieviel sich gerade hier durch Übungsbehandlung erreichen läßt.

Zur Dehnung der Kontrakturen sind auch eine
Reihe von Apparaten angegeben worden. Am
einfachsten ist wohl der KRUCKENBERGsche *Handschuh* zur Beseitigung der Streckkontraktur der
Finger (Abb. 155). Zur Behandlung der Beugekontraktur geringeren Grades empfehlen wir eine

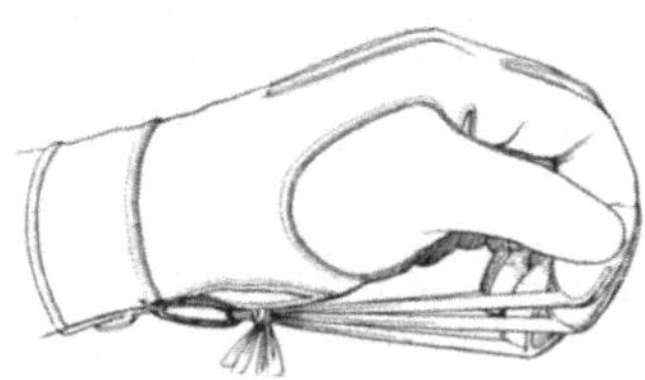

Abb. 155. KRUCKENBERGS
Handschuh zur Beseitigung von
Streckkontrakturen der Finger.

Streckfeder mit Fingerhut (s. Abb. 153); sie leistet auch sehr gute Dienste bei dem
so häufigen Abriß der Streckaponeurose und wird etwa 4 Wochen lang getragen.

Bei derberen Verwachsungen ist wohl die Quengelmethode die einfachste
und sicherste Methode zur Erzielung eines Erfolges (s. S. 154).

In den schwersten Fällen von tendinöser Fingerkontraktur kommt die
stufenförmige Verlängerung des oberflächlichen und tiefen Fingerbeugers in
Betracht.

Die DUPUYTRENsche Fingerkontraktur.

Sie ist die bekannteste der Fingerkontrakturen und beruht auf einer
chronischen Schrumpfung der Palmaraponeurose. Vorzugsweise wird der vierte
und fünfte Finger befallen. Ätiologisch spielen berufliche Insulte, aber auch
erbliche Disposition eine Rolle[1].

Behandlung. Von der konservativen Behandlung ist nicht viel zu erwarten;
nur in ganz leichten und beginnenden Fällen kann durch Massage, Übungen,
sowie durch Anwendung der Fingerstreckfeder eine Besserung erzielt werden.
Bei älteren Fällen ist jedoch alle Mühe vergebens. In diesen Fällen muß man
zur operativen Behandlung übergehen, die in einer *totalen Exstirpation der verdickten und sich anspannenden Stränge der Palmaraponeurose* besteht. Als Hautschnitt empfehlen wir einen S-förmig gebogenen Schnitt über den Beugestrang.
Die Haut muß, da sonst leicht eine Hautnekrose entsteht, sehr sorgfältig von
der Aponeurose abgelöst werden. Nach der Operation wird die Hand 14 Tage
lang auf einer Schiene fixiert oder, falls bereits sekundäre Kontrakturen der
Sehnen und Gelenke vorhanden sind, im Quengelverband langsam nachredressiert.

Nachbehandlung mit Übungen und Massage sind auch weiterhin noch notwendig.

Behandlung der Ankylosen der Fingergelenke.

Bei fibrösen Verwachsungen der Fingergelenke kann man die unblutige
Mobilisation durch Übungen oder in einem kurzen Chloräthylrausch versuchen.

---

[1] Zusammenfassendes und Literatur bei COENEN: Die DUPUYTRENsche Fingerkontraktur.
Erg. Chir. **10** (1918).

Bei knöchernen Ankylosen ist sie allerdings aussichtslos. Gelenksplastiken kommen wohl nur selten in Frage und höchstens für das mittlere Fingergelenk.

Technik der Fingergelenksplastik. U-förmiger, proximal offener Hautschnitt. Die Strecksehne wird medial gespalten und zu beiden Seiten verlagert. Bildung eines proximal konvexen Läppchens aus der Kapsel, dann Resektion von einem Drittel oder der Hälfte aus der proximalen Phalange. Nun wird das Periostkapselläppchen in die Knochenlücke hineingeschlagen und die Kapsel vernäht. Die Strecksehne wird wieder dorsal zurückverlagert und die Hautwunde geschlossen. Extension des Fingers im Quengelverband mittels einer durch die Fingerbeere durchgezogenen Drahtschlinge für 14 Tage, dann Beginn mit aktiven Übungen.

Voraussetzung für das Gelingen der Fingergelenksplastik ist, daß die Haut leicht verschieblich und gut ernährt ist, weil sonst eine Gangrän des ganzen Fingers eintreten kann.

Dritter Abschnitt.

Untere Extremität.

A. Hüfte.

1. Die angeborene Hüftverrenkung.

Die angeborene Hüftverrenkung[1] ist das häufigste aller angeborenen Gebrechen und findet sich nach unserem eigenen Beobachtungsmaterial in 46,8% aller angeborenen Deformitäten (SCHELLER). Sie gehört zu den primären Bildungsanomalien, die bereits in der ersten Keimanlage des Fetus begründet und in der Erbmasse verankert sind (s. S. 50).

LORENZ hat sie als die „*sogenannte*" angeborene Hüftverrenkung bezeichnet, womit er zum Ausdrucke bringen wollte, daß nur die *Disposition* zur Hüftverrenkung angeboren ist, während die Dislokation erst mit der Aufrichtung des Kindes im 2. Lebensjahre erworben wird.

Es gibt allerdings auch *wirklich* angeborene Hüftverrenkungen mit bereits ausgesprochener Verschiebung des Schenkelkopfes bei der Geburt. Das sind jedoch Fälle schwerster komplizierter Mißbildung, die meist mit anderen angeborenen Deformitäten (Spina bifida, Kniekontrakturen, Klumpfüße usw.) kombiniert sind und sich von der *typischen* angeborenen Hüftluxation auch in anderer Hinsicht unterscheiden.

Die anatomischen Veränderungen bei der angeborenen Hüftverrenkung betreffen sämtliche das Hüftgelenk konstituierende Anteile. Die hauptsächlichsten Anomalien finden sich an der Pfanne. Diese ist abgeflacht, das Acetabulum wesentlich verkleinert, die Facies lunata ganz seicht und auf das Os ileum umgelegt, die Pfannenränder, insbesondere der obere, sind fast völlig geschwunden. Auch der Schenkelkopf weist Veränderungen auf; er ist bedeutend kleiner als normal und in anterio-posteriorer Richtung abgeplattet. Als eine besondere Eigentümlichkeit ist die Verdrehung der Schenkelhalsachse gegenüber der queren Kniegelenksachse anzuführen, die als pathologische Anteversion bezeichnet wird. Während Schenkelhals- und quere Kniegelenksachse normalerweise annähernd in *einer* frontalen Ebene gelegen sind und nur geringe Schwankungen aufweisen (nach BRAUS 8—10⁰), ist bei der Luxation die Schenkelhals-

---

[1] Ausführliche Darstellung und Literatur bei LORENZ: Die sog. angeborene Hüftverrenkung. Stuttgart: Ferdinand Enke 1920.

achse mehr oder weniger, manchmal bis 90⁰, nach vorne gedreht. Die hier beschriebenen charakteristischen Eigenschaften an der Hüfte können auch bestehen, ohne daß es zur Ausbildung einer Luxation kommt. Ja, in den meisten Fällen von einseitiger Hüftluxation sind die typischen Verbildungen auch an der *nicht* luxierten Seite festzustellen, wodurch sich die a priori an beiden Seiten bestandene Disposition ergibt.

Das Luxationshinken ist einerseits durch die fehlende knöcherne Unterstützung des Schenkelkopfes, andererseits durch die Insuffizienz der pelviotrochanteren Muskulatur infolge des Trochanterhochstandes bedingt.

Späterhin, namentlich wenn das Kind eine Zeitlang gegangen ist, treten noch sekundäre Veränderungen hinzu, welche zum Teil auf atrophische, zum Teil auf hyperplastische Vorgänge zurückzuführen sind. Die knöcherne Pfanne vertieft sich zunächst, während der knorpelige Teil der Pfanne durch Wucherung zunimmt, wodurch sich eine Verdickung des Pfannenbodens infolge Knorpelanhäufung und eine erhebliche Inkongruenz zwischen knöchernem und knorpeligem Pfannencavum ergibt. Eine Differenzierung der Pfannenränder ist in solchen Fällen nur angedeutet. Die Fugenknorpel sind wesentlich verbreitert, insbesondere die Y-Fuge, was auf eine Wachstumsverzögerung schließen läßt. Diese Wachstumsverzögerung erklärt uns die Möglichkeit der Heilung, namentlich, wenn der Schenkelkopf gezwungen wird, in der, wenn auch verlangsamt sich fortentwickelnden Pfanne zu verbleiben. Der obere und hintere Pfannenrand bleibt bis zum 3. oder 4. Lebensjahr knorpelig. Später verknöchern die Ränder und der obere Kontur erhält eine rinnenartige Verdoppelung, die von unten nach oben fortschreitet, die sog. Gleitfurche, die deutlich den Weg bezeichnet, den der Schenkelkopf beim Verlassen der Pfanne zurückgelegt hat. Bei der angeborenen Hüftverrenkung verläßt also der Kopf in der Richtung nach vorne oben die Pfanne. Demnach ist die angeborene Hüftluxation *primär* eine *vordere obere* (Luxatio supracotyloidea nach LANGE) und erst aus der *vorderen oberen* Luxation entwickelt sie sich zur *seitlichen* (Luxatio supracotyloidea et iliaca) und zur *hinteren oberen* Luxation (Luxatio iliaca). Mit dem 5. und 6. Lebensjahre vollzieht sich eine weitere Wandlung der Luxationspfanne. Die Pfanne verödet, wird dreieckig, flach. Der Knorpel des Pfannenbodens verliert allmählich an Dicke und wird periostähnlich. Hingegen bildet sich am Darmbeine gegenüber dem neuen Standorte des Schenkelkopfes eine Vertiefung, die sich bei Erwachsenen zu einer Neoarthrose an dieser Stelle entwickeln kann und dem Schenkelkopf eine mitunter recht ansehnliche Stütze gewährt. Die geschilderten Verhältnisse sind zum besseren Verständnis der Heilungsaussichten und Heilungsvorgänge der angeborenen Hüftverrenkung von Wichtigkeit, die nur aus dem Umstande zu erklären sind, daß die knorpeligen Pfannenanteile außerordentlich plastisch und einer weitgehenden Umwandlung und Neubildung fähig sind.

Die meisten der hier beschriebenen Veränderungen sind sehr gut am Lebenden im Röntgenbilde zu studieren. Von großer Bedeutung ist es, auch bei klinisch anscheinend einseitiger Luxation eine Vergleichsaufnahme *beider* Hüften anzufertigen, am besten in Form einer symmetrischen Übersichtsaufnahme, da sonst leicht Veränderungen an der anderen Seite der Beobachtung entgehen können. Sehr oft finden sich auf der klinisch anscheinend gesunden Seite Abflachungen des Pfannendaches und Verschiebungen, die als Vorstufen einer Luxation anzusehen sind (unvollständige Luxation) und die uns veranlassen können, den Fall als doppelseitige Luxation zu behandeln.

Es erhebt sich nun die Frage: Kann man aus dem Röntgenbilde einen Schluß auf die *Prognose* des Falles ziehen? Zunächst ist zu bemerken, daß es bezüglich der uns am meisten interessierenden Frage, nämlich nach der Beschaffenheit der

Luxationspfanne und ihrer Ränder, besonders bei Kindern versagt. In diesem frühen Alter sind nämlich die Gelenkskörper zum größten Teil noch knorpelig und entziehen sich der röntgenographischen Darstellung. Indessen lassen sich aus der Form der knöchernen Pfanne bereits gewisse Rückschlüsse auf die knorpelige Pfanne ziehen. Erscheint z. B. das Pfannendach sehr steil und kurz, so darf man mit einiger Wahrscheinlichkeit auf einen ähnlichen Verlauf des dazugehörigen knorpeligen Teiles schließen. Es wäre jedoch verfehlt, wegen eines derartigen Befundes sofort die Prognose ungünstig zu stellen, da der knorpelige Pfannengrund, wie bereits erwähnt, sehr weitgehenden Umbildungen fähig ist und, wie die Tatsachen zeigen, gerade in den Fällen von steilem und wenig ausgeprägtem Pfannendach oft sehr schöne Resultate zu erzielen sind. Ferner ist die Stellung des Kopfes zur Pfanne für die Beurteilung der Repositionsaussichten von größter Wichtigkeit. Auch die Formation des oberen Femurendes, insbesondere die Feststellung der pathologischen Anteversion ist für die Prognose von Bedeutung, da Verbildung des Schenkelkopfes und hochgradige Anteversion die Heilung wesentlich beeinträchtigen; insbesondere übt die Anteversion auf das Endresultat der reponierten Hüftluxation einen bestimmenden Einfluß aus. Im großen und ganzen kann man sagen: *Je tiefer die Pfanne und je geringer die Antetorsion ist, um so günstiger sind die Aussichten auf Einheilung des Schenkelkopfes.* Der Hochstand des Kopfes ist nur für den Akt der Reposition von Bedeutung. Je mehr der Schenkelkopf hinaufgerückt ist und je mehr iliacal er steht, um so schwieriger die Reposition.

Behandlung. Bevor wir in die Behandlung eingehen, drängt sich zunächst folgende Frage auf: *Gibt es eine Spontanheilung der angeborenen Hüftluxation?* Diese Frage ist durch vereinzelte Publikationen über angebliche Selbstheilung der Luxation veranlaßt. Bei den Fällen von beobachteter Spontanheilung handelt es sich erwiesenermaßen nicht um eine komplette Luxation, sondern nur um eine *unvollständige* Luxation, d. h. das Röntgenbild zeigt die charakteristischen Veränderungen der Luxationspfanne und des Luxationskopfes. Es besteht auch eine klinische Insuffizienz der Hüfte (leichtes positives LORENZ-TRENDELENBURGsches Phänomen und leichter Luxationsgang) infolge Lockerung des Gelenkes und Schlaffheit der Kapsel. Aus einem solchen Gelenk kann sich eine vollständige Luxation entwickeln; solange jedoch der Schenkelkopf die Pfanne noch nicht vollständig verlassen hat, solange er sich an die Grenzen hält, die ihm durch ein, wenn auch schlecht entwickeltes Pfannendach und durch die Straffheit der Kapsel gegeben sind, solange besteht die Möglichkeit, daß die Luxation *nicht* zur Entwicklung kommt, sondern in einem Vorstadium steckenbleibt und Spontanheilung eintritt. In diesen Fällen ist auch eine Reposition überflüssig, weil schon durch das Vorhandensein des Kopfes an der physiologischen Stelle und infolge funktioneller Anpassung die normale Entwicklung des Gelenkes von selbst erfolgt. Hat jedoch der Schenkelkopf das Pfannendach verlassen, ist also die Luxation eine vollständige geworden, dann ist eine Spontanheilung unmöglich.

Eine zweite Frage, die sehr häufig gestellt wird, ist: *Kann die angeborene Hüftverrenkung auch auf konservativem Wege geheilt werden?* Es sind besonders in der voroperativen Ära eine ganze Reihe von Gürtel, Bandagen, Entlastungsapparaten konstruiert worden, die die Neigung zur Luxation verhindern oder bei bereits bestehender Luxation den Trochanter von oben her stützen sollten. Derartige Behandlungsmethoden sind unzulänglich, weil sie keine anatomische Reposition herbeiführen, und nebenbei schädlich, weil sie die ohnehin schon geschwächte Muskulatur zermürben und zu schwerster Atrophie bringen. Apparate (in Form eines Gürtels) kommen lediglich zur Nachbehandlung in Betracht, um ungenügende Repositionsresultate zu verbessern. Gegen eine primäre Behandlung der Luxation mit Hilfe von orthopädischen Apparaten muß man sich mit aller Entschiedenheit aussprechen, weil sie zwecklos sind und auf diesem Wege der günstige Zeitpunkt für die Operation versäumt wird.

Das zur Zeit herrschende und wohl auch für die Zukunft maßgebende Verfahren ist die LORENZ*sche Methode der unblutigen Einrenkung.*

Wann soll die Behandlung beginnen? In der Regel deckt sich der Zeitpunkt der Operation mit dem Zeitpunkt der Diagnosestellung. Das ist ungefähr die Zeit, da die Kinder zu laufen beginnen; erst dann macht sich der watschelnde Gang bemerkbar, erst dann fällt die pathologische Lordose auf. Damit ist auch der richtige Moment zur Operation gegeben. Ein weiteres Zuwarten wäre falsch, denn es hat gar keinen Zweck, einen pathologischen Zustand fortbestehen zu lassen, der der Behandlung und Heilung zugeführt werden kann, um so mehr als die Verschiebung des Schenkelkopfes und die damit zusammenhängenden Gehstörungen infolge der andauernden Belastung immer mehr zunehmen. Dazu kommt noch eine Reihe anderer Erwägungen. Zunächst ist zu bedenken, daß die Gelenksenden, sobald sie ihren Zusammenhang verloren haben, dauernder Atrophie verfallen, die Pfanne verödet, der Schenkelhals verkümmert und schließlich erschlafft die Gelenkskapsel selbst, die zu einem lockeren Schlauch ausgedehnt wird. Die Behandlung gestaltet sich auch um so milder, je jünger die Kinder sind, die, wenn sie noch nicht gegangen sind, sich um so leichter mit der lang dauernden Verbandbehandlung abfinden, die, soweit die doppelseitigen Fälle in Betracht kommen, die Kinder vom Gehen vollständig ausschließt. *Das geeignetste Alter stellt das 1.—3. Lebensjahr dar* [1]; hier sind die Heilungsaussichten am günstigsten. Nach dem 3. Lebensjahr werden dieselben, was die anatomischen Resultate anlangt, bereits geringer und schwinden nach kurzer Zeit vollständig; die Behandlung der angeborenen Hüftverrenkung ist an eine bestimmte, relativ sehr niedrige Altersgrenze gebunden.

Welches ist die Altersgrenze für die unblutige Reposition? Nach unseren Erfahrungen gilt als die obere Grenze für die einseitige Luxation das 6. bis 7., für die doppelseitige das 5.—6. Lebensjahr. Die doppelseitigen Fälle sind in dieser Hinsicht deshalb im Nachteil, weil bei ihnen die allgemeine Wachstumshemmung des ganzen Beckens von Haus aus wesentlich ärger ist als bei den einseitigen Fällen. Natürlich gelten diese Grenzen nur im allgemeinen; unter besonders günstigen anatomischen Verhältnissen, wenn der Hochstand des Schenkelkopfes gering ist, also bei Subluxationen und lateralen Luxationen wird man sich auch über die genannten Grenzen hinauswagen dürfen, und es ist uns schon in einzelnen Fällen gelungen, selbst bei 12- und 15jährigen Luxierten den Schenkelkopf zu reponieren und zur Einheilung zu bringen. Das sind jedoch Ausnahmen, denn man muß sich darüber klar sein, daß die Heilung von der relativ begrenzten Wachstumstendenz des Hüftgelenks abhängig ist.

Worauf beruht die Heilung der angeborenen Hüftverrenkung? Zunächst auf einer Kapselschrumpfung und dann auf der Ausbildung der knöchernen Pfanne, die durch den funktionellen Reiz des reponierten Kopfes hervorgerufen wird. Erst wenn diese letztere Bedingung erfüllt ist, kann man von einer anatomischen Heilung sprechen. Die Kapsel schrumpft meist schon nach kurzer Zeit und man kann schon nach einer Fixation von 3 Monaten eine gewisse Rigidität der Kapsel feststellen. Diese Kapselschrumpfung allein genügt jedoch nicht für

---

[1] Die von PUTTI, GOCHT, KREUZ u. a. empfohlene *Frühbehandlung* der angeborenen Hüftverrenkung in den ersten Lebensmonaten durch eine besondere Lagerung ohne Narkose hat zweifellos gewisse Vorteile, doch stehen der praktischen Durchführung auch Schwierigkeiten gegenüber. Vor allem scheint es noch sehr fraglich, ob die Erfolge der neuen Methode ausreichend sind, um ein Dauerresultat zu sichern, und ob die bisher beobachteten ungünstigen Spätresultate vermieden werden können.

die funktionelle Belastung, sie gibt im Laufe der Zeit durch Dehnung wieder nach und es würde daher bald der frühere Luxationszustand wieder eintreten. Es kommt also vor allem auf die knöcherne Pfannenausbildung an, die naturgemäß längere Zeit in Anspruch nimmt. Erst 1 Jahr nach der erfolgten Reposition sieht man im Röntgenbilde reponierter Hüftluxationen Knocheninseln und Knochenzapfen, die in den knorpeligen Teil der Pfanne hineinragen und sich schließlich im Laufe von Monaten zu einem kulissenartigen Vorsprung entwickeln, der den oberen und hinteren Pfannenrand darstellt. Mit der Ausbildung dieser knöchernen Pfannenbegrenzung ist die Heilung gesichert.

Die Bedingungen für eine anatomische Heilung sind bis zum 3. Lebensjahr am günstigsten. Nachuntersuchungen haben gezeigt, daß Luxationsfälle, die *vor* dem Ende des 3. Lebensjahres operiert wurden, die anatomisch besten Heilungsresultate ergeben und auch viel seltener zu späteren Veränderungen des Schenkelkopfes (Deformierung des Schenkelkopfes, Osteochondritis usw.) führen. Nach dem 3. Lebensjahr haben wir es bereits, wie KREUTZ richtig bemerkt, mit pathologisch veränderten Gelenkkörpern zu tun, die einer normalen Wachstumsentwicklung nicht mehr fähig sind. Das abgelaufene 3. Lebensjahr stellt also zweifellos einen kritischen Zeitabschnitt in bezug auf die anatomische Heilung der Hüftverrenkung dar. Noch bedeutungsvoller ist die Evolutionsperiode um das 6. und 7. Lebensjahr, da zu dieser Zeit

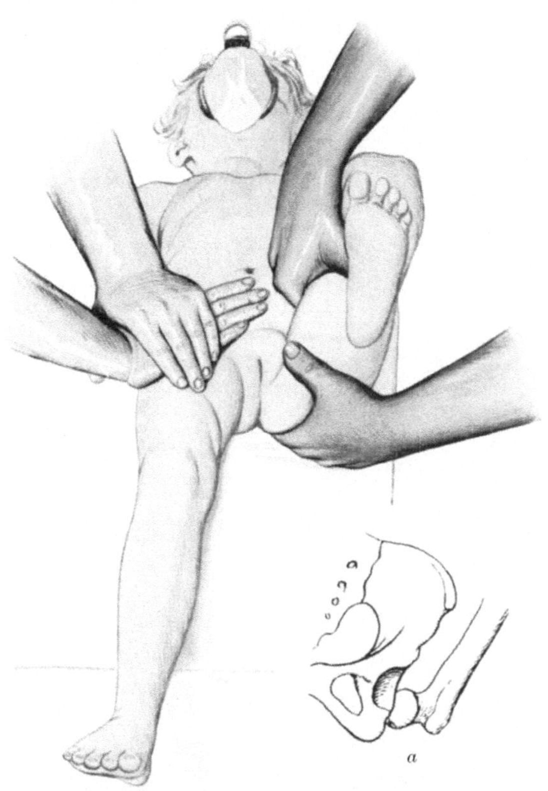

Abb. 156. Reposition der angeborenen Hüftverrenkung über den hinteren Pfannenrand nach LORENZ. Linksseitige Luxation. 1. Phase: Der Oberschenkel wird maximal flektiert, dadurch rückt der Schenkelkopf hinter den hinteren Pfannenrand. *a* Erklärung.

die knorpelige Pfanne bereits zum größten Teile verknöchert ist. Jenseits dieses Alters ist die Entwicklungsfähigkeit der Epiphysen nur äußerst gering und schwindet nach der Pubertät vollständig.

Man muß also damit rechnen, daß nach dem 6. und 7. Lebensjahr die Aussichten auf eine ideale anatomische und funktionelle Heilung so gut wie geschwunden sind. Stößt nach dieser Zeit schon die Reposition auf erhebliche Schwierigkeiten, so scheitert das Resultat schließlich an der mangelhaften Ausbildung der Pfanne, die die Grenze ihrer Anpassungsfähigkeit bereits überschritten hat; aber selbst in jenen Fällen, bei welchen sich Reposition und Retention des Schenkelkopfes noch erzwingen lassen, ist die Freude am Erfolg dadurch getrübt, daß sich oft hartnäckige Kontrakturen und Versteifungen anschließen, die eine endlose Nachbehandlung und mitunter schwierige Nachoperationen erfordern.

Technik der unblutigen Behandlung nach Lorenz.

Die Behandlung der Luxation hat den Schenkelkopf mit der Pfanne in Kontakt zu bringen und diesen dauernd zu erhalten. Es ergeben sich demnach für die Behandlung zwei gleich wichtige Aufgaben:

a) Die Reposition.
b) Die Retention.

a) Die Reposition.

Die Reposition besteht in dem Herabholen des Schenkelkopfes in das Pfannenniveau und in der Implantation des Kopfes bis zum unmittelbaren Kontakt mit dem Acetabulum. Die Einrenkung nach Lorenz erfolgt über den *hinteren* Pfannenrand und gliedert sich in drei Phasen:

1. Phase. Das narkotisierte Kind wird mit seinem Becken auf ein zusammengefaltetes Leintuch gelagert. Während ein Assistent mit beiden aufeinandergelegten Händen das Becken des Kindes durch Niederdrücken gegen die Unterlage fixiert, faßt der Operateur das distale Ende des leicht nach einwärts gedrehten Oberschenkels mit der einen Hand, während die Finger der anderen Hand auf den Trochanter zu liegen kommen. Nunmehr wird der Oberschenkel maximal flektiert, bis seine Vorderseite die des Rumpfes berührt. Dadurch werden namentlich die langen Beugemuskeln entspannt und der Schenkelkopf rückt von seinem oberen Standort hinter den rückwärtigen Pfannenrand, wobei der Trochanter als Drehpunkt dient (Abb. 156).

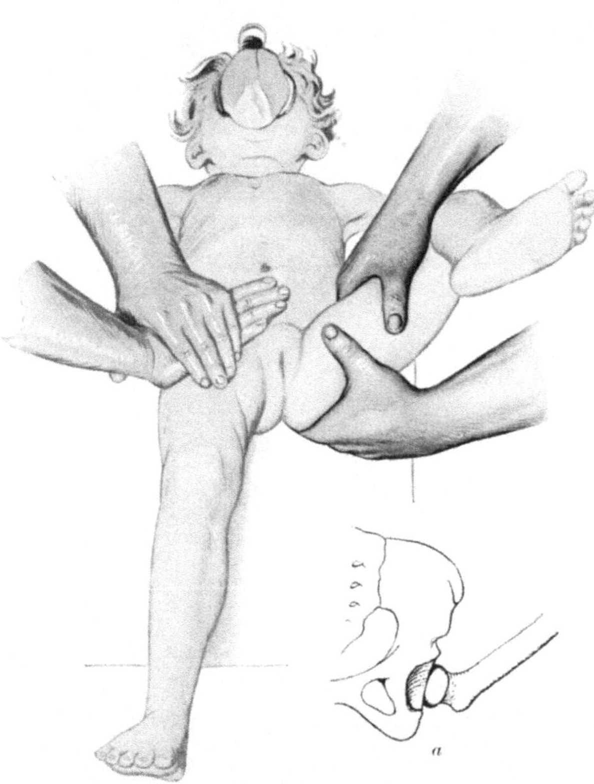

Abb. 157. 2. Phase: Durch mäßige Abduktion des Oberschenkels wird derselbe unter gleichzeitiger Außenrotation aus der sagittalen Flexion in eine rechtwinkelige frontale Abduktion übergeführt. Auf diese Weise wird der Schenkelkopf dem hinteren Pfannenrand genähert. *a* Erklärung.

2. Phase. Der Oberschenkel wird hierauf in eine mäßige Abduktion gebracht und unter gleichzeitiger Außenrotation des Schenkels derselbe im Bogen aus der sagittalen Flexion in eine rechtwinklige frontale Abduktion übergeführt. Auf diese Weise wird der Schenkelkopf dem hinteren Pfannenrand genähert und auf die Höhe dieses Randes getrieben (Abb. 157).

3. Phase. Während man nun die frontale Abduktion durch kräftigen Zug in der Längsrichtung des Oberschenkels und durch Druck nach abwärts im Sinne der Überstreckung vorsichtig steigert, wird mit der auf den Trochanter liegenden Hand ein kräftiger Gegendruck nach oben ausgeführt, wodurch der Schenkelkopf zum Überspringen des Pfannenrandes gezwungen wird. Damit ist die Reposition beendet (Abb. 158).

Wie beurteilen wir die gelungene Reposition?

1. Aus den klinischen Erscheinungen (Repositionsphänomen, Tastbefund, primäre Stabilität) und

2. durch sofortige Anfertigung eines Röntgenbildes nach der Reposition.

ad 1. Der Eintritt der Reposition gibt sich in der Regel durch ein deutlich sichtbares und hörbares *Einrenkungsphänomen* kund, das dadurch ausgelöst wird, daß der Schenkelkopf gleichsam über eine Stufe springt und jenseits derselben in der Vertiefung der Pfanne sofort stehenbleibt. Der mitunter deutlich hörbare Doppelton ist durch das erwähnte Einschnappen des Kopfes über dem Limbus der Pfanne und durch ein unmittelbar darauffolgendes härteres Aufschlagen der *Knorpelflächen* von Kopf und Pfanne hervorgerufen. Manchmal ist die Reposition außerdem noch von einem knirschenden Geräusch begleitet, welches das „Sprengen" des Kapselisthmus anzeigt. Die Stärke des Phänomens hängt von den anatomischen Verhältnissen ab. Ist der Pfannenrand flach und die Pfanne seicht oder war die Luxation nur eine unvollständige, dann ist das Phänomen auch gering.

Die gelungene Reposition ist auch noch von anderen charakteristischen Erscheinungen begleitet. Im Momente der Einrenkung verschwindet die tiefe Delle in der Leistenbeuge und der Kopf wird an seiner normalen Stelle unterhalb der Mitte der Inguinallinie als Prominenz sichtbar. Der aufgelegte Daumen fühlt den Schen-

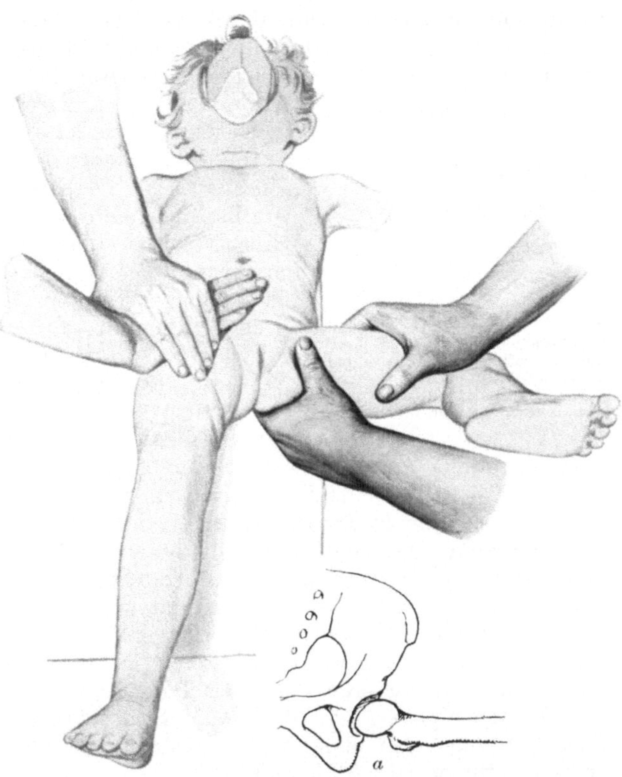

Abb. 158. 3. Phase. Durch Überstreckung des Oberschenkels und Gegendruck des Trochanter nach oben wird der Schenkelkopf zum Überspringen des Pfannenrandes gezwungen. Damit ist der Schenkelkopf in den Pfannengrund eingetreten und die Reposition beendet. *a* Erklärung.

kelkopf bei Rotationsbewegungen mitrollen. Auch merkt man deutlich, daß der Oberschenkel um ein ganzes Stück länger geworden ist, was eine Anspannung der gesamten Muskulatur zur Folge hat. Deshalb verharrt auch der Oberschenkel von dem Momente der Reposition angefangen in einer bestimmten, aus rechtwinkliger Beugung, Außenrotation und rechtwinkliger Abduktion kombinierten Stellung. Auch das Kniegelenk ist durch die Anspannung der hinteren Längsmuskeln in einer kontrakten Beugestellung.

Man darf sich nicht mit der einmaligen Konstatierung der gelungenen Reposition begnügen, sondern muß sich durch Reluxation und durch Wiederholung der Repositionsmanöver von der Richtigkeit der Einrenkung überzeugen. Vermindert man die Abduktion und Flexion, so erfolgt unter deutlicher

Erschütterung Reluxation, womit alle Repositionserscheinungen geschwunden sind. Die neuerliche Reposition gelingt außerordentlich leicht, wenn einmal die Einrenkung vollzogen war, und man kann die Phänomene der Einrenkung von neuem reproduzieren. Man gewinnt auf diese Weise ein sicheres Urteil über die Beschaffenheit der Pfannenränder und über die primäre Stabilität des Gelenkes.

Die *primäre Stabilität*, d. h. der unmittelbare Halt des Schenkelkopfes in der Pfanne nach der erfolgten Reposition, ist selbstverständlich weit geringer als nach der Reposition einer traumatischen Luxation. Er ist von den anatomischen Verhältnissen der Pfanne und von den Spannungen der vorher verkürzt gewesenen Muskeln abhängig. Der Grad der primären Stabilität ist für die Gestaltung des zweiten Teiles der Reposition, für die Retention, von Wichtigkeit. Allerdings ist die Schwäche der primären Stabilität an sich noch kein absolut ungünstiges prognostisches Zeichen, da eine tadellose Heilung auch dann möglich ist, wenn die primäre Stabilität gering oder nur angedeutet ist. Man kann einen geringen Grad primärer Stabilität auch noch dadurch erhöhen, daß man durch Überstreckung des Oberschenkels die Spannung der Adduktoren zugunsten der anderen Muskeln beseitigt. Hierbei wird außerdem noch eine Dehnung der geschrumpften Vorderkapsel und eine tiefere Implantation des Kopfes in die Pfanne erreicht.

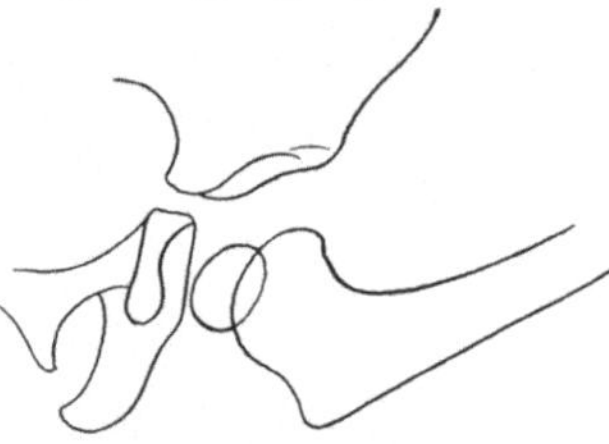

Abb. 159. Richtige konzentrische Einstellung. Der Schenkelkopf befindet sich gegenüber dem Acetabulum und unter dem queren Spalt der Y-Fuge (nach einem Röntgenbild).

ad 2. Die Durchführung der *Röntgenkontrolle* unmittelbar nach der Reposition, noch während der Narkose, hat selbstverständlich das Vorhandensein einer transportablen Röntgeneinrichtung (s. Abb. 11) zur Voraussetzung, da sonst, wenn der Patient ins Röntgenzimmer gebracht werden müßte, sehr leicht Verschiebungen eintreten können. Für die Beurteilung der Stellung des Schenkelkopfes nach erfolgter Reposition genügt in der Regel eine einzige anterio-posteriore Aufnahme, wobei man die Röhre genau über der Mitte der Symphyse einstellt[1]. Bei *gelungener* Reposition und *richtiger* konzentrischer Stellung befindet sich der Schenkelkopf gegenüber dem Acetabulum und unter dem queren Spalt der Y-Fuge, d. h. eine durch den Spalt der Y-Fuge gelegte Horizontale berührt den oberen Pol des Schenkelkopfes, der untere Pol steht in der Höhe der Incisura acetabuli. Vom äußeren Rand der Tränenfigur ist der im Röntgenbilde sichtbare Kopf-Epiphysenkern durch die Knorpeldistanz entfernt, die bei kleinen Kindern größer, bei etwas älteren Kindern mit schon entwickelteren Knochenkernen geringer ist (Abb. 159).

Bei *mißlungener* Reposition steht der Schenkelkopf *hinter dem Pfannenrand* und etwas höher und zeigt sich im Röntgenbilde scharf konturiert und der Pfanne genähert, so daß seine Kontur das Pfannendach und den äußeren Schenkel der Tränenfigur kreuzt (Abb. 160a). Handelt es sich um eine Transposition des Schenkelkopfes auf das *Schambein* (pubische Luxation infolge zu starker Überstreckung), dann erscheint der Schenkelkopf auffallend weit distanziert von der Pfanne, der Zwischenraum zwischen Kopf und äußerem Schenkel der Tränenfigur größer, als der doppelten Knorpeldicke entspricht (Abb. 160b). Bei der relativ seltenen Reposition auf das *Foramen obturatum* steht der Schenkel-

---

[1] In zweifelhaften Fällen empfiehlt es sich, neben der anterio-posterioren Aufnahme auch ein Röntgenbild in *kraniocaudaler* Richtung anzufertigen, das uns über die Stellung des Schenkelkopfes in sagittaler Richtung Aufschluß gibt. Das Kind wird mit rechtwinklig abduziertem Schenkel auf ein Bänkchen gesetzt, die Röntgenplatte unter das Hüftgelenk geschoben und die Aufnahme in leicht schräger Richtung von oben außen nach innen unten vorgenommen.

kopf auffallend tief, sein Kontur überschneidet den absteigenden Sitzbeinast und ragt ein wenig in das Foramen hinein (Abb. 160 c).

Schwierigkeiten bei der Reposition. Der Reposition stellen sich gewisse Hindernisse entgegen, die mit dem Alter des Individuums zunehmen. Zu den Repositionshindernissen zählen 1. die Widerstände der verkürzten Muskulatur, 2. die Veränderungen der Kapsel und 3. die knöchernen Hindernisse.

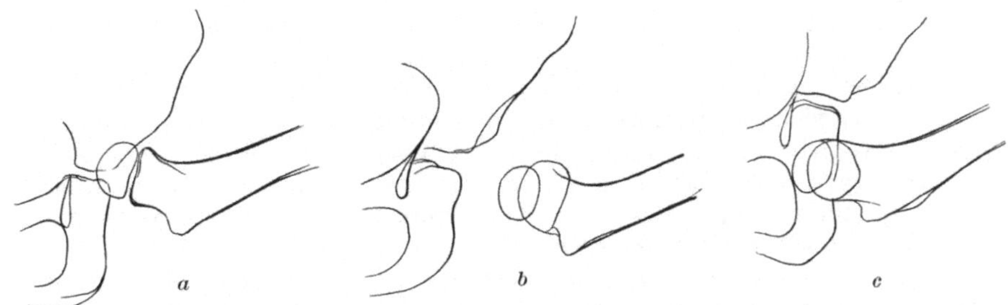

Abb. 160. Fehlerhafte Einstellungen. *a* der Schenkelkopf befindet sich hinter der Pfanne, seine Kontur überschneidet den hinteren oberen Pfannenrand (iliacale Einstellung). *b* der Schenkelkopf erscheint auffallend weit von der Pfanne entfernt (pubische Einstellung). *c* Der Schenkelkopf steht auffallend tief, seine Kontur überschneidet den absteigenden Sitzbeinast und ragt in das Foramen hinein. (Einstellung in das Foramen obturatum.) (Nach Röntgenbildern.)

ad 1. Was die *Muskel-* und *Fascienhindernisse* anlangt, haben die Untersuchungen LORENZ' ergeben, daß hauptsächlich die langen pelvifemoralen und pelvicruralen Muskeln der Verkürzung verfallen und dadurch der Herabholung des Kopfes Widerstand leisten. Am wichtigsten sind jedoch die durch Verkürzung der *Adduktoren* bedingten Reduktionshindernisse, die mitunter besondere Eingriffe zu ihrer Beseitigung notwendig machen. Die Lösung der Adduktions-

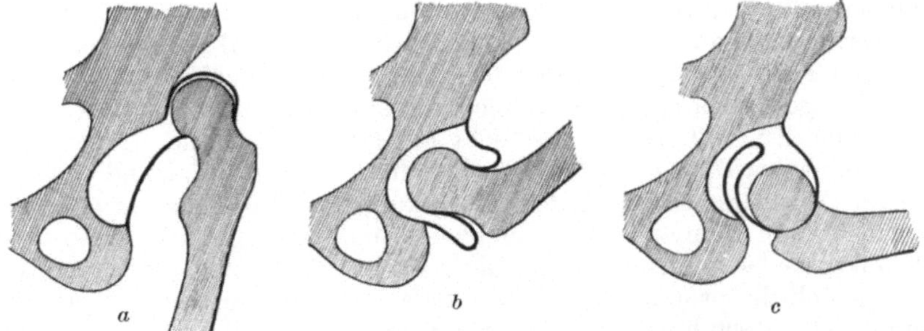

Abb. 161. Verhalten der Gelenkkapsel bei der angeborenen Hüftverrenkung. *a* vor der Reposition, *b* nach richtig erfolgter Reposition, *c* nach Pseudoreposition infolge Interposition der Gelenkkapsel.

kontraktur ist überdies auch zur Erzielung einer ausgiebigen Abduktionsstellung notwendig, die sowohl für die Reposition als auch für die Retention unentbehrlich ist.

ad 2. Die Hindernisse von seiten der *Kapsel* hängen mit den hochgradigen angeborenen Veränderungen derselben bei der Hüftluxation zusammen. Durch das Hinaufrücken des Kopfes wird die Kapsel zu einem Schlauch ausgedehnt, der sich infolge von Schrumpfung in der Mitte verengt (Kapselisthmus) und dessen oberer Blindsack (Kapselhaube) bei älteren Fällen mit den überlagernden Muskeln, insbesondere aber mit dem Periost des Darmbeins verwachsen kann (Abb. 161 a). Gerade diese letztgenannten Verwachsungen können, wenn sie sehr straff sind, der Reposition erhebliche Schwierigkeiten bereiten oder sie ganz verhindern. Dies ist jedoch nur selten der Fall; viel häufiger liegt das

Hindernis im *Kapselisthmus*. Soll nämlich der Kopf in direkten Kontakt mit der Pfanne treten, dann muß er vorerst den Isthmus passieren, was nur durch die Dehnung desselben möglich ist (Abb. 161 *b*), andernfalls wird das untere Blatt der Kapsel zwischen Schenkelkopf und Pfanne eingeklemmt, und es entsteht eine *Pseudoreposition*. Sie findet sich allerdings nur bei hochstehender Luxation und lang ausgezogenem Kapselschlauch mit allzu engem Isthmus (Abb. 161 *c*). Die Interposition der Kapselteile ist dem Geübten an der besonderen Weichheit des Pfannenrandes, sowie an dem Mangel eines richtigen Repositionsphänomens und an dem vollständigen Fehlen eines primären Haltes erkennbar. Je ungünstiger das Verhältnis zwischen dem Isthmuslumen und der Kopfgröße ist, um so schwieriger gestaltet sich das Durchtreten des Kopfes durch den Isthmus. Hierher gehört auch die bei Operationen mitunter beobachtete *Umkrempelung des Limbus* nach innen, die ebenso wie ein hypertrophisches Ligamentum teres geeignet ist, das Pfannenlumen teilweise zu verlegen.

ad 3. Die von seiten der *knöchernen* Gelenkskonstituentien bestehenden Repositionsschwierigkeiten sind meist gering und gegenüber den möglichen Weichteilhindernissen relativ belanglos. Die Widerstände von seiten der Pfannenränder sind einerseits niemals unüberwindlich und bieten andererseits der Reposition die Aussicht eines dauernden Bestandes. Man kann also sagen: „Je größer das knöcherne Hindernis, um so sicherer der Erfolg.“ Die Abplattung des Schenkelkopfes und die Anteversion des Schenkelhalses bereiten der Reposition keine Schwierigkeiten.

Bei kleinen Kindern sind die angeführten Repositionshindernisse so minimal, daß sie leicht überwunden werden; bei älteren Kindern sind sie jedoch oft so hochgradig, daß sie besondere Maßnahmen und Eingiffe erfordern.

Die Myorrhexis adductorum.

Zur Überwindung der Repositionshindernisse dient vor allem die Beseitigung des Widerstandes von seiten der Adduktoren. Die Aufhebung der Adduktionskontraktur ist auch aus dem Grunde von Wichtigkeit, weil allzu stark gespannte Adduktoren selbst nach gelungener Reposition den Schenkelkopf nach hinten hinauszudrängen suchen, also im Sinne der Reluxation nach hinten wirken. Die Ausschaltung der Adduktoren geschieht auf stumpfem Wege, in dem man bei starker Abduktion des Oberschenkels die ulnare Kante der Hand auf die vorspringende Muskelkulisse der Adduktoren auflegt und dieselbe durch walkende Bewegungen zum Dehnen, evtl. Zerreißen bringt (Myorrhexis). Diese Dehnung der Adduktoren ist viel schonender als etwa die Tenotomie derselben. Manchmal lassen sich die prominentesten Muskelfasern mit dem Daumen eindrücken. Man muß sich jedoch hüten, bei dieser Manipulation die Haut des Kindes wundzureiben, da hierdurch eine Infektionsquelle geschaffen wird. Die Haut soll von der Hand bei ihren Bewegungen mitgenommen werden, wodurch ein Wundreiben vermieden wird.

Es sei ausdrücklich betont, daß die Myorrhexis der Adduktoren nur für ältere Kinder in Betracht kommt, bei denen die Adduktionskontraktur ein sehr wesentliches Repositionshindernis abgibt. Bei jüngeren Kindern sind die Adduktoren nach Möglichkeit zu *schonen*, um die Zugwirkung dieser in rechtwinkliger Abduktion maximal gespannten Muskelgruppen zur Anpressung des Kopfes an das Pfannenlager auszunützen (BRUN, GAUGELE).

Die Extension mit der LORENZschen Schraube.

Im Anschluß an die Myorrhexis adductorum wird die Dehnung der übrigen Weichteile durch Extension des Schenkels bei indifferenter Streckstellung in Angriff genommen. Durch die Extension sollen auch etwaige Verwachsungen der Kapselhaube am Darmbein gelöst werden (s. oben). Diese Traktion stellt, aus freier Hand ausgeführt, an die Kraft des Operateurs ganz außerordentliche Anforderungen, weshalb wir uns in der Regel einer maschinellen Vorrichtung in Form der LORENZschen *Extensionsschraube* (s. Abb. 5) bedienen.

Ein großes Leintuch wird zusammengerollt und um das Perineum des Kindes geschlungen; der hintere Schenkel der Schlinge liegt an der zu reponierenden Hüfte und wird oben an einem Haken am Tischende befestigt; der andere Schenkel der Schlinge geht über die andere Leistenbeuge hinweg zu einem gleichen Fixationspunkt. Der Zug wird mittels einer Quehle ausgeführt, die aus einem dicken Strang paralleler Baumwollfäden besteht. Diese Quehle wird um die Malleolen des Beines, die durch eine Kompresse entsprechend geschützt sind, geschlungen, und zwar so, daß der Knoten nach außen zu liegen kommt. Die Enden der Quehle werden an dem Querstück der Extensionsschraube befestigt (Abb. 162). Vorher wird die Stellung des Trochanters an der Haut mittels

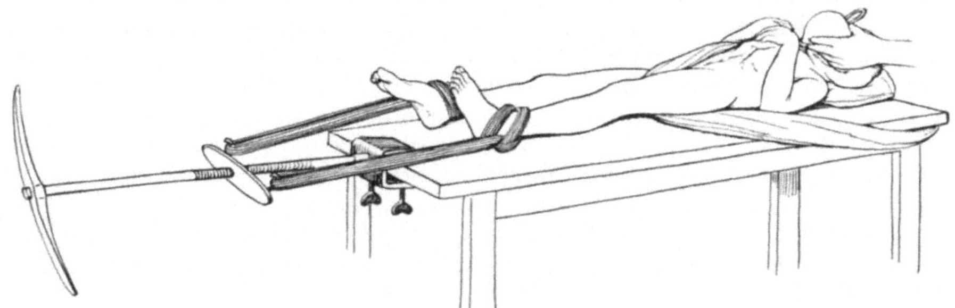

Abb. 162. Extension an beiden Beinen mit Hilfe der LORENZschen Schraube.

eines Hautstiftes markiert. Durch langsames Drehen der Schraube werden nun die Widerstände leicht überwunden. Ist der Trochanter unter das Pfannenniveau herabgezogen, dann erfolgt unter anhaltendem Längszug des Beines der Übergang zur eigentlichen Reposition. Bei dieser gleichmäßigen und langsamen Traktion sind Schädigungen nicht zu erwarten, es muß jedoch betont werden, daß das Extensionsmanöver mit der LORENZ-Schraube in Narkose nur unter der Voraussetzung vorgenommen werden soll, wenn man die Reposition in der gleichen Sitzung zu Ende führen kann.

Bei älteren Fällen mit bedeutenderem Hochstand, welche sich von vornherein als schwer darstellen, wendet man die *Extension als Vorbehandlung* an, indem man das Kind vor der Operation während 8—14 Tage in Gewichtsextension legt. Um das zu operierende Bein wird ein Zinkleimverband angelegt, der von den Zehen bis zur Hüfte reicht; an den eingelegten Zügeln wird ein Gewicht von etwa 3 kg angehängt, das in wenigen Tagen auf 5—8 kg gesteigert wird. Der Gegenzug wird durch ein zusammengerolltes, um das Perineum geschlungenes und am Kopfende des Bettes befestigtes Leintuch bewirkt. Durch die Dauerwirkung des Gewichtszuges werden die Weichteile allmählich gedehnt und ihr Widerstand noch vor der eigentlichen Reposition aufgehoben. Ist die Muskulatur bei der Operation nicht genügend erschlafft, dann wird während der Operation noch mit der LORENZschen Schraube nachgeholfen.

Die Reposition geschieht in diesen schwereren Fällen in der gleichen Weise wie oben beschrieben, nur daß man die Kraft der Hebelmanöver oft erheblich steigern muß. Auch wird in der Regel nicht mit einem einzigen Angriff das gewünschte Ziel erreicht, sondern oft erst durch mehrmalige, mit steigender Kraft ausgeführte Hebelmanöver, ebenso wie beim modellierenden Redressement. Zuweilen muß man die eigene Faust zu Hilfe nehmen, die man unterhalb des Trochanter major aufstützt und die als Hypomochlion wirkt. Manchmal ist man gezwungen, sich des Keiles als Instrument zu bedienen.

Die Einrenkung über dem Keil.

Ein etwa 10—15 cm hoher Holzkeil mit stumpfer, gut gepolsterter Kante (s. Abb. 9 a) wird schräg unter den Trochanter geschoben und dient als Unterlage bzw. Hypomochlion für den Trochanter major. Der Oberschenkel wirkt hierbei als ein langer Kraftarm, Schenkelkopf und Hals als kurzer Lastarm, während der Trochanter den fixen Drehpunkt bildet. Die Einrenkung über dem Keil erfolgt über dem hinteren Pfannenrand in ganz ähnlicher Weise wie aus freier Hand, welche ja der Hebelwirkung eigentlich auch nicht entraten kann. Der Patient liegt am Rücken; das Becken wird vom Assistenten mittels des GERSUNYschen Handgriffes bei maximalster Beugung des gesunden Hüft- und Kniegelenkes fixiert. Es erfolgt maximale Flexion der luxierten Hüfte und des Knies in der Sagittalebene (1. Phase). Jetzt wird der Trochanter major am Keil richtig placiert und es beginnt nach dem Prinzip des modellierenden Redressements die vorsichtige Steigerung der Abduktion bis gegen 90° in der Frontalebene (2. Phase). Hierbei ist größte Vorsicht nötig; vor allem darf man nicht mit langem Hebelarm arbeiten, sondern man muß den Schenkel ganz kurz fassen und die Gefahr einer subtrochanteren oder Schenkelhalsfraktur sich immer vor Auge halten. Das Überspringen des hinteren Pfannenrandes (3. Phase) erfolgt meist erst dann, wenn der Schenkel hinter der Frontalebene herabgedrückt wird. Durch Tasten in der Leistenbeuge kann man sich meist von den Vorgängen in der Tiefe überzeugen und merkt an dem Widerstand, den der knorpelige Limbus erzeugt, wann der Moment des Einschnappens in die Pfanne zu erwarten ist.

Die Einrenkung über dem Keil ist besonders bei Fällen, die hart an der Grenze der Operationsfähigkeit stehen, wegen der Gefahr einer Oberschenkelfraktur ein mühsames und riskantes Unternehmen. Man darf sich keinesfalls verleiten lassen, die Reposition brüsk und mit roher Gewalt auf den ersten Angriff erzwingen zu wollen, sondern man muß mit dosierter Kraft arbeiten und bereit sein, die Reposition lieber ganz aufzugeben, als dem Kind einen Schaden zuzufügen.

Die Einrenkung über den unteren Pfannenrand.

Manchmal kommt man noch mit der Einrenkung über den *unteren* Pfannenrand zum Ziele, weil der untere Pfannenrand etwas seichter ist und durch die forcierte Beugung die vordere Gelenkkapsel noch mehr erschlafft und der Kapselschlauch hierbei anscheinend besser eröffnet wird. Diese Einrenkungsmethode entwickelt sich, man kann sagen, spontan aus der Reposition über dem hinteren Pfannenrand, da es nur einer Steigerung der Flexion bedarf, um den Schenkelkopf noch weiter distalwärts zu treiben. Auch bei diesem Verfahren wird man den Keil nicht leicht entbehren können. Man flektiert zunächst den Oberschenkel maximal, drängt durch Schub in der Längsachse des Femurs den Schenkelkopf möglichst nach abwärts, wodurch er an den unteren Pfannenrand zu liegen kommt. Nunmehr beschreibt man mit dem nach oben gerichteten distalen Femurende bei maximaler Beugung des Hüft- und Kniegelenkes einen Kreisbogen in der Richtung nach außen, bis das distale Femurende über den rechten Winkel hinweg sich der Medianebene etwas nähert (etwa 60° Abduktionsstellung) und sich in überstreckter Stellung befindet. Dabei kann es sehr leicht geschehen, daß die Prominenz des Kopfes in der Leiste fehlt, der primäre Halt nach oben zwar fest, nach hinten jedoch gleich Null ist; die nähere Untersuchung ergibt dann, daß der Schenkelkopf *unterhalb* dem Pfannenorte gelegen ist. Es handelt sich um eine *Pseudoreposition am unteren Pfannen-rande*[1] oder aber um eine *Transposition des Kopfes* auf das *Foramen obturatum,* die mit der Reposition auf den Pfannenort selbst nicht verwechselt werden darf. Richtig erkannt, braucht man bloß den Schenkel aus der leichten Ab-duktionslage in eine Streckstellung zu bringen, damit der Schenkelkopf in die Pfanne springt. Ist die Einrenkung erfolgt, so muß das Bein sofort in scharfe Abduktion gebracht werden, um eine Reluxation zu vermeiden. Die Gefahr der Einstellung am unteren Pfannenrand und ins Foramen obturatum ist auch die Ursache, weshalb die Reposition über dem unteren Femurrand nicht von vornherein bei allen Fällen unternommen wird.

Versagen alle die erwähnten Methoden zur Überwindung der Repositions-hindernisse, dann bleibt nichts anderes übrig, als die Operation abzubrechen, das Bein mittels eines Zinkleimverbandes in Gewichtsextension zu legen (s. oben) und den Eingriff in einer zweiten Sitzung, die man nach etwa 14 Tagen folgen läßt, zu versuchen, vorausgesetzt, daß man nicht durch die gewonnene Erfahrung zu dem Entschluß gelangt ist, jeden weiteren Versuch aufzugeben und eine der noch später zu schildernden Palliativmethoden an-zuwenden. In nicht allzu schweren Fällen soll jedoch die neuerliche Reposition unter allen Umständen unternommen werden, da die Erfahrung zeigt, daß nach 14tägiger Gewichtsextension infolge der inzwischen eingetretenen Erschlaffung die Reposition oft relativ leicht zu erzielen ist. Allerdings ist die Gefahr der Fraktur infolge der inzwischen eingetretenen Atrophie wesentlich erhöht und daher noch größere Vorsicht geboten als bei der ersten Reposition.

Zu erwähnen wären noch die Maßnahmen bei sichergestellter *Pseudo-reposition* infolge *Interposition* von Kapselteilen (s. S. 178). Ist die Reposition trotz wiederholter Angriffe und trotz Anwendung des Extensionsverfahrens nicht zu erzielen, dann kommt die *Arthrotomie* des Gelenkes zum Zwecke der Beseitigung der interponierten Kapselteile in Frage. Diese Operation unter-scheidet sich wesentlich von der „blutigen Reposition" der angeborenen Hüft-verrenkung, wie sie vor der unblutigen Ära geübt wurde (HOFFA-LORENZ) und die nach Eröffnung des Gelenkes vor allem eine künstliche Vertiefung der Pfanne zur besseren Implantation des Schenkelkopfes anstrebte. Die Bildung einer Grube am Pfannenorte war natürlich nur mit Zerstörung des Pfannen-knorpels möglich, weshalb die Ankylose des Gelenkes nach der „blutigen Repo-sition" zur Regel gehörte. Demgegenüber wird bei der einfachen Arthrotomie der Gelenkknorpel unberührt gelassen und somit die Beweglichkeit des Ge-lenkes nicht gestört.

Zur Eröffnung des Gelenkes wählen wir den LUDLOFFschen Schnitt bei rechtwinklig abduziertem Bein.

Arthrotomie der Hüfte nach LUDLOFF zur Beseitigung interponierter Kapselteile.

Der Hautschnitt verläuft parallel der Oberschenkelachse vom POUPARTschen Bande längs des lateralen Randes des M. adductor longus etwa 10 cm distalwärts. Nach Durchschneidung der Fascie dringt man stumpf zwischen dem M. pectineus und M. iliopsoas ein. Der M. iliopsoas und die großen Gefäße werden lateral-wärts, der M. pectineus medialwärts verzogen. Man kommt in der Tiefe auf den vorderen und unteren Teil der Kapsel und tastet den vorderen Pfannenrand, den Schenkelkopf und den Trochanter minor. Durch eine kleine Stichincision wird die Kapsel eröffnet und der Schnitt mittels einer Schere entlang dem Schenkelhals bis zum Pfannenrand und Trochanter minor erweitert (Abb. 163). Werden die Kapselränder auseinandergehalten und der Schenkelkopf nach unten

---

[1] Vgl. HABERLER: Z. orthop. Chir. **59** (1933).

gezogen, dann kann man bequem das Kapselinnere übersehen. Ist der Kapselisthmus zu eng, dann wird er mittels der Schere gespalten. Das Ligamentum
teres wird mittels der Hohlschere sofort exstirpiert. Man achte insbesondere
auf Kapselteile, die von hinten und unten in die Pfanne eingeschlagen sind
und manchmal den Pfannengrund ganz ausfüllen; ebenso werden gespannte
Kapselstränge oder vorgelagerte Membranen durchtrennt oder excidiert. Findet
man den oberen Limbus eingeschlagen, dann wird derselbe eingekerbt und
zurückgeschoben. Es ist Sache des Operateurs, das jeweilige Hindernis zu
finden und zu beseitigen.

Meist schnappt jetzt der auf die Höhe des oberen Pfannenrandes gebrachte
Schenkelkopf unter Längszug spontan in die Pfannenhöhle ein, oder es wird

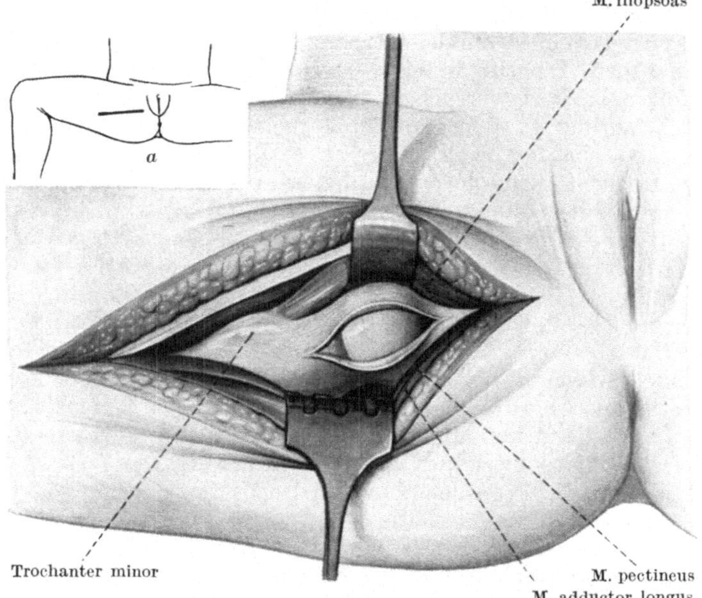

Abb. 163. Arthrotomie der Hüfte zur Beseitigung eines Repositionshindernisses. Eröffnung des
Hüftgelenkes in der Primärstellung nach LUDLOFF. Die Gelenkkapsel ist eröffnet, so daß Kopf
und Hals des Femur zum Vorschein kommen. a Hautschnitt.

durch Druck auf den Trochanter unter gleichzeitiger Vermehrung der Abduktion
des Schenkels nachgeholfen. Hat man sich von der soliden Implantation des
Kopfes in die Pfanne überzeugt, dann werden die Ränder der Kapselwunde
durch Naht vereinigt und die Hautwunde geschlossen.

Die Fixation und Nachbehandlung erfolgt ungefähr nach denselben Grundsätzen wie die bei der unblutigen Reposition; sie erfordert jedoch eine besondere Energie und Sorgfalt, da hier immerhin mit einer höheren Neigung zur
Kontraktur und Versteifung des Gelenkes zu rechnen ist.

Das blutige Verfahren haben wir bisher nur ausnahmsweise angewendet
und nur sechsmal davon Gebrauch gemacht.

Bei den eingangs erwähnten *wirklichen,* mit anderen Mißbildungen kombinierten Hüftgelenkluxationen sind die Schwierigkeiten oft derart, daß sie auch
mit Hilfe der hier erwähnten Maßnahmen nicht überwunden werden können.

b) Die Retention.

Im Gegensatz zur traumatischen Luxation, bei welcher normale Gelenkkörper vorhanden sind und die mit der gelungenen Reposition sich von selbst

erledigt, ist bei der kongenitalen Hüftverrenkung mit der Einrichtung nur der erste Teil der Behandlung geleistet und die Retention hat mit bedeutenden Schwierigkeiten zu kämpfen. Diese sind bedingt 1. durch die Inkongruenz der Gelenkkörper, 2. durch die Schlaffheit der Kapsel und 3. durch die Spannung der Muskulatur, die auf das Gelenk im Sinne der Reluxation wirkt. Es muß daher als die zunächstliegende Aufgabe der Retention betrachtet werden, den *Gelenkskopf in jener Stellung auf der Pfanne festzuhalten, bei welcher derselbe sofort einen möglichst hohen Grad von Stabilität gewinnt.*

Primärstellung. Da die Reposition bei rechtwinkliger Flexion und Abduktion erfolgt, so ergibt sich diese von selbst als die zweckmäßigste Primärstellung. Sie wird im Momente der erfolgten Reposition durch die Spannung der verkürzten Muskulatur festgehalten. Kein anderes Mittel — weder die Extension noch ein gegen den Trochanter ausgeübter Druck — ist imstande, in gleicher Weise den Schenkelkopf gegen eine Reluxation nach oben und hinten zu sichern. Durch die Primärstellung erzielen wir auch die ungemein wichtige Schrumpfung der Kapsel im oberen Winkel. Außerdem wird die für die Heilung so bedeutsame Entlastung des oberen und hinteren Pfannenrandes herbeigeführt. Die Retentionsstellung fällt also mit jener Stellung zusammen, welche der Gelenkkörper im Momente der gelungenen Reposition einnahm, und ist im großen und ganzen durch eine *rechtwinklige Flexion und Abduktion* charakterisiert. Entfernt man sich von dieser Stellung, indem man sich der indifferenten Streckstellung nähert, dann tritt Reluxation ein. Die Primärstellung ist also keine willkürliche, sondern ergibt sich zwangsläufig aus den gegebenen anatomischen und mechanischen Verhältnissen. LORENZ bezeichnet ein griechisches Γ für die einseitige und ein T für die doppelseitige Luxation als die natürliche Primärstellung, die auch *klassische Primärstellung* genannt wird.

Was die Rotation anlangt, so ist dieselbe bei Sagittalstellung der Kniegelenksachse in der Primärstellung aufgehoben und ergibt sich lediglich als Folge der aus der rechtwinkligen Flexion hervorgegangenen Abduktion.

Der Operateur hätte also nichts anderes zu tun, als die aus der Reposition gewonnene Primärstellung unverändert beizubehalten und sie entsprechend zu fixieren. Die Erfahrungen haben uns jedoch gelehrt, daß selbst die klassische Primärstellung nicht allen Anforderungen einer verläßlichen Retention genügt, so daß sie namentlich bei schwereren Fällen noch einer weiteren Steigerung bedarf, um ein Tiefertreten des Kopfes in die Pfanne und eine Entlastung der Pfannenränder herbeizuführen. Diese Steigerung der Primärstellung, die wir als *Akzentuierung* bezeichnen, erfolgt auf dem Wege der Verschärfung ihrer Komponenten um wenige Grade. Wie wir an Röntgenbildern zeigen konnten, rückt bei der genau rechtwinkligen Primärstellung der Schenkelkopf über das Acetabulum und die Y-Fuge leicht hinauf, befindet sich also im oberen hinteren Quadranten der Hüftpfanne, während bei der akzentuierten Abduktion der Schenkelkopf sich genau *konzentrisch* unterhalb der Y-Fuge gegenüber dem Acetabulum einstellt (WERNDORFF). Wenn der Schenkelkopf bei flachem hinterem Pfannenrand aus der Primärstellung leicht nach hinten reluxiert, dann muß die rechtwinklige Abduktion noch ein wenig gesteigert werden; wir sprechen dann von einer Überstreckung. Auch bei der Steigerung der Überstreckung ist Vorsicht geboten, da es sonst infolge Überdehnung der vorderen Kapsel während der Fixationsperiode leicht zu einer Luxation des Schenkelkopfes nach vorne kommen kann. Wir haben dann eine *pubische* Einstellung, die sich durch eine auffallende rundliche Prominenz in der Leistenfurche kundgibt, vor uns (s. Reluxation).

Ist das Pfannendach sehr flach und droht der Schenkelkopf schon bei geringer Entfernung aus der Primärstellung nach oben hinauszurutschen, dann wird die

Flexionskomponente der Primärstellung gesteigert; es wird also z. B. die rechtwinklige Flexion von 90⁰ auf 100⁰ bis 135⁰ erhöht. Die Bezeichnung „negative
Abduktion" ist insofern gerechtfertigt, als sich der Schenkel wieder der Mittellinie nähert. Eine weitere Steigerung der Flexion über 90 + 45⁰ würde jedoch
eine Abhebelung des Schenkelkopfes von der Pfanne zur Folge haben, was den
Zwecken der Retention widerspricht.

Als Regel muß gelten: *Man wähle jene Primärstellung, die sich bei Prüfung
der Stabilität nach erfolgter Reposition am weitesten von jener Schenkelstellung
entfernt, bei welcher Reluxation eintritt.* Es wird hierbei eine akzentuierte Primärstellung resultieren. Sind wir uns über die Zweckmäßigkeit der Primärstellung im klaren geworden, dann handelt es sich darum, die Hüfte in dieser

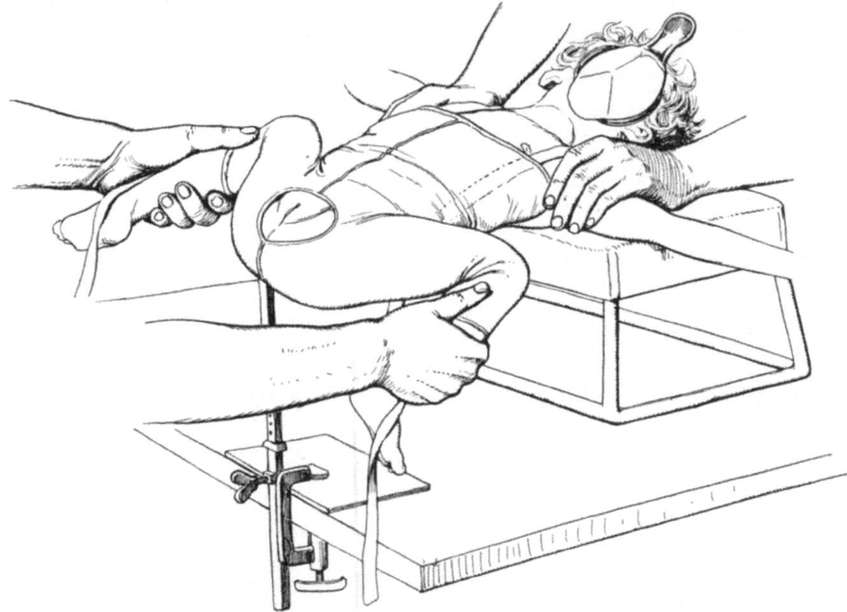

Abb. 164. Doppelseitige Hüftluxation nach der Reposition auf Beckenstütze und Bänkchen, mit
Trikothose und Kratzbändern zum Verband fertig.

Stellung so lange durch eine verläßliche Fixation ununterbrochen festzuhalten,
bis sie derart stabilisiert ist, daß eine Reluxation auch bei späterer freier funktioneller Belastung ausgeschlossen erscheint.

Fixation der Primärstellung. Sie erfolgt mittels eines exakt angelegten Gipsverbandes, der lediglich den Zweck hat, die gewonnene und in jedem Falle
zweckmäßigste Primärstellung zu sichern. Jahrelange Beobachtungen haben
gezeigt, daß nur die Fixation in der akzentuierten Primärstellung eine Garantie
gegen die Reluxation bietet, wenn auch nicht bestritten werden soll, daß selbst
bei minder extremer Primärstellung in einigen Fällen eine konzentrische Einstellung und eine anatomische Heilung möglich ist. Es sind dies jedoch nur
Ausnahmen, die die Regel nicht umstoßen können. Die Erfahrungen haben uns
ferner gelehrt, während der ganzen Fixationsperiode unentwegt an dieser
Stellung festzuhalten und weder eine Verminderung noch eine Steigerung derselben, von geringen Ausnahmen abgesehen, herbeizuführen.

Der Verband wird auf dem gewöhnlichen Holztisch unter Zuhilfenahme der
LORENZschen Beckenstütze und eines Rumpfbänkchens angelegt. Zunächst
wird dem Kinde ein Trikothöschen angezogen, das sowohl den Rumpf als auch

den Fuß überragt; dann wird das Kind auf die Beckenstütze und das Bänkchen gehoben. Von großer Wichtigkeit ist eine verläßliche Fixation der Primärhaltung während der Anlegung des Verbandes. Diese Fixierung wird durch zwei Assistenten besorgt, von denen der eine die Haltung der Unterschenkel übernimmt, der andere die Schultern des Kindes entgegenhält (Abb. 164). Über das Trikot wird eine Tour geleimter Watte gelegt, wobei die prominentesten Knochenpunkte — die Spinae, das Kreuzbein und die Kondylen — durch Wattepölsterchen besonders geschützt werden. Die Wattelage wird mittels einer Calicotbinde gut befestigt und auf diese dann der eigentliche Gipsverband angelegt. Die Gipstouren werden durch entsprechende Gipspflaster verstärkt.

Es empfiehlt sich, die Gipstouren nach einem bestimmten System anzuordnen, indem man am Oberschenkel mit Zirkulärtouren beginnt und das Becken in Achtertouren umschließt (Ab-

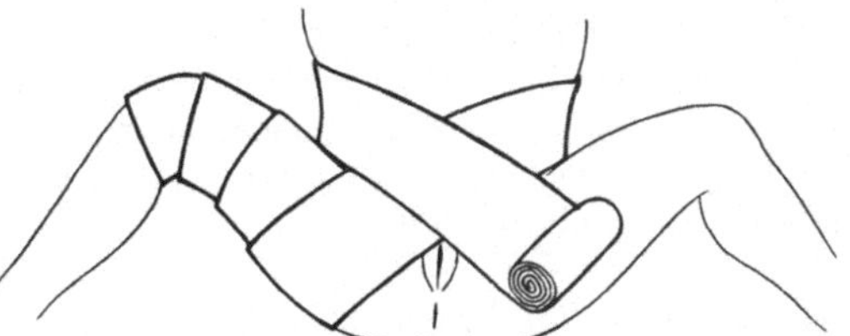

Abb. 165. System der Bindentouren bei doppelseitigem Luxationsverband.

bildung 165); dann folgt eine Lage von Gipspflastern, die an der Hinterfläche das Becken bis zum Oberschenkel bedecken. In letzter Zeit schließen wir in den ersten Verband prinzipiell auch den Rumpf und den Unterschenkel des Kindes ein. Es kann keinem Zweifel unterliegen, daß durch die Einbeziehung

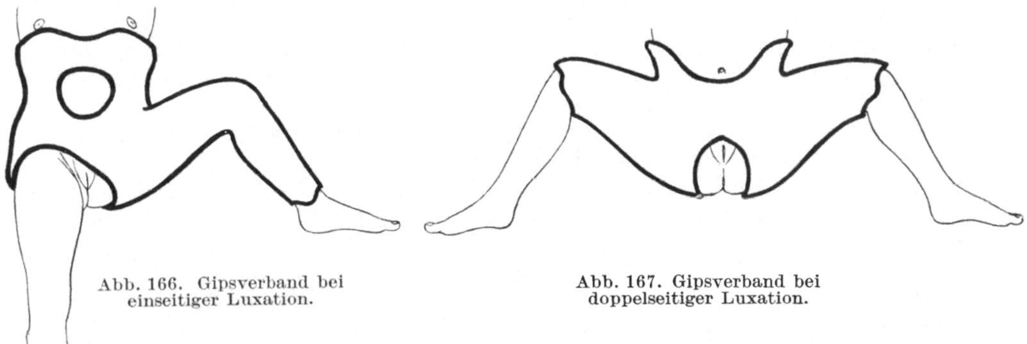

Abb. 166. Gipsverband bei
einseitiger Luxation.

Abb. 167. Gipsverband bei
doppelseitiger Luxation.

des Rumpfes und des Unterschenkels die Fixation des eingerenkten Hüftgelenkes in höherem Grade gesichert wird. Wir haben namentlich beobachtet, daß ohne Fixation der Unterschenkel weniger behütete Kinder sehr oft mit nach vorne gedrehtem Unterschenkel auf dem Boden sitzen, wodurch eine Außenrollung des Schenkels stattfindet, die sehr leicht zu einer Reluxation im Verbande führen kann. Auch das Mitfixieren des Rumpfes ist zur verläßlichen Erhaltung der extremen Abduktion notwendig. Die obere Grenze des Verbandes ist ungefähr die Höhe der Mamillen, die untere das Knöchelgelenk. Im übrigen gewöhnen sich die Kinder sehr leicht an den Verband.

In der exakten Anmodellierung des Verbandes sehen wir eine der wichtigsten äußeren Voraussetzungen für das Gelingen der Retention. Namentlich der Darmbeinkamm und der Trochanter müssen durch seitliches Auflegen der Hände gut anmodelliert werden. Ist der Gipsverband verstrichen und erhärtet, so werden die Ränder entsprechend zugestutzt und über dem Magen ein großes, rundes Fenster ausgeschnitten (Abb. 166 und 167). Dann wird das Trikothöschen nach außen umgeschlagen, über dem Gipsverband unter Anspannung vernäht und am Ende des Unterschenkels mittels Blaubinde am Gipsverband befestigt.

Mit der Anlegung des Verbandes hat die Fixationsperiode begonnen. Das Kind wird zu Bett gebracht und das Becken durch ein untergeschobenes Kissen etwas hochgelagert. Während 24 Stunden darf der Verband nicht zugedeckt werden, damit er gut austrocknen kann. Von besonderer Wichtigkeit sind auch Maßregeln zum Schutze gegen das Durchnässen des Verbandes beim Urinieren. Das so beliebte Einnähen des Verbandes in BILLROTH-Battist ist höchst unzweckmäßig, da dadurch ein Verdunsten verhindert wird und infolgedessen der Verband leicht zerfällt. Das beste Mittel ist das Durchziehen von Tetrawindeln durch den rückwärtigen Beckenteil des Verbandes. Die Windeln werden umgeschlagen, mit einer Sicherheitsnadel befestigt und nach jeder Beschmutzung gewechselt. Bei Beobachtung dieser Details kann man sich manche Unannehmlichkeiten ersparen.

Die Kinder sind schon nach wenigen Tagen sitzfähig und werden zu diesem Zwecke am besten in ein Sportwägelchen gebracht, dessen Lehne auf der kranken Seite aufklappbar ist und an dem ein kleines Seitenbrettchen zur Unterstützung des Fußes befestigt wird. Das Gehen im ersten Verband ist in der Regel auch bei den einseitigen Luxationen nicht gut möglich.

Dauer der Fixationsperiode. Sie ist durch zwei Grenzen bestimmt. Einerseits muß eine solche Rigidität des reponierten Gelenkes erzielt werden, das der Bestand der Reposition gesichert ist, andererseits darf man dieselbe nicht soweit ausdehnen, daß eine das Operationsresultat beeinträchtigende Kontraktur eintritt. Man muß jedoch betonen, daß ein Gelenk, dessen Primärstellung sich sozusagen ohne Kraftaufwand unmittelbar verringern läßt, noch nicht reif zur Entfernung des Verbandes ist. Ein Urteil darüber, welcher Grad von Rigidität noch erwünscht und welcher schon schädlich ist, läßt sich nur durch jahrelange Erfahrung gewinnen.

LORENZ hat ursprünglich eine relativ kurze Fixationsdauer angegeben, dann aber, als wir die Gefahren der Reluxation kennenlernten, die Fixationsdauer verlängert. Sie wird an unserer Klinik jetzt in der Regel bei Kindern bis zum 3. Lebensjahr mit 6—8 Monaten, bei ungünstigen Fällen mit 9 Monaten bemessen. Vor sog. „Schnellheilungen" kann nicht genug gewarnt werden. Namentlich bei schlechten Pfannenverhältnissen ist die Retention des reponierten Schenkelkopfes auf verläßliche Schrumpfung und dadurch bedingten Halt der Gelenkkapsel angewiesen, da in solchen Fällen die Ausbildung eines schützenden Pfannendaches besonders lange zu dauern pflegt. Im allgemeinen gilt die Regel, *lieber länger zu fixieren und evtl. Nachteile, die sich durch entsprechende Nachbehandlung wettmachen lassen, in Kauf zu nehmen, als durch Abkürzung der Verbandperiode eine Reluxation zu riskieren.*

Bei älteren Kindern zwischen dem 3. und 7. Lebensjahr können bei verlängerter Fixationsperiode starre Kontrakturen des Hüftgelenkes eintreten, weshalb die Verbandzeit in diesen Fällen nicht über 6 Monate ausgedehnt werden soll.

Was die Zahl der Verbände anlangt, so haben wir schon darauf hingewiesen, daß wir prinzipielle Gegner eines allzu häufigen Verbandwechsels sind, nicht nur um den Kindern jede unnötige „Behandlung" zu ersparen, sondern vor allem deshalb, um evtl. Verschiebungen der Gelenkstellung zu verhüten. Da ein Verband bei entsprechender Pflege sehr gut 4 und selbst 5 Monate hält, sind in der Regel nur *zwei* Verbände, daher nur ein *einmaliger* Verbandwechsel notwendig. Bei einer Verbandperiode von insgesamt 6 Monaten haben wir wiederholt schon mit einem einzigen Verband unser Auslangen gefunden.

Wichtig ist es, daß beim Verbandwechsel an der Grundstellung nichts geändert wird. Wir begnügen uns also mit einer einzigen und einheitlichen

Fixationsstellung. Dadurch ist das Verfahren wesentlich vereinfacht und verliert den in Laienkreisen nicht mit Unrecht verbreiteten Ruf einer quälenden Behandlung. Nach Abnahme des Verbandes wird lediglich die Haut gereinigt, eine Röntgenkontrolle vorgenommen und womöglich unmittelbar darauf der zweite Verband angelegt. Selbstverständlich erfolgt die Anlegung des zweiten Verbandes stets *ohne* Narkose. Er braucht auch bei gut erhaltener Stellung nicht so umfangreich zu sein und reicht nur bis über dem Darmbeinkamm, distal nur über den Rand der Femurkondylen. Die Unterschenkel bleiben frei und sollen von da ab aktiv bewegt werden. Auch das Gehen ist bei einseitig Luxierten mit entsprechend erhöhtem Schuh ohne weiteres gestattet. Unter das Trikot wird auf beiden Seiten je ein Calicotstreifen eingelegt, der als Kratzbändchen zu dienen hat und der mechanischen Reinigung der Haut dient.

Stellungsänderungen sind nur dann angezeigt, wenn innerhalb des Verbandes eine Verschiebung der ursprünglichen Grundstellung eingetreten ist, wie dies bei fetten Kindern mit besonders flachen Pfannen zuweilen vorkommen kann. Die Änderung erfolgt zumeist im Sinne der Verschärfung der ursprünglichen Stellung, also im Sinne der gesteigerten Flexion oder Abduktion. Nur bei Neigung zur vorderen Reluxation, die auf eine forcierte Überstreckung zurückzuführen ist, wird die Hyperextension vermindert, wobei jedoch die akzentuierte Abduktion beibehalten wird.

Die Prinzipien der LORENZschen Behandlung lassen sich demnach wie folgt zusammenfassen:

1. Die Reposition erfolgt mittels Hebelmanövern über dem hinteren Pfannenrand.

2. Die Fixation geschieht durchwegs in der Primärstellung, die während der ganzen Dauer der Verbandperiode unverändert beibehalten wird.

3. Die Dauer der Fixationsperiode beträgt je nach dem Alter und der Schwere des Falles 6—9 Monate mit höchstens einmaligem Verbandwechsel.

4. Stellungskorrekturen beim Verbandwechsel sind nur dann geboten, wenn eine Verschiebung des Schenkelkopfes eingetreten ist, und zwar bei Tendenz zur Luxation nach oben und hinten meist im Sinne der Steigerung der Grundstellung, bei Neigung zur Luxation nach vorne im Sinne der Verminderung der Flexionskomponente der Primärstellung.

Zwischenfälle und Komplikationen. Der Reposition drohen auch gewisse Gefahren, die durch die Repositionsmanöver hervorgerufen werden. Es kommen hier die bereits erwähnten Frakturen, ferner Nervenschädigungen und Weichteilläsionen, schließlich auch gewisse Krampfzustände, die als Folgeerscheinungen anzusehen sind, in Betracht. Alle diese Zwischenfälle wurden fast ausschließlich bei Patienten beobachtet, die die Altersgrenze mehr oder weniger überschritten hatten.

Unter den Unfällen stehen die *Frakturen* an der Spitze. Meist handelt es sich um Schenkelhalsfrakturen, manchmal auch um subtrochantere Diaphysenbrüche. Zuweilen sind die Frakturen, besonders die des Schenkelhalses, so unbedeutend, daß man sie während der Reposition gar nicht bemerkt und erst nachträglich bei der Röntgenuntersuchung erkennt. Mit fortschreitender Technik sind die Frakturen relativ selten geworden. Während LORENZ und REINER im Jahre 1907 noch unter 450 Fällen 13 Frakturen zählten, hatten wir in den letzten 20 Jahren unter 2000 Fällen bloß 7 zu verzeichnen. Frakturen, die sich am Operationstisch ereignen, sind immer sehr unangenehm, da sie alle weiteren therapeutischen Eingriffe zunächst unmöglich machen, zumindest aber eine Verlängerung der Behandlung bedeuten. Ernstere Nachteile für den Patienten sind wohl bei entsprechenden Maßnahmen nicht zu befürchten.

Zur Vermeidung von Frakturen ist es von Wichtigkeit, daß man den Oberschenkel nicht als langen Hebel verwendet, sondern ihn möglichst kurz faßt und unter Fühlungnahme mit den knöchernen Widerständen jede über die normale Elastizitätsgrenze des Knochens hinausgehende brüske Gewaltanwendung vermeidet. Merkt man, daß der Knochen sich unter dem Drucke der Hand biegt, dann muß man von der Reposition abstehen und zu anderen Behandlungsmaßnahmen greifen (s. S. 193).

Ist eine Fraktur erfolgt, dann wird man dieselbe zunächst zur Abheilung bringen und erst nach 2—3 Monaten den Repositionsversuch unter besonderen Vorsichtsmaßregeln erneuern. Bei Diaphysenbrüchen des Oberschenkels kann man bei bestehender Anteversion durch die Außenrotation eine Detorsion vornehmen und auf diese Weise die Anteversion korrigieren (s. Anteversion). LORENZ stellte einmal bei einer subtrochanteren Fraktur das obere Ende des distalen Fragmentes in die Pfanne ein, woraus sich der Plan entwickelte, bei irreponiblen Luxationen auf dem Wege einer Osteotomie eine Stützung des Beckens am Pfannenorte zu erzielen (s. Bifurkation).

Eine andere Komplikation sind die Repositions*lähmungen*. Sie werden nur bei älteren Fällen und nach lange dauernden forcierten Repositionsmanövern beobachtet. Es handelt sich dabei um Paresen oder Paralysen im Bereiche des N. ischiadicus und N. femoralis. Derartige Zwischenfälle haben wir unter unseren 2000 Fällen bloß fünfmal erlebt. Lähmungen im Bereiche des *N. femoralis* sind an der Quadricepslähmung zu erkennen und werden meist durch forcierte Überstreckung ausgelöst. Sie zeigen relativ gutartigen Charakter und gehen in der Regel ohne jede Behandlung innerhalb weniger Wochen zurück. Viel ernster zu beurteilen sind die Lähmungen des N. ischiadicus, die durch Überdehnung des Nerven infolge zu plötzlichen Ausgleichs hochgradiger Verkürzungen oder aber dadurch, daß der Nerv beim Repositionsmanöver zwischen Femurkopf und Darmbein eingeklemmt wird, entstehen und zu irreparablen Schädigungen führen können, wenn nicht rasche Abhilfe geschaffen wird. Die Lähmung des N. ischiadicus gibt sich sofort durch Ausfall des N. peroneus (Fehlen der Dorsalflexion des Fußes) kund.

Als wichtigste und strikteste Forderung gilt: Man überzeuge sich sofort nach dem Erwachen des Kindes aus der Narkose durch Nadelstiche an der Fußsohle, ob die Fuß- und Kniegelenkstreckung gestört ist oder nicht. Bei eingetretener Lähmung des N. ischiadicus ist die Behandlung sofort zu unterbrechen und der Schenkel zur Entspannung des Nerven und der Weichteile zu reluxieren und in eine indifferente Stellung zu bringen. Die Reposition trotz festgestellter Lähmung auch nur einen Tag weiter fortbestehen zu lassen, muß als ein schwerer Kunstfehler bezeichnet werden. Als weitere Behandlung ist ferner leichte Massage und Elektrizität zu empfehlen. Nach erfolgter Entspannung gehen die Lähmungserscheinungen meist prompt zurück, mitunter kann jedoch eine Parese im Peroneusgebiet noch monatelang anhalten.

Zu den Komplikationen wären auch die zuweilen nach der Reposition zu beobachtenden *Hämatome* in der Hüftbeuge zu zählen, die oft von ausgedehntem Ödem der Labien bzw. Scrotum begleitet sein können. Hämatom und Ödem gehen nach Auflegen von feuchten Bauschen innerhalb weniger Tage zurück. Vereiterung eines Hämatoms haben wir nur in einem einzigen Falle gesehen.

Die nach Einrenkung in den ersten Tagen und Nächten oft auftretenden, mit Aufschreien der Kinder verbundenen *krampfhaften Zuckungen* sind auf eine Spannung der Muskulatur zu beziehen (s. S. 47). Zuweilen sind auch schwere Shockwirkungen mit meningealen Reizerscheinungen beobachtet worden. Zur Behandlung empfehlen wir Pantopon-Pyramidonzäpfchen des Abends, Brom-

oder Luminalpräparate. Bei schwer bedrohlichen Krampfzuständen muß der Verband entfernt und die Hüfte zum Zwecke der Entspannung reluxiert werden.

Auf alle Fälle wird man es sich zur Regel machen, die Einrenkung so schonend wie möglich zu vollziehen, die Altersgrenze streng zu beachten und auch die Narkose immer nur oberflächlich zu halten.

Nachbehandlung. Der Nachbehandlung obliegt die Aufgabe, nach Abnahme des Gipsverbandes in möglichst schonender Weise einen Übergang aus der Primärstellung bis zur völlig freien Belastung des operierten Beines in indifferenter Stellung zu schaffen. Ist schon die Fixationsmethode nach unserem Verfahren durch eine besondere Einfachheit gekennzeichnet, so ist es die Nachbehandlung nicht minder. Die Herbeiführung der Parallelstellung der Beine wird vollkommen der *Spontankorrektur* unter Vermeidung passiver Manipulationen überlassen. Man muß dieselbe durchaus nicht übereilen, im Gegenteil ist es für die Zwecke der Ausbildung des reponierten Gelenkes, insbesondere eines genügenden Pfannendaches, erwünscht, daß ein geringer Grad von Abduktion möglichst lange bestehen bleibt. Jedes aktive Vorgehen zur Beschleunigung der Parallelstellung ist prinzipiell abzulehnen. Der Übergang zur normalen Funktion soll sich vielmehr spontan vollziehen und vollkommen dem Bewegungsdrange des Kindes überlassen bleiben, das, sobald es sich allmählich fester auf den Beinen fühlt, dieselben ganz von selbst funktionell in Anspruch nimmt. Unser Bestreben ist sogar darauf gerichtet, während der

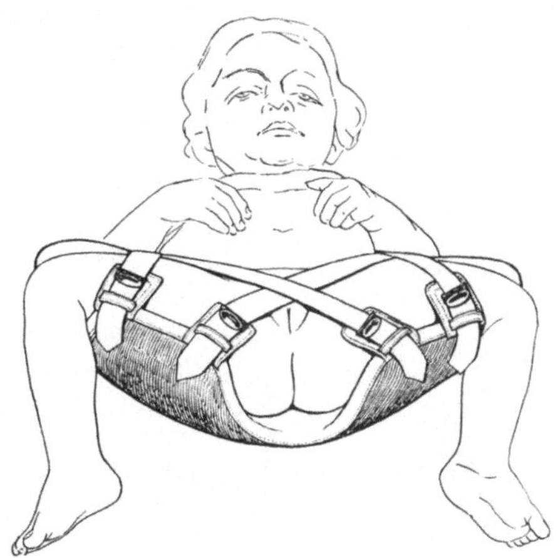

Abb. 168. Nachtlade bei doppelseitiger Luxation.

Nachbehandlungsperiode das Bein wenigstens temporär immer wieder in die Abduktionsstellung zurückzuführen. Diesem Zwecke dient die sog. *Nachtlade.*

Anfertigung der Nachtlade. Diese wird nach Art eines Gipsbettes hergestellt, indem man das Kind in Bauchlage bringt und über das Becken und den in Primärstellung befindlichen Oberschenkel eine zweifache Lage von geleimter Tafelwatte und darüber einen Trikotstoff legt und nun durch Gipspflaster, die vom Becken kreuz und quer bis zum Oberschenkel geführt werden, eine entsprechend dicke Mulde formt. Die letzte Binde wird als „Laufbinde" verwendet. Nachdem das Gipsbett erhärtet ist, wird es abgehoben, vom Bandagisten gepolstert und mit Rehleder überzogen. Damit das Kind nicht aus der Lade herausfallen kann, ist es vorne mit Gurten an dieselbe angeschnallt (Abb. 168).

Diese Lade wird während 6 Monate nur des Nachts angewendet. Bei Tag läßt man das Kind vollkommen frei, doch muß man die Pflegeperson auffordern, es noch immer in derselben Spreizstellung zu tragen und sitzen zu lassen, wie wenn es im Gipsverband wäre.

Einseitig luxierte Kinder erhalten auf der operierten Seite eine erhöhte Schuhsohle, die rückwärts ungefähr 8 cm, vorne 7 cm hoch ist und die nach etwa 6 Wochen um die Hälfte erniedrigt wird; nach weiteren 6 Wochen kann sie vollständig entfernt werden. Die Eltern sind darauf aufmerksam zu machen, daß nach Entfernung der Sohlenerhöhung das operierte Bein zunächst länger erscheint als das gesundseitige. Diese scheinbare Verlängerung rührt noch von der Abduktionsstellung und der damit verbundenen Beckensenkung her und bildet sich allmählich von selbst zurück.

Die Nachbehandlung wird weiterhin durch Massage (Streichen, Kneten, Klopfen) der pelvitrochanteren Muskeln und gymnastische Übungen im Sinne der Flexion und Überstreckung unterstützt. Ganz besonderen Wert legen wir auf die aktive Gymnastik, durch welche eine methodische Kräftigung der Abduktoren und Strecker des Hüftgelenkes angestrebt wird. Die Übungen werden in Bauchlage des Kindes ausgeführt, wobei die Reibung des Beines gegen die Unterlage überwunden werden muß. Anfangs sind die Gesäßmuskeln vollständig kraftlos, später kann man auch Widerstandsübungen machen lassen, indem man das Bein an den Knöcheln zurückhält. Jedenfalls ist die gymnastische Behandlung so einfach, daß sie bequem zu Hause von der Pflegeperson übernommen werden kann. Meist stellt sich bei Kindern, die jung und muskelstark sind, auch ohne Übungen eine tadellose Funktion ein. Bei älteren Kindern kann jedoch die Vernachlässigung der Nachbehandlung zu rigiden Kontrakturen führen, deren Beseitigung oft mit großen Schwierigkeiten verbunden ist. Im allgemeinen muß man mit einem Zeitraum von 6 Monaten bis zur Erreichung einer völligen Geradestellung der Beine und einer normalen Gehfähigkeit rechnen.

Ausnahmsweise sind bei der Nachbehandlung Modifikationen nötig. Besondere Aufmerksamkeit erfordert die *Außenrollung*. Sie tritt meist erst dann zutage, wenn sich die Kinder aufzustellen beginnen. Die Tendenz zu einer solchen ist fast immer vorhanden und erklärt sich zum Teil aus einer Kontraktur des M. glutaeus maximus, zum Teil aus einer evtl. vorhandenen stärkeren Anteversion des Schenkelhalses. Die Außenrotation wird meist durch die automatische Innenrollung beim Gehen von selbst mit der Zeit ausgeglichen. In hartnäckigen Fällen kann die Außenrollung durch aktive und passive Innenrotationsübungen vermindert werden. Sehr zweckmäßig ist die Anwendung einer Bandage, die aus einem Gummizug besteht, der, von einem Hüftgurt ausgehend, sich in Spiralen um das Bein windet und an der Innenseite des Fußes mit einer Schlaufe angreift.

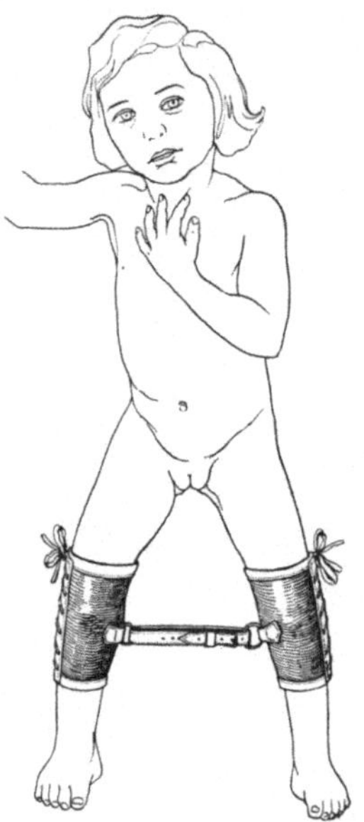

Abb. 169. Kniebandage zur Beseitigung einer Abduktionskontraktur.

Von großer Wichtigkeit ist die Behandlung evtl. auftretender *Kontrakturen*. Wie bereits bei der Reposition erwähnt (s. S. 175), beobachtet man *eine* Kontraktur, die sich bei älteren Kindern schon unmittelbar nach der Reposition einstellen kann, nämlich die *Beugekontraktur des Kniegelenkes*, die durch die Anspannung der Kniegelenksbeuger bedingt ist. Zur Beseitigung dieser Kontraktur haben schon während der zweiten Verbandperiode (s. S. 187) Streckübungen einzusetzen, die täglich früh und abends vorgenommen werden.

Viel häufiger sind in der Nachbehandlungsperiode die Kontrakturen des *Hüftgelenkes*. Wenn die Abduktionsstellung bis zu einem halben Jahr dauert, dann ist dies ohne Belang. Darüber hinaus erfordert jedoch eine anhaltende Abduktionsstellung Maßnahmen, da sonst bleibende Kapselschrumpfung und sogar Versteifung des Gelenkes eintreten kann. Als einfaches Mittel zur schonenden Verminderung der Abduktionsstellung verwendet man eine *Kniebandage* (Abb. 169). Sie besteht aus zwei Ledermanschetten, die um die beiden Kniegelenke befestigt sind und durch zwei Riemen einander immer mehr genähert werden können.

Ganz besonders notwendig erweist sich die energische Beseitigung einer *Abduktionskontraktur* in der Nachbehandlungsperiode, wenn bei doppelseitig luxierten Kindern der Übergang zur Parallelstellung der Beine *ungleichmäßig* erfolgt, die eine Hüfte schon geradegerichtet ist, während die andere Seite noch in einer starren Abduktionsstellung verharrt. Läßt man die *Abduktion* weiter bestehen, dann kann bei Belastung die andere Seite in eine kompensatorische *Adduktion* geraten und auf diese Weise der Schenkelkopf dieser Hüfte aus der Pfanne treten. In einem solchen Falle muß man die Gleichgewichtslage möglichst wiederherstellen, indem man die Abduktionskontraktur des einen Beines durch Tenotomie der subspinalen Muskel korrigiert, das adduzierte Bein hingegen in eine vermehrte Abduktion bringt; damit wird auch eine günstigere Ausgangsstellung zur Vornahme aktiver Übungen erzielt. Die Einstellung erfolgt am besten auf dem Hüftredresseur. Die erzielte Korrektur wird durch einen Gipsverband festgehalten, der den ganzen Rumpf umfaßt und zur Vermeidung der Außenrotation auch bis zu den Zehen reichen soll und 4 Wochen belassen wird.

Die *Beuge*kontraktur des Hüftgelenkes geht meist aus der Abduktionskontraktur hervor und bringt unter der Einwirkung der Belastung durch den Oberkörper beim Stehen und Sitzen die Gefahr einer Reluxation nach hinten oben mit sich. Sie wird am besten durch Sandsackbelastung bekämpft. Das Kind liegt auf dem Bauch, die Kniegelenke sind innenrotiert und unterlegt und das Kreuz-

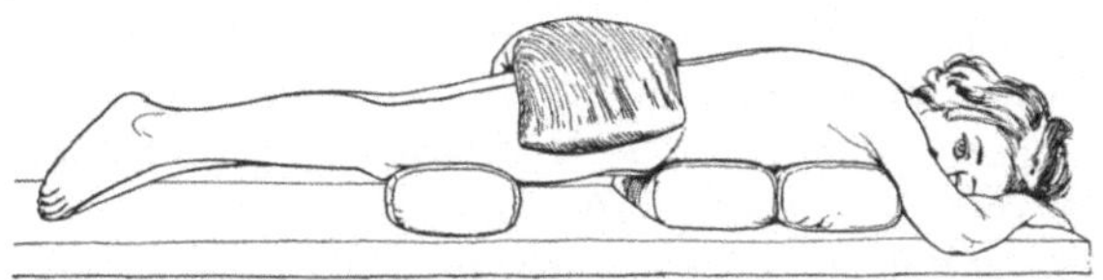

Abb. 170. Sandsackbelastung zur Bekämpfung der Beugekontraktur der Hüfte.

bein wird täglich durch eine halbe Stunde mit Sand- oder Schrotsäcken im Gewichte von 3—10 kg belastet (Abb. 170). In besonders resistenten Fällen muß man in Narkose eine subspinale Tenotomie zur Beseitigung der Beugekontraktur vornehmen (s. Hüftkontraktur).

Resultate. Die verschiedene Beurteilung der Erfolge und die großen Schwankungen in den Angaben der Autoren sind vor allem durch den Umstand hervorgerufen, daß man sich über den Begriff der Heilung nicht ganz einig geworden ist. Wir bezeichnen das reponierte Hüftgelenk dann als geheilt, wenn der Schenkelkopf gegen ein Verlassen der Pfanne durch Ausbildung eines knöchernen Pfannendaches dauernd gesichert ist, wenn außer der knöchernen Stützung auch eine genügend freie Beweglichkeit des Gelenkes besteht und wenn mindestens 10 Jahre nach der Reposition keinerlei Beschwerden aufgetreten sind. Sind diese Bedingungen erfüllt, dann sind derartige Fälle als geheilt anzusehen, auch wenn sie vom streng anatomischen Standpunkte aus noch immer nicht als ideal zu bezeichnen sind und wenn im Röntgenbilde deutliche Zeichen des bestandenen Luxationsgelenkes sich erkennen lassen. Obwohl der funktionelle Erfolg mit der anatomischen Heilung Hand in Hand geht, so kann es dennoch vorkommen, daß trotz mangelhafter anatomischer Heilung das *funktionelle* Resultat ein ganz ausgezeichnetes ist, während ein im Röntgenbilde sehr zufriedenstellendes Gelenk zu heftigsten Beschwerden Anlaß geben kann. Vom praktischen Standpunkte aus dürfen wir einen Luxationspatienten als geheilt betrachten, wenn das charakteristische Luxationshinken dauernd geschwunden ist und das Gelenk bezüglich Belastung und Bewegung jene Ausdauer aufweist, die dem Normalgelenk zukommt.

Von diesem Gesichtspunkte aus betrachtet, gibt Lorenz im Jahre 1920 eine Heilungsziffer von 57% bei einseitigen und von 53% bei doppelseitigen Fällen an. Ein Punkt ist allerdings noch bei der Beurteilung der Resultate zu berücksichtigen: das Alter des Patienten zur Zeit der Reposition. Nach einer neueren

Statistik unserer Fälle ergeben sich bei Operierten bis zum 3. Lebensjahr 82%, nach dem 3. Lebensjahr 75% Heilungen. Bei der ersten Gruppe ließ sich in 58,8% auch eine vollkommene anatomische Heilung nachweisen; nach dem 3. Lebensjahr sinkt die Zahl der anatomischen Heilungen auf 28,1%. *Innerhalb der günstigen Altersgrenze kann also nach unseren Erfahrungen eine Heilung mit größter Wahrscheinlichkeit in Aussicht gestellt werden, wenn nicht ganz besonders ungünstige anatomische Verhältnisse vorliegen.* Hervorzuheben ist, daß eine vollständige Restitutio ad integrum vor allem dann zu erwarten ist, wenn die Behandlung *vor* dem 3. Lebensjahr einsetzt. Die Verbesserung der Resultate glauben wir vor allem durch folgende Momente herbeiführen zu können: 1. Strenge Indikationsstellung hinsichtlich der Altersgrenze (Reposition im 1.—3. Lebensjahre), 2. exaktere Operations- und Verbandstechnik (äußerst schonende Reposition, Einstellung des Schenkelkopfes unter den Y-Knorpel und unverändertes Festhalten in der Primärstellung), 3. sorgsam dosierte Nachbehandlung.

Andere Methoden. Es hat nicht an Versuchen gefehlt, die LORENZsche Methode zu verbessern und dieselbe durch Änderung einiger technischer Details, die sich sowohl auf die Reposition als Retention beziehen, ihres eigentlichen Charakters zu berauben.

Von allen diesen Modifikationen verdient nur die Methode LANGEs ernstere Beachtung: Die Einrenkung erfolgt nach LANGE unter Anwendung der Extension, wobei das in Knie und Hüfte gestreckte Bein nach innen rotiert und ungefähr 140⁰ in der Frontalebene abduziert wird. Dann wird durch direkten Druck auf den Trochanter mittels einer Hebelstange der Schenkelkopf über den oberen hinteren Pfannenrand in die Pfanne hineingepreßt. Nach gelungener Reposition wird das Bein bei gestrecktem Kniegelenk in voller Streckstellung, in einer Abduktion von 140⁰ und in starker Einwärtsrotation eingegipst. Der erste Verband bleibt 3—5 Monate liegen, der zweite Verband, der in verringerter Abduktion von 160⁰, sonst aber ebenso wie der erste Verband, angelegt wird, wird 2—3 Monate belassen. Während im ersten Verband die Kinder nicht gehen dürfen, ist im zweiten Bewegung gestattet. Den Vorzug seiner Methode sieht LANGE darin, daß die Extension eine gewaltsame Kraftanwendung ermöglicht, so daß die Reposition mit dieser Methode auch bei jenen Fällen gelingt, bei denen die Hebelmanöver nach LORENZ versagen. Durch die Innenrotation wird die Schrumpfung der oberen vorderen Kapselpartie nach der Ansicht LANGEs wesentlich begünstigt, so daß die bei Anteversion so häufig beobachtete Reluxation nach vorne und oben verhindert wird.

Wie wiederholt dargetan wurde[1], bietet die LANGEsche Methode gegenüber der LORENZschen nicht die geringsten Vorteile; sie verhindert weder die vordere Reluxation, da die vordere Kapsel beim Übergang zur Normalstellung als widerstandsunfähiger Teil nachgibt, noch ist die Innenrotation ein wirksames Mittel zur Korrektur der Anteversion, weil die Pfanne resistenter ist als der Kopf und durch das Anpressen des Kopfes an die Pfanne nur die Möglichkeit besteht, daß die Anteversion zunimmt. Nach unserer Meinung wird die Anteversion durch die Innenrotationsstellung nur verborgen und tritt nach dem Aufgeben dieser Stellung wieder in Erscheinung.

Einer der wichtigsten Einwände gegen die LANGEsche Methode liegt aber darin, daß die primäre Stabilität wesentlich geringer ist als bei der LORENZschen Primärstellung und daß vor allem die Gefahr einer hinteren Reluxation besteht, wovon man sich nach jeder Reposition durch einen kleinen Versuch leicht überzeugen kann. Diese Gefahr wird auch von LANGE nicht verkannt, der

---

[1] Vgl. die Originalarbeiten von LORENZ.

bei Neigung zur hinteren Luxation für 10 Tage in der LORENZschen Primärstellung eingipst, um eine Schrumpfung der hinteren Kapsel zu erzielen, und dann erst in einem zweiten Verband zur beschriebenen Innenrotation übergeht.

Ein anderer sehr gewichtiger Einwand gegen die Innenrotationsstellung ist aber, wie wir an zahlreichen Fällen beobachten konnten, der, daß sie sehr häufig schwerste postoperative Veränderungen des Schenkelkopfes nach sich zieht, die wir in so hohem Grade nach der LORENZschen Methode kaum gesehen haben: Hochgradige osteochondritische Zerstörungen der Kopfepiphyse und der angrenzenden Halspartie, die bis auf einen dünnen Zapfen reduziert erscheint, sowie exzessive Coxa vara-Bildung offenbar als Folge der lang dauernden Kompression des Epiphysenkernes gegen die Hüftpfanne.

Eine mittlere Abduktions- und Innenrotationsstellung kommt also nach unserem Dafürhalten nur ganz ausnahmsweise während der **Nachbehandlung** (s. S. 190) zur Korrektur einer hartnäckig auftretenden Flexions-Abduktionskontraktur der Hüfte zur Anwendung. An den Grundprinzipien der LORENZschen Behandlung vermag sie nichts zu ändern.

Die unblutige Behandlung älterer Fälle.

Unter den älteren Fällen verstehen wir solche, die das normierte repositionsfähige Alter, das ist das 6.—7. Lebensjahr, überschritten haben, bei denen aber die anatomischen Verhältnisse relativ so günstig sind, daß der Versuch einer Reposition gerechtfertigt erscheint; doch ist es bei diesen älteren Kindern vielfach nicht möglich oder nicht ratsam, die Behandlung in der gleichen Weise vorzunehmen, wie sie im früheren Kapitel geschildert wurde. Diese Fälle müssen erst entsprechenden *vorbereitenden* Maßnahmen unterzogen werden. Als solche wird die *permanente Extensionsbehandlung* im Bette mit Zinkleimoder Heftpflasterverbänden durch 14 Tage vorgenommen. Nach 14 Tagen wird in Narkose die Reposition versucht, jedoch nicht in der ausgesprochenen Absicht, dieselbe gleich in der ersten Sitzung zu Ende zu führen, sondern nur eine Annäherung des Kopfes an die Pfanne zu erreichen. Die Operation wird mit der Längsextension mit Hilfe der LORENZschen Schraube begonnen (s. S. 178), an die sich dann die gewöhnlichen Repositionsmanöver über dem Keil anschließen (s. S. 180). Hierbei wird der Kopf durch die Hebelwirkung gegen den Isthmus der Kapsel vorgetrieben. Ist das weitere Vordringen des Kopfes gegen die Pfanne durch einen starren Widerstand gehindert, dann werden die weiteren Hebelmanöver eingestellt und die erreichte Pfannennähe des Kopfes und Abduktion im Gipsverband fixiert. Die Operation wird nach 8—14 Tagen fortgesetzt. Die Wirkung dieses Verfahrens muß man sich so vorstellen, daß infolge dauernder Spannung die Muskulatur gedehnt und damit ein wichtiges Repositionshindernis abgeschwächt wird und daß der Kopf durch die elastischen Kräfte dauernd gegen den Isthmus gedrückt bleibt und wie ein Keil im Sinne der Ausdehnung desselben wirkt (REINER). Wir haben auf diese Weise doppelseitig luxierte Kinder zuweilen noch bis zum 12., einseitig luxierte Kinder bis zum 15. Lebensjahre eingerichtet.

Die Nachbehandlung derartig älterer Fälle ist jedoch äußerst mühsam, da dem Alter entsprechend eine sehr starke Tendenz zur Kontraktur besteht. Um dieselbe zu vermeiden, muß man die Fixationsdauer sehr bald, schon nach 3—4 Monaten, aufgeben. Man läßt dann das Kind am besten in der unteren Lade des deckelförmig abgenommenen Verbandes liegen und täglich mehrmals Gelenkübungen ausführen. Das Aufstehen wird erst nach dem 6. Monate gestattet.

Wie bereits betont, sind die Aussichten einer vollständigen Heilung bei älteren Fällen sehr unsicher, da bei zu langer Fixation eine sehr starre Kontraktur, bei zu kurzer Fixationsdauer hingegen die Gefahr einer Reluxation, insbesondere nach hinten, droht. Immerhin ist der Versuch der unblutigen Methode bei relativ günstigen anatomischen Verhältnissen gerechtfertigt, da diese allen sonstigen Verfahren weit überlegen ist und der schließlich erzielte Erfolg die aufgewandte Mühe reichlich lohnt.

Reluxationen.

Wir unterscheiden Reluxationen, die noch während der Verbandperiode eintreten: Sie sind meist eine Folge unvollständiger Reposition oder einer Interposition von Weichteilen (Pseudoreposition) oder einer unachtsamen Behandlung während des Verbandwechsels; ferner solche, die sich erst nach Abschluß der Verbandperiode einstellen. Diese können folgende Ursachen haben: 1. eine mangelhafte, nicht rein konzentrische Primärstellung, 2. eine an sich richtige Primärstellung, die nicht lange genug festgehalten wurde, 3. besonders ungünstige anatomische Verhältnisse, die zu einer exzentrischen Pfannenbildung geführt haben. Als Hauptgrund dieser letzten Ursache ist eine mangelhafte Pfannendachentwicklung und eine starke Anteversion des Schenkelhalses anzusehen. Wir finden in diesem Falle die Pfanne nicht im Zentrum vertieft, sondern der Schenkelkopf steht etwas nach vorne gedreht und artikuliert in einem oberen Quadranten der Pfanne. Schließlich können 4. namentlich bei etwas älteren Kindern starre Beugekontrakturen des Hüftgelenkes in der Nachbehandlungsperiode unter dem Einflusse der Belastung durch den Oberkörper bei mangelhafter Widerstandskraft der geschrumpften Kapsel Reluxationen veranlassen (s. S. 191).

Man sieht verschiedene Grade der Reluxation, von der leichten vorderen bis zur kompletten Reluxation auf die hintere Fläche des Darmbeins.

Die vordere Reluxation kann entweder eine Subluxation auf den vorderen oberen Pfannenrand sein oder eine sog. pubische Einstellung, medial vom Pfannenort auf den oberen Schambeinast. In beiden Fällen tastet man vorne in der Schenkelbeuge die starke Prominenz des Schenkelkopfes. Das Gelenk ist bei Rotation abnorm beweglich, was wohl mit der Dehnung der Kapsel zusammenhängt, die allerdings eine sekundäre ist und mit der Anteversion des Schenkelhalses in Verbindung steht.

Die hintere Reluxation ist die Folge eines schlecht entwickelten hinteren Pfannenrandes und tritt meist nach Aufgeben der LORENZschen Primärstellung in der Nachbehandlungsperiode infolge der Beugestellung beim Sitzen und Bücken auf. Sie unterscheidet sich durch nichts von der ursprünglichen hinteren Luxation.

Wichtig ist die Frage, wie man sich den Reluxationen gegenüber zu verhalten hat.

Was die *vordere Reluxation* anlangt, so nehmen wir in diesen Fällen eine gesteigerte Flexionsstellung mit Depression des Schenkelkopfes bei gleichzeitiger Verminderung der Abduktion vor, von der Annahme ausgehend, daß dadurch die Reposition gegen den hinteren Pfannenrand gesichert wird. Die Fixationsdauer im Gipsverband beträgt 3—6 Monate. Im übrigen ist zu bemerken, daß die vordere Reluxation eine relativ geringe Verkürzungstendenz zeigt und daß auch ohne besondere Maßnahmen das funktionelle Resultat oft so zufriedenstellend ist, daß man von einer weiteren Behandlung absehen kann. Überläßt man die Kinder ihrem Bewegungsdrange und wartet ab, so wird man oft von der zunehmenden Stabilität überrascht, die, wie wir glauben, infolge der besseren Stützung zustande kommt, welche der reluxierte Kopf an den Verstärkungsbändern der Kapsel findet.

Bei hochgradigster *Anteversion* des oberen Femurendes und eines dadurch bedingten schlechten anatomischen und funktionellen Resultates besteht die Möglichkeit, durch Korrektur der Anteversion und neuerliche Reposition noch eine konzentrische Einstellung zu erzielen. Man geht nach REINER in der Weise vor, daß man in der ersten Sitzung eine suprakondyläre Osteoclase ausführt und je nach dem Grade der Anteversion das distale Fragment um 90 oder mehr Grade nach außen rotiert; nach erfolgter Ausheilung der Fraktur wird nach 3 Monaten die neuerliche Reposition vorgenommen. Wer diese operative Korrektur der Anteversion scheut, kann die einfache Reposition wiederholen, da sehr oft bei neuerlichen Repositionsversuchen das gewünschte Resultat doch erreicht wird.

Was die Behandlung der *hinteren Reluxation* anlangt, so bleibt nichts anderes übrig, als das Repositionsmanöver zu wiederholen; nur wird man sich beim zweiten Versuch gegen eine neuerliche Reluxation durch eine verstärkte negative, bzw. axillare Abduktion (WERNDORFF) sichern müssen und die Retentionsdauer um 3—6 Monate bis zu einem

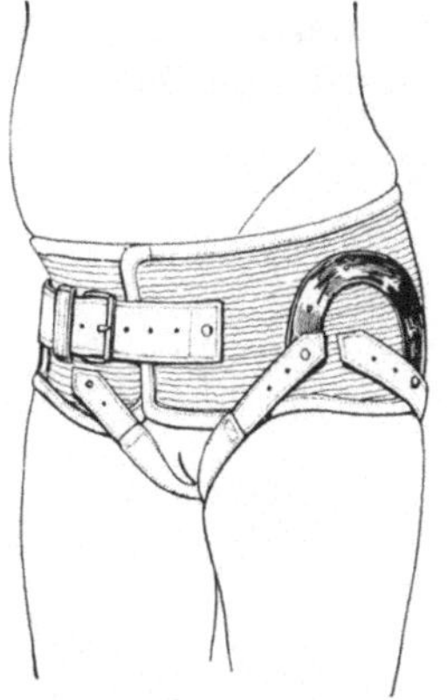

Abb. 171. Luxationsstoffgurt mit Trochanterbügel zum Schutze gegen Reluxation.

vollen Jahr verlängern. Die Erfahrung lehrt, daß auf diese Weise oft noch eine Akkommodierung der Pfanne und eine starke Schrumpfung der Kapsel stattfinden kann, die den Kopf vor einer neuerlichen Reluxation schützt.

Zur Nachbehandlung wendet man einen *Luxationsgürtel* an, der aus einem 12 cm breiten Hanfgurt mit seitlich angearbeiteten Trochanterbügeln besteht, die mittels Schenkelbänder fest gegen das Sitzbein angezogen werden (Abb. 171). Man läßt diesen Gürtel so lange tragen, bis die Pfannenausbildung eine genügende ist, um die Reluxation zu verhindern.

Lassen diese Maßnahmen im Stich, dann tritt jene operative Methode in ihre Rechte, die den *osteoplasti-*

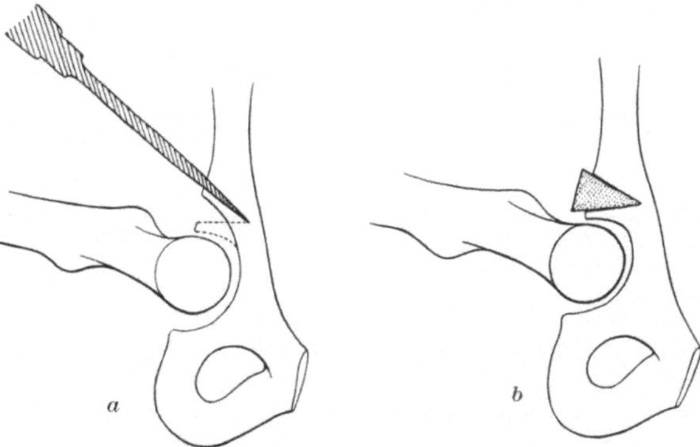

Abb. 172. Schema der Pfannendachplastik nach LANCE. *a* am oberen Pfannenrand wird der Meißel in einem Winkel von 45° eingetrieben und das Pfannendach nach unten umgebrochen, *b* in den entstandenen Knochenspalt werden Knochenstücke eingesetzt und fest verkeilt.

schen Ersatz des Pfannendaches zum Ziele hat. Dieses Verfahren ist jedoch nur als *Retentionsoperation* gedacht, die lediglich dann Anwendung findet, wenn die Reposition selbst keinerlei Schwierigkeiten begegnet, die Retention jedoch an der ausbleibenden Pfannendachentwicklung scheitert. Sie kommt also nur nach wiederholten vergeblichen Repositionsversuchen und kaum vor dem 5. oder 6. Lebensjahr in Betracht, da bis zu diesem Zeitpunkt eine Pfannenausbildung auf natürlichem Wege noch möglich ist.

Von allen Methoden, die zum Ersatz des Pfannendaches empfohlen wurden, scheint uns die Methode von LANCE[1] (nach einem analogen Prinzip von ALBEE und E. JONES) am geeignetsten. Sie besteht in einer Anmeißelung des Pfannendaches und einem Umlegen desselben nach abwärts (Abb. 172a u. b).

Pfannendachplastik nach LANCE.

Operationstechnik. α) *Unblutige Reposition* nach LORENZ, die nach den oben angeführten Voraussetzungen zur Operation sehr leicht aus freier Hand gelingt.

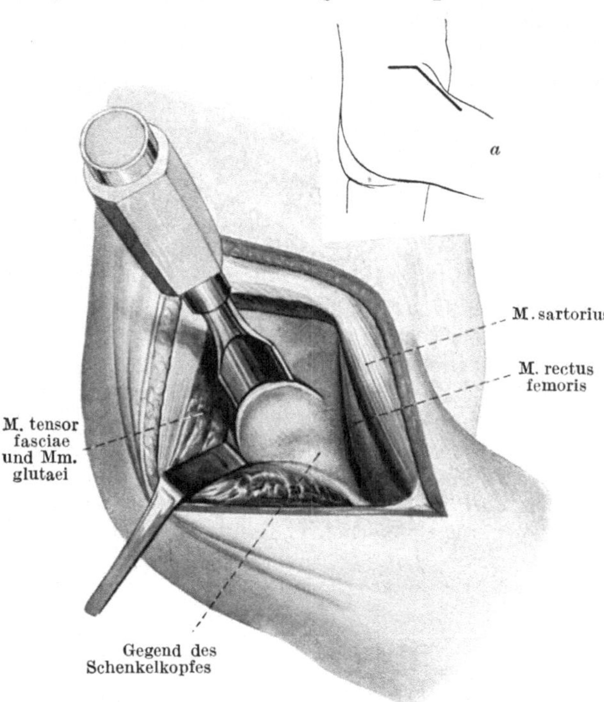

Abb. 173. Ausführung der LANCEschen Pfannendachplastik. Am oberen Rand der Kapsel wird ein Hohlmeißel eingetrieben. *a* Hautschnitt.

β) *Lagerung* zur Plastik. Nach LANCE wird das luxierte Bein in LORENZscher Primärstellung auf dem Hüftredresseur eingespannt. Da das Operieren in dieser Stellung sehr erschwert ist, ziehen wir es vor, das Kind in der LORENZschen Primärstellung etwas schräg auf den Bauch zu legen und das luxierte Bein mittels Sandsäcken zu fixieren.

γ) Winkliger *Hautschnitt*, der von der Spina iliaca anterior superior etwa 8—10 cm senkrecht nach abwärts und 5 cm entlang dem Darmbeinkamm nach rückwärts verläuft.

δ) *Freilegung des oberen Pfannendaches und Herunterklappen desselben.* M. sartorius und rectus femoris werden nach vorne gezogen, Tensor fasciae und vorderer Ansatz der Mm. glutaei werden mittels Raspatorium vom Darmbein subperiostal abgeschoben, bis man auf eine Hemmung gerät und in der Tiefe der obere Pfannenrand fühlbar wird. Die Blutung ist minimal. Nun wird mit einem etwa 45⁰ schräg nach abwärts gerichteten flachen Hohlmeißel in einem Halbkreis der Kapselrand angemeißelt und nach Vertiefung dieser Rinne der Pfannenrand konzentrisch gegen den Kopf niedergebogen (Abb. 173).

ε) *Einsetzen von Knochenstücken* in den entstandenen Spalt zwischen Pfannenrand und Darmbein. Man kann sie nach LANCE aus der Tibia entnehmen, sie können aber auch, was viel einfacher ist, aus der äußeren Fläche des Darmbeins gewonnen werden. Zur sicheren Abspreizung des Pfannendaches fügen wir drei quergestellte Knochenstücke ein, die fest verkeilt werden (Abb. 174). Nun werden die Muskeln zurückverlagert und durch Catgutnähte am Ansatz fixiert.

ζ) *Gipsverband* in LORENZscher Primärstellung von Brusthöhe bis zum Knöchel. Dieser Verband bleibt 2 Monate liegen.

Nachbehandlung. Nach Abnahme des Verbandes folgen Massage und aktive Übungen. Mit der Belastung wird nicht vor 3 Monaten nach der Operation begonnen. Eine Nachtlade wird nicht angewendet.

---

[1] LANCE: Rev. d'Orthop. **1925,** Nr 12.

Die Methode von LANCE gibt eine klare Übersicht über das Operationsgebiet und schafft annähernd physiologische Verhältnisse. Die Zahl der von uns operierten Fälle ist noch zu gering, um ein definitives Urteil über die erzielten Resultate zu gestatten, doch liegen bereits von anderer Seite sehr günstige Berichte vor (RIEDEL[1], SCHEDE[2]).

Vorläufig kommt die Pfannendachplastik nur für die Reluxation bei jüngeren Kindern in Frage. Ob die Methode auch bei älteren Fällen, namentlich bei den schmerzhaften Subluxationsfällen und den späteren „gleitenden" Luxationen (s. Spätluxationen), angezeigt ist, müssen erst weitere Erfahrungen lehren.

Andere Methoden, wie die Eintreibung eines Tibiaspans in den Beckenknochen an Stelle des oberen Pfannenrandes (SPITZY, ROEREN), fallen in der Regel *zu hoch* aus und können zwar das weitere Hinaufrutschen des Schenkelkopfes

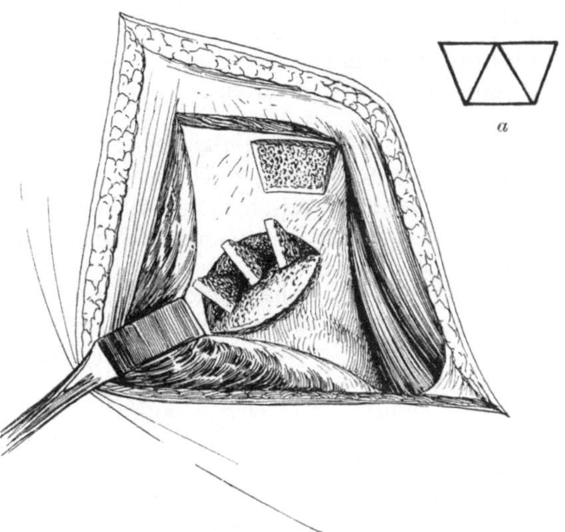

Abb. 174. Das Pfannendach ist nach unten umgelegt und durch drei aus dem Darmbein entnommene Knochenstücke abgespreizt. *a* Das aus dem Darmbein herausgemeißelte Knochenstück wird in drei Teile geteilt.

verhindern, ändern jedoch nichts an der bestehenden Subluxation der Hüfte und der damit verbundenen Insuffizienz der pelviotrochanteren Muskulatur.

Spätluxationen und Spätreluxationen.

Außer den bisher angeführten Luxationen und Reluxationen gibt es auch solche, die erst nach jahrelanger, anscheinend vollkommener Gesundheit oder Heilung, gewöhnlich erst in der Pubertätszeit, auftreten. Diese Spätluxationen und -reluxationen gehen manchmal mit heftigen, krisenartigen Schmerzen einher, die sehr leicht zu Fehldiagnosen führen und eine Arthritis deformans oder eine Coxitis vortäuschen können. Die Röntgenuntersuchung zeigt den Schenkelkopf auf einer Wanderung, die ihn nach oben aus der Pfanne hinausführt. Die Entstehung dieser späten Luxationen und Reluxationen hängt mit der ungleichmäßigen Entwicklung der Pfanne und des Schenkelkopfes zusammen. Der Kopf wächst bis zur Pubertät verhältnismäßig rasch, während

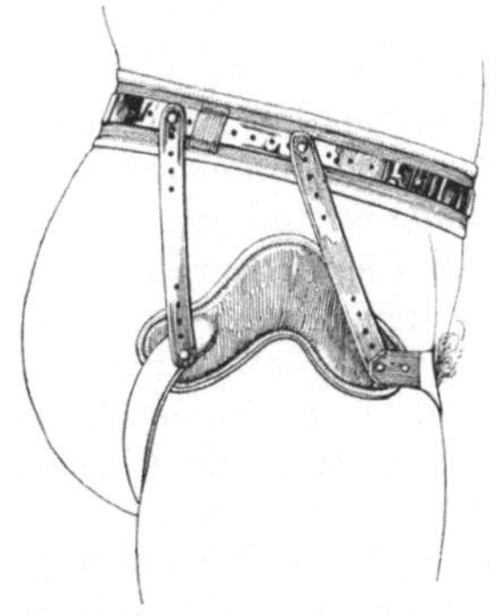

Abb. 175. Luxationsgurt nach HESSING zur Verhütung der Spätluxation und -reluxation.

Pfanne und Pfannendach in ihrer Entwicklung zurückbleiben, so daß der Kopf an der Pfanne keine genügende Stütze mehr findet und nach oben wandert. Daher ist der Schenkelkopf jetzt hauptsächlich auf den Halt angewiesen, der ihm durch den Bandapparat geboten wird, wodurch die intensiven Zerrungsschmerzen entstehen[3].

---

[1] RIEDEL: Arch. orthop. Chir. **28** (1930), dortselbst Literaturangaben.
[2] SCHEDE: Z. orthop. Chir. **58** (1933).
[3] HASS: Verh. dtsch. orthop. Ges. **1924.**

Behandlung. Eine ausgezeichnete Vorrichtung zur Verhütung der Spätluxation und -reluxation ist der Luxationsgurt nach HESSING. Er besteht aus
einem gut sitzenden Bügel, der den Trochanter fest gegen den Sitzbeinknorren
drückt (Abb. 175).

Ist bereits eine deutliche Subluxation eingetreten und die Neigung zur
Adduktionskontraktur vorhanden, dann ist die *Inversion* nach LORENZ die
Methode der Wahl (s. unten).

Die Behandlung der irreponiblen Hüftluxationen.

Die irreponiblen Fälle sind jene, bei welchen infolge des vorgeschrittenen
Alters und der anatomischen Verhältnisse jeder Versuch einer unblutigen Reposition selbst mit allen Hilfsmitteln von vornherein als vollkommen aussichtslos
erscheint. Nicht in allen diesen Fällen ist ein aktives Eingreifen notwendig,
bei vielen von ihnen hat eine günstige Anlehnung des Femurkopfes an das
Becken, manchmal in Form einer hochentwickelten Sekundärpfanne stattge-
funden, so daß gar keine oder geringfügige Beschwerden bestehen. In der
Mehrzahl der Fälle kommt es jedoch im Laufe der Zeit vor allem zu Schmerzen,
raschem Ermüden beim Gehen, auffallendem Hinken und einer häßlichen Ent-
stellung der Körperform. Diesen Fällen gegenüber treten die *operativen* Maßnahmen in ihre Rechte.

Von den radikalen Methoden verdient die „blutige" Reposition Erwähnung,
die hauptsächlich von DEUTSCHLÄNDER geübt wird. DEUTSCHLÄNDER beginnt
seinen Hautschnitt handbreit unter der Leiste in der Mitte des Oberschenkels,
biegt dann rechtwinklig nach außen um und endet geradlinig an der Spina
anterior superior. Von diesem Schnitt aus wird sowohl die Primärpfanne als
auch der Kapselschlauch und die Sekundärpfanne freigelegt. Danach wird
die Kapsel über dem Schenkelkopf durch einen kleinen Einschnitt eröffnet
und durch denselben der Isthmus mit einer Kornzange erweitert. Die Reposition
erfolgt mit einem stumpfen, in die Primärpfanne eingeführten Hohlmeißel und
durch gleichzeitigen Druck auf den Trochanter major. Nach der Reposition
wird der Oberschenkel in Innenrotation und mittlerer Abduktion fixiert. Die
Vorteile des DEUTSCHLÄNDERschen Verfahrens gegenüber den älteren blutigen
Repositionsmethoden ist die klare anatomische Übersicht des ganzen Kapsel-
gebietes und die bestmögliche Schonung der Muskulatur, ferner die Tatsache,
daß die knorpelige Pfanne intakt und auch der Kapselschlauch bis auf den
kleinen Einschnitt unberührt bleibt. Dem ist jedoch entgegenzuhalten, daß unter
ungünstigen Verhältnissen die Repositionshindernisse (Verkürzung der Muskulatur und vorgeschrittene pathologische Veränderungen der Gelenkkörper)
ebensowenig zu überwinden sind wie bei der unblutigen Reposition und daß
man auch hier in der Mehrzahl der Fälle mit einer exzentrischen oder extraartikulären Einstellung, also mit einer Reluxation rechnen muß; dazu kommt
die erhöhte Neigung zur Kontraktur und die drohende Versteifung des Gelenkes. Bedenkt man noch die Schwere des chirurgischen Eingriffes, dann wird
es verständlich, daß die Mehrzahl der Orthopäden der blutigen Reposition
gegenüber sich im allgemeinen ablehnend verhalten.

Dagegen hat LORENZ für veraltete Luxationsfälle eine unblutige Palliativ-
therapie angegeben, die er als *Inversion* bezeichnet, die völlig ungefährlich
ist und in der Tat sehr befriedigende Erfolge aufzuweisen hat. Diese Operation
besteht in der Überführung der habituellen Adduktions- und Flexions-, in eine
habituelle Abduktions-Hyperextensionsstellung. Sie verfolgt dabei von vornherein *nicht das Ziel einer radikalen Reposition, sondern lediglich die Beseitigung
der Kontrakturstellung mit gleichzeitiger Transposition des Schenkelkopfes nach
vorne unter die Spina anterior superior.*

Die Inversion nach Lorenz.

Der in Narkose befindliche Patient liegt mit dem Rücken auf dem Tisch. Bei maximaler Flexion des anderen Beines (Beckenfixation nach Gersuny) wird das Becken des Patienten von einem Assistenten fixiert. Der erste Akt beginnt mit der Beseitigung der Adduktionskontraktur, indem man vorsichtig durch wiegende Bewegungen mit dem kurz gefaßten und durch den Arm des Operateurs geschienten Oberschenkel eine der Primärstellung möglichst nahekommende Abduktionsstellung zu erreichen sucht. Dabei tritt der Oberschenkel tiefer und der Schenkelkopf wird gleichzeitig nach vorne gebracht. Geben die Adduktoren und die subspinalen Weichteile nicht nach, so wird eine subcutane Tenotomie der Adduktoren und eine subcutane Fasciotomie des M. tensor fasciae latae (s. Hüftkontraktur) vorgenommen. Die definitive Transposition des Schenkelkopfes nach vorne neben die Spina geschieht im letzten Akte durch eine möglichst starke Überstreckung, verbunden mit mäßiger Abduktion von 30^0 und leichter Innenrotation.

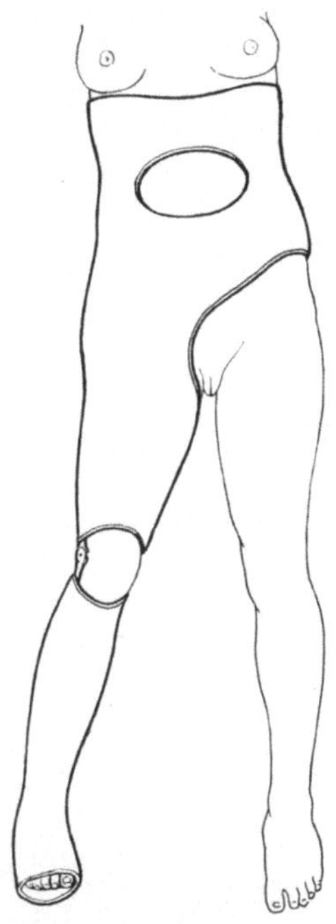

Abb. 176. Inversionsstellung im Gipsverband.

Der Gipsverband wird auf der einfachen Beckenstütze angelegt, reicht am Stamme bis zur Brusthöhe, distalwärts bis zu den Zehen und soll vor allem dem Trochanter major gut anmodelliert sein, um ein Hinaufrücken desselben zu verhindern. Um das Kniegelenk beweglich zu erhalten, sind Kniescharniere eingegipst (Abb. 176). Natürlich sind Gefäße und Nerven einer genauen Kontrolle zu unterziehen. Nach 6 Wochen wird der Verband oben und unten gekürzt, so daß nur Becken und Oberschenkel bis zum Knie eingeschlossen sind. Jetzt kann auch mit den Gehversuchen begonnen werden. Handelt es sich um einen einseitigen Fall, dann muß der Schuhabsatz der gesunden Seite um $1^1/_2$ cm erhöht werden. Nach 3 Monaten erfolgt die endgültige Abnahme des Verbandes. Die gymnastische Behandlung, die nun sofort nach Abnahme des Gipsverbandes einsetzt, besteht in aktiven Überstreckungen und Abduktionsübungen.

Die Erfolge der Inversion zeigen sich in einer Beseitigung der Kontrakturen, in der Verringerung der Lordose, sowie in einer wesentlichen Funktionsverbesserung (Verminderung des Hinkens und größere Ausdauer beim Gehen) und schließlich in einem Schwinden der Schmerzen. Die Funktionsverbesserung erklärt sich aus der besseren Stützung und größeren Stabilität, welche der abduzierte Femur an der horizontal gestellten Darmbeinschaufel findet.

Ein anderes palliatives Verfahren, wodurch die blutige Reposition umgangen wird, stellt die *Bifurkation* nach Lorenz dar.

Die Bifurkation nach Lorenz.

Die *Gabelung* (Bifurkation) des oberen Femurendes zum Zwecke der Stützung irreponibler Hüftluxation ist gleichzeitig von Lorenz und Bayer angegeben worden und soll von französischen Autoren (Kirmisson, Fröhlich) schon früher geübt worden sein[1]. Der Gedanke der Operation ist folgender: Der Schenkelkopf wird, da er irreponibel ist, an seiner dislozierten Stelle belassen; dagegen wird in der Höhe des Pfannenniveaus eine Osteotomie ausgeführt,

---

[1] Ausführliche Angaben und Literaturverzeichnis bei Hass: Erg. Chir. **21** (1928).

worauf das obere Ende des distalen Fragmentes in die Pfannengegend eingestellt wird. Die beiden Fragmentenden verwachsen miteinander; das obere Femurende gliedert sich demnach gleich einer zweizinkigen Gabel in zwei Enden (daher die Bezeichnung Gabelung), nämlich eine längere laterale Zinke, die aus Kopf, Hals und Trochanter besteht, und eine kurze mediale Zinke, die durch das obere Ende des distalen Fragmentes gebildet wird und die direkt gegen die Pfanne zielt. *Das obere Femurende macht also auf diese Weise einen Umweg über die Pfanne und das Becken gewinnt dadurch eine solide knöcherne Stütze an seiner physiologischen Stelle, d. h. am*

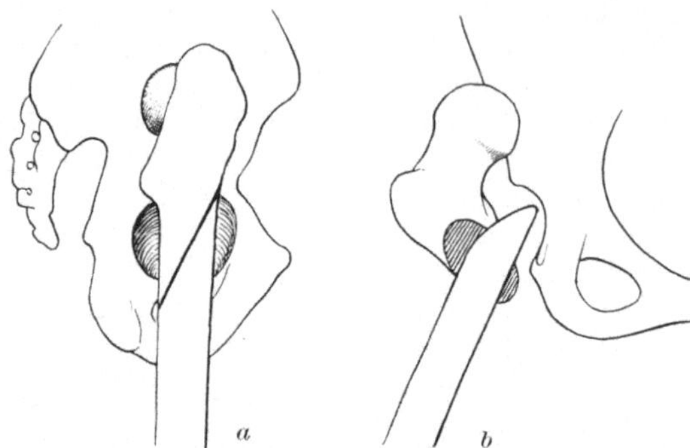

Abb. 177. Schema der Bifurkation nach LORENZ: *a* schrägfrontale Durchmeißelung, von der Seite gesehen, *b* Einstellung des oberen Endes des distalen Fragmentes in die Pfanne, von vorne gesehen.

Pfannenort. Die Osteotomie wird nach HASS schräg frontal, von außen oben nach innen unten, ausgeführt, um eine Beugestellung des zentralen Fragmentes zu verhindern und einen möglichst innigen flächenhaften Kontakt der Knochenschnittflächen zu gewährleisten. Das Wesentliche der Bifurkation liegt in der Umwandlung der elastischen Suspension des Beckens in eine unmittelbar knöcherne Unterstützung durch den Oberschenkel (Abb. 177 *a* und *b*).

Operationstechnik. α) *Lagerung.* Der Patient liegt mit gebeugten Hüften auf der gesunden Seite und wird durch Sandsäcke gestützt. Das kranke Bein befindet sich in Adduktion und Flexion.

β) *Hautschnitt.* Er beginnt von der Prominenz des Trochanter major und zieht in der Richtung des Femurknochens 10—12 cm nach abwärts.

γ) *Schräge Osteotomie des Femur.* Die Fascia lata und Muskulatur werden in ihrer Faserrichtung durchtrennt. Nachdem man das Periost der Länge nach durchschnitten

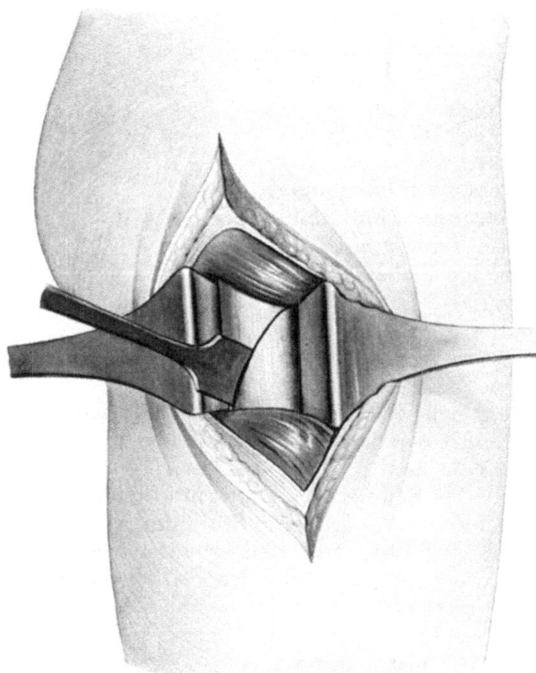

Abb. 178. Ausführung der Bifurkation. Der Femur wird in schrägfrontaler Richtung von vorne oben nach hinten unten durchmeißelt.

und abgehoben hat, wird der Knochen zum Schutze der Weichteile mittels der Knochenschaufeln umgriffen. Die Höhe der Osteotomiestelle wird vorher genau nach dem Röntgenbild bestimmt. Die Stelle ist je nach dem Stand des Schenkelkopfes individuell verschieden. Bei iliacalen Luxationen mit

bedeutendem Hochstand des Schenkelkopfes ist die Osteotomie eine subtrochantere, also unterhalb des Trochanter minor gelegen. In den Fällen mit
geringerem Hochstand wird man eine intertrochantäre Osteotomie ausführen
und das obere Ende des Trochanter minor in die Pfanne einstellen. Nach unserer
Erfahrung ist der *Trochanter minor* als Stützpunkt ganz besonders geeignet.

Man markiert sich nach dem Röntgenbilde genau die Stelle, die der
Mitte des Pfannenbodens entspricht,
und setzt einen breiten, scharf
schneidenden Meißel derart auf die
Außenseite des Femurs auf, daß
er denselben in der Richtung von
vorne oben nach hinten unten durch-
setzt (Abb. 178).

*δ) Die Einstellung des oberen
Endes des distalen Fragmentes in die
Pfanne.* Während man mit der
einen Hand das Bein abduziert,
wird mit dem in die Wunde eingeführten Daumen und Zeigefinger
der anderen Hand das obere Ende
des distalen Fragmentes kräftig
gegen die Pfanne angepreßt. Zumeist ist ein mehr oder weniger
deutliches Repositionsmanöver fühlbar, oder man kann sich mit dem
eingeführten Zeigefinger von der
Lage der Pfanne und der soliden
Anlehnung des oberen Endes des
distalen Fragmentes gegen die
Pfanne überzeugen (Abb. 179).

Hierauf werden Muskel, Fascie
und Haut mit Catgutnähten geschlossen.

Eine Tenotomie der Adduktoren
ist nur in solchen Fällen notwendig,
wo eine stärkere Adduktionskontraktur besteht.

ε) Gipsverband. Er wird bei mittlerer Abduktion von 30—40° und ge-

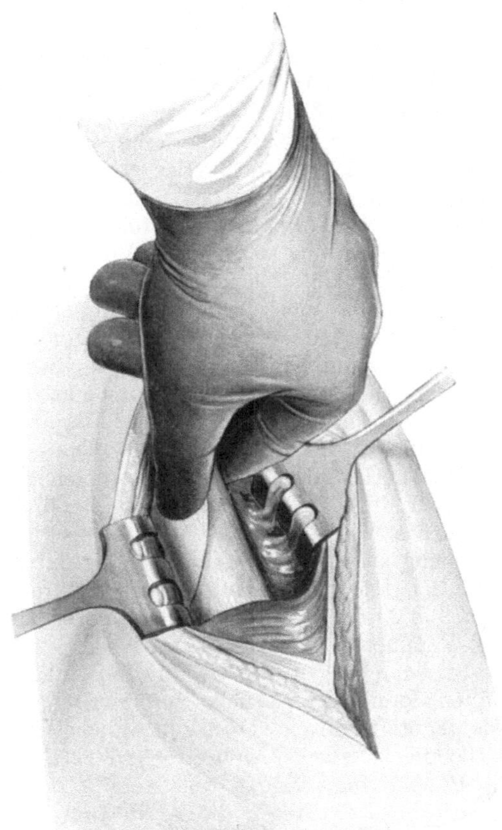

Abb. 179. Während man mit der einen Hand das Bein
abduziert, wird mit dem in die Wunde eingeführten
Daumen und Zeigefinger der anderen Hand das obere
Ende des distalen Fragmentes kräftig gegen die
Pfanne angepreßt.

ringer Innenrotationsstellung auf der Beckenstütze angelegt. Die Streckstellung
soll indifferent sein, keinesfalls darf der Femur in Überstreckung festgehalten
werden. Bei doppelseitigen Fällen muß die Abduktion etwas geringer gewählt
werden, weil sie nicht so gut verarbeitet werden kann als bei einseitiger Luxation.
Noch vor Anlegen des Gipsverbandes überzeugt man sich durch eine Röntgenaufnahme von der richtigen Stellung der Fragmente, um evtl. Fehler der
Stellung korrigieren zu können.

Der Gipsverband reicht von der Brusthöhe bis zu den Zehen. Um Muskelspannungen zu vermeiden, wird das Knie im Verbande leicht gebeugt.

Das Anlegen des Gipsverbandes muß mit außerordentlicher Genauigkeit
geschehen, um die bei der Operation erzielte Einstellung auch für späterhin
zu sichern. Nach 4 Wochen werden seitliche Kniescharniere eingegipst und die
Kniebewegungen freigegeben, nach weiteren 2 Wochen läßt man den Patienten

mit Hilfe von Krücken aufstehen und nach 3 Monaten wird der Verband vollständig entfernt.

Nachbehandlung. Sie besteht in warmen Bädern, Massage der Glutaealmuskeln sowie in aktiven und passiven Beuge- und Abduktionsübungen. Sowohl die Hüfte als auch das Knie müssen fleißig geübt werden.

Die Operation ist außerordentlich einfach, doch erfordert sie eine besondere Exaktheit. Genaues Studium des Röntgenbildes, präzise Operationstechnik und tadellos sitzender Gipsverband sind unerläßliche Voraussetzungen.

Bei doppelseitig Luxierten kann man zweizeitig, zuerst die eine Seite und nach erfolgter Konsolidierung die andere Seite, bifurkieren. Will man beide Seiten in einer Sitzung operieren, dann muß man den Patienten während der Operation mit dem Rücken derart auf ein Sandkissen lagern, daß die Operationsstellen beiderseits von der Seite gut zugänglich sind. Die Ausführung der Operation ist in diesem Falle für den Operateur unbequem, bedeutet aber für den Patienten eine wesentliche Vereinfachung und Abkürzung des Verfahrens. Die Schwierigkeiten bei der Ausführung der Operation doppelseitig Luxierter bestehen auch noch darin, daß die beiden Hüften oft sehr verschieden sind, auf der einen Seite stärker, auf der anderen Seite weniger luxiert und daher die Osteotomie und Einstellung ganz asymmetrisch erfolgen muß.

Komplikationen. 1. Das Abrutschen der Fragmente. Besonders unangenehm ist die Dislokation des distalen Fragmentes nach vorne auf das Schambein wegen der oft lange anhaltenden Schmerzen, die das Fragment durch Druck auf das Periost des oberen Schambeinastes beim Gehen verursacht. Man kann dem nur durch Vermeidung der Überstreckung entgegenwirken.

2. Die Wiederaufrichtung des proximalen Fragmentes. Diese Stellungsänderung kann im Verlaufe der Verbandperiode auftreten und ist auf den Einfluß der Hüftmuskulatur zurückzuführen. Eine der Hauptursachen ist das zu frühe Aufstehenlassen des Patienten, bevor noch eine feste Konsolidierung der Fragmente eingetreten ist.

3. Auch zu starke Abduktionsstellung, insbesondere bei doppelseitigen Fällen, kann eine häßliche Spreizstellung zur Folge haben. In 2 Fällen waren wir genötigt, durch eine nachträgliche Osteotomie unterhalb der Bifurkationsstelle die zu starke Abduktion zu verringern.

4. Manchmal findet sich auch stärkere X-Stellung des Knies nach der Bifurkation, die durch die Abduktion des distalen Fragmentes hervorgerufen wird. Im extremen Falle ist die X-Stellung durch eine suprakondyläre Osteotomie operativ auszugleichen.

Alle diese Vorkommnisse können das Resultat der Bifurkation wesentlich beeinträchtigen. Die Mißerfolge sind hauptsächlich durch Fehler bei der technischen Durchführung bedingt und lassen sich durch größere Sorgfalt bei der Vornahme der Operation und in der Verbandtechnik vermeiden. Die Bifurkation bringt eine reelle Verkürzung mit sich, die durch die Abknickung des Femur bedingt ist. Diese wird jedoch bei einseitigen Fällen durch die erzwungene Beckensenkung kompensiert, bei den doppelseitigen Fällen macht sie sich keineswegs auffallend bemerkbar.

Wir haben die Bifurkation bisher in mehr als 200 Fällen von veralteter angeborener Hüftluxation ausgeführt; in 80% der Fälle wurden gute Resultate erzielt. Ausgesprochene Mißerfolge waren durch unrichtige Indikationsstellung und technische Fehler bedingt.

Indikationen. Die Bifurkation findet insbesondere bei den seitlichen oder intermediären Luxationen (Luxatio supracotyloidea et iliaca) und bei der veralteten iliacalen Verrenkung ihre Anzeige und ist vor allem in jenen Fällen vorzunehmen, die zu dauernden oder heftigen Schmerzanfällen Anlaß geben. Im großen und ganzen kann man sagen, daß je hochgradiger die Luxation und je lockerer sie ist, um so günstiger wird der Erfolg der Bifurkation sein. Luxationen mit gut entwickelten Sekundärpfannen und genügender Fixation der Köpfe am Darmbein sind kein Objekt für die Bifurkation. Keinesfalls sollte die Operation vor dem 18. Lebensjahre des Patienten vorgenommen werden, da sonst Wachstumsstörungen zu befürchten sind. Wie LORENZ betont, *darf die Bifurkation nicht das erste, sondern immer nur das letzte Mittel sein, das nur dann gerechtfertigt ist, wenn alle Versuche, die Beschwerden auf konservativem Wege zu mildern, gescheitert sind.*

Andere Methoden. Es wurde bereits erwähnt, daß die subtrochantere Osteotomie bei irreponibler angeborener Hüftluxation schon vor LORENZ angewendet wurde. KIRMISSON führt die Operation an der Basis des Trochanter major derart aus, daß die Trennungslinie von oben außen nach unten innen verläuft. Die KIRMISSONsche Osteotomie bezweckt in erster Linie einen Ausgleich der permanenten Adduktionskontraktur, wobei es nicht ausgeschlossen erscheint, daß durch die Knickung der Femurachse eine bessere Unterstützung des Beckens und daher neben dem kosmetischen auch ein funktioneller Erfolg erzielt wird.

v. BAEYER, der mit seiner subtrochanteren Osteotomie der LORENZschen Bifurkation am nächsten kommt, beabsichtigt mit dieser Operation vor allem eine Besserung der Suspension des Beckens mittels passiver Anspannung der pelvitrochanteren Muskeln, also der seitlichen Glutaei; bei diesem Stellungswechsel wird gelegentlich auch eine Unterstützung des Beckens im Bereiche der alten Pfanne erreicht.

Zu erwähnen wäre noch die *tiefe* subtrochantere Osteotomie von SCHANZ. SCHANZ osteotomiert den Femurknochen in der Höhe des unteren Beckenrandes. Der Hautschnitt verläuft zwischen M. sartorius und tensor fasciae latae. Oberhalb und unterhalb der Durchtrennungslinie werden lange Bohrschrauben aus rostfreiem Stahl in den Knochen eingetrieben, die aus der Wunde herausragen. Nach der Durchmeißelung wird die Wunde geschlossen und ein Gipsverband angelegt, der auch die Bohrschrauben fest vereinigt. Dadurch wird die Winkelstellung gut fixiert. Die tiefe Osteotomie von SCHANZ strebt eine Ausschaltung des TRENDELENBURGschen Phänomens an, wobei eine *flächenhafte Unterstützung* des Beckens durch das obere Fragment erreicht werden soll. Abgesehen von den technischen Schwierigkeiten, die sich einer richtigen Verklammerung der Fragmente entgegenstellen, und den unvermeidlichen Gefahren eines ungünstigen *Dreh*momentes, die sich aus der tiefen Abknickung ergeben, tritt die Abduktion nach der tiefen subtrochanteren Stelle sowohl funktionell als äußerlich störend in Erscheinung. Dazu kommt, daß eine flächenhafte Stützung des Beckens durch das obere Femurfragment infolge der dazwischengelagerten Weichteilschichte verhindert wird, so daß die mangelnde Festigkeit des Luxationsgelenkes bei der Belastung nicht wesentlich ersetzt wird (SAXL).

Mechanisch betrachtet ist von den bisher empfohlenen palliativen Stützosteotomien die LORENZsche Bifurkation am ehesten imstande, die Insuffizienz des Beckens zu beheben, weil durch die gegen das Pfannendach gerichtete Gabelzinke des Femurschaftes eine natürliche knöcherne Stütze gewonnen wird.

Die große Bedeutung der LORENZschen Bifurkation liegt nicht allein darin, daß sie bei der Behandlung der veralteten irreponiblen Hüftluxationen oft den einzigen Ausweg darstellt, sondern daß sie auch bei einer Reihe anderer luxationsähnlicher Zustände der Hüfte, wie bei der Pseudarthrosis colli femoris, der Coxa vara luxans usw. eine wesentliche Funktionsverbesserung herbeiführen kann, worauf wir noch in der Folge zurückkommen werden.

Überblicken wir die palliativ-operativen Maßnahmen zur Behandlung der veralteten irreponiblen Hüftluxationen, so ergeben sich folgende Richtlinien:

1. Die *vordere* Luxation (Luxatio supracotyloidea) bleibt der *Inversion* nach LORENZ zur Stellungsverbesserung reserviert. Hier ist von der Gabelung entschieden abzuraten, da die Osteotomie zu hoch angelegt und der Schenkelkopf aus seiner relativ günstigen Position verdrängt werden müßte.

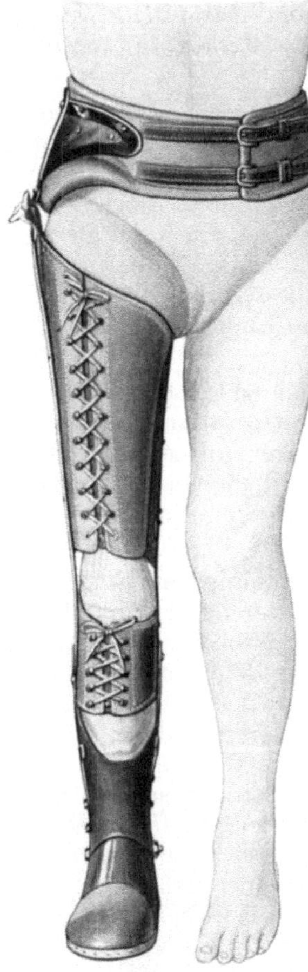

2. Bei den *seitlichen* oder *intermediären* Luxationen (Luxatio supracotyloidea et iliaca) ist entweder die *Inversion* mit Transposition des Schenkelkopfes nach vorne oder die *Gabelung* mit Einstellung des *Trochanter minor* in die Pfanne angezeigt; letztere Methode ist die wirksamere. Bei doppelseitigen Fällen mit hochgradigen Kontrakturen wird man sich jedoch mit der einfacheren Inversion und der Beseitigung der Kontrakturstellung begnügen.

3. Für die Fälle mit *hinterer* Luxation (Luxatio iliaca) und mit bedeutendem Hochstand des Femurkopfes ist die *Bifurkation* nach LORENZ die Methode der Wahl.

2. Der angeborene Femurdefekt.

Der angeborene Femurdefekt kann die verschiedensten Grade von der einfachen Verkürzung und Verjüngung des proximalen Femurendes bis zum vollständigen Fehlen des Oberschenkelknochens erreichen[1]. In manchen Fällen ist der Femurdefekt nur eine Teilerscheinung eines sog. Strahldefektes, der die ganze Gliedmasse befällt. Meist ist auch bei vollständigem Femurdefekt ein im Röntgenbild unsichtbarer bindegewebiger Strang — „Schenkelstrang" — vorhanden, der auch Periost enthält und sich mitunter noch knöchern ausbilden kann. Jedenfalls ist die Form des fehlgebildeten Knochens im Verlauf der Entwicklung noch einer wesentlichen Besserung fähig.

Auch der angeborene Femurdefekt ist nicht durch äußere Einflüsse, insbesondere nicht durch infolge von Druckwirkungen des Amnions auftretende Gefäßstörungen verursacht, sondern ist eine typische, im Keim selbst gelegene vererbbare Fehlbildung.

Behandlung. Die Behandlung beschränkt sich darauf, die Beinverkürzung durch eine zweckmäßige Prothese auszugleichen. Im 1. und 2. Lebensjahr besteht noch, wie dies ENGELMANN in einem Falle zeigen konnte, die Möglichkeit, durch eine Dauerextensionsbehandlung eine Verlängerung und knöcherne Ausbildung des Femurstranges zu erzielen. Man wendet sie bei kleinen Kindern nach dem Vorschlage von SCHEDE in Form der vertikalen Extension des Beines an, die die Pflege und Reinhaltung des Kindes wesentlich erleichtert.

Als Prothesen werden bei kongenitalem Femurdefekt Verlängerungsapparate (Abb. 180), die den Fuß möglichst in extremer Spitzfußstellung belassen, verordnet. Bei ganz kurzem Oberschenkel empfiehlt es sich, das Kniegelenk im Apparat gesperrt zu halten.

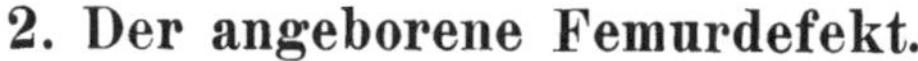

Abb. 180.
Verlängerungsapparat bei totalem Oberschenkeldefekt mit Kunstfuß und Doppelschienen.

---

[1] Zusammenstellung bei NILSONNE: Arch. orthop. Chir. **26** (1928).

3. Die Coxa vara infantum.

Coxa vara ist ein anatomischer Begriff und bezeichnet nichts anderes als die Verkleinerung des normalerweise ungefähr 125° betragenden Schenkelhals-Diaphysenwinkels im Sinne der Adduktion oder Varität. Stets ist eine Aufhebung der Abduktionsmöglichkeit vorhanden. Zur Coxa vara infantum zählen wir 1. die angeborene, 2. die in der frühen Kindheit auftretende und 3. die Coxa vara rachitica[1].

ad 1. Die Coxa vara ist nur dann sicher als *angeboren* zu bezeichnen, wenn die Fehlbildung nachweislich schon von Geburt an besteht oder, wenn gleichzeitig andere angeborene Mißbildungen vorhanden sind, z. B. auf der einen Seite Coxa vara, auf der anderen eine angeborene Hüftverrenkung. Die nach der Einrenkung angeborener Hüftluxationen beobachtete Coxa vara ist jedoch in der Regel eine erworbene. Die angeborene Coxa vara zeigt gewöhnlich

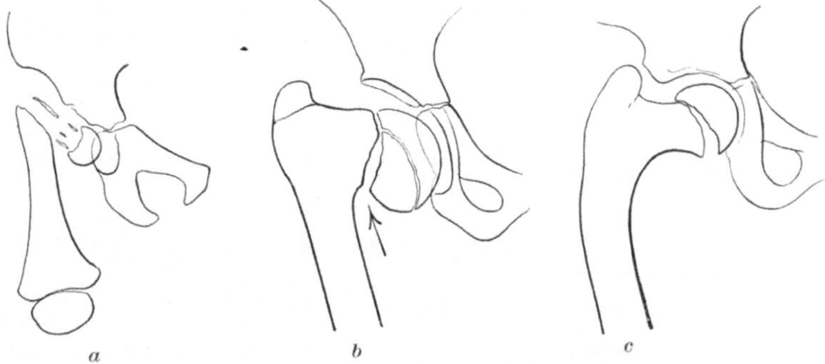

Abb. 181. Die drei Formen der Coxa vara infantum. *a* angeborene Coxa vara, *b* erworbene Coxa vara mit Schenkelhalsfissur, *c* Coxa vara rachitica.

eine erhebliche Verkürzung des ganzen Oberschenkels und weist im Bereiche des Schenkelhalses eine mehr oder weniger entwickelte Defektbildung auf. REINER, DREHMANN sehen die angeborene Coxa vara als den ersten Grad des angeborenen Femurdefektes an (Abb. 181*a*).

ad 2. Die in der frühen Kindheit auftretende *eigentliche* Coxa vara ist gekennzeichnet durch eine vertikal durch den Schenkelhals verlaufende breite kalklose Zone, welche mit der von außen oben nach innen unten ziehenden, als zarte Linie erkennbaren Epiphysenlinie des Schenkelkopfes eine dreieckige Aussprengung bildet (Abb. 181*b*). Über das Wesen dieser kalklosen Zone gehen die Ansichten auseinander. HOFFA bezeichnet sie als Schenkelhalsfraktur und hält sie für angeboren; FRISCH hingegen faßt sie als eine akzessorische Epiphysenfuge auf. Höchstwahrscheinlich handelt es sich jedoch um eine Ossifikationsstörung, ähnlich der LOOSERschen Umbauzone, und um einen der PERTHESschen Krankheit analogen Prozeß (HILGENREINER). Jedenfalls wird durch die Umwandlung des knöchernen Schenkelhalses in ein weiches, kalkarmes Gewebe die Tragfähigkeit des Schenkelhalses untergraben und führt unter dem Einflusse der Belastung zu einer mehr oder weniger hochgradigen Verbiegung des Schenkelhalses. In schweren Fällen rückt der Trochanter derart in die Höhe, daß sich ein luxationsähnlicher Zustand ergibt (Coxa vara luxans). Die Verbindung mit dem Schenkelkopf geht dabei niemals ganz verloren. Nach der Pubertät verschwinden die Aufhellungszonen, die Deformierung des Schenkelhalses bleibt jedoch bestehen.

---

[1] Ausführliches und Literaturverzeichnis bei DREHMANN: Erg. Chir. **2** (1911). Neueres Referat: WALTER: Orthop. Kongr. 1929.

ad 3. Die Coxa vara *rachitica* ist zumeist Teilerscheinung einer allgemein rachitischen Deformierung des Knochensystems. Der Hals ist in toto verbogen, die Knochenstruktur homogen (Abb. 181c). In frischen Fällen ist der rachitische Ursprung auch an der breit klaffenden und zackigen Epiphysenfuge erkennbar. Zumeist findet sich auch eine dicht unterhalb des Trochanter major sitzende Verkrümmung des Femur.

Behandlung. Die Behandlung ist für alle drei Formen der infantilen Coxa vara im wesentlichen die gleiche. Wird die Coxa vara früh genug erkannt, dann bietet die konservative Fixations- und Extensionsbehandlung in Abduktionsstellung eine gewisse Aussicht auf Erfolg. Am besten eignet sich hierzu das Gipsbett mit einer Abduktionsstellung von etwa 45° unter Anwendung eines Extensionsverbandes und Gewichtsbelastung von etwa 1—2 kg. Auf diese Weise ist eine Wiederaufrichtung und Konsolidierung des Schenkelhalses möglich. Auch eine bestehende Verkürzung kann bei Anwendung dieses Verfahrens behoben werden. Die Behandlung muß jedoch monatelang und unter regelmäßiger Röntgenkontrolle fortgesetzt werden.

Ist bei Kindern, die bereits zu laufen beginnen, eine bedeutende Verkürzung und beträchtliche Störung des Gehvermögens festzustellen, dann bringt die Entlastung des Schenkelhalses durch Verwendung eines Apparates

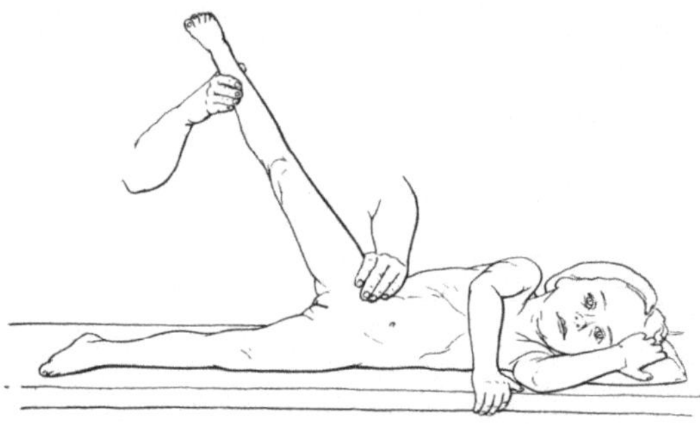

Abb. 182. Spreizübung bei Coxa vara.

(s. Abb. 25) Besserung. Am günstigsten ist die Prognose bei der rachitischen Coxa vara, bei welcher unter entsprechender Allgemeinbehandlung nach Ablauf des rachitischen Erweichungsprozesses eine Wiederaufrichtung des Schenkelhalses stattfinden kann. In hochgradigeren Fällen mit bedeutender Verkürzung und Adduktionskontraktur kommt das Redressement der Hüfte mit vorangehender subcutaner Tenotomie der Adduktoren in Frage. Die Operation bezweckt die Beseitigung der Adduktionskontraktur und die Erzielung günstiger statischer Verhältnisse durch Übertragung der Belastung vom Schenkelhals auf die Schenkeldiaphyse.

Redressement der Hüfte bei Coxa vara infantum.

Der Operateur führt nach subcutaner Tenotomie der Adduktoren vorsichtige redressierende Bewegungen mit dem Oberschenkel ganz ähnlich wie bei der ersten Phase der Reposition der angeborenen Hüftverrenkung aus. Hierauf Gipsverband in Abduktionsstellung von 60° und leichter Innenrotation für 6 Wochen, danach noch ein entlastender Apparat für mindestens 1 Jahr.

Die **Nachbehandlung** besteht in aktiven und passiven Spreizübungen. Letztere werden manuell ausgeführt, indem man das Kind auf der gesunden Seite liegenläßt, mit der einen Hand das Becken fixiert, mit der anderen den Schenkel unterstützt und abduzierende Bewegungen vornimmt. Man hat bei den Übungen darauf zu achten, daß der Oberschenkel gleichmäßig einwärts gedreht wird. Die Lendenlordose soll dabei möglichst ausgeglichen werden (Abb. 182).

Die Anwendung von Spreizbrettern, an die die Kinder während der Nachtzeit angeschnallt werden, scheitern gewöhnlich an dem Widerstand der Kinder und — der Eltern.

Es ist auch versucht worden, durch das unblutige Redressement den Schenkelhals einzuknicken und dadurch eine Aufrichtung desselben zu erzielen. Die Resultate waren jedoch wenig ermunternd, da die Verletzung zu Ernährungsstörungen des erkrankten Schenkelhalses und der Kopfepiphyse führte. Bei forciertem Redressement besteht übrigens die Gefahr, daß statt der Aufrichtung des Schenkelhalses eine Subluxation des Schenkelkopfes nach unten eintritt.

Bei den älteren Fällen besitzen wir in der *hohen subtrochanteren Osteotomie* des Femur ein Mittel, um eine Stellungskorrektur und statisch günstigere Belastungsverhältnisse zu

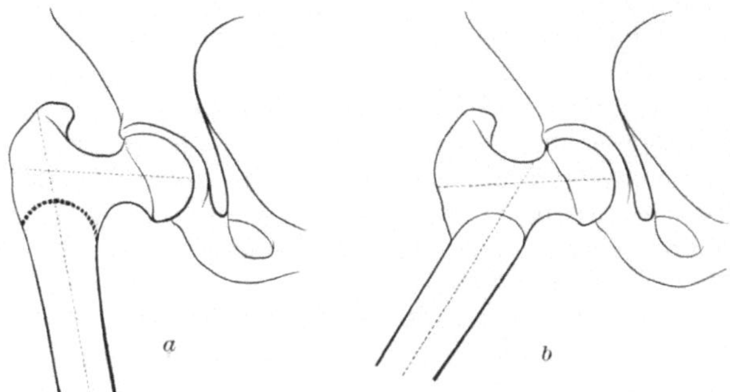

Abb. 183. Schema der subtrochanteren bogenförmigen Osteotomie nach BRACKETT-ALBEE. *a* vor der Korrektur, *b* nach der Korrektur.

erzielen. Wir wenden in der Regel die von BRACKETT-ALBEE empfohlene offene bogenförmige Osteotomie an (Abb. 183).

Die hohe subtrochantere bogenförmige Osteotomie nach BRACKETT-ALBEE.

Zunächst führen wir eine subcutane Tenotomie der Adduktoren aus (s. S. 229), um den Widerstand der vom Becken zur Innenseite des Femur ziehenden Muskeln auszuschalten, dann wird der Patient zur Osteotomie auf die gesunde Seite gelagert. Nach Durchschneidung der Fascie und der Muskulatur wird der Knochen freigelegt und zum Schutz der Weichteile mit Knochenschaufeln unterfahren. Man markiert sich nun mit einem schmalen, einschliffigen Meißel die Durchtrennungslinie des Femurschaftes knapp unterhalb des Trochanter major in einem Bogen, der von außen oben nach innen unten bis unter den Trochanter minor führt, und durchtrennt dann in der vorgezeichneten Linie den Knochen mit einem gekrümmten Hohlmeißel (s. Abb. 51 *b*). Danach wird

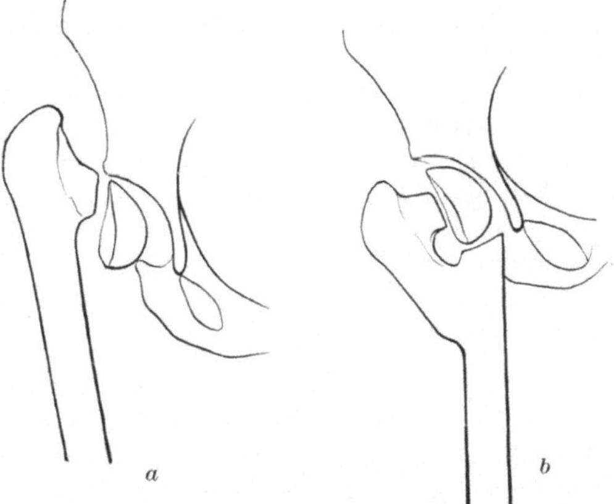

Abb. 184. Bifurkation bei Coxa vara luxans. *a* vor der Operation, *b* nach der Operation.

der Oberschenkel an der Osteotomiestelle entsprechend der beabsichtigten Korrektur nach außen abgebogen und die Stellung sofort durch eine Röntgenaufnahme kontrolliert. Bei Erwachsenen mit stärkerem Knochen kann man einen kleinen, mit der Basis nach außen gerichteten Keil entfernen, wonach sich die Frakturenden besser einstellen.

Nach Verschluß der Wunde wird auf dem Hüftredresseur ein Gipsverband angelegt, der von der Brusthöhe bis zu den Zehen reicht und 3 Monate zu belassen ist. Nach 6 Wochen wird das Kniegelenk ausgeschnitten und durch Eingipsen von Kniescharnieren beweglich gemacht.

In den meisten Fällen erreicht man einen fast normalen Schenkelhals-Diaphysenwinkel und einen beträchtlichen Ausgleich der Verkürzung.

Für die allerschwersten Fälle, insbesondere für die Coxa vara luxans, kommt schließlich noch die *Bifurkation nach* LORENZ in Frage mit Einstellung des oberen Endes des distalen Fragmentes unter der Kopfepiphyse. Die Ausführung ist analog der bei den irreponiblen Hüftluxationen (s. S. 199), nur wird die Osteotomie *statt in schrägfrontaler* in *schrägsagittaler* Richtung vorgenommen und das obere Ende des distalen Fragmentes derart nach innen disloziert, daß der Schenkelkopf durch dieses unterstützt wird (Abb. 184*a* u. *b*).

Selbstverständlich ist nach allen operativen Eingriffen die Nachbehandlung von besonderer Wichtigkeit, die nach beendeter Immobilisation in der Hauptsache in systematischen Abduktionsübungen (s. oben) und Massage besteht.

Andere Methoden. 1. Die „*Scharnierosteotomie*" *nach* CODIVILLA stellt ein rationelles Verfahren dar, denn es führt die Osteotomie am Sitze der Deformität im Schenkelhalse aus. Der Knochen wird an der Grenze zwischen Hals und Trochanter major in einer gegen den letzteren konvexen Linie mit einem bogenförmigen Meißel durchtrennt. Die Weichteile werden durch Traktionen verlängert, das Bein in leichter Abduktion eingegipst. Nachteile dieser Methode sind die Schädigung des ohnehin sehr geschwächten Schenkelhalses und die drohende Schenkelhalspseudarthrose, außerdem die Gefahr der Eröffnung der Gelenkkapsel.

2. *Die Trochanterresektion nach* BRANDES. Von einem seitlichen oder vorderen Bogenschnitt wird der Trochanter major freigelegt und reseziert, so daß der pelviotrochantere Muskelzug vom Knochen abgetrennt ist. Nach Versorgung der Wunde wird das Bein in eine Abduktionsstellung gebracht und ein Streck- und darüber ein Gipsverband angelegt. Belastung mit 5—20 kg. Nach einigen Wochen läßt man den Patienten mit einem entlastenden Gipsverband aufstehen. BRANDES nennt diese Methode eine physiologische, weil durch die Ausschaltung der pelvio-trochanteren Muskulatur eine Aufrichtung des Schenkelhalses von selbst stattfindet (s. Coxa valga).

Demgegenüber steht der Vorschlag von VEAN und LAMY, durch Abmeißelung und Versetzung des Trochanter major 8 cm tiefer auf die Femurdiaphyse eine bessere Anspannung der pelvio-trochanteren Muskulatur zu erzielen. Am überzeugendsten scheint uns das Verfahren von SILVERSKIÖLD zu sein, der die subtrochantere Osteotomie mit einem Tiefersetzen des Trochanter major verbindet.

4. Die Coxa vara adolescentium.

Sie ist ein scharf umschriebenes Krankheitsbild und von der Coxa vara infantum zu trennen. Der Sitz der Erkrankung ist die *Epiphysenfuge,* die Deformierung erfolgt durch Lösung der Schenkelkopfepiphyse in der Epiphysenlinie (Epiphyseolysis capitis femoris). Auch die fälschlich sog. idiopathische Coxa vara adolescentium (Coxa vara statica) ist nach LORENZ nichts anderes als der mit typischer Dislokation ausgeheilte Abbruch der Kopfkappe[1]. Die meisten Fälle von Coxa vara adolescentium zeigen eine Konstitutionsanomalie im Sinne eines eunuchoiden Hochwuchses oder eunuchoiden Fettwuchses mit endokriner Dysfunktion der Keimdrüsen und Hypophyse (HASS). Bei dem innigen Konnex, der zwischen Keimdrüsenfunktion und Epiphysen besteht, ist anzunehmen, daß die hormonale Dysfunktion in diesen Fällen eine Ossifikationsstörung in den Epiphysenfugen bedingt und daß die unter besonders ungünstigen statischen Verhältnissen stehende Epiphysenfuge des Schenkelkopfes zur Zeit der Pubertät der sich steigernden Inanspruchnahme nicht mehr gewachsen ist

---

[1] LORENZ: Z. orthop. Chir. **24** (1909).

und schon bei geringfügigen traumatischen Anlässen zu einer Lockerung und
Verschiebung der Kopfkappe führt. Dem Trauma kommt demnach lediglich die
Rolle eines auslösenden Momentes zu, was auch für die Unfallsbegutachtung
von praktischer Bedeutung ist. Vom klinischen Standpunkt aus stellt die Coxa
vara adolescentium einen speziellen Fall der Schenkelhalsfraktur dar, nur mit
dem Unterschied, daß die Kontinuitätsunterbrechung nicht an einer beliebigen
Stelle des Halses, sondern in der Epiphysenfuge gelegen ist.

Die Stellung des Beines bei der Coxa vara ist eine typische, der Schenkelhalsfraktur ähnliche und ist durch Adduktion, Außenrotation und Flexion gekennzeichnet.

Behandlung der *frischen* Fälle. Bei beginnender Epiphysenlösung, die sich
im Röntgenbilde meist in einem Klaffen der Schenkelkopfepiphyse kundgibt,
ist äußerste Schonung durch mehrwöchige Bettruhe, später durch Anwendung
eines Entlastungsappa-
rates (s. Abb. 25) not-
wendig, der mindestens
1 Jahr getragen werden
muß.

Ist die Kopfepiphyse
bereits vollständig gelöst
und gegenüber dem Hals
verschoben, dann besteht
in nicht zu veralteten
Fällen die Möglichkeit,
durch einen unblutigen
Eingriff eine vollständige
Reposition und Heilung
zu erzielen.

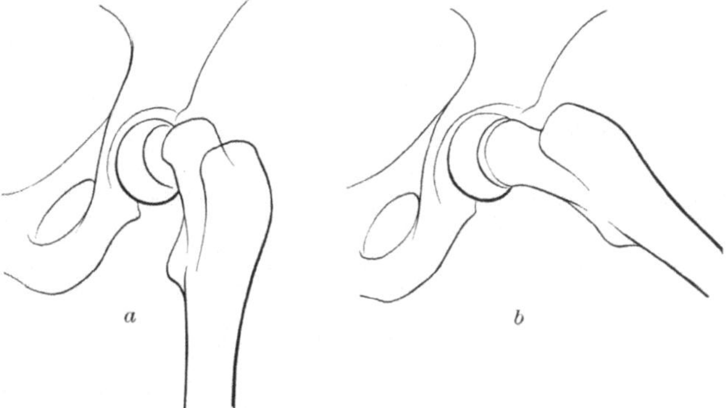

Abb. 185. Epiphyseolysis capitis femoris. *a* vor der Reposition,
b nach der Reposition.

Reposition der Coxa vara adolescentium (Epiphyseolysis capitis femoris) nach LORENZ.

Der narkotisierte Patient liegt mit einem unter das Kreuz geschobenen, zusammengelegten Leintuch auf dem Rücken. Ein Assistent fixiert das
Becken.

Da man das zentrale Fragment wegen seiner Kleinheit nicht beeinflussen
kann, sind wir genötigt, mit dem peripheren Fragment dem zentralen soweit
nachzugehen, bis eine Adaptierung der Frakturenden erzielt ist. Das zentrale
Fragment, die Kopfepiphyse, ist etwas nach abwärts gerutscht und blickt mit
seiner Frakturfläche nach oben außen und vorne. Um das periphere Fragment
daher vollkommen gegenüberzustellen, muß man dasselbe in eine forcierte
Abduktion, Innenrotation und mäßige Flexionsstellung bringen (Abb. 185*a* u. *b*).
Man erreicht dies dadurch, daß man den Oberschenkel durch ähnliche Hebelmanöver wie bei der Reposition der angeborenen Hüftverrenkung aus einer
rechtwinkligen Beugestellung in eine rechtwinklige Abduktion bringt und
schließlich durch vorsichtige Drehbewegung bei rechtwinklig gebeugtem Unterschenkel auch die Innenrotation herbeiführt. Die Bewegungen erfolgen zuerst
ganz glatt, nur zum Schluß fühlt man ein deutliches Krepitieren in der Hüfte,
das die stattgefundene Reposition anzeigt. Die Repositionsmanöver sollen
möglichst schonend und nach den Prinzipien des modellierenden Redressement
mit allmählich sich steigernden und immer wieder nachlassenden Traktionen
erfolgen. Brüskes Vorgehen ist von Schaden und führt zu Ernährungsstörungen
der Kopfepiphyse und zu Versteifungen des Gelenkes.

Vor Anlegen des Verbandes kontrolliert man noch mittels einer Röntgenaufnahme, wobei, um Täuschungen zu entgehen, die Extremität im Hüftgelenk gestreckt, nur mäßig abduziert und innenrotiert gehalten wird.

Am sichersten ist die erreichte Stellung zu erhalten, wenn der Oberschenkel in Abduktion von etwa 60° und Einwärtsrollung von 90° bei leichter Flexion in einem von der Brusthöhe bis zu den Zehenspitzen reichenden Gipsverband fixiert wird. Es genügt eine Fixation von 4 Wochen, dann kann bereits die Nachbehandlung mit Massage und Übungen begonnen werden. Längere Fixationsdauer ist wegen der Gefahr einer Versteifung zu widerraten, doch lassen wir in der Regel die Patienten nach Abnahme des Verbandes noch 4 Wochen liegen und während eines Jahres zum Gehen entlastende Apparate tragen.

Daß tatsächlich vollständige ideale Repositionen zu erzielen sind, zeigen Röntgenaufnahmen, die in gleicher Stellung vor und nach der Operation angefertigt wurden. Voraussetzung für das Gelingen ist allerdings, wie bereits

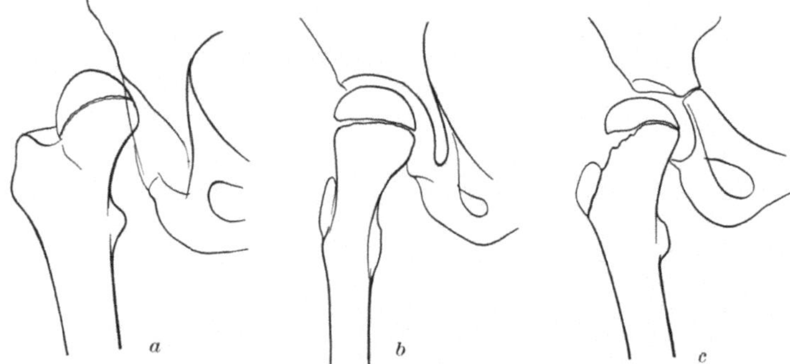

Abb. 186. Verschiedene Arten der Coxa valga. *a* Coxa valga luxans mit Subluxation des Schenkelkopfes nach angeborener Hüftverrenkung, *b* Coxa valga nach Kinderlähmung, *c* Coxa valga bei PERTHESscher Krankheit.

erwähnt, daß die Reposition noch im *frischen* Zustand der Epiphysenlösung, und zwar womöglich innerhalb der ersten 4 Wochen nach Beginn der Erkrankung vorgenommen wird.

Behandlung der veralteten Fälle. Ist die abgeglittene Epiphyse schon fest angewachsen, dann ist die Reposition gar nicht zu versuchen, da die eminente Gefahr einer Schenkelhalsfraktur oder bei gewaltsamer neuerlicher Lösung in der Epiphysenfuge die Möglichkeit einer Schenkelkopfnekrose naheliegt. Man kann sich in diesen Fällen lediglich auf die Beseitigung der Kontrakturstellung durch Inversion (s. S. 199) beschränken, die zwar keine anatomische Heilung, jedoch eine wesentliche Funktionsverbesserung mit sich bringt. Schließlich bleibt für schwerere Fälle noch die offene bogenförmige Osteotomie vorbehalten (s. S. 207). Mit der Osteotomie soll man jedoch mindestens zwei Jahre nach Beginn des Leidens warten, bis die vollständige Konsolidierung der Fragmentenden eingetreten ist.

5. Die Coxa valga.

Die Coxa valga[1] ist das Gegenstück zur Coxa vara und besteht in einer steilen Aufrichtung des Schenkelhalses, d. h. in einer Vergrößerung des Schenkelhalswinkels. Sie tritt in der Regel als Folgeerscheinung anderweitiger Erkrankungen auf, z. B. nach angeborener Hüftverrenkung [Coxa valga luxans (Abb. 186 *a*)], am häufigsten jedoch nach Lähmungen (Poliomyelitis, LITTLEsche

---

[1] Spezielle Darstellung und Literatur: HACKENBROCH: Erg. Chir. **20** (1927).

Krankheit) infolge Wegfalles der Zugspannung der am Trochanter major sich ansetzenden Muskeln (Abb. 186 b), aber auch bei der PERTHESschen Krankheit, wenn die Resorptionsvorgänge sich mehr an der Außenseite des Schenkelhalses abspielen (DREHMANN, HASS) (Abb. 186 c). Im allgemeinen ist jedoch die Coxa valga relativ selten und wird oft durch eine habituelle Außenrotation vorgetäuscht.

Behandlung. Die Behandlung der Coxa valga ist gegen das Grundleiden gerichtet. Bei geringfügigen Beschwerden genügt Massage und elektrische Behandlung der Glutaealmuskulatur. Zur Bekämpfung der habituellen Außenrotation ist das Tragen einer Bandage zweckmäßig, wie sie auf S. 190 beschrieben wurde.

Nur die Coxa valga luxans mit Subluxation des Schenkelkopfes erfordert einen operativen Eingriff, der dem bei älteren Fällen von kongenitaler Hüftluxation ähnlich ist. Er besteht in einer *Inversion* nach LORENZ (s. S. 199) und Fixation der Hüfte im Gipsverband für 3 Monate, danach Hüftgurt und Massage.

6. Die tuberkulöse Coxitis.

Die Häufigkeit der Tuberkulose der Hüfte ist durch ihren eigenartigen anatomischen Aufbau und durch die besondere mechanische Beanspruchung des Gelenkes bedingt. Die Tuberkulose der Hüfte tritt entweder als primäre Erkrankung der *Synovialis* oder in anderen Fällen primär im *Knochen* auf und bricht später ins Gelenk durch.

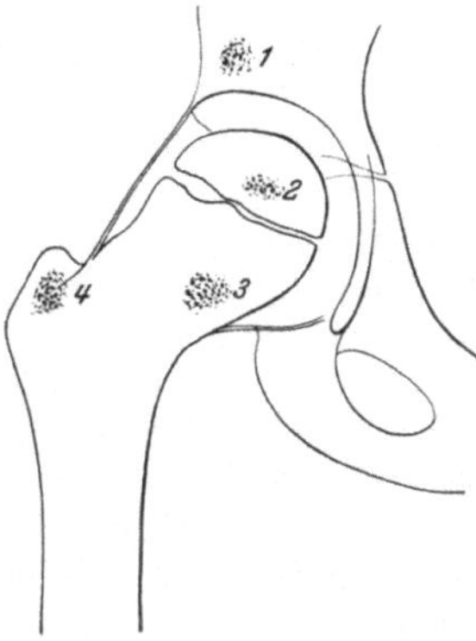

Die primär *synoviale* Form beginnt in der Regel mit einem Erguß unter Bildung eines entweder zur bindegewebigen Umwandlung oder zu käsigem Zerfall neigenden Granulationsgewebes.

Beim Fortschreiten des Krankheitsprozesses wird zunächst der Knorpel und dann der Knochen ergriffen. Infolge Zerstörungen an der Gelenks-

Abb. 187. Typischer Sitz der isolierten Knochenherde bei der tuberkulösen Coxitis. *1.* im Pfannendach (extraartikulär), *2.* in der Kopfepiphyse (intraartikulär), *3.* im Schenkelhals (intraartikulär, jedoch extrakapsulär), *4.* im Trochanter major (extraartikulär). (Nach ERLACHER.)

pfanne und unter dem Einflusse der Belastung kommt es zur Ausweitung der Gelenkspfanne, der sog. Pfannenwanderung, und zur Verschiebung des Schenkelkopfes, die schließlich zu einer pathologischen Luxation führen kann.

Bei der *primär ossalen* Form hat der tuberkulöse Herd gewöhnlich einen typischen Sitz, und zwar entweder im Pfannendach oder in der Kopfepiphyse oder an der Innenseite des Schenkelhalses oder im Trochanter major. Die isolierten Herde im Pfannendach und im Trochanter major sind zumeist extraartikulär, die beiden anderen intraartikulär gelegen (Abb. 187). Manchmal kommen aber auch multiple Herde im Knochen zur Beobachtung. Der im Trochanter befindliche Herd kann nach außen durchbrechen, ohne das Gelenk zu infizieren, die Herde im Pfannendach, im Hals und in der Epiphyse dringen gewöhnlich ins Gelenkinnere ein.

Daß das frühe Erkennen der tuberkulösen Coxitis für die Behandlung derselben von größter Bedeutung ist, muß als selbstverständlich vorausgesetzt werden. Die beginnende schmerzhafte tuberkulöse Coxitis ist vor allem durch die pathognomonische Mittelstellung des Gelenkes (Flexion, Abduktion und Außenrotation) und durch die spastische Fixation in dieser charakterisiert. In den späteren Stadien geht die primäre *Ab*duktion-Flexion-Außenrotationsstellung in eine sekundäre typische Kontrakturstellung (*Adduktion-Flexion- und Innenrotation*) über [1].

Die pathologische Fehlstellung des Gelenkes wird im Liegen und Stehen durch frontale Beckensenkung bzw. -hebung und Lordosierung teilweise kompensiert. Um die wahre Kontrakturstellung der Hüfte kennenzulernen, muß man daher den Kranken bei der Untersuchung derart lagern, daß sich das Becken in indifferenter Stellung befindet, d. h. daß die Spinae gleichhochstehen und daß die Lende der Unterlage aufliegt; dabei wird erst der wahre Grad der Kontrakturstellung manifest.

Behandlung. Die orthopädische Behandlung der beginnenden Coxitis läßt sich in die beiden Worte Fixation und Entlastung zusammenfassen.

Die Fixation des Hüftgelenkes erfolgt unter Belassung der pathologischen Kontrakturstellung. Jedwede Korrektur, sei es durch Redressement, sei es durch forcierte Gewichtsextension, ist zu vermeiden, weil dadurch erfahrungsgemäß der Prozeß sich verschlimmert und andauernde Schmerzen, hohes Fieber und Abscesse erzeugt werden.

Im übrigen ist zu bemerken, daß der Muskelspasmus, sobald das Gelenk ruhiggestellt ist und die Schmerzen nachlassen, von selbst schwindet und auch die Kontraktur, wenn man den Verband nach einigen Monaten entfernt, meist wesentlich verringert ist. Es muß hervorgehoben werden, daß ein leichter Grad von Abduktion und Flexion, wie sie der ersten pathognomonischen Stellung entspricht, für den weiteren Verlauf nicht ungünstig ist, da durch die Abduktion eine etwa eintretende Destruktionsverkürzung kompensiert wird und eine mäßige Flexion das Sitzen außerordentlich erleichtert. Nur in zwei Ausnahmsfällen ist eine Korrektur der Stellung gerechtfertigt:

1. Wenn die Kontraktur über das Maß der Mittelstellung hinausgeht und so extrem ist, daß sie das Gehen im Verband unmöglich macht. In diesem Falle wird die Stellung in Narkose nur soweit korrigiert, als dies *ohne Gewaltanwendung* möglich ist. Einen gewissen Grad der pathologischen Stellung soll man jedoch unter allen Umständen zurücklassen, da sonst Schmerzen und Fieber auftreten.

2. Wenn es zur *Spontanluxation* oder -Subluxation gekommen ist. Diese frühe Verrenkung wird durch einen starken Erguß ins Gelenk hervorgerufen, wodurch die Gelenkskapsel erweitert und der Schenkelkopf hinausgedrückt wird. Läßt man diesen Luxationszustand bestehen, dann ist eine irreparable Funktionsstörung die Folge. Wird jedoch der Schenkelkopf reponiert, dann kommt es gewöhnlich rasch zu einer Abheilung des Gelenkprozesses. Die Reposition erfolgt in Narkose, indem man entweder manuell oder unter Zuhilfenahme der LORENZschen Schraube (s. S. 178) einen Zug in der Längsrichtung des erkrankten Beines ausübt und gleichzeitig mit der Hand seitlich den Trochanter in die Pfanne drückt. Eine solche Reposition hat natürlich nur bei der frischen Luxation Erfolg; bei veralteten Fällen ist jeder Versuch einer Reposition aussichtslos und kann zu einer Fraktur des atrophischen Knochens oder zu einer Zerreißung des tuberkulösen Narbengewebes führen.

Es sei gleich hier betont, daß eine exakte *Fixation* des Hüftgelenkes nur mittels eines Gipsverbandes zu erzielen ist, der mindestens in der ersten Zeit vom Becken bis zu den Zehen reicht. Namentlich im Stadium der floriden schmerzhaften Entzündung wird man das Kniegelenk mitfixieren müssen, weil die zweigelenkigen Kniegelenksmuskeln auch das Hüftgelenk beherrschen. Erst wenn die Schmerzhaftigkeit nachgelassen hat, kann man das Kniegelenk freigeben.

---

[1] Vgl. über die Entstehung der Kontrakturstellung bei Coxitis WERNDORFF: Z. orthop. Chir. **32** (1913); ferner SAXL: Wien. klin. Wschr. **1907**, Nr 30.

Die Fixation im Gipsverband schließt die Anwendung der Entlastung nicht aus. Man braucht bloß die Fußsohle durch einen dicken Wattebausch derart hohllegen, daß der Fuß nur mit den Zehen den Boden berührt, oder man gipst zur völligen Entlastung einen Entlastungsbügel ein (s. Abb. 20). Der Bügel muß selbstverständlich die Fußsohle überragen und der Schuhabsatz der gesunden Seite zum Ausgleich entsprechend erhöht werden. Die Entlastung erfolgt in der Weise, daß der Kranke mit dem Sitzhöcker sich auf dem Verband, der an dieser Stelle entsprechend anmodelliert und gepolstert ist, aufstützt, so daß er beim Gehen und Stehen förmlich auf demselben reitet. Der Verband darf in diesem Falle das Kniegelenk nicht allzu fest umschließen, um die Entlastung nicht unwirksam zu machen. Im allgemeinen ist der Entlastungsbügel jedoch nur als primitiver Behelf für den Notfall anzusehen, da er die Rotationsbewegung des Fußes nicht verhindert und den Spitzfuß begünstigt; dazu kommt, daß er auch außen sichtbar ist und daher nicht gerne getragen wird.

Ein vorzügliches Mittel zur Durchführung der kombinierten Fixations- und Entlastungsbehandlung stellt die Anwendung eines *Ansatzapparates* dar, der an dem bis zum Knie reichenden *kurzen* Gipsverband angeschlossen wird und, zunächst im Knie durch eine Schraube fixierbar, später die freie Beweglichkeit des Knie- und Sprunggelenkes gestattet. Dieser Apparat enthält eine Knöchellasche, die den Unterschenkel oberhalb der Malleolen umgreift

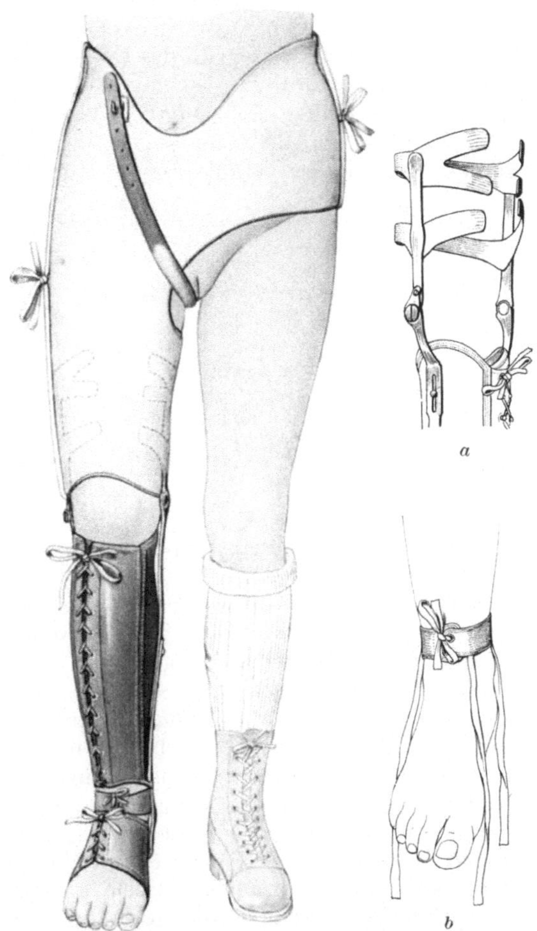

Abb. 188. Kurzer Coxitisverband mit Ansatzapparat zur kombinierten Fixations-Entlastungsbehandlung der Hüfte. *a* die Befestigungsklammern des Ansatzapparates zum Eingipsen, *b* Knöchellasche zum Ansatzapparat.

und mittels vier Bändern in die Fußsandale gezogen wird. Oberhalb des Kniegelenkes ist der Apparat mit Klammern versehen, die mittels Organtinbinden an den Gipsverband befestigt werden (Abb. 188). Auch in diesem Apparat wird wenigstens im Anfangsstadium der Erkrankung das Kniegelenk mittels einer Schraube festgestellt und erst später nach Abklingen der floriden Erscheinungen durch Entfernung der Schraube freigegeben. Der Ansatzapparat hat den Vorteil, daß die Hüfte Tag und Nacht auch gegen Drehbewegungen geschützt und, da der Schuh über den Apparat angezogen wird, unsichtbar ist.

Bei der hier geschilderten Art der Behandlung ist der Patient weder ans Bett noch ans Zimmer gefesselt und kann ohne Beschwerden herumgehen.

Technik des Coxitisverbandes. Der Patient wird auf die „Beckenstütze ohne Dorn" gelagert. Zunächst erhält er eine Trikothose, in welche Kratzbändchen durchgezogen sind, dann wird eine einfache, dünne Wattelage angewickelt; die Spinae und das Kreuzbein werden durch Auflegen von Wattepölsterchen noch besonders geschützt. Man markiert sich den Tuber ossis ischii, indem mittels eines Calicotschlauches der Sitz fest angezogen wird, und gipst hierauf das Becken und den Oberschenkel bis zum Knie ein. Zur Ausbildung der Tuberstütze wird die Gegend des Os ischii durch Gipspflaster verstärkt und gut anmodelliert (Abb. 189).

Gleich nach dem Erhärten des Verbandes fertigt man das Modell für den Ansatzapparat an, der nach seiner Fertigstellung mittels einer Organtinbinde an dem Verband fest verankert wird. Zum Ausgleich der Abduktionsverlängerung

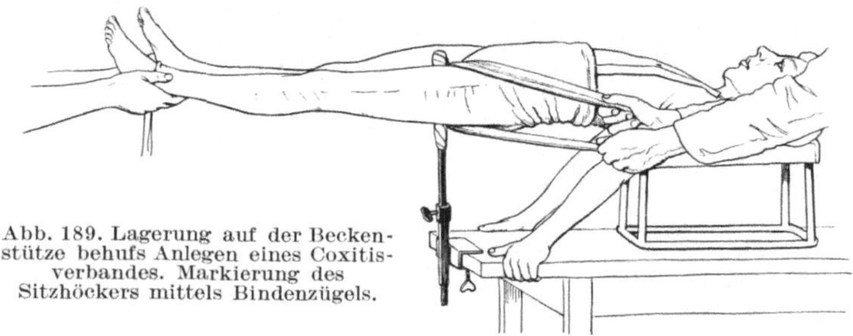

Abb. 189. Lagerung auf der Beckenstütze behufs Anlegen eines Coxitisverbandes. Markierung des
Sitzhöckers mittels Bindenzügels.

auf der erkrankten Seite wird auf der gesunden Seite der Schuhabsatz entsprechend erhöht.

Die Haut des Unterschenkels kann sehr leicht gereinigt werden, indem man den Apparat aufschnürt. Für die Reinigung des Oberschenkels und Beckens ist durch Kratzbändchen vorgesorgt.

Die Verbindung von Gipsverband und Ansatzapparat stellt die vollkommenste Lösung des Fixations- und Entlastungsproblems in der Behandlung der Coxitis dar. Bis zu den Zehen reichende Verbände sind demnach nur dort am Platze, wo wegen der hohen Kosten Apparate nicht angeschafft werden können.

Die Verbände, die alle 3 Monate gewechselt werden, müssen so lange getragen werden, bis die Krankheitserscheinungen vollständig geschwunden sind. Meist lernen die Patienten schon im ersten Verband sofort gehen und gewinnen nach und nach eine erstaunliche Geschicklichkeit. Auch das Sitzen ist, wenn die Patienten hauptsächlich die gesunde Seite in Anspruch nehmen, keineswegs behindert. Treten im Verlaufe der Erkrankung intensive Schmerzen und Fieber auf, so ist dies gewöhnlich das Zeichen eines Gelenksabscesses, der einer entsprechenden Behandlung bedarf. Bei vorhandener Fistelbildung wird durch Ausschneiden von Fenstern im Verbande die Versorgung der Wunde ermöglicht.

Bei jedem Verbandwechsel beachte man die gleichen Regeln wie beim ersten Verband; eine Verbesserung der Stellung erfolgt nur in dem Maße, als die Kontrakturstellung von selbst nachgibt. Das gilt auch für die sich sekundär entwickelnde Adduktionskontraktur der Hüfte.

Die endgültige Entfernung des Gipsverbandes und sein Ersatz durch einen Lederapparat geschieht erst in der Nachbehandlungsperiode. Man geht am besten in der Weise vor, daß man zunächst den Gipsverband durch eine fixe Hüftlederhülse ersetzt, die mit dem vorhandenen Ansatzstück zu einem kompletten Entlastungsapparat verbunden wird. Die Entlastung erfolgt auch hier durch eine gut gepolsterte Tuberstütze.

Ist der Prozeß soweit abgeheilt, daß auch die Belastung anstandslos vertragen wird, wovon man sich probeweise überzeugt, dann wird die untere Hälfte des Apparates entfernt und der Hüftteil als kurze Coxitishülse für sich allein verwendet (Abb. 190). Dieser leichte und anspruchslose Apparat hat lediglich die Aufgabe, die Hüfte noch eine Zeitlang gegen Zerrungen und Traumen zu schützen und dem Patienten beim Gehen eine gewisse Sicherheit zu geben. Durch die freie Betätigung des Unterschenkels wird die Atrophie des Beines wesentlich geringer und das Bein kräftiger. Selbstverständlich darf der Übergang von Entlastung zur Belastung nicht ganz plötzlich erfolgen, sondern nur allmählich unter Anwendung größter Vorsicht vor sich gehen.

Behandlung der isolierten Knochenherde. Der operativen Behandlung der tuberkulösen Herde bietet sich bei der Hüfte insofern eine günstige Gelegenheit, als sie sehr häufig isoliert auftreten und außerhalb des Gelenkcavums liegen (s. Abb. 187). Durch die frühe Exstirpation des Herdes besteht die Möglichkeit, die Ausbreitung des Prozesses und ein Übergreifen auf das Gelenk zu verhindern.

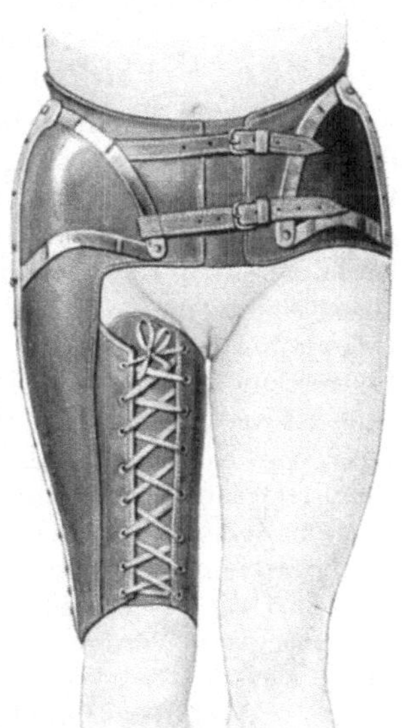

Abb. 190. Kurze Coxitishülse (vollgespannt) zur Nachbehandlung bei abgeheilter Coxitis.

Die Exstirpation erfolgt durch Excochleation mit dem scharfen Löffel; sie soll so *gründlich* und so *schonend* als möglich ausgeführt werden, um nicht das Gelenk selbst zu treffen.

Verhältnismäßig am günstigsten liegen die Verhältnisse bei Herden im *Trochanter major*, die man sehr leicht durch einen Längsschnitt über dem Trochanter erreicht.

Von demselben Hautschnitt aus, nur etwas außerhalb des Trochanter major, sind auch die Herde im *Schenkelhals* zugänglich. Man soll sie jedoch nur dann angehen, wenn sie sicher extrakapsulär liegen und gegen das Gelenkcavum im Röntgenbilde cortical abgegrenzt erscheinen. Mit Hilfe eines Hohlmeißels wird direkt unterhalb des Trochanter major ein kreisrundes Stück aus der Corticalis ausgestanzt und mit einem scharfen Löffel bis zum Knochenherd vorgedrungen. Nachdem das kranke Gewebe ausgeräumt ist, wird das ausgestanzte Stück Corticalis wieder an Ort und Stelle eingelegt und die Wunde primär geschlossen.

Größere Schwierigkeiten ergeben sich bei der Excochleation isolierter Herde im *Pfannendach,* doch wurden derartige Eingriffe bereits mit Erfolg vorgenommen (SORREL). Der Hautschnitt zieht nach SMITH-PETERSON von der Spina iliaca anterior superior nach abwärts und entlang dem Darmbeinkamm nach hinten (s. S. 126). Es folgt hierauf das Ablösen der Muskulatur vom Darmbein, bis man zum oberen Kapselansatz gelangt. Um den Herd nicht zu verfehlen, empfiehlt ERLACHER eine Nadel unter dem Röntgenschirm gegen den Herd einzustoßen und sie während der Operation als Wegweiser in der Knochenwunde liegenzulassen.

Herde in der *Kopfepiphyse* sind nicht anzugehen, da sie ohne Verletzung der Kapsel nicht zu erreichen sind.

Nach Excochleation größerer Herde legen wir zum Schutze des Gelenkes einen kurzen Gipsverband für 3 Monate an, der später noch durch eine kurze Coxitishülse aus Leder ersetzt wird. Man soll das Gelenk erst dann ganz freigeben, wenn sich im Röntgenbilde deutliche Anzeichen der Sklerosierung des Herdes zeigen.

Die Behandlung der coxitischen Abscesse erfolgt nach den allgemeinen Grundsätzen (s. S. 58). Meist kommen die Abscesse in der Gegend unterhalb des großen Trochanter zum Vorschein, so daß der Einstich mittels Troikart leicht ausführbar ist. Unter Umständen muß die Punktion mehrmals wiederholt werden.

Bei der *Punktion* eines intraartikulären Abscesses geht man entweder nach CALOT vor, indem man mit der Punktionsnadel etwa $1^1/_2$ cm lateral von der A. femoralis und 1 cm unterhalb einer durch das Tuberculum pubis gelegten Horizontalen senkrecht von vorne nach hinten in das Gelenk einsticht oder man dringt von der Außenseite des Oberschenkels dicht oberhalb der Spitze des Trochanter major in der Richtung des Schenkelhalses ein und schiebt die Nadel bis zur Erreichung eines knöchernen Widerstandes vor. Letzteres Verfahren ist bei weitem ungefährlicher als das erstere.

Stellungskorrektur nach ausgeheilter Coxitis.

Ist es zur Ausheilung der Coxitis in funktions*ungünstiger* Stellung gekommen, dann muß dieselbe korrigiert werden. Dies geschieht am einfachsten und gefahrlosesten auch bei vorhandener restlicher Beweglichkeit durch eine *lineare subtrochantere (extraartikuläre) Osteotomie* (s. S. 231). Es gibt zwar namhafte Orthopäden, die vor einem intraartikulären Redressement nicht zurückscheuen, besonders wenn es mit Vorsicht unter Extension ausgeführt und hernach das Gelenk im Gipsverband für längere Zeit fixiert wird. Wir sehen jedoch im Redressementverfahren die große Gefahr des Wiederaufflackerns des Prozesses, auch ist die Korrektur nach dem Redressement niemals eine endgültige, sondern stets von Residuen und Rezidiven gefolgt, weshalb wir die Osteotomie unter allen Umständen vorziehen.

Der Zeitpunkt zur Osteotomie ist erst dann gegeben, wenn nach jahrelangem freiem Herumgehen sich keinerlei Beschwerden eingestellt haben. Keinesfalls darf die Osteotomie vor Abklingen der letzten klinischen Erscheinungen vorgenommen werden.

Operative Ankylosierung der Hüfte bei tuberkulöser Coxitis.

Bei Besprechung der operativen Behandlungsmethoden der Gelenkstuberkulose (s. S. 60) haben wir auch der Versuche Erwähnung getan, eine Ankylosierung der Hüfte bei destruktiver Coxitis auf operativem Wege zu erzielen [1]. Diese Bestrebungen einer Versteifung der Hüfte (Arthrodese) gehen auf den durch tausendfache Erfahrungen gewonnenen Grundsatz zurück, daß eine starre knöcherne Hüftankylose für den Patienten von weit größerem Vorteil ist als ein zwar mehr oder weniger bewegliches, dafür jedoch schmerzhaftes, der nötigen Ausdauer entbehrendes und zur Kontraktur neigendes Gelenk.

Begreiflicherweise sind für die operative Versteifung der Hüfte nur jene Methoden in Betracht zu ziehen, die dieses Ziel auf *extraartikulärem* Wege erreichen; intraartikuläre Methoden sind wegen der Gefahr einer Propagierung des Prozesses abzulehnen. Die extraartikuläre Versteifung stellt gewissermaßen ein Seitenstück zur operativen Versteifung der Wirbelsäule bei der Spondylitis dar (s. dort).

Zunächst hat man versucht, durch Einpflanzung eines Tibiaspans zwischen Trochanter major und Darmbein eine knöcherne Brücke herzustellen (ALBEE, KAPPIS, BÁRON). Diese Methode wurde jedoch wieder verlassen, da diese Späne frakturierten und pseudarthrosenartige Abbauzonen auftraten.

---

[1] Monographie von BÉRARD: L'Arthrodèse de la Hanche dans la Coxalgie. Lyon: Bosc. Frères & Rivu 1929.

Die zuerst von HASS[1] angegebene *Trochanterplastik* besteht in einer schrägen Abmeißelung des Trochanter major, der gegen das Darmbein verschoben und daselbst in einer entsprechend angefrischten Mulde knapp ober dem Pfannendach eingepflanzt wird. Der Trochanter bildet auf diese Weise eine solide knöcherne Brücke zwischen Femur und Darmbein (Abb. 191). Die Methode wurde vom Verfasser *Verrieglung* der Hüfte genannt, weil sich der Trochanter tatsächlich wie ein Riegel über das Gelenk schiebt und dasselbe versperrt.

Diese Operation hat gegenüber der freien Knochentransplantation mittels eines Tibiaspans den Vorteil der lokalen Knochenplastik: Gute Ernährung des Transplantates, Sicherheit der Einheilung desselben und Vermeidung einer zweiten Operation zur Entnahme eines Tibiaspans.

Extraartikuläre Arthrodese der Hüfte mittels Trochanterplastik nach HASS.

Operationstechnik. α) *Lagerung.* Der Patient liegt auf der gesunden Seite mit möglichst gestreckter Hüfte. Stützung mittels Sandsäcken.

β) *Hautschnitt.* 15 cm langer, nach hinten leicht konvexer Hautschnitt über dem Trochanter major.

γ) *Abmeißelung des Trochanter major.* Umschneidung des Trochanter major mittels eines Resektionsmessers und schräger Abmeißelung mit scharfem breitem Meißel. Erscheint der Trochanter major auf dem Röntgenbild dem Darmbein sehr nahegerückt, wie dies in den meisten Fällen von großer Destruktion des Schenkelkopfes der Fall ist, dann genügt die Abmeißelung des Trochanter major allein. Ist der Trochanter major jedoch weiter entfernt, dann muß man

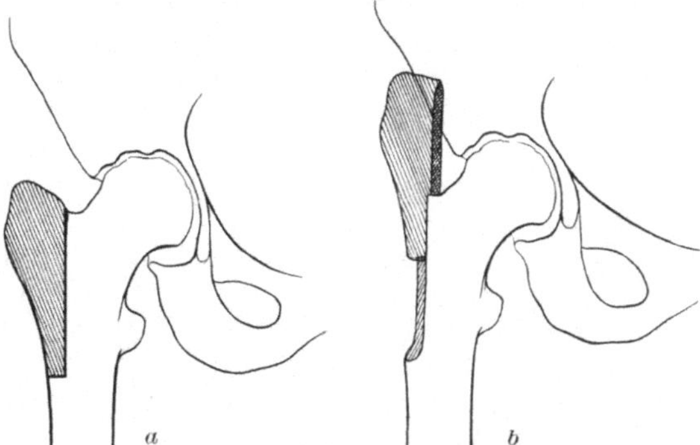

Abb. 191. Schema der extraartikulären Arthrodese der Hüfte mittels Trochanterplastik nach HASS. *a* der Trochanter major wird mitsamt einem Femurstück schräg abgemeißelt, *b* das abgemeißelte Trochanterstück wird derart gegen das Becken verschoben und eingepflanzt, daß es eine knöcherne Verbindung zwischen Darmbein und Femur bildet.

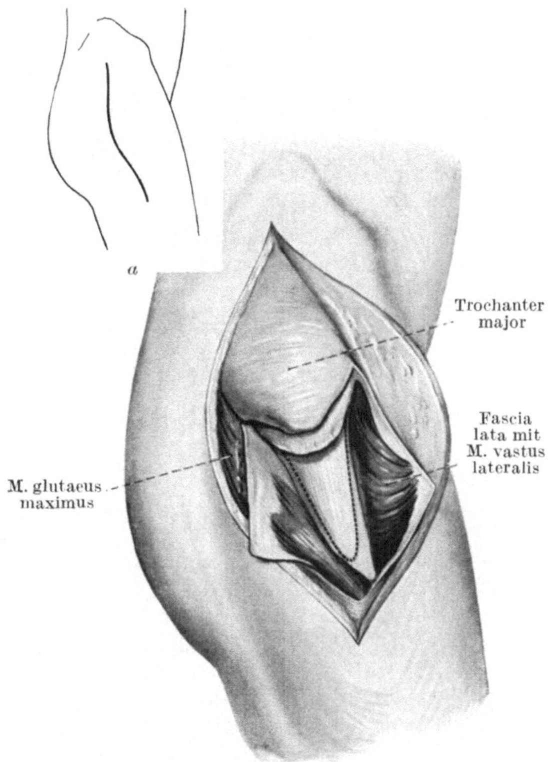

Abb. 192. Ausführung der Operation. Der große Trochanter ist umschnitten, das proximale Ende des Femurschaftes freigelegt, die punktierte Linie zeigt den Knochenschnitt an. *a* Hautschnitt.

---

[1] HASS: Zbl. Chir. **1922**, Nr 40; Bruns' Beitr. **152** (1931).

noch ein entsprechend längeres Trochanterstück aus dem Femurschaft herausmeißeln, um größere Berührungsflächen zu gewinnen (Abb. 192). Nach der
Abmeißelung wird der Trochanter mit der ihm anhaftenden Muskulatur so weit
nach oben geschlagen, daß der obere Pfannenrand und die vom M. glutaeus
minimus bedeckte Darmbeinwand sichtbar wird.

δ) *Anfrischung des Darmbeins.* Oberhalb des Pfannendaches wird aus dem Darmbein ein Periost-Knochenlappen herausgemeißelt und nach oben umgelegt und auf diese Weise ein Knochenfirst am Darmbein hergestellt (Abb. 193).

ε) *Verschiebung des großen Trochanter.* Nunmehr wird der große Trochanter derart hinaufgeschoben, daß er einerseits in der angefrischten Mulde des Darmbeins versenkt und von dem Periostknochenlappen überdacht wird, andererseits noch mit einem Teil der Ursprungsstelle am Femurknochen in Kontakt bleibt (Abb. 193 a). Nach Anlegen einiger kräftiger Befestigungsnähte am Darmbein und Femur wird die Wunde geschlossen.

ζ) *Gipsverband* in mäßiger Abduktion und geringgradiger Flexion, von der Brust bis zu den Zehen reichend. Besteht eine Adduktionskontraktur der Hüfte, dann wird noch in derselben Sitzung eine subtrochantere Osteotomie mit subcutaner Tenotomie der Adduktoren hinzugefügt (s. bei Kontrakturen).

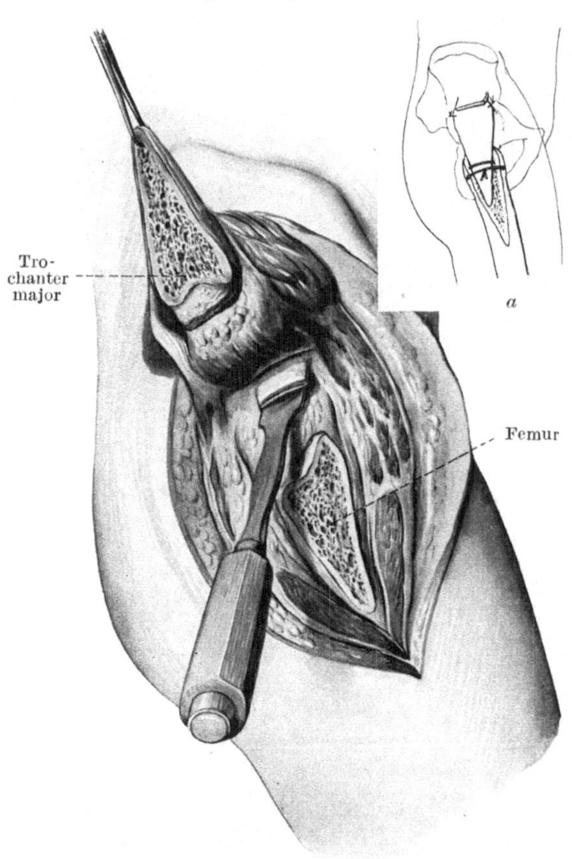

Abb. 193. Das Trochanterstück ist mitsamt der ihm anhaftenden Muskulatur nach oben geschlagen. Oberhalb des Pfannendaches wird ein Periostknochenlappen aus dem Darmbein herausgemeißelt, um das Knochenstück darunter schieben zu können. a Lage des Knochenstückes nach der Einpflanzung.

Nachbehandlung. Der Gipsverband wird 3 Monate belassen. 4 Wochen nach der Operation kann man den Patienten mit dem Verband aufstehen lassen. Nach Abnahme des Verbandes soll der Patient für ein weiteres halbes Jahr eine kurze, bis zum Knie reichende fixe Lederhülse tragen.

Die Erfolge der Operation sind ausgezeichnet; mit ihrer Hilfe gelingt es, die heftigen Schmerzen völlig und dauernd zu beseitigen und die Patienten in relativ kurzer Zeit auf die Beine zu bringen und arbeitsfähig zu machen. Bemerkenswert ist, daß, wie Beobachtungen zeigen, mit der knöchernen Ankylosierung der Hüfte auch der noch bestehende aktive Gelenkprozeß relativ rasch zur Ausheilung kommt.

Komplikationen ergeben sich, wenn man bei der Operation in einen noch aktiven tuberkulösen Herd gelangt. In einem Falle, wo wir einen solchen verkästen extraartikulären Herd eröffneten, kam es zu einer spezifischen Eiterung, die jedoch nach wenigen Monaten versiegte.

Bei atrophischem Trochanter major droht die Pseudarthrose, und zwar an der distalen Berührungsstelle zwischen Trochanter und Femur. Unter 12 Fällen, die wir noch mit bloßer Abmeißelung des Trochanter major allein operierten, sahen wir zweimal Pseudarthrose entstehen. Wenn man jedoch ein größeres Trochanterstück aus dem Femur nimmt, dann ist die Pseudarthrose nicht zu befürchten.

Indikationen. Die Operation ist angezeigt:

1. Wenn seit Jahren intensive Schmerzen bestehen, die durch keinerlei Mittel zu bekämpfen sind.

2. Aus sozialen Indikationen, wenn es sich darum handelt, den Patienten möglichst rasch auf die Beine zu bringen und ihn arbeitsfähig zu machen.

3. Um den Patienten von den teuren und lästigen Apparaten zu befreien.

Die Operation sollte keinesfalls bei Kindern vorgenommen werden und bei Erwachsenen nur dann, wenn der Patient sich in relativ gutem Allgemeinzustand befindet und wenn die akuten Erscheinungen abgeklungen sind.

Kontraindikationen sind infiziertes Operationsgebiet, multiple tuberkulöse Erkrankungen und allgemeine Schwäche.

Andere Methoden, wie die Befestigung des Trochanterstückes mittels eines Nagels (NOVÉ-JOSSERAND), die Umdrehung des Trochanterstückes (HIBBS), die gleichzeitige Verwendung eines Knochenlappens aus dem Darmbein (MATTHIEU, SORREL, WILSON) stellen nur unwesentliche Modifikationen des geschilderten Verfahrens dar. Die Hauptsache ist die Erzielung einer extraartikulären soliden Blockbildung zwischen Femur und Darmbein. Zu diesem Zwecke scheint uns die Trochanterverschiebung als die einfachste und sicherste Methode.

7. Die Säuglingsosteomyelitis der Hüfte.

Die Säuglingsosteomyelitis des Hüftgelenkes, gewöhnlich als Säuglingscoxitis bezeichnet, gehört zur Gruppe der *nichttuberkulösen,* akuten, pyogenen Gelenksentzündungen und ist deshalb für die Orthopädie von Bedeutung, weil sie gewöhnlich zu schweren Funktionsdefekten der Hüfte führt. Die Gelenksentzündung als solche ist metastatischer Natur nach Staphylo-, Strepto- oder Diplokokkeninfektion verschiedener Ursprungsstellen, wie Nabelinfektion, nach Otitis media oder inneren Infektionserkrankungen (Gastroenteritis) usw. Sie tritt oft schon in den ersten Lebenswochen unter heftigen Fiebererscheinungen auf. Es kommt gewöhnlich sehr rasch zur Gelenkseiterung, wobei sich der Eiter spontan entweder an der Innenseite des Oberschenkels oder hinter dem Trochanter major entleert. Eine der häufigsten Folgeerscheinungen der Säuglingsosteomyelitis der Hüfte ist die *pathologische Luxation* des Hüftgelenkes, die entweder durch die Ausdehnung der Kapsel infolge der Eiteransammlung oder aber infolge der Destruktion des Schenkelkopfes unter Mitwirkung des Muskelzuges zustande kommt. Im allgemeinen ist der Verlauf ein relativ gutartiger. Gewöhnlich beobachtet man nach dem Durchbruch des Eiters und eintretender Luxation rasch ein Versiegen der Wundsekretion und Absinken der Körpertemperatur.

Behandlung. Sie soll sich nicht allein mit den Folgezuständen, also mit der pathologischen Luxation, beschäftigen, sondern womöglich schon im akuten Stadium einsetzen, einerseits um dem angesammelten Eiter rasch zum Durchbruch zu verhelfen, andererseits um die pathologische Luxation zu verhindern.

Der bei beginnenden Fällen einzuschlagende Weg der Behandlung ist der Gipsverband, der in der Regel durch Ruhigstellung des Gelenkes zum Schwinden der Schmerzen und zum Absinken der Temperatur führt. Unter dieser

Behandlung kann auch der Gelenkserguß aufgesaugt werden und die Luxation ganz ausbleiben. Der Gipsverband muß in entsprechender Abduktion der Hüfte in einem Winkel von 45⁰ angelegt werden und von der Brust bis zu den Zehen reichen. Nehmen jedoch trotz der Ruhigstellung die Schmerzen zu, tritt Temperatursteigerung auf, zeigt das Röntgenbild ein Abrücken des Schenkelkopfes von der Pfanne als Zeichen der zunehmenden Füllung des Gelenkraumes, dann ist aktives Vorgehen durch operative Freilegung der intraartikulären Eiterung mittels *Arthrotomie* des Hüftgelenkes von hinten und nachträgliche zentrale Einstellung des Hüftkopfes in die Pfanne im Abduktionsgipsverband am Platze. Durch den Abfluß des Gelenksexsudates soll jene Kapselschrumpfung erzielt werden, die die dauernde Erhaltung des Schenkelkopfes in der reponierten Stellung sicherstellt.

Arthrotomie des Hüftgelenkes bei akuter Säuglingsosteomyelitis.

Die Eröffnung des Hüftgelenkes erfolgt nach den Angaben von PAYR [1] am besten von hinten, um günstige Abflußbedingungen zu schaffen. Hautschnitt vom hinteren Rand des Trochanter major bogenförmig und parallel zum Faserverlauf des M. glutaeus maximus nach oben. Der M. glutaeus maximus wird freigelegt und sein oberster Faserstumpf durchtrennt, die Ränder werden auseinandergehalten, so daß der M. glutaeus medius zum Vorschein kommt. Durch Vorziehen des M. glutaeus maximus medialwärts und des M. glutaeus medius lateralwärts wird im unteren Wundwinkel der M. piriformis sichtbar. Im Spalt zwischen M. piriformis und glutaeus medius wird die Hinterfläche der Hüftgelenkskapsel erreicht und quer eröffnet. Meist drängt sich die prall gefüllte Gelenkskapsel vor, manchmal ist man jedoch genötigt, durch Einkerben der Sehnen der beiden letzgenannten Muskeln die Öffnung zu erweitern. Der Kapselsack des Hüftgelenkes wird entleert und mittels Glasrohr drainiert. Hierauf wird sofort auf der Beckenstütze mit Dorn ein Gipsverband in Abduktion angelegt. Die Operationsstelle wird durch ein Fenster ausgespart. Die Erfolge sind, wie GOLD [2] aus unserer Klinik zeigen konnte, bei diesem aktiven Vorgehen sehr günstige; es kommt zu einem sehr raschen Abklingen der Infektion und es gelingt, die pathologische Luxation hintanzuhalten. Die von anderer Seite vorgeschlagenen Gelenkspunktionen sind nicht ausreichend, da hierdurch die Entleerung des Gelenkes sehr unsicher ist.

Reposition der pathologischen Hüftluxation nach Säuglingsosteomyelitis.

In den Fällen, bei denen bereits die Luxation eingetreten ist, besteht noch die Möglichkeit, durch eine Reposition des Schenkelkopfes in die Pfanne eine dauernde Einstellung unter das Pfannendach zu erzielen. Es ist eine ähnliche Methode, wie wir sie zur Reposition älterer kongenitaler Luxationsfälle angegeben haben (s. S. 178): Längszug mit der LORENZschen Schraube und seitlicher Druck auf den Trochanter major, hierauf Gipsverband in einer Abduktionsstellung von 60⁰. Bei der Reposition muß jedenfalls so schonend als möglich vorgegangen werden. Es spricht jedoch für die Gutartigkeit der Säuglingscoxitis, daß die Reposition in der Regel ohne jede Reaktion vertragen wird. Allerdings sind die zeitlichen Grenzen für eine erfolgreiche Reposition der osteomyelitischen Luxation sehr gering, da infolge der relativ rasch einsetzenden Vernarbungen und Schrumpfungen der Gelenkskapsel und infolge der bald auftretenden anatomischen Veränderungen am Schenkelkopf sich bald unüberwindliche Repositions- und Retentionshindernisse entgegenstellen.

---

[1] PAYR: Gelenkeiterungen. Leipzig: F. C. W. Vogel 1916.
[2] GOLD: Z. Orthop. 52 (1930).

Für die gänzlich veralteten Fälle von pathologischer Luxation kommt schließlich als einzige Methode, sobald das Kind erwachsen ist, die *Bifurkation* in Betracht (s. S. 199).

Auch *im späteren Lebensalter* kann eine Osteomyelitis der Hüfte auftreten, und zwar nach verschiedenen Infektionskrankheiten, Scharlach, Masern, Typhus, Ruhr, oder aber nach Durchbruch eines osteomyelitischen Diaphysenherdes ins Gelenk. Die Fälle zeigen mitunter einen abortiven Verlauf. Nicht selten sehen wir jedoch schwere eitrige Entzündungen, die zu Destruktion des Gelenkes, Epiphysenlösungen und zur Spontanluxation führen. Das gleiche gilt auch für die gonorrhoische Entzündung des Hüftgelenkes, die jedoch nur selten deletären eitrigen Charakter aufweist.

Klinisch finden wir in diesen Fällen Flexion, Abduktion und Außenrotation des Gelenkes, die oft extreme Grade erreichen. Fast niemals, außer bei eingetretener Luxation, kommt es zum Übergang in die Adduktionsstellung, da die Einschmelzung der Gelenksfacetten sehr rasch vor sich geht und die Ankylose schon frühzeitig in der Primärstellung des Gelenkes erfolgt. Durch die *Abduktion* unterscheidet sich auch klinisch die Ankylose nach Osteomyelitis von der nach tuberkulöser Coxitis.

Die **Behandlung** besteht während des akuten schmerzhaften Stadiums in Ruhigstellung des Gelenkes für 2—3 Wochen, dann in möglichst frühzeitiger aktiver Bewegungstherapie, um der Ankylosierung vorzubeugen. Die Übungen müssen jedoch mit größter Vorsicht und zunächst in geringem Ausmaße geschehen, da sonst sehr leicht eine Luxation eintritt. Hat sich eine solche bereits gebildet, ist die Reposition wie bei der Säuglingsosteomyelitis angezeigt. Sie muß möglichst bald vorgenommen werden, da sonst die Verwachsungen die Einstellung in die Pfanne verhindern. Nach dem Eingriff werden Temperatursteigerungen beobachtet, die jedoch meist nach wenigen Tagen zurückgehen. Die Ausheilung erfolgt gewöhnlich mit knöcherner Ankylose, die aber dem Luxationszustand jedenfalls vorzuziehen ist.

Bei veralteten Fällen kommt wieder die Bifurkation in Frage.

8. Die Osteochondritis coxae juvenilis (PERTHESsche Krankheit).

Die Osteochondritis coxae juvenilis ist eine Erkrankung sui generis, die mit Tuberkulose nichts zu tun hat. Diese Tatsache erkannt zu haben, muß als das große Verdienst von PERTHES angesehen werden [1]. Die Erkrankung tritt meist innerhalb einer bestimmten Wachstumsperiode, und zwar gewöhnlich zwischen dem 6. und 12. Lebensjahr, auf, manchmal im Anschluß an ein Trauma, manchmal jedoch ohne nachweisbare Ursache und beginnt mit geringen Schmerzen in der Hüfte und leichtem Hinken. Bei der Untersuchung zeigt sich nur minimale Verkürzung, keine Kontrakturstellung und nur eine Bewegungseinschränkung im Sinne der Abduktion, während die Flexion und die anderen Bewegungsrichtungen frei sind. *Die freie Flexion bei gehemmter Abduktion ist als charakteristisches Symptom der Osteochondritis der Hüfte anzusehen.* Im Röntgenbilde findet man den Gelenksspalt von normaler Breite oder sogar verbreitert, die Kopfepiphyse entweder in toto verkleinert, zerklüftet oder in zwei oder mehrere Teile zerfallen. Die scheinbar destruktiven Veränderungen im Röntgenbilde lassen es verständlich erscheinen, daß man die Erkrankung früher für eine Caries der Kopfepiphyse angesehen hat.

Pathologisch-anatomisch handelt es sich bei der Osteochondritis, die man auch als aseptische Nekrose aufgefaßt hat (AXTHAUSEN), um eine subchondrale Ossifikationsstörung der Kopfepiphyse bei intaktem Gelenksknorpel. Bezüglich

---

[1] Ausführliche Darstellung und Literatur bei CAAN: Erg. Chir. **17** (1924).

der Ätiologie der Erkrankung wurden divergierende Ansichten geäußert, doch nimmt man im allgemeinen auf Grund der erhobenen Befunde an, daß bei einer bestimmten Veranlagung *verschiedene* Ursachen zur Osteochondritis führen können und daß insbesondere funktionelle und traumatische Schädigungen in einer konstitutionell schwachen Epiphyse zur Zeit des stärksten Wachstums eine Ossifikationsstörung der erwähnten Art hervorzurufen vermögen. Zu bemerken ist, daß nicht nur, wie PERTHES ursprünglich annahm, die Kopfepiphyse selbst, sondern sehr häufig auch die angrenzende Partie des Schenkelhalses und die Pfanne (Pfannenosteochondritis) betroffen sind.

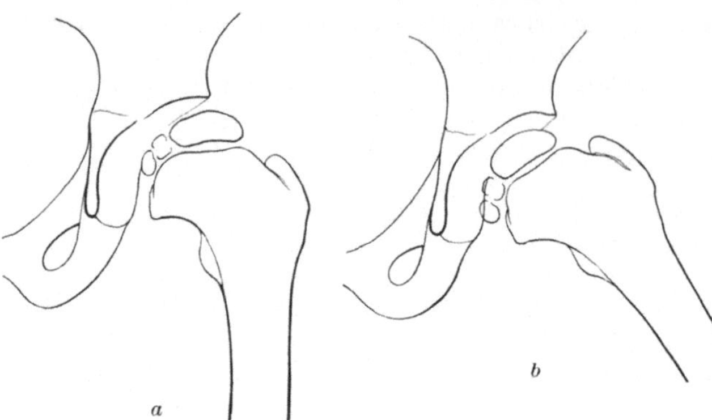

Abb. 194. Wirkungsweise der Abduktionsbehandlung bei der Osteochondritis coxae juvenilis. *a* Normalstellung. Die ganze Belastung ruht auf der erkrankten Kopfepiphyse. *b* in der Abduktionsstellung wird die Belastung von der Epiphyse auf den Schenkelhals und Schenkelschaft übertragen. Die Kopfepiphyse ist vom Druck befreit.

Die Endausgänge der PERTHESschen Erkrankung entsprechen den Regenerationsvorgängen in der Struktur der Kopfepiphyse. In den meisten Fällen kommt es infolge der Nachgiebigkeit der Knochensubstanz sekundär zu einem Einsinken und einer Verbreiterung der Kopfepiphyse und des angrenzenden Schenkelhalses, in manchen Fällen auch zu einer Subluxation der Hüfte, die jedoch eine Folge der Erkrankung ist und nicht etwa, wie CALOT annimmt, eine kongenitale Subluxation darstellt, also schon vorgebildet ist.

Behandlung. Die Erkrankung, die die Möglichkeit einer weitgehenden Restitutio ad integrum besitzt, erfordert von Anbeginn an eine strenge Immobilisation und Entlastung, um statische und traumatische Einflüsse auszuschalten und die Regenerationsvorgänge nicht zu stören.

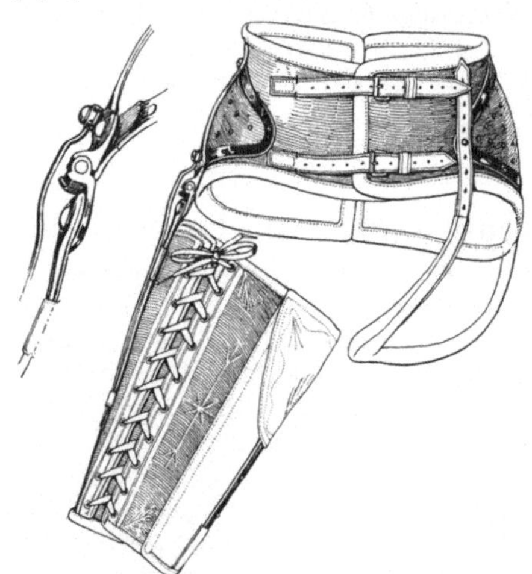

Abb. 195. Abduktionshülse nach HOFFA mit Hüftscharnier und Abduktionsfeder.

Der Krankheitsprozeß dauert in der Regel bis zur Heilung 1—2 Jahre.

In leichten Fällen genügt ein einfacher und kurzer, vom Becken bis zum Knie reichender Hüftgipsverband in leichter Abduktionsstellung. Besteht ein Hindernis von seiten der Adduktoren, dann muß die Hüfte in Narkose redressiert und die Kontraktur durch eine subcutane Tenotomie der Adduktoren beseitigt werden (s. S. 229). Hierauf legt man in einer Adduktion von 45⁰ einen Gipsverband an. Durch die Überführung der Hüfte in eine habituelle Abduktionsstellung wird nicht nur die Adduktionskontraktur korrigiert, sondern durch die Übertragung der Belastung von der gefährdeten Kopfepiphyse auf die äußere Schenkelhalspartie wird die Belastung in die Richtung des Schenkelschaftes verlegt und die Kopfepiphyse vom Druck befreit (Abb. 194).

Nach 3 Monaten wird der Verband abgenommen und durch eine Abduktionshülse ersetzt, die die Beugung durch ein eingebautes Scharnier frei läßt und mittels einer Spreizfeder im Sinne der Abduktion wirkt (Abb. 195). Dieser Apparat wird noch ein Jahr getragen. Gegenüber der von mancher Seite empfohlenen Extensionsbehandlung hat die geschilderte Methode den Vorteil, daß der Patient während der ganzen Dauer der Behandlung herumgehen kann.

In schwereren Fällen mit drohendem Zerfall der Kopfepiphyse ist die Verwendung eines kompletten Entlastungsapparates, der von der Hüfte bis zu den Zehen reicht, unerläßlich. Im Gegensatz zum Entlastungsapparat bei der Coxitis ist jedoch die Beugung im Hüftgelenk durch ein Scharnier freigegeben.

Die **Nachbehandlung** besteht in aktiven Abduktionsübungen, die in Seitenlage des Patienten vorgenommen werden (s. S. 206).

9. Die Arthritis deformans der Hüfte.

Sie ist eine Erkrankung des mittleren und höheren Alters und führt niemals zu einer Vereiterung, sondern zu einer langsam fortschreitenden Deformierung des Gelenkes. Das Leiden beginnt mit Schmerzen in der Gegend der Hüfte, dabei sind die Bewegungen des Gelenkes, besonders im Sinne der Abduktion eingeschränkt. Das Röntgenbild zeigt Verschmälerung des Gelenksspaltes, Abflachung des Schenkelkopfes und des oberen Teiles der Pfanne und als charakteristisches Zeichen die Randwülste. Im übrigen fehlt die Knochenatrophie oder es findet sich nur eine leichte diffuse Porose des Skelets.

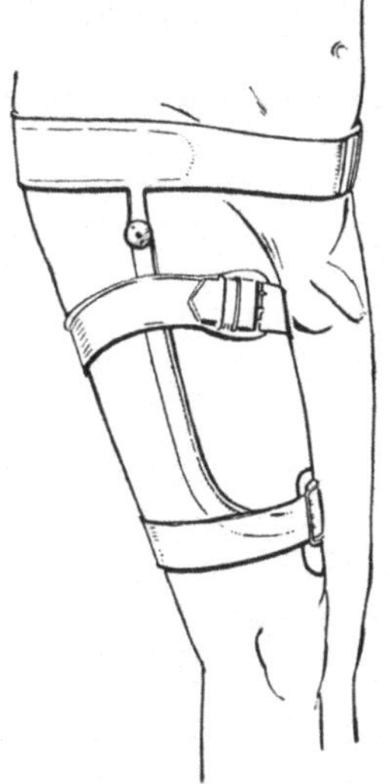

Abb. 196. Hüftbandage nach HOHMANN zur Behandlung leichterer Fälle von Arthritis deformans der Hüfte.

Behandlung. Für die Behandlung ist es zunächst von Wichtigkeit, ob es sich um eine primäre idiopathische oder um eine sekundäre Arthritis deformans handelt. Letztere kann z. B. nach gröberen traumatischen Verletzungen, nach Gelenksrheumatismus, nach leichteren Formen der tuberkulösen Coxitis, nach reponierten kongenitalen Hüftluxationen, nach PERTHESscher Krankheit der Hüfte usw. auftreten. Die Behandlung der sekundären Arthritis deformans ist zunächst eine kausale, gegen das Grundleiden gerichtete.

Verhältnismäßig schwierig gestaltet sich die Behandlung bei der primären idiopathischen Arthritis deformans, deren tiefere Ursachen noch ungeklärt sind und bei der wir daher gezwungen sind, uns mit „symptomatischen" Maßnahmen zu begnügen und darauf zu beschränken, die Kranken möglichst von ihren Schmerzen zu befreien und die gestörte Funktion wieder in geordnete Bahnen zu lenken.

In leichten Fällen wird man mit der physikalischen (Wärmeapplikation in den verschiedenen Formen) und medikamentösen Behandlung (Mirioninjektionen) auskommen und danach trachten, durch Massage und Gymnastik die gestörte Funktion in Gang zu bringen.

In besonders schmerzhaften Fällen wird man wohl zumindest eine Zeitlang auf jede Beweglichkeit verzichten und durch eine temporäre Fixation des Gelenkes die Schmerzen beseitigen. Wir erreichen dies am besten durch einen *abnehmbaren* Blaubindengipsverband oder eine abnehmbare Lederhülse, die nach Abklingen der rezenten Erscheinungen eine vorsichtige Wärme- und Bewegungstherapie ermöglichen. Vor kurzem hat HOHMANN[1] eine sehr einfache, zur Behandlung der Arthritis deformans des Hüftgelenkes dienende *Bandage* angegeben, die aus einem schmalen Stahlbeckengurt und einer seitlichen Schiene zum Festhalten des Oberschenkels von innen her besteht (Abb. 196). Dadurch soll eine *Innendrehung* und *Abduktionsstellung* des Oberschenkels herbeigeführt werden. In leichten Fällen ist der Apparat sehr verwendbar und nützlich.

In weit vorgeschrittenen Fällen von Arthritis deformans der Hüfte wird ein entlastender Halbzirkelapparat mit Tubersitz, Sandale oder Schuhbügel (s. Abb. 25) angewendet werden müssen. Der Apparat kann so gebaut sein, daß das Hüftgelenk anfangs immobilisiert und später nach Entfernung einer Fixationsschraube wieder beweglich gemacht wird. Er soll zumindest bis zur Erlangung völliger Schmerzfreiheit getragen werden.

In jenen Fällen, in welchen die konservativen Maßnahmen versagen und die Beschwerden bis zur Unerträglichkeit gesteigert sind, kommen schließlich *operative Maßnahmen* in Betracht. Zu empfehlen ist ein palliatives Operationsverfahren, das als *Gelenksumlagerung* oder *Transposition* der Hüfte bezeichnet werden kann. Es besteht darin, daß in Narkose das Hüftgelenk, evtl. nach vorangegangener subcutaner Tenotomie der Adduktoren, durch ein Redressement aus der Adduktions- in eine habituelle Abduktionsstellung übergeführt wird. Dadurch wird die Belastung von der am meisten gefährdeten Partie des Schenkelkopfes auf die in der Regel gesunde Schenkelhalspartie verlegt und die erkrankte Kopfepiphyse auf diese Weise entlastet. Sie eignet sich insbesondere für die schmerzhaften, mit mehr oder minder hochgradiger Adduktionskontraktur einhergehenden Fälle. Verschmälerung des Gelenksspalts und stark eingeschränkte Beweglichkeit sind keine Kontraindikationen, wohl aber hochgradige Randwucherungen, da dieselben beim Redressement leicht einbrechen können.

Redressement der Hüfte bei Arthritis deformans.

Die Ausführung der Operation ist sehr einfach. Nach vorangehender subcutaner Tenotomie der Adduktoren (s. S. 229) wird das erkrankte Bein aus maximaler Flexion in die Abduktion und Innenrotation gehebelt und in mäßigem Grade überstreckt. In Abduktion von 45°, bei leichter Innenrotation und mäßiger Überstreckung wird ein Gipsverband angelegt, der vom Becken bis zu den Zehen reicht und 3 Monate belassen wird. 6 Wochen nach der Operation wird der Unterschenkelteil des Verbandes vom Knie abwärts entfernt. Schon 2 Wochen nach der Operation läßt man den Patienten im Verbande aufstehen, wobei man die durch die Abduktion bedingte Verlängerung durch eine $1^1/_2$ cm erhöhte Sohle der gesunden Seite ausgleicht. Die Erhöhung des gesundseitigen Absatzes wird auch nach gänzlicher Entfernung des Verbandes für ein halbes Jahr beibehalten.

Die **Nachbehandlung** besteht in Abduktionsübungen und Massage. Tagsüber läßt man während eines Jahres noch die HOHMANNsche Bandage tragen oder in älteren und hartnäckigen Fällen eine Abduktionshülse (s. Abb. 195).

Die geschilderte Operation, die wir bereits in einer großen Anzahl von Fällen ausgeführt haben, zeigt sehr zufriedenstellende Resultate und hat gegenüber den radikalen Methoden (Resektion oder Arthroplastik) vor allem den Vorzug, daß sie völlig ungefährlich ist und auch älteren Patienten zugemutet werden kann.

---

[1] HOHMANN: Münch. med. Wschr. **1932**, Nr 2.

10. Die tabische Arthropathie der Hüfte.

Das Hüftgelenk ist nicht selten der Sitz der tabischen Arthropathie. Man hat die tabische Arthropathie als die Übertreibung, die Karikatur der Arthritis deformans angesehen, doch bestehen zwischen Arthritis deformans und tabischer Arthropathie sowohl in ihrem Grunde als auch in ihrem klinischen Verlauf wesentliche Unterschiede. Vor allem fehlen bei der tabischen Arthropathie die Schmerzen, die bei der Arthritis deformans oft bis zur Unerträglichkeit gesteigert sind, dann führt die tabische Arthropathie niemals zur Versteifung, sondern im Gegenteil zur abnormen Beweglichkeit und Schlotterung des Gelenkes. Pathologisch-anatomisch ist das hervorstechendste Merkmal die Spontanfraktur, von kleinsten Absprengungen am Pfannendache oder Trochanter minor bis zur vollständigen Zersplitterung des Schenkelkopfes. Die häufigste Fraktur ist die des Schenkelhalses. Eine Folge starker Zersplitterung ist die pathologische Luxation der Hüfte.

Behandlung. Nach dem Gesagten muß sich die Therapie zunächst darauf beschränken, die Spontanfrakturen zu behandeln und neue Frakturen zu verhindern. Jede Behandlung mit Massage, Heißluft und andere Prozeduren ist unnütze Zeitvergeudung und nur geeignet, den Gelenkszustand zu verschlimmern.

Die Extensionsbehandlung ist entschieden zu widerraten, da dadurch die Atonie der Muskulatur zunimmt und wir noch außerdem die Neigung zur Schlotterung der Gelenke erhöhen. Auch alle Arten von Bewegungsübungen sind schädlich.

Die tabischen Frakturen werden nach den bekannten allgemeinen Grundsätzen behandelt: Möglichst exakte Adaptierung der Fragmente und unentwegtes Festhalten derselben bis zur endgültigen Konsolidierung. Wichtig ist es, bei Gipsverbänden besonders auf den Decubitus zu achten, der bei der vorhandenen Analgesie leicht unter dem Verband entstehen kann. Die Verbände müssen daher besonders gut gepolstert sein. Nach Abnahme des Gipsverbandes ist jede Massage und Übungsbehandlung zu unterlassen. Die Heilung der Frakturen erfolgt im allgemeinen in derselben Weise wie sonst, meist jedoch mit übermäßig starker Callusbildung. Nach arthropathischen Schenkelhalsfrakturen ist allerdings die Schenkelhalspseudarthrose unvermeidlich. Im übrigen kann die Behandlung nur eine rein orthopädische sein. Das Hauptprinzip der Behandlung ist und bleibt die Entlastung des erkrankten Gelenkes, seine richtige Achsenführung und die Ausschaltung aller pathologischer Exkursionen (Überstreckungen usw.). Dieser Aufgabe dient der HESSINGsche Schienenhülsenapparat (s. Abb. 23), der natürlich besonders exakt ausgeführt sein muß. Im Verlaufe der Apparatbehandlung sehen wir sehr oft einen Stillstand der Erkrankung eintreten, weil die Schädigungen des Gelenkes durch das Tragen des Apparates ausgeschaltet sind, auch wird die Ataxie durch die Hemmung des Apparates günstig beeinflußt. Ganz besonders notwendig erweist sich der Schienenhülsenapparat bei Schenkelhalspseudarthrosen und pathologischen Luxationen infolge tabischer Arthropathie.

11. Die schnappende Hüfte.

Die schnappende oder schnellende Hüfte ist entweder kongenitalen Ursprungs oder auf Traumen zurückzuführen. Nach VOELKER handelt es sich um einen manchmal schwielig-verdickten Strang des proximalen Tractus ilio-tibialis, der bei der Beugung über den Trochanter major nach vorne gleitet und bei der Streckung in der Standphase mit einem Ruck zurückschnellt[1].

---

[1] Vgl. ZUR VERTH: Erg. Chir. 8 (1914).

Behandlung. Konservative Maßnahmen sind erfolglos. Die Operation besteht entweder in einer Excision eines etwa 15 cm langen und 3 cm breiten Streifens aus dem Tractus ilio-tibialis, der 6 cm oberhalb des Trochanter beginnt und handbreit unterhalb desselben endet, oder man wendet die Methode von PAYR an: Längsschnitt etwas hinter dem Trochanter major, Längsspaltung des Tractus ilio-tibialis. Die Fascienränder werden etwa handbreit unter dem Trochanter quer eingekerbt, vorn und rückwärts umgeschlagen und am Periost desselben fixiert. Darüber ein gewöhnlicher Gazeverband. Nach 8 Tagen kann der Patient aufstehen. Ein Funktionsausfall wurde nach diesen Operationen nicht beobachtet.

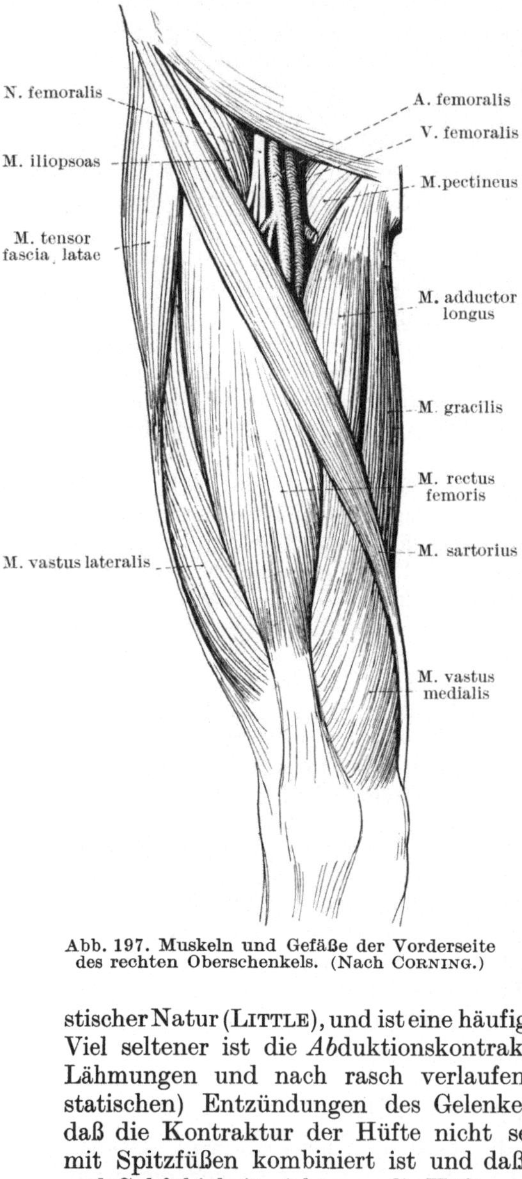

Abb. 197. Muskeln und Gefäße der Vorderseite des rechten Oberschenkels. (Nach CORNING.)

12. Die Kontrakturen und Ankylosen des Hüftgelenkes.

Die für das Stehen und Gehen funktionsgünstigste Stellung des Hüftgelenkes ist die *volle Streckstellung bei mäßiger Abduktion und leichter Außenrotation.* In dieser Stellung muß das Gelenk, wenn mit einer knöchernen Ankylose der Hüfte zu rechnen ist, jedesmal fixiert werden. Es ist jedoch zu bedenken, daß das Sitzen in dieser Haltung etwas unbequem ist. Es ist daher bei Individuen mit andauernd sitzender Beschäftigung darauf Rücksicht zu nehmen und in diesen Fällen eine im Hüftgelenk leichte Beugung von etwa 20° zurückzulassen. Ganz besonders gilt dies bei doppelseitiger Hüftankylose, da das Sitzen in beidseitiger Streckstellung auf die Dauer ganz unmöglich ist.

Die häufigste Kontraktur des Hüftgelenkes ist die *Beuge-* und *Ad*duktionskontraktur. Sie findet sich bei fast allen chronischen Gelenksentzündungen, ferner bei Lähmungen, insbesondere spastischer Natur (LITTLE), und ist eine häufige Begleiterscheinung der Hüftankylosen. Viel seltener ist die *Ab*duktionskontraktur, die zuweilen bei poliomyelitischen Lähmungen und nach rasch verlaufenden akuten (osteomyelitischen, metastatischen) Entzündungen des Gelenkes vorkommt. Es ist darauf zu achten, daß die Kontraktur der Hüfte nicht selten mit einer solchen des Knies und mit Spitzfüßen kombiniert ist und daß man zur Erzielung einer guten Stand- und Gehfähigkeit nicht nur die Hüft-, sondern auch die anderen Gelenkkontrakturen beseitigen muß.

Behandlung der Hüftkontrakturen. Die Behandlung der Kontrakturen richtet sich vor allem nach den Krankheitsursachen. In leichten Fällen genügen aktive und passive Übungen; bei leichter Beugekontraktur der Hüfte Sandsackbelastung in Bauchlage des Patienten mit 3—6 kg, die man zwei- bis dreimal täglich je ¹/₂ Stunde auf das Gesäß einwirken läßt (s. Abb. 170). Diese schonende Behandlung kann prophylaktisch schon in den Anfangsstadien der Erkrankung vorgenommen werden.

In hochgradigen Fällen bringt nur die *operative* Behandlung Heilung. Der Quengelverband, der sonst in der Kontrakturbehandlung so Ausgezeichnetes leistet, ist an der Hüfte nicht gut anwendbar, da er zu kompliziert und die Fixierung des Beckens sehr erschwert ist. Auch evtl. Streckungen mit SCHEDE-Schienen und ähnlichen Apparaten sind wirkungslos.

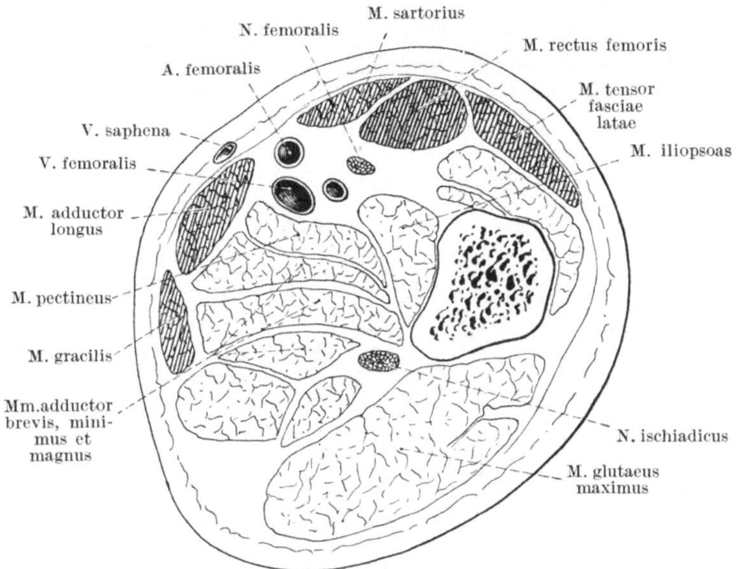

Abb. 198. Querschnitt durch den rechten Oberschenkel in der Höhe des Ursprungs der Adduktoren. (Nach CORNING.)

Die myogenen Kontrakturen werden stets durch eine *subcutane Tenotomie* beseitigt.

Anatomische Vorbemerkungen. Die in Betracht kommenden Muskeln gehören hauptsächlich der vorderen und medialen Gruppe der Oberschenkelmuskulatur an (Abb. 197). Es sind dies der *M. tensor fasciae latae,* der an der Spina iliaca anterior superior entspringt und steil nach abwärts zieht. Mit ihm zusammen entspringt der *M. sartorius,* der von der Spina schräg über die vordere Fläche des Oberschenkels medialwärts zieht. Ferner der *M. rectus femoris,* der teils an der Spina iliaca anterior inferior, teils am oberen Rande des Acetabulum mit einer starken platten Sehne beginnt. Etwas tiefer, die Vorderseite des Hüftgelenkes deckend, liegt das muskulöse Ende des *M. iliopsoas,* der mit einer vor allem an der Hinterfläche des Muskels befindlichen Sehne am Trochanter minor endet.

Die mediale Gruppe wird durch die Adduktoren des Oberschenkels repräsentiert, welche an der Umrandung des Foramen obturatum entspringen und schief nach unten und außen zum Oberschenkel ziehen. Den Innenrand des Oberschenkels bildet der *M. gracilis,* der mit einer ganz dünnen, bandförmigen Sehne an der Seite der Symphyse seinen Ursprung hat. Lateral daneben liegt der *M. adductor longus,* welcher knapp unterhalb des Tuberculum pubicum sehnig beginnt. Lateral und etwas tiefer entspringt am Pecten ossis pubis der

M. pectineus, dessen Muskelbündel konvergierend mit dem M. iliopsoas nach außen und unten zieht. Zwischen dem M. pectineus und M. adductor longus, aber in einer etwas tieferen Schicht, liegen die übrigen Adduktoren (M. adductor brevis, M. adductor magnus und M. adductor minimus).

Die großen Gefäße liegen in der Lacuna vasorum zwischen M. iliopsoas und M. pectineus, und zwar medial die V. femoralis, lateral anliegend die A. femoralis, beide von einer gemeinsamen Gefäßscheide umschlossen. Lateral von der Arterie liegt der Stamm des N. femoralis, bedeckt von der Fascie des M. iliopsoas, welche ihn von der Arterie trennt (Abb. 198).

Subcutane Tenotomie der Hüftbeuger.

An der Kontraktur sind in der Regel die subspinalen Muskeln und Fascien, *Tensor fasciae latae, Fascia lata* und *M. sartorius* beteiligt. Das durch den

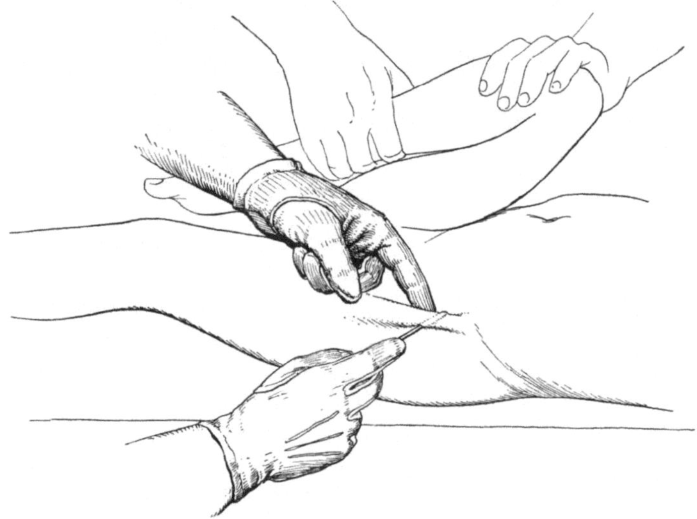

Abb. 199. Subcutane Tenotomie der subspinalen Muskeln. Fixation des Beckens mittels des GERSUNYschen Handgriffes.

M. iliopsoas bedingte Hindernis ist unter allen das geringste und setzt nach der erfolgten Tenotomie der subspinalen Muskeln der Streckung keinen wesentlichen Widerstand entgegen. — Bei stärkeren Kontrakturen ist allerdings auch der *M. rectus femoris* zu tenotomieren.

Operationstechnik. Das Becken wird in der Weise fixiert, daß ein Assistent das gesunde Bein in der Hüfte muskelflektiert und gegen das Becken drückt (GERSUNYscher Handgriff). Ein zweiter Assistent hält das kranke Bein möglichst gestreckt und etwas innenrotiert, wodurch die subspinalen Muskeln deutlich hervortreten. Man sticht etwas oberhalb und vor dem Trochanter major ein, schiebt das Tenotom schräg nach oben subcutan vor, bis der tastende Zeigefinger der linken Hand die Spitze des Tenotoms unter der Spina anterior superior fühlt. Dann stellt man das Tenotom mit seiner Schneide senkrecht auf die Sehnenkulisse (Abb. 199). Nun führt man von dem medialsten Rand des Sartorius in einem Bogen kurze sägende Schnitte quer durch die ganze Breite der Sehnenkulisse, bis die Messerspitze wieder lateral zum Einstichpunkt zurückgekehrt ist. Beim Zurückziehen des Messers aus der Wunde werden noch die supratrochanteren Partien der Fascia lata durchtrennt. Besteht noch eine

Spannung von seiten des M. rectus femoris, so werden die Sehnenfasern desselben knapp unter der Spina mit dem Tenotom durchschnitten. Die Tenotomie
muß gründlich erfolgen. Die Blutung, die aus den kleinen Muskelästen stammt,
wird durch Kompression gestillt, eine Verletzung der Gefäße kommt nicht in
Frage, da dieselben ganz abseits liegen. Der Rest der Muskelspannung wird
durch das Redressement beseitigt: Während der Assistent noch das Becken
fixiert hält, faßt der Operateur mit beiden Händen den Oberschenkel knapp
unterhalb der Hüfte und führt so lange Streckbewegungen aus, bis das Bein
ohne Spannung in der Streckstellung verbleibt. Eine Fraktur des Schenkels
ist bei einiger Vorsicht aus-
geschlossen, doch ergeben
sich bei der Beseitigung
der Flexionskontraktur oft
starke Widerstände, und
zwar besonders dann,
wenn auch der vordere
Anteil der Gelenkskapsel
geschrumpft ist.

Nach der Tenotomie
wird das Bein in einem
vom Becken bis zu der
Zehe reichenden Gipsver-
band für 6 Wochen fixiert.

Subcutane Tenotomie der Adduktoren.

Die Tenotomie wird an
den Sehnen des *M. ad-
ductor longus* und des
M. gracilis, die bei Abduktion des Beines in der
Regel als zwei scharfran-
dige Kulissen vorspringen,

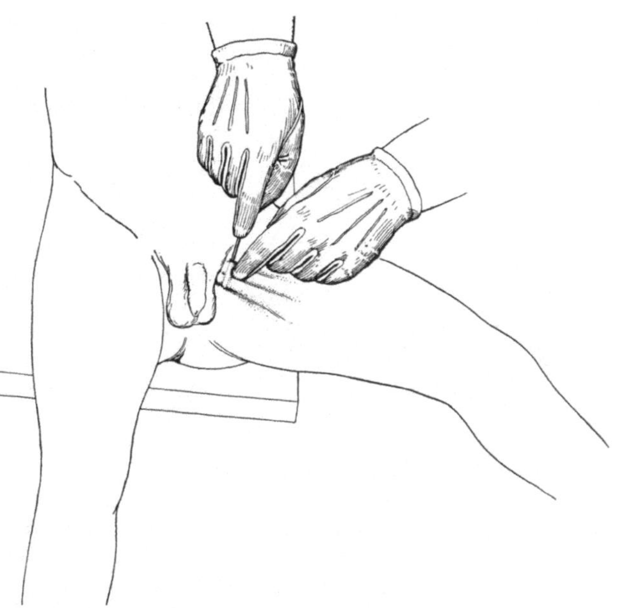

Abb. 200. Subcutane Tenotomie der Adduktoren.

ausgeführt. Die anderen Adduktorenmuskeln liegen schon zu sehr in der Tiefe
und werden durch das nachfolgende Redressement gedehnt oder rupturiert.

Operationstechnik. Das Becken wird bei normaler Rückenlage des Patienten
von einem Assistenten durch Auflegen beider Hände auf die gegenseitige Beckenhälfte gegen die Unterlage fixiert. Ein zweiter Assistent hält das erkrankte
Bein unter Extension und Abduktion, so daß die Sehnen des M. gracilis und
M. adductor longus unter dem Schambein deutlich vorspringen. Der Operateur
steht an der Außenseite des kranken Beines und tastet zuerst den Puls
der A. femoralis, um sich über die Lage der Gefäße zu orientieren. Die Einstichstelle liegt ungefähr $1^1/_2$ cm medialwärts von der Arterie am lateralen
Rande des M. adductor longus dicht unter seinem Ansatz. Der Operateur
hebt eine Hautfalte mit dem linken Zeigefinger und Daumen hoch und schiebt
das Tenotom subcutan vorsichtig nach innen bis über die höchste Prominenz
der Sehnenkulisse, stellt die Schneide des Tenotoms senkrecht auf den Sehnen-
strang und kerbt zuerst die Sehne des M. adductor longus, danach die des
M. gracilis knapp am Knochen gründlich ein, während der tastende Finger
der linken Hand die nachgebende Spannung der noch intakt gebliebenen Muskel-
stränge kontrolliert (Abb. 200). Meist gibt die Spannung sofort nach und an
Stelle der Sehnenkulisse ist jetzt eine Vertiefung sichtbar. Der Rest der Spannung

schwindet durch Zug am Bein und vermehrte Abduktionsspannung. Auf die Wunde wird sofort ein Gazetampon aufgedrückt, um das Eintreten von Luft und eine Hämatombildung zu verhindern.

Eine Gefahr bei der Tenotomie der Adduktoren besteht in einer Verletzung der nahen V. femoralis, die medial neben der Arterie liegt; wenn man vor der Tenotomie den Femoralispuls aufsucht und in der beschriebenen Weise lege artis vorgeht, ist eine Verletzung der Vene ausgeschlossen. Es ist zu bemerken, daß bei Streckung und Abduktion des Beines die Distanz zwischen Gefäßen und Adduktorenkulisse vermehrt wird. Man tenotomiere daher bei möglichst gestreckt und abduziert gehaltenem Oberschenkel. Bei Tausenden subcutan ausgeführten Tenotomien der Adduktoren haben wir keinen einzigen Zwischenfall erlebt. Man kann auch die geringste Blutung vermeiden, wenn man sich bei der Tenotomie dicht am Knochen hält, weil hier die Sehnen am dünnsten und fast frei von Blutgefäßen sind.

Nach der Tenotomie wird in korrigierter Stellung ein Gipsverband für 6 Wochen angelegt. Der Gipsverband soll mit seinem Beckenteil über die gegenseitige Thoraxhälfte verlängert sein, um die Abduktion zu sichern. Bei doppelseitiger Hüftkontraktur werden beide Beine durch einen mittels einer KRAMER-Schiene verstärkten Gipssteg verbunden (Abb. 201).

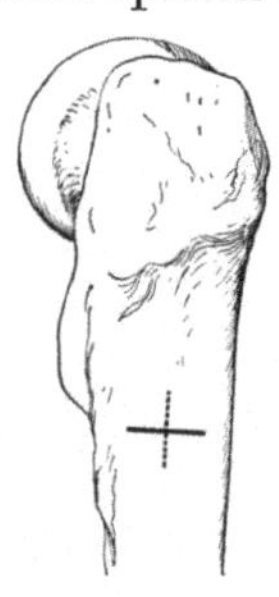

Abb. 201. Gipsverband nach Tenotomie bei doppelseitiger Adduktionskontraktur der Hüfte. Zur Verstärkung des Verbandes ist ein Steg eingegipst.

Sehr häufig sind die Kontrakturen der Hüfte *arthrogenen* Ursprungs. Unter ihnen spielen die Kontrakturen nach Gelenksentzündungen die Hauptrolle. Das modellierende Redressement zur Beseitigung der Hüftkontraktur ist nur dann anzuwenden, wenn man sicher ist, daß der Entzündungsprozeß abgeklungen und ein Wiederaufflackern nicht zu befürchten ist. Das intraartikuläre Redressement kommt daher nur für leichte Fälle von Infekt- und gonorrhoischer Arthritis in Betracht.

Das Redressement nimmt man in der Weise vor, daß nach vorhergehender subcutaner Tenotomie der kontrahierten Muskeln das Becken in GERSUNYscher Stellung fixiert wird und der Operateur den mit beiden Händen kurz gefaßten Oberschenkel vorsichtig, je nach der Kontraktur, zuerst im Sinne der Abduktion oder Adduktion korrigiert und zum Schlusse zur Korrektur der Streckung übergeht. Bei der tuberkulösen Coxitis ist das intraartikuläre Redressement entschieden abzulehnen. Hier kommt zur Beseitigung der Kontrakturstellung, wie bereits erwähnt (s. S. 216), nur die extraartikuläre subtrochantere Osteotomie in Betracht. Sie ist auch die Methode der Wahl bei allen Hüftankylosen, die mit einer Hüftkontraktur kombiniert sind, sofern es sich nur um die Beseitigung der Kontrakturstellung handelt.

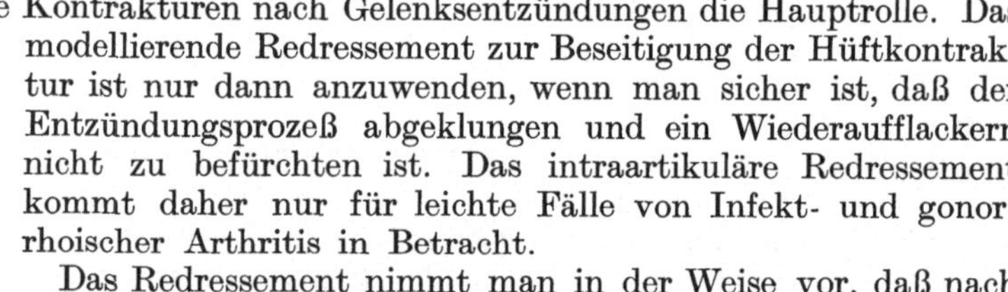

Abb. 202. Angriffsstelle bei der subcutanen subtrochanteren Osteotomie. Der Hautschnitt ist punktiert.

Die Osteotomie wird auch dort angewendet, wo noch ein Rest von Beweglichkeit vorhanden ist. Nur besteht in der Ausführung insofern ein Unterschied, als wir bei *knöcherner* Ankylose die Operation *subcutan* vornehmen, während bei *fibröser* Ankylose mit einer Spur von Beweglichkeit die *offene* Osteotomie vorzuziehen ist.

Subcutane subtrochantere Osteotomie des Femur zur Beseitigung der Hüftkontraktur.

Der Angriffspunkt liegt an der Außenseite des Femurknochens etwa zwei Querfinger unter dem Vorsprung des Trochanter major (Abb. 202).

Operationstechnik. α) *Lagerung.* Der Patient liegt mit in der Hüfte und Knie abgebogenem Schenkel auf der gesunden Seite und wird durch Sandsäcke am Rücken und zu beiden Seiten des Oberschenkels gestützt. Zwischen die Kniegelenke wird ebenfalls ein fester Sandsack gelegt (Abb. 203).

β) *Hautschnitt.* Nach entsprechender Desinfektion der Haut wird drei Querfinger unter der deutlich tastbaren Prominenz des Trochanter major, das sind ungefähr vier Querfinger unter der Trochanterspitze, mit dem Skalpell die Haut soweit eingeschnitten, daß der Meißel durchgeführt werden kann.

γ) *Osteotomie.* Das Instrumentarium besteht lediglich aus dem LORENZ-Meißel und dem Bildhauerhammer aus Holz (s. Abb. 51). Der Meißel wird kräftig in der Hohlhand gefaßt und mit längsgerichteter Schneide durch die kleine

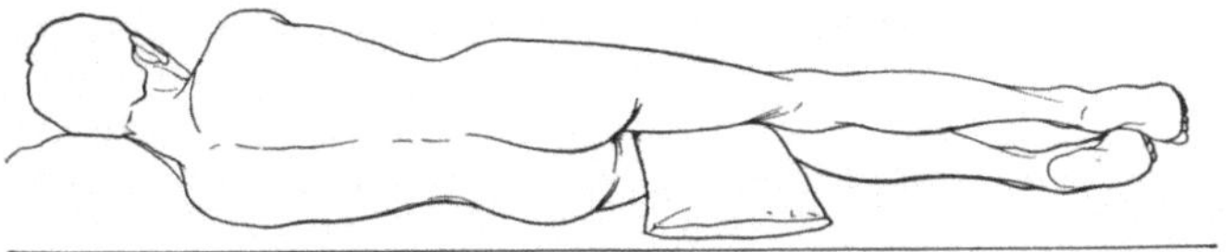

Abb. 203. Lagerung zur subtrochanteren Osteotomie der Hüfte.

Wunde unter leichten Hammerschlägen bis auf den Knochen eingestoßen. Hat die Schneide des Meißels die Oberfläche des Knochens erreicht, dann wird der Meißel quer zur Längsachse des Knochens gestellt und durch die ersten Hammerschläge in senkrechter Richtung durch die Compacta eingetrieben (s. Abb. 52). Durch Senken des Meißels nach rückwärts gibt man dem Instrument eine mehr horizontale Richtung und meißelt, immer der Circumferenz des Knochens folgend, die Corticalis in der Richtung nach vorne durch. Die Meißel-schneide ragt hierbei nur wenig aus dem Knochen vor. Dies genügt, um sich mit dem tastenden Finger der anderen Hand von der jeweiligen Stellung des Meißels zu überzeugen. Ist man an der vorderen Circumferenz angelangt, dann führt man den Meißel, ohne die Rinne zu verlassen, zum Ausgangspunkt zurück und treibt jetzt durch Senken des Meißels diesen in entgegengesetzter Richtung entlang der rückwärtigen Circumferenz nach vorne. Im allgemeinen soll die durchmeißelte Corticalis zwei Drittel der Knochenperipherie betragen. Man merkt an dem Lockerwerden des Meißels, ob der Knochen genügend durch-trennt ist.

δ) *Infrangierung des Knochens.* Während noch der Meißel in der Knochen-rinne feststeckt, faßt der Operateur den Oberschenkel des Patienten und knickt ihn in der Richtung der Flexion und Adduktion, also zunächst im Sinne der Vermehrung der Deformität, ein. Diese Infraktion soll ohne besonderen Kraft-aufwand erfolgen, da sonst das in der Nähe gelegene Gelenk zu sehr gezerrt würde. Bei atrophischem Knochen genügen einige wenige Hammerschläge, um den Knochen soweit zu schwächen, daß er ohne Kraftaufwand eingebrochen werden kann. Bei hartem Knochen kann die Infraktion jedoch auf Widerstand stoßen. Ist dies der Fall, dann wird die Durchtrennung des Knochens mit dem noch in der Knochenwunde steckenden Meißel fortgesetzt. Nach der Infrangie-rung wird der Meißel aus der Wunde gezogen, die kleine Hautwunde mit zwei Nähten geschlossen und entsprechend versorgt.

ε) *Die Stellungskorrektur der Hüfte.* Sie folgt als dritter und gesonderter Akt und besteht in einer manuellen Korrektur an der Osteotomiestelle nach vorangehender subcutaner Tenotomie der Adduktoren und subspinalen Muskeln. Die Tenotomie ist unerläßlich, da sonst die Fragmente abgleiten und eine Verkürzung des Knochens eintreten würde. Erst nach Beseitigung des Reduktionshindernisses von seiten der Adduktoren und subspinalen Weichteile gelingt es, die Korrektur ohne Verschiebung der Knochenenden durchzuführen. Das durch den M. iliopsoas bedingte Hindernis wird durch die Wahl der Operationsstelle unterhalb des Trochanter minor umgangen.

Zunächst werden die Adduktoren tenotomiert (s. S. 229), dann folgen die subspinalen Muskeln (s. S. 228). Nun faßt der Operateur mit der rechten Hand den Schenkel, während er mit der linken Hand den Trochanter entgegenhält, und führt unter gleichzeitigem Zug den Schenkel in eine Abduktions- und Streckstellung über.

ζ) *Einstellung im Redresseur.* Zum besseren Verständnis des Einstellungsmanövers sind einige Vorbemerkungen notwendig.

Die Kontrakturstellungen der Hüfte werden bekanntlich durch die funktionell notwendige Parallelstellung der Beine verdeckt, d. h. sie sind dadurch *latent.* Bei der Adduktionskontraktur der Hüfte wird die Adduktion durch Hebung der krankseitigen Beckenhälfte kompensiert, womit auch größtenteils die Verkürzung des Beines zusammenhängt. Die Aufgabe der Stellungskorrektur ist es nun zunächst, die latente Adduktion aufzuheben, d. h. den spitzen Winkel der adduzierten Hüfte in einen rechten, ja sogar in einen leicht stumpfen Winkel zu verwandeln, ohne daß der Parallelismus der Beine gestört wird. Dies kann nur durch Drehung der queren Beckenachse erfolgen, indem das kurze *adduzierte kranke Bein heruntergezogen, das gesunde Bein gleichzeitig hinaufgeschoben* wird, bis die krankseitige Beckenhälfte ein wenig gesenkt erscheint. Damit wird gleichzeitig die Verkürzung des krankseitigen Beines soweit sie durch die Adduktion bedingt ist, aufgehoben. Man kann auch die durch die Wachstumsverkürzung und Destruktion entstandene Verkürzung ausgleichen, indem man die Abduktionsstellung *überkorrigiert.* Wir bezeichnen den durch Beckensenkung erzielten Teil der Stellungskorrektur als die *virtuelle* Abduktion der Hüfte. Die Beckensenkung darf allerdings nur soweit getrieben werden, als sie der Patient leicht „verarbeiten", d. h. in der Wirbelsäule kompensieren kann. Im allgemeinen gilt als Grundsatz, daß die krankseitige Spina iliaca anterior nicht tiefer als $1\frac{1}{2}$—2 cm stehen darf; das ist individuell ziemlich verschieden. Hochgewachsene und breithüftige Individuen mit gut beweglicher Wirbelsäule vertragen mehr Beckensenkung als kleine und schmalhüftige Patienten.

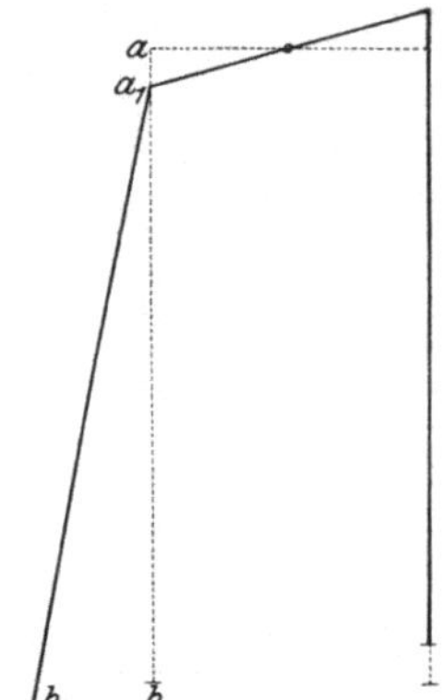

Abb. 204. Einstellschema nach der subtrochanteren Osteotomie. aa_1 „virtuelle" Abduktion durch Beckensenkung (Maximum 2 cm), bb_1 „reelle" Abduktion (Maximum 20°).

Wenn noch ein Rest von Beweglichkeit der Hüfte vorhanden ist, dann kommt zu dieser virtuellen Abduktion noch ein gewisser Grad von *reeller* Abduktion hinzu, da man noch mit einem Zurückgehen der gegebenen Abduktion rechnen muß. Durch die reelle Abduktion, die vom Grade der Starrheit der Hüfte abhängt, soll diese Fehlerquelle aufgewertet werden. Man kann sagen: Je beweglicher die Hüfte ist, um so größer darf die reelle Abduktion sein; sie soll aber keinesfalls mehr als 20° betragen (Abb. 204).

Man hat auf verschiedene Weise versucht, diese Kombination von virtueller und reeller Korrektur zu erzielen, doch ist man nicht imstande, manuell die hierzu nötige Kraft aufzubringen und je nach Bedürfnis zu regulieren. Dagegen wird die Einstellung durch den LORENZschen *Hüftredresseur* leicht bewältigt (s. Abb. 4).

Der Vorgang bei der Einstellung ist folgender: Sofort nach der Osteotomie und Stellungskorrektur wird der Patient auf den Redresseur gehoben und die Beine in die Fußteile des Apparates mittels geeigneter Lederlaschen eingespannt. Die Fußteile werden zunächst in indifferenter Stellung auf der Führungsstange in gleicher Distanz von der Mittellinie fixiert, dann bezeichnet man sich mit einem Hautstift die beiden Spinae. Nun wird durch Drehung der beiden Schraubenspindeln das kurze krankseitige Bein heruntergezogen, während gleichzeitig das lange gesunde Bein hinaufgeschoben wird. Man drehe ganz langsam in kleinen Pausen, um den Weichteilen Zeit zur Dehnung zu lassen. Über den Grad der Korrektur orientiert man sich leicht durch den Stand der beiden Spinae und der Malleolen. Bei voller Korrektur der Adduktion befindet sich die Spina

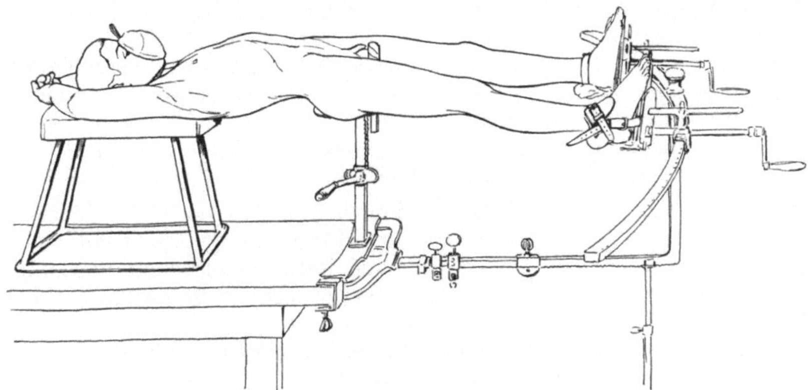

Abb. 205. Einstellung im LORENZschen Hüftredresseur.

anterior superior der kranken Seite in gleicher Höhe mit der der gesunden Seite und die beiden inneren Knöcheln stehen einander gegenüber. Zum Ausgleich der gewöhnlich vorhandenen Destruktion und Wachstumsverkürzung muß eine leichte *Überkorrektur* geschaffen werden. Zu diesem Zwecke werden die Schraubenspindeln noch weiter betätigt, bis die krankseitige Spina noch etwa $1^1/_2$ bis 2 cm unter das Niveau der gesundseitigen hinunterrückt (*virtuelle* Abduktion). Man kann also auf diese Weise die erstrebte Korrektur ganz genau dorsieren. Bei vollkommen knöcherner Ankylose genügt diese Korrektur durch Beckensenkung, bei beweglicher Hüfte wird je nach dem Grade der Beweglichkeit noch eine *reelle* Abduktion von etwa 10—20⁰ durch Verschiebung der Schraubenspindel auf der Führungshülse hinzugefügt (Abb. 205). So ist es möglich, Verkürzungen von 4—5 cm vollkommen auszugleichen und größere Längendifferenzen um dasselbe Ausmaß zu reduzieren.

Die *Streckung* im Hüftgelenk wird durch Heben der Beckenstütze bewerkstelligt. Wie bereits erwähnt, ist eine leichte Beugestellung des Hüftgelenkes für das Sitzen vorteilhaft, ohne daß das Stehen und Gehen dadurch wesentlich behindert wird (s. S. 226); auch wird die Länge der Extremität durch eine mäßige Flexion nicht wesentlich beeinflußt, sie kommt höchstens durch Vermehrung der Lendenlordose zum Ausdruck. Um das Sitzen zu erleichtern, wird daher die Beugekontraktur des Hüftgelenkes nur unvollständig korrigiert und ein leichter Grad von Beugung (etwa 20⁰) zurückgelassen.

Auch auf die *Rotationsstellung* ist zu achten, wenn nicht ein häßlicher Grad von Innenrotation zurückbleiben soll. Durch Drehung des Fußteiles wird die

Innenrotation leicht in eine mäßige Außenrotation (von ungefähr 10⁰) übergeführt.

η) *Gipsverband.* Der Fixationsverband wird auf dem Hüftredresseur mit
aller Sorgfalt und Exaktheit angelegt. Der Verband reicht von der Brusthöhe
bis zu den Zehen und muß insbesondere den Darmbeinschaufeln und dem Oberschenkel genauestens anmodelliert sein. Der Patient muß auf dem Hüftredresseur so lange eingespannt bleiben, bis der Verband vollkommen erhärtet
und die notwendige Korrekturstellung gesichert ist. Der Verband bleibt drei
Monate liegen.

Fehler und Gefahren. 1. Der Knochen ist ungenügend durchmeißelt. Dann
ist die Infraktion schwierig, und es kann zu Aussprengungen des Knochens
und zu Zerrungen im Gelenk kommen, die Schmerzen und Wiederaufflackern
des Prozesses zur Folge haben. Wenn man hingegen zwei Drittel der Knochenperipherie gründlich durchtrennt, dann gelingt die Infraktion ohne Schwierigkeit und eine Zerrung des Gelenkes wird vermieden. 2. Der Knochen wird
zu stark abgeknickt. Dann kann eine Dislocatio ad latus und verzögerte Callusbildung entstehen. In einem Falle mußten wegen einer eingetretenen Pseudarthrose die Knochenenden genäht werden. Wenn man bei der Infraktion
vorsichtig ist und den Knochen unter Extension abknickt, dann ist ein Abrutschen der Fragmente nicht zu befürchten.

Nachbehandlung. Bei vollkommen knöcherner Ankylose ist keinerlei Nachbehandlung notwendig. Bei beweglicher Hüfte soll jedoch sofort nach Abnahme des Verbandes ein Modell für eine kurze, vollgespannte Coxitishülse
angefertigt werden, die noch während eines Jahres Tag und Nacht getragen
werden muß.

Die Korrektur einer *Abduktionskontraktur* geschieht in einer ganz analogen
Weise, so daß eine Beschreibung sich erübrigt.

Offene subtrochantere Osteotomie.

Die offene Osteotomie ist angezeigt bei mehr oder minder beweglichen Hüften
oder bei fibrösen Ankylosen oder bei ganz hochgradigen Kontrakturstellungen,
bei denen man genötigt ist, auf der Seite der Konvexität einen kleinen Keil
zu entfernen, um ein allzu starkes Klaffen oder Abrutschen der Fragmente zu
verhindern.

Operationstechnik. α) *Lagerung* wie bei der subcutanen Osteotomie.

β) *Hautschnitt* von 8 cm Länge unterhalb des Trochanter major.

γ) *Freilegung des Knochens.* Durchtrennung der Fascie in der Richtung
des Hautschnittes, dann Durchschneidung der schräg von hinten nach vorne
ziehenden Muskulatur längs ihrer Faserrichtung, hierauf Spaltung des Periostes
in der Längsrichtung des Knochens. Das Periost wird samt den Weichteilen mittels eines scharfen Raspatoriums vom Knochen abgeschoben und
mit Knochenschaufeln zurückgehalten (s. Abb. 53).

δ) Die *Osteotomie.* Vollständige Durchmeißelung des Knochens. Bei hochgradigen Adduktionskontrakturen ist es zweckmäßig, aus der äußeren Corticalis
einen kleinen Keil zu entfernen. Bei Flexionskontrakturen wird der Keil aus
der Hinterfläche der Corticalis entnommen. Muskel, Fascie und Haut werden
mittels Knopfnähten geschlossen. Im übrigen verfährt man in der gleichen
Weise wie bei der subcutanen Osteotomie.

Behandlung der Hüftankylosen. Es wurde bereits betont (s. S. 74), daß
die Ankylose *einer* Hüfte für den Patienten durchaus keinen so unerträglichen
Zustand bedeutet, daß in jedem Falle die Beweglichkeit der Hüfte mit allen
Mitteln anzustreben wäre, da ein Patient mit einer knöchern versteiften Hüfte

sich gut und ausdauernd bewegen kann und jedenfalls viel besser daran ist als mit einer mehr minder beweglichen, jedoch schmerzhaften und insuffizienten Hüfte. Nichtsdestoweniger ist der Wunsch nach einer beweglichen Hüfte besonders bei jüngeren weiblichen Patienten sehr verständlich. Man wird sich zur Mobilisierung am ehesten dann entschließen, wenn eine *doppelseitige* Hüftankylose besteht. Aber auch diese Kranken helfen sich in der Weise, daß sie beim Sitzen die Beweglichkeit der Lendenwirbelsäule und beim Gehen die der Knie- und Sprunggelenke ausnützen. Immerhin ist in diesen Fällen die Mobilisierung *einer* Hüfte angezeigt, um dem Patienten wenigstens *ein* bewegliches Gelenk zu verschaffen, mit dem er besser sitzen und gehen kann.

In den Fällen von **fibröser Ankylose,** in denen auch nur ein Rest von Beweglichkeit vorhanden ist, kann man in vielen Fällen durch die *unblutige* Mobilisierung das Maß der Beweglichkeit vergrößern. Die unblutige Mobilisierung wird entweder durch methodische Übungen in ZANDER-Apparaten, am besten im Ruderapparat oder, wenn dies nicht zum Ziele führt, durch ein Redressement in Narkose bewerkstelligt.

Die unblutige Mobilisierung der Hüfte.

Der Patient befindet sich in Rückenlage auf einem unter das Kreuz untergeschobenen zusammengelegten Leintuch. Während das Becken von einem Assistenten mit beiden Händen auf der Unterlage

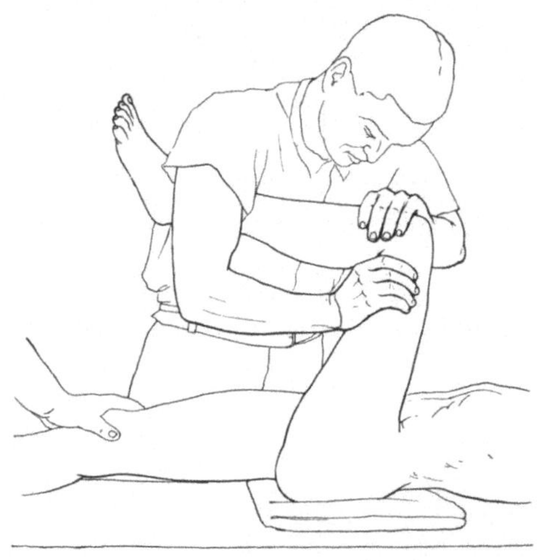

Abb. 206. Unblutige Mobilisierung der Hüfte.

festgehalten wird, führt man bei gebeugten Kniegelenken, um die Hüftstrecker genügend zu entspannen, redressierende Bewegungen im Sinne der Flexion der Hüfte aus (Abb. 206). Gelingt die Lösung des Gelenkes, dann ist es am besten, sich mit dem erzielten Resultat zunächst zufrieden zu geben und die weitere Ausarbeitung des Gelenkes der Nachbehandlung zu überlassen oder aber nach 2—3 Wochen in einer zweiten Sitzung durch ein erneutes Redressement die Abduktion und Rotation zu entwickeln. Sind die Widerstände beim Redressement zu groß, dann ist es besser, auf die Forcierung der Beweglichkeit zu verzichten, denn eine Schenkelhalsfraktur zu riskieren.

Nach dem Redressement wird die Hüfte mittels eines Gewichtszuges extendiert; die Schmerzen werden durch Auflegen eines Eisbeutels und durch Pantoponinjektionen gestillt. Nach 3 Tagen kann man bereits mit aktiven Übungen auf der ANSINN-Schiene (s. Abb. 32) beginnen.

In Fällen von starrer fibröser oder **knöcherner** Ankylose kann, falls man sich nicht mit der bestehenden Versteifung und einer evtl. Stellungskorrektur durch eine paraartikuläre Osteotomie begnügen will, durch die **Arthroplastik** der Hüfte Beweglichkeit geschaffen werden. Sie ist insbesondere angezeigt bei doppelseitiger Ankylose, um wenigstens *eine* Seite beweglich zu erhalten. Bei einseitigen Hüftankylosen wird man sich nur ganz ausnahmsweise zur Operation entschließen, wenn eine so abnorme Kontrakturstellung (Flexion-Abduktion) besteht, daß eine einfache subtrochantere Osteotomie zur Korrektur nicht ausreichen würde und die Operation ohnehin in den Schenkelhals verlegt werden müßte. Die günstigsten Chancen für eine Arthroplastik bieten die Ankylosen nach Gonorrhöe und die traumatischen Versteifungen. Die blutige Mobilisierung eines tuberkulösen Gelenkes ist grundsätzlich abzulehnen. Ebenso ist auch bei Osteomyelitis wegen der Gefahr des Aufflackerns einer latenten Infektion äußerste Zurückhaltung am Platze.

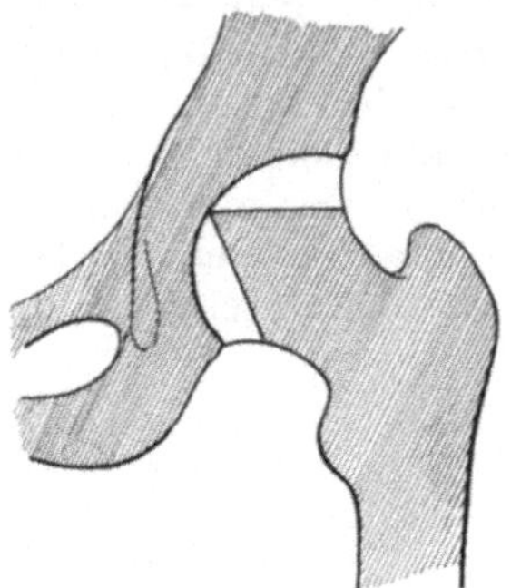

Abb. 207. Formgestaltung der Gelenkenden bei Arthroplastik der Hüfte nach Hass (Kegelgelenk).

Arthroplastik der Hüfte.

Die Operation führen wir im allgemeinen nach den Angaben von LEXER aus, doch gestalten wir, entsprechend dem von uns verfolgten Prinzip, das Hüftgelenk derart, daß der Schenkelkopf kegelförmig, die Pfanne zu einer tiefen Mulde umgewandelt wurde (Abb. 207). Auf diese Weise wird der Kontakt der Berührungsflächen auf ein Minimum reduziert und wir erhalten eine freie Beweglichkeit nach allen Richtungen.

Operationstechnik. α) *Lagerung des Patienten*. Der Kranke liegt mit gebeugter Hüfte auf der gesunden Seite.

β) *Hautschnitt*. Der Trochanter wird mit großem, nach unten konvexem Bogen umschnitten, der einige Zentimeter unterhalb der Spina iliaca anterior superior beginnt, den Trochanter umkreist und hinter demselben wieder aufsteigt.

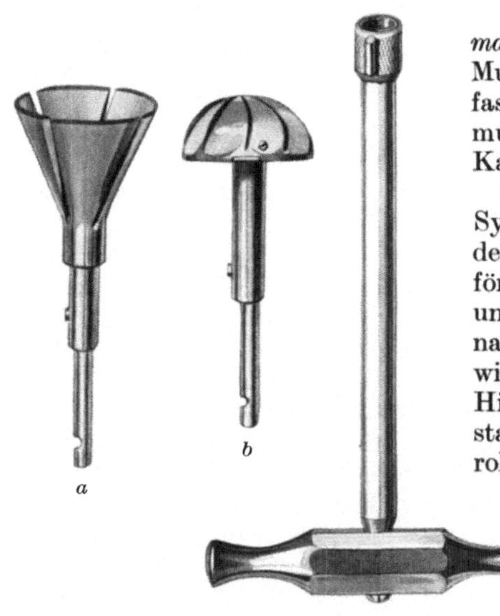

Abb. 208. Instrumente zur Arthroplastik der Hüfte. a Hohlfräse zur Modellierung des Schenkelkopfes, b Vollfräse zur Aushohlung der Pfanne. c Handhabe zu den Fräsen.

γ) *Schräge Abmeißelung des Trochanter major*, der mitsamt der ihm anhaftenden Muskulatur (Glutaeus maximus, Tensor fasciae latae, Glutaeus medius und minimus) hinaufgeschlagen wird. Eröffnung der Kapsel, so daß der Schenkelhals frei liegt.

δ) *Durchmeißelung der Synostose*. Die Synostose wird, indem man annähernd der alten Gelenkslinie folgt, mittels bogenförmigem Meißel rundherum abgesteckt und dann in der Richtung von oben außen nach unten innen durchmeißelt. Der Rest wird nach unten innen eingebrochen. Hierauf wird das obere Femurende unter starker Beugung, Adduktion und Außenrollung aus der Wunde herausgehebelt.

ε) *Formgestaltung der Gelenkkörper*. Zunächst wird das obere Femurende mittels Meißel und einer entsprechend geformten Hohlfräse (Abb. 208 a) zu einem spitzen Kegel geformt. Dann wird die Pfanne mittels einer kugeligen Vollfräse (Abb. 208 b) zu einer tiefen weiten Mulde ausgehöhlt, wobei darauf zu achten ist, daß die neue Pfanne einen festen überhängenden hinteren und oberen Rand erhält. Zuletzt werden die neuen Gelenkflächen geglättet und mit einem Ziseleurhammer verhämmert (Abb. 209).

ζ) *Interposition eines Fettlappens*. Nachdem man sich von der freien Beweglichkeit überzeugt hat, wird in typischer Weise ein entsprechend großer, rechteckiger Fettlappen durch einen Schnitt an der Außenseite des gleichen Oberschenkels entnommen (s. Abb. 57 u. 58) und das obere Femurende mit demselben eingehüllt. Der Fettlappen wird durch feine Nähte geschlossen und am Schenkelhals befestigt.

η) Verschluß der Operationswunde. Das obere Femurende wird hierauf in die Pfanne reponiert und der Trochanter major an seiner ursprünglichen Stelle oder etwas weiter distal mittels eines rostfreien Nagels befestigt und das Periost vernäht. Nach Naht der Muskeln und Fascien wird die Haut völlig geschlossen.

ϑ) Verband. Das Hüftgelenk soll in Abduktion von 15° und in Streckstellung bei indifferenter Rollstellung fixiert werden. Wird die Abduktion durch eine

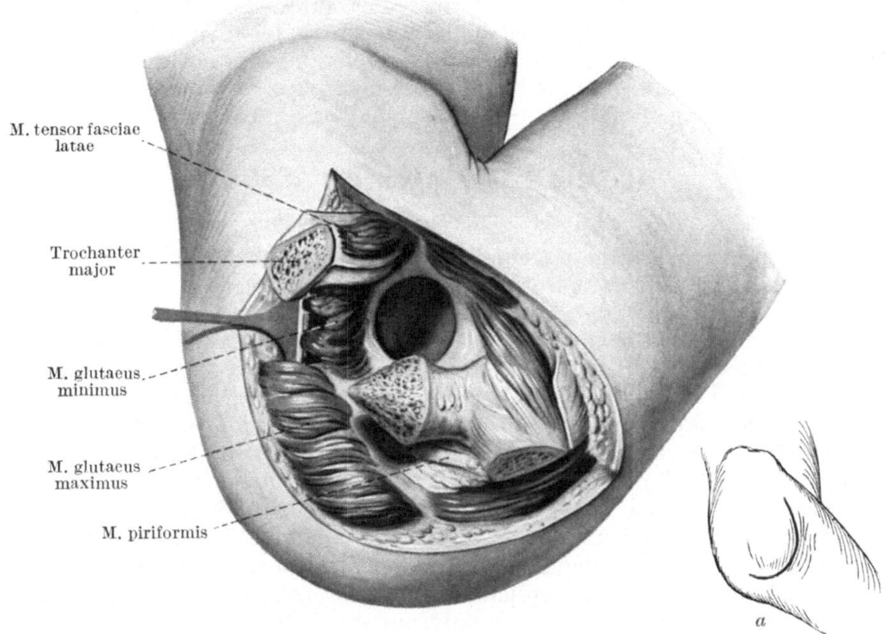

Abb. 209. Arthroplastik der Hüfte. Der Trochanter major ist flach abgemeißelt und mit dem Weichteillappen hinaufgeschlagen. Die Synostose ist durchtrennt, der Femurkopf unter Beugung, Adduktion und Außendrehung des Oberschenkels herausgehebelt. Der Kopf ist kegelförmig, die Pfanne muldenförmig gestaltet. *a* Hautschnitt.

Kontraktur der Adduktoren verhindert, so werden letztere subcutan tenotomiert. Hierauf wird der Patient auf die Beckenstütze gehoben und ein von der Brust bis zu den Zehen reichender Gipsverband angelegt.

Fehler und Gefahren. Handelt es sich um eine breite und massige Synostose, so kann die Durchmeißelung große Schwierigkeiten bereiten. Ganz besonders muß man sich hüten, die Gefäße an der Innenseite zu verletzen, was dadurch zu umgehen ist, daß man stets in der Richtung von außen oben nach innen unten meißelt und das Gelenk auch in der Richtung nach innen unten durchbricht.

Man vermeide ferner, allzuviel Periost vom oberen Femurende abzutragen, weil sonst der Femurkopf infolge der Entblößung später leicht der Resorption anheimfällt.

Nachbehandlung. Nach 14 Tagen wird der Gipsverband entfernt und zunächst nur im Bette mit aktiven Übungen, soweit sie ohne Schmerzen möglich sind, begonnen. Nach weiteren 14 Tagen geht man auf Übungen im ANSINN-Apparat über (s. Abb. 32). 6 Wochen nach der Operation dürfen die Patienten mit

Krücken aufstehen, ohne das Bein zu belasten. Erst nach 3 Monaten ist die Belastung gestattet.

Das neugebildete Hüftgelenk unterliegt natürlich ebenso, wie wir dies bei der Ellbogengelenksplastik geschildert haben, dem modellierenden Einflusse der funktionellen Anpassung, der bis zur völligen Ausreifung ungefähr 2 Jahre in Anspruch nimmt. Nach dieser Zeit findet man die Spitze des oberen Femurendes rundlich abgeschliffen, die Pfannenmulde vertieft, die Pfannenränder sklerosiert und geglättet, so daß schließlich eine Art *Mörsergelenk* entstanden ist, bei dem ein kleiner runder Kopf einer großen vertieften Pfanne gegenübersteht. Dieses Mörsergelenk entspricht den Anforderungen einer freien Beweglichkeit und zugleich einer guten Stütze.

Andere Methoden. Außer den bekannten Methoden von MURPHY, LEXER, MACAUSLAND, die die möglichst genaue Nachbildung des natürlichen Gelenkes anstreben, ist vor allem das Sattelgelenk von PAYR zu erwähnen, der nur *eine* Bewegungsrichtung verfolgt, nämlich Beugung und Streckung.

13. Die Lähmungen der Hüfte.

a) Die schlaffen Lähmungen.

Von den *schlaffen* Lähmungen sind vor allem die nach Poliomyelitis Gegenstand einer orthopädischen Behandlung.

Zu den typischen Lähmungen des Hüftgelenkes gehört:

Die Lähmung des M. glutaeus maximus. Der M. glutaeus maximus streckt den Oberschenkel gegen das Becken und rollt ihn nach außen. Eine Lähmung dieses Muskels macht sich beim Gehen auf ebenem Boden relativ wenig bemerkbar, da die Streckung des Hüftgelenkes auch von den doppelgelenkigen Tubermuskeln (M. biceps und M. semimembranosus) besorgt wird. Ist die andere Seite vollkommen gesund, so wird der Ausfall des M. glutaeus maximus relativ leicht überwunden. Nur bei kräftiger Streckung, z. B. beim Bergsteigen oder Aufstehen aus der sitzenden Stellung, ist der M. glutaeus maximus erforderlich.

Viel bedeutender tritt die Lähmung des M. glutaeus maximus in Erscheinung, wenn gleichzeitig eine Quadricepslähmung besteht. Durch die Streckung im Hüftgelenk erfolgt, wie SCHEDE zeigen konnte, automatisch auch eine solche im Kniegelenk. Ist aber der M. glutaeus maximus und gleichzeitig der Quadriceps gelähmt, dann fehlt diese automatische Streckung und das Bein knickt zusammen.

Voraussetzung für das Stehen und Gehen bei Lähmung des M. glutaeus maximus ist die Möglichkeit, das Hüftgelenk zu überstrecken und die Schwerlinie hinter die Hüftachse zu verlegen. Es ist daher besonders darauf zu achten, ob nicht eine Beugekontraktur besteht, die die Überstreckung des Hüftgelenkes verhindert. Diese Beugekontraktur, besonders von seiten des M. tensor fasciae latae, ist bei Hüftlähmung merkwürdigerweise sehr häufig.

Behandlung. Ist nur ein geringer Grad von Lähmung des M. glutaeus maximus vorhanden, dann ist vor allem die gymnastische Behandlung in Form von aktiven Hüftstreckübungen angezeigt. Man führt dieselben in der Weise aus, daß man den auf dem Bauch liegenden Patienten, dessen Gesäß mit der Hand oder einem Gurt fixiert wird, das gestreckte Bein hochheben läßt. Das Gewicht des gestreckten Beines ist Widerstand genug und macht jedes Gegengewicht überflüssig. Diese Übung soll dreimal des Tages mindestens je 20mal vorgenommen werden. Bei einem leichten Grad von Beugekontraktur muß diesen Übungen passiv nachgeholfen werden.

Scheitert die Streckung des Hüftgelenkes an dem starren Widerstand der kontrakten Hüftbeuger, dann muß die Kontraktur operativ mittels einer subcutanen Tenotomie der subspinalen Muskeln beseitigt werden (s. S. 228). Ganz besonders kommt es hierbei darauf an, den M. tensor fasciae latae genügend zu durchschneiden. Nach der Tenotomie wird die Hüfte redressiert, um etwaige Kapselschrumpfungen zu dehnen, und hierauf das Bein in Überstreckung und Adduktion für 6 Wochen eingegipst.

Mit der Beseitigung der Flexionskontraktur der Hüfte und durch die erreichte Überstreckung des Hüftgelenkes im Stehen wird eine günstige statische Umstellung des Gelenkes bewirkt und dadurch das Stehen ermöglicht (amuskuläres Stehen mit Hilfe des Ligamentum iliofemorale!). Auch kann sich jetzt der M. glutaeus maximus, wenn er nicht vollständig degeneriert ist, allmählich erholen. *Wir halten die Beseitigung der Flexionskontraktur für eine der wichtigsten Voraussetzungen bei der Behandlung einer Glutaeuslähmung.*

Läßt sich die Schrumpfung des Gelenkes durch die Tenotomie nicht beseitigen, dann muß eine offene subtrochantere Osteotomie vorgenommen werden, um die Überstreckung zu erreichen (s. S. 231).

Es sei hier noch hervorgehoben, daß LANGE zum Ersatz des M. glutaeus maximus den M. sacrospinalis verwendet, indem er an den letzteren eine starke Seidensehne anhängt, welche durch einen subcutanen Kanal bis in die Höhe des Trochanter minor geführt und dort befestigt wird. LANGE hat mit dieser Methode in einigen Fällen sehr schöne Resultate erzielt. SPITZY hat den M. tensor fasciae latae verwendet, indem er seinen proximalen Ansatz weiter rückwärts an den Darmbeinkamm verlagert, wodurch er aus einem Beuge- zu einem Streckmuskel wird.

Wir selbst haben bisher noch keine Gelegenheit gehabt, Muskelplastiken bei Glutaeuslähmung auszuführen, da wir bei reiner Glutaeuslähmung mit der Beseitigung der Beugekontraktur sehr gut ausgekommen sind, in den schweren Fällen aber, die mit anderen Beinlähmungen kombiniert waren, die Anwendung eines Apparates nicht zu umgehen ist. Bei Lähmung der Streckmuskulatur der Hüfte verwenden wir einen HESSING-Apparat mit nach vorne verlagerter Hüftachse und einem elastischen Hüftstreckzug (s. Abb. 23).

Die Lähmung des M. glutaeus medius und minimus. Die Funktion dieser Muskeln besteht darin, daß sie den Oberschenkel abduzieren und einwärtsrollen. Durch sie wird das Becken seitlich fixiert. Bei Ausfall dieser Muskel sinkt das Becken nach abwärts und die Patienten zeigen den seitlich watschelnden Gang, wie wir ihn von der angeborenen Hüftverrenkung kennen. Sehr häufig geht mit der Lähmung des M. glutaeus medius und minimus eine Adduktionskontraktur der Hüfte parallel.

Die **Behandlung** besteht vor allem in einer Kräftigung der vorhandenen Muskeläste durch aktive Abduktionsübungen in Seitenlage (s. Abb. 182). Eine etwa bestehende hartnäckige Adduktionskontraktur muß durch eine subcutane Tenotomie der Adduktoren beseitigt werden (s. S. 229). In den schweren Fällen kommt ein Hüftapparat mit Abduktionsschiene in Betracht (s. Abb. 195).

LANGE verwendet auch hier zum Ersatz des gelähmten M. glutaeus medius et minimus den M. sacrospinalis, indem er die Seidensehne nicht am Trochanter minor, wie beim Ersatz des M. glutaeus maximus, sondern am Trochanter major befestigt oder er verwendet den M. latissimus dorsi. Das Glutaealhinken läßt sich allerdings dadurch nicht verhindern.

Die Lähmung der Hüftbeuger. Die Lähmung der gesamten Hüftbeuger ist selten. Gewöhnlich ist auch bei schweren Lähmungen ein Rest von Beugefähigkeit erhalten, insbesondere von seiten des M. iliopsoas oder des M. tensor fasciae latae.

Sind sämtliche Beuger vollständig gelähmt, dann wird das aktive Heben des Schwungbeines unmöglich und dadurch das Gehen sehr erschwert. Betrifft die Lähmung nur *eine* Seite, dann gelingt es dem Patienten jedoch in der Regel

mit Hilfe der anderen Seite, eine Schleuderbewegung der gelähmten Hüfte
nach vorne zu vollführen.

Sehnenverpflanzungen kommen aus Mangel an geeigneten Kraftspendern
nicht in Betracht. Bei schweren Lähmungen ist die *Arthrodese* des Hüftgelenkes
nach VULPIUS angezeigt.

Die Arthrodese der Hüfte nach VULPIUS.

Operationstechnik. α) *Lagerung.* Der Patient wird auf die gesunde Seite
gelegt und unter Beugung des gesunden Beines mittels Sandsäcken auf den

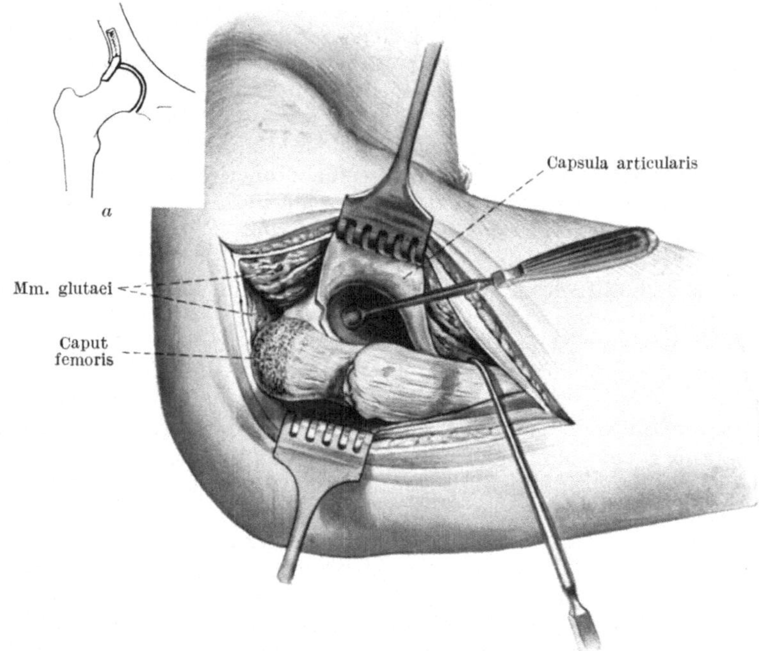

Abb. 210. Arthrodese der Hüfte nach VULPIUS. Der Schenkelkopf ist aus der Pfanne luxiert, der
Knorpel entfernt. Die Pfanne wird mittels des scharfen Löffels angefrischt. *a* Zur Sicherung der
Ankylose wird das Gelenk mittels eines dem Darmbein entnommenen Knochenstückes verriegelt.

Tisch fixiert. Das kranke Bein wird in Flexionsstellung von etwa 45°
gebracht, so daß der Oberschenkel in der Verlängerung der Verbindungslinie
zwischen Trochanter major und Spina iliaca posterior superior steht.

β) *Hautschnitt.* Der äußere Resektionsschnitt nach LANGENBECK, drei Querfinger oberhalb der Trochanterspitze beginnend, geradlinig über den Trochanter
major in der Richtung des Oberschenkels verlaufend, endet drei Querfinger
unter dem Trochanter. In derselben Richtung wird die Fascia lata und die
atrophische Glutaealmuskulatur durchschnitten. Die Muskellappen werden mit
großen Wundhaken auseinander gehalten. Bei entsprechender Rotation des
Beines werden Muskel- und Kapselansätze vom Trochanter ausgiebig abgelöst.

γ) *Eröffnung des Gelenkes.* Die Kapsel selbst wird der Länge nach bis zum
oberen Pfannenrand gespalten und der Limbus catilagineus eingekerbt. Bei
kräftiger Innendrehung (die Rotationen werden stets bei gebeugtem Knie
ausgeführt) wird das Ligamentum teres durchschnitten. Nun ist der Schenkelkopf frei und es gelingt ohne weiteres, den Kopf aus der Pfanne herauszu-
luxieren.

δ) *Anfrischung der Gelenkflächen.* Die Anfrischung des Kopfes kann mittels Resektionsmesser erfolgen. Noch besser ist es, Meißel und Hammer zur Hilfe zu nehmen und den Schenkelkopf facettenartig zu gestalten. Dann wird der Femur mit einem starken Knochenhaken nach außen gedrängt und die Pfanne zugänglich gemacht. Der Knorpelüberzug der Pfanne wird mittels scharfem Löffel gründlichst entfernt, so daß überall spongiöser Knochen sichtbar ist (Abb. 210). Darauf wird der Kopf wieder reponiert, Kapsel, Muskulatur und Haut in Etagen vernäht. Eine Drainage ist nicht notwendig. Wenn man die Ankylose absolut sichern will, dann kann man aus der äußeren Darmbeinwand ein Knochenstück herausmeißeln, das man über das Gelenk schiebt und in einen entsprechenden Falz des Schenkelkopfes einlegt (Abb. 210 a).

ε) *Gipsverband.* Er wird bei Streckstellung und leichter Abduktion der Hüfte auf der einfachen Beckenstütze ohne Dorn angelegt und reicht vom Rückenbogen bis zu den Zehen.

Nachbehandlung. Nach 6 Wochen kann man den Patienten mit dem Gipsverband aufstehen lassen. 3 Monate nach der Operation wird der Verband entfernt und eine kurze Hüfthülse angefertigt, die noch 1 Jahr lang getragen wird.

Bei vollständiger Lähmung der Hüftbeuger sind allerdings oft auch die anderen Muskeln, nämlich die des Ober- und Unterschenkels, gelähmt.

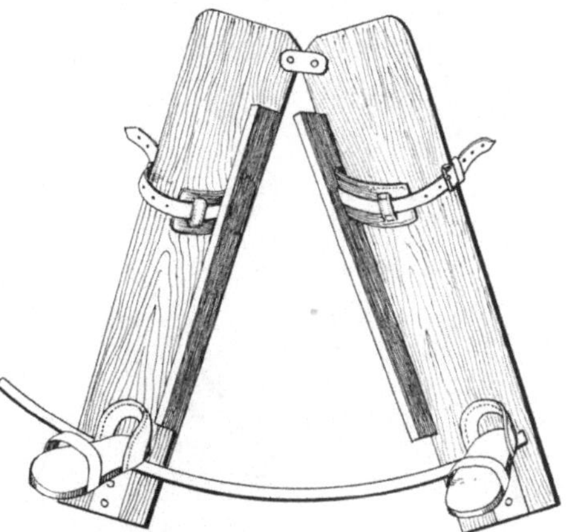

Abb. 211. Spreizbrett nach HOFFA zur Behandlung des Adduktionsspasmus der Hüfte.

Für diese Fälle ist wohl ein kompletter Lähmungsapparat (HESSING-Apparat, nötig; dieser muß mit einer automatischen Hüftsperre versehen sein, die es gestattet, das Hüftgelenk beim Sitzen abzubiegen und beim Aufstehen automatisch durch einen Zapfen (Klappus) zu sperren (s. Abb. 27 b).

b) Die spastischen Lähmungen.

Bei den spastischen Lähmungen der Hüfte spielen vor allem die LITTLEsche Krankheit und die spastische cerebrale Hemiplegie eine Rolle. Sie gehen meist mit einer mehr oder minder hochgradigen Flexions- und Adduktionskontraktur der Hüfte einher. Namentlich der Adduktionsspasmus erschwert den Gang außerordentlich, da er das Vorwärtsschwingen des Beines verhindert. In schweren Fällen sind die Oberschenkel gekreuzt, der Gang unmöglich.

Behandlung. In leichten Fällen und bei kleinen Kindern wenden wir das Spreizbrettchen an. Es besteht aus zwei in einem Scharnier beweglichen Brettchen, an die die Beine mittels Gurten fixiert sind und die mit Hilfe eines Stahlbogens nach und nach auseinander gespreizt werden können (Abb. 211). In schweren Fällen ist die *operative* Beseitigung der *Adduktionskontraktur* nicht zu umgehen, um wenigstens die notwendigsten Voraussetzungen für das Gehen zu erfüllen.

Bei *kleinen* Kindern kann man durch eine *Myorrhexis adductorum* den Adduktorenspasmus beheben. Das narkotisierte Kind liegt auf einem zusammengefalteten Tuch und während man mit der einen Hand den Schenkel in die Abduktion hebelt und dadurch die Adduktoren zu starker Anspannung bringt, werden sie durch sägende Bewegungen mit der Ulnarkante der anderen Hand zerdrückt. Bei dieser Myorrhexis ist sehr darauf zu achten, daß die Haut mitgenommen und nicht durch Reiben verletzt wird.

Bei *größeren* Kindern und bei Erwachsenen muß die *Tenotomie der Adduktoren* vorgenommen werden, die wir stets subcutan ausführen (s. S. 229). Sie ist ein sehr einfacher und harmloser Eingriff und bringt sofort den erwünschten Erfolg. Es ist durchaus nicht notwendig, die Adduktoren vollständig zu durchtrennen, da ein Rest von Adduktionskraft für die Standfestigkeit von Wichtigkeit ist. Am besten ist es, die Adduktoren nur leicht einzukerben und den Rest durch langsam zunehmende Abduktionsbewegung zu zerreißen. Die Hüfte soll auch nicht in zu starker Abduktion fixiert werden, da sonst leicht eine Überkorrektur resultieren könnte.

Bei Beseitigung der spastischen *Beugekontraktur* der Hüfte genügt eine ganz oberflächliche Durchschneidung der subspinalen Weichteile, da dann sofort die Kontraktur nachgibt. Das Durchstrecken der Hüfte soll jedoch sehr ausgiebig erfolgen, da auch ein geringer Rest von Beugekontraktur den Kranken zwingt, mit gebeugtem Hüft- und Kniegelenk zu gehen. Eine Überkorrektur ist nicht zu befürchten. Man muß darauf achten, ob außer den Kontrakturen der Hüfte nicht auch noch andere von seiten der Kniebeuger und Spitzfüße bestehen, die selbstverständlich in der gleichen Sitzung beseitigt werden. Die Stellung wird in einem Gipsverband für 6 Wochen fixiert.

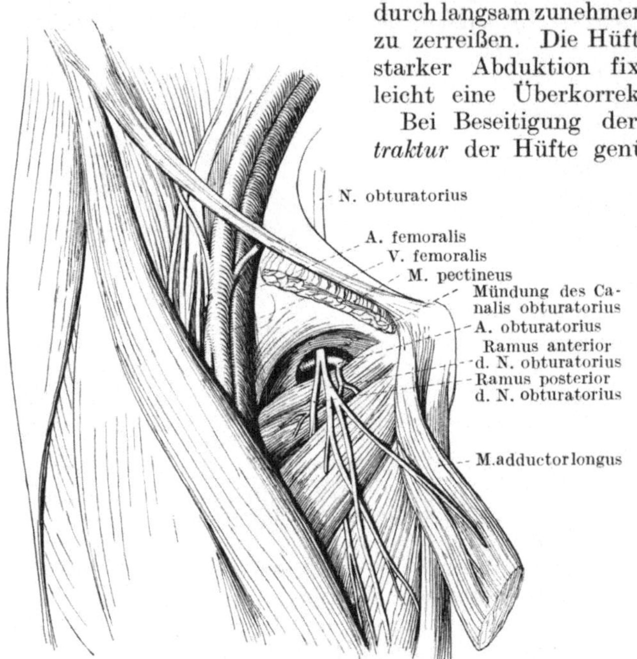

Abb. 212. Topographie des N. obturatorius mit seinen beiden Ästen, dem Ramus anterior und posterior. (Nach CORNING.)

Die **Nachbehandlung** besteht in täglich vorzunehmenden Spreizübungen und in schweren Fällen in der Anwendung des Spreizbrettchens während der Nacht durch mindestens weitere 6 Wochen.

Für ganz schwere Fälle kommt ausnahmsweise die von LORENZ angegebene *Resektion des N. obturatorius* in Betracht. Man exstirpiert beide Rami des N. obturatorius, in leichten Fällen nur den Ramus anterior.

Resektion des N. obturatorius nach LORENZ.

8 cm langer Hautschnitt entlang dem medialen Rande des M. adductor longus. Nach Spaltung der Fascie geht man stumpf zwischen dem M. adductor longus einerseits und dem M. pectineus und adductor brevis andererseits ein. Die Muskeln werden mit einem stumpfen Haken auseinandergezogen, so daß man in der Tiefe den Ramus anterius des N. obturatorius sieht und, indem man denselben bis zu seiner Austrittstelle am Canalis obturatorius verfolgt, findet man hinter ihm den Ramus posterior (Abb. 212). Die Nervenäste werden möglichst weit peripher durchschnitten.

Selig hat den N. obturatorius extraperitoneal aufgesucht und dort durchtrennt: Längsschnitt am lateralen Rande des M. rectus abdominis, die Fascia abdominis mit dem Bauchfell wird stumpf zurückgeschoben. Mit einem stumpfen Haken werden die Wundränder auseinandergezogen, wodurch man einen Einblick in das laterale kleine Becken gewinnt. Der N. obturatorius liegt unterhalb der Linea innominata und ist an seiner gelblichweißen Farbe zu erkennen. Die begleitenden Blutgefäße werden vom Nerven stumpf abgeschoben, der Nerv mit zwei Klemmen gefaßt und ungefähr 2 cm reseziert. Will man auch die andere Seite resezieren, so kann man einen medialen Längsschnitt machen.

Die Operation ist sehr einfach, kann jedoch zu einer vollständigen Lähmung der gesamten Adduktorenmasse führen, die im Interesse der angestrebten Standfähigkeit des Beines nicht wünschenswert ist und die Möglichkeit einer Abduktionskontraktur infolge Überwiegen der Antagonisten nicht ausschließt.

Wir haben die Seligsche Operation nur ein einziges Mal vorgenommen, und zwar in einem Falle von Bechterewscher Erkrankung mit hochgradigster doppelseitiger Adduktionskontraktur der Hüfte, bei der wir vor einer Überkorrektur sicher waren.

Behandlung der paralytischen Luxationen. In Fällen von *paralytischen Luxationen* muß man vor allem versuchen, das Gelenk zu reponieren. Bei den schlaffen Lähmungen gelingt dies in der Regel sehr leicht, bei den spastischen ist die vorherige Tenotomie der Adduktoren und Subspinalia notwendig. Nach der Operation wird das Gelenk in Inversionsstellung (s. Abb. 176) für 3 Monate fixiert. Zur Nachbehandlung dient der einfache Luxationsgurt (s. Abb. 171). Mißlingt die Reposition, dann wenden wir den Luxationsgürtel nach Hessing an (s. Abb. 175) oder bei vollständiger Lähmung des Beines einen kompletten Lähmungsapparat (s. Abb. 23), in den der Hessingsche Trochanterbügel eingearbeitet ist.

B. Oberschenkel.

Der angeborene Oberschenkeldefekt wurde bereits auf Seite 204 besprochen.

Die erworbenen Deformitäten des Oberschenkels sind zumeist rachitischen Ursprungs und bestehen in Totalverkrümmungen des Oberschenkelknochens nach außen und vorne. Manchmal ist jedoch die Verkrümmung hauptsächlich im oberen Teile der Femurdiaphyse knapp unter dem Trochanter gelegen; dann gleicht das klinische Bild dem einer Coxa vara rachitica (s. S. 206). Sehr häufig sind die Deformitäten des Oberschenkels Folge einer schlecht geheilten Oberschenkelfraktur und durch eine nach vorne und außen gerichtete winkelige Diaphysenknickung und Außenrotation gekennzeichnet.

Außerdem gibt es noch Wachstumsstörungen des Oberschenkels — sei es kongenitalen Ursprunges, sei es nach Traumen oder entzündlichen Erkrankungen in der Wachstumsperiode. Es resultieren daraus oft hochgradige Verkürzungen und Verkrümmungen des Oberschenkels.

Behandlung. Nur bei ganz kleinen Kindern mit Verbiegungen des Oberschenkels nach Brüchen desselben kommt man mit der Osteoclase aus. Die *Osteoclase* wird stets am Scheitel der Verkrümmung vorgenommen und die korrigierte Stellung durch einen vom Becken bis zu den Zehen reichenden Gipsverband in Streckstellung fixiert. Es genügt in der Regel eine Fixationsdauer von 2 Monaten. Die Ausführung geschieht in der Weise, daß man den Oberschenkel mit der stärksten Konvexität der Krümmung auf einem stumpf gepolsterten Holzkeil auflegt, den Oberschenkel mit beiden Händen oberhalb und unterhalb des Scheitels der Verkrümmung kurz faßt und mit kräftigen ruckartigen Traktionen im Sinne der Korrektur einbricht. Die Infraktion ist subperiostal und konsolidiert rasch.

Die Osteotomie des deformierten Oberschenkels.

Bei den rachitischen Verkrümmungen des Oberschenkels suchen wir womöglich eine Osteotomie in der Mitte des Schaftes zu umgehen, da sehr leicht unerwünschte Dislokationen (das zentrale Fragment stellt sich infolge des Muskelzuges nach vorne außen, das periphere nach innen und hinten ein) eintreten können und auch eine Pseudarthrose nicht ausgeschlossen ist. Man kann bei Totalverkrümmungen des Oberschenkels sehr gut die Korrektur in der distalen Femurmetaphyse vornehmen. Man erhält zwar auf diese Weise eine S-Form des Oberschenkels, die sich jedoch praktisch kaum bemerkbar macht, wenn die Gesamtrichtung des Oberschenkels eine gerade ist.

Die Knochendurchtrennung an der *distalen Femurmetaphyse* wird subcutan als einfache quere Osteotomie in typischer Weise ähnlich wie bei der Osteotomie unterhalb des Trochanter major (s. S. 231) vorgenommen.

Muß man bei winkligen Abknickungen in der Mitte des Femurschaftes unbedingt an dieser Stelle osteotomieren, dann führen wir die Osteotomie stets in *schräger* Richtung aus.

Operationstechnik. 6—8 cm langer Längsschnitt an der Außenseite über der Stelle der stärksten Verbiegung. Zwischen M. vastus lateralis und intermedius dringt man stumpf bis auf den Knochen ein, spaltet das Periost und schiebt es beiderseits mit einem Raspatorium ab. Dann wird nach Einlegen der Knochenschaufeln der Knochen von *vorne oben nach hinten unten schräg* durchtrennt. Auf diese Weise deckt das distale Fragment das proximale und verhindert eine Flexionsdislokation des proximalen Fragmentes. Nach Naht von Muskel, Fascie und Haut wird noch eine subcutane Tenotomie der Adduktoren hinzugefügt, da die Adduktoren in der Regel verkürzt sind und die Geradrichtung des Oberschenkels verhindern.

Hierauf wird eine Drahtextension mit dem KIRSCHNERschen Instrumentarium angelegt. Die Durchbohrung wird stets oberhalb der Femurkondylen quer durch den Oberschenkelschaft vorgenommen. Man tastet sich die Stelle, wo die breite Basis der Kondylen in den schmalen Oberschenkelschaft übergeht, und durchbohrt mit einem elektrischen Bohrer den Knochen quer von außen nach innen. Der Patient wird sodann auf die BRAUNsche Schiene gelagert. Die Extension erfolgt bei Kindern mit 6—8 kg, bei Erwachsenen mit 10—12 kg Gewicht. Das Bett muß am Fußende ungefähr 50 cm hochgestellt werden. Es gelingt auf diese Weise, nicht nur die Deformierung vollständig auszugleichen, sondern auch eine bedeutende Verlängerung zu erzielen, doch muß die Extension mindestens 2 Monate belassen werden, da sonst nachträgliche Verbiegungen auftreten. Die Stellung muß alle 14 Tage kontrolliert werden. Oft ist schon nach wenigen Tagen der Schenkel geradegerichtet, dann kann man das Gewicht verringern. Nach 2 Monaten, wenn die knöcherne Konsolidierung bereits eingetreten ist, wird ein Gipsverband angelegt, mit dem man den Patienten aufstehen lassen kann. Zeigt das Röntgenbild noch keine Callusbildung, dann muß die Extension weiter fortgesetzt werden.

Oberschenkelverkrümmungen nach schlecht geheilten Frakturen soll man womöglich *nicht an der Frakturstelle* selbst osteotomieren, da sich die Callusbildung an dieser Stelle zum größten Teil bereits erschöpft hat und die Gefahr einer verzögerten Callusbildung und Pseudarthrose besteht. In diesen Fällen nimmt man die Osteotomie am besten *paracallös* vor, entweder oberhalb oder unterhalb der Frakturstelle, wo Periost und Knochenmark noch intakt sind. Ist man gezwungen, durch die Bruchstelle hindurchzugehen, dann soll man möglichst *schräg* osteotomieren, um breite Berührungsflächen zu erhalten. Bei Beugekontraktur der Hüfte muß dieselbe, wenn bereits Konsolidierung der Osteotomiestelle eingetreten ist, in einer zweiten Sitzung durch Tenotomie der subspinalen Muskeln beseitigt werden.

Bleibende Verkürzungen nach Oberschenkeldeformitäten werden, wenn sie nicht allzu hochgradig sind, durch einen orthopädischen Schuh mit entsprechend hoher Korksohle ausgeglichen.

C. Knie.

1. Die angeborene Luxation des Kniegelenkes.

Zu den kongenitalen Mißbildungen gehört die relativ seltene angeborene Luxation des Kniegelenkes. Gewöhnlich handelt es sich um eine Subluxation, und zwar um eine solche des Unterschenkels nach vorne. Man erkennt die angeborene Subluxation an der Hyperextensionsstellung des Gelenkes; die Femurkondylen sind in der Kniekehle deutlich zu tasten, die Beugung ist sowohl aktiv als passiv stark behindert. Meist findet sich auch ein angeborener *Defekt der Patella*, manchmal auch eine angeborene Abknickung im Sinne eines Genu valgum.

Die **Behandlung** der angeborenen Knieluxation besteht in einer möglichst frühzeitigen unblutigen Reposition des Kniegelenkes; sie soll schon in den ersten Lebensmonaten vorgenommen werden. Die Reposition wird manuell ausgeführt, indem man mit oder ohne Narkose das Kniegelenk mit beiden Händen faßt und unter entsprechendem Längszug den Unterschenkel nach vorne drückt, danach wird das Kniegelenk in Beugestellung von 30^0 im Gipsverband fixiert. Der Verband bleibt 3 Monate liegen. In der Mehrzahl der Fälle wird man noch für längere Zeit einen Schienenhülsenapparat mit Überstreckungshemmung tragen lassen.

Zur **Nachbehandlung** sind außerdem Massage und Beugeübungen zu empfehlen.

Die **Prognose** ist, wenn keine größeren Defektbildungen vorliegen, günstig.

2. Die angeborenen Kontrakturen des Kniegelenkes.

Sie kommen zumeist in Verbindung mit anderen Mißbildungen, Klumpfüßen usw., vor. In der Regel sind es Beugekontrakturen, die in den schwereren Formen mit Flughautbildung in der Kniebeuge kompliziert sind.

Behandlung. Dieselbe bereitet oft große Schwierigkeiten. Ein operatives Vorgehen ist nicht zu empfehlen, da bei kräftiger Streckung sehr leicht eine Subluxation oder komplette Luxation des Gelenkes eintritt. Ferner ist zu beachten, daß in der gespannten Flughaut an der Beugeseite auch die Gefäße eingebettet sind, die eine plötzliche Streckung nicht vertragen. Es kommt daher nur ein *Etappenredressement* in Betracht, das je nach dem Grade des Falles in mehreren Sitzungen unblutig durchzuführen ist. Man streckt das Kniegelenk ohne Narkose durch Längszug und Druck auf die Patella, soweit es ohne besondere Anstrengung möglich ist; dann legt man in der erreichten Stellung einen Gipsverband an. Derselbe muß sehr gut gepolstert sein, da sonst leicht Decubitus entsteht. Über der Patella wird ein rundes Fenster ausgeschnitten. Der Verband bleibt 4 Wochen liegen, dann wird das Redressement in der gleichen Weise so oft fortgesetzt, bis eine vollständige Streckung erzielt ist. In jedem Falle ist eine sorgfältige Nachbehandlung mittels Streckübungen und Schienenhülsenapparat mit Streckzügen notwendig.

Die angeborenen Streckkontrakturen des Kniegelenkes werden in analoger Weise behandelt.

3. Das Genu valgum.

Es ist die häufigste der erworbenen Deformitäten des Kniegelenkes [1]. Unter
Genu valgum versteht man jene Deformität, bei welcher die Achse des Oberschenkels mit der des Unterschenkels einen nach außen offenen Winkel bildet.
Beim Gehen wird das Genu valgum meist dadurch verdeckt, daß der Oberschenkel nach außen rotiert wird, so daß die Innenseite des Kniegelenkes nach
vorne gerichtet ist. Auch beim Beugen des Kniegelenkes verschwindet das Genu
valgum scheinbar. Um es zu erkennen und das Ausmaß der Knickung richtig
beurteilen zu können, muß man den Patienten derart auf die Unterlage legen,
daß die Kniescheiben genau nach vorne gerichtet sind.

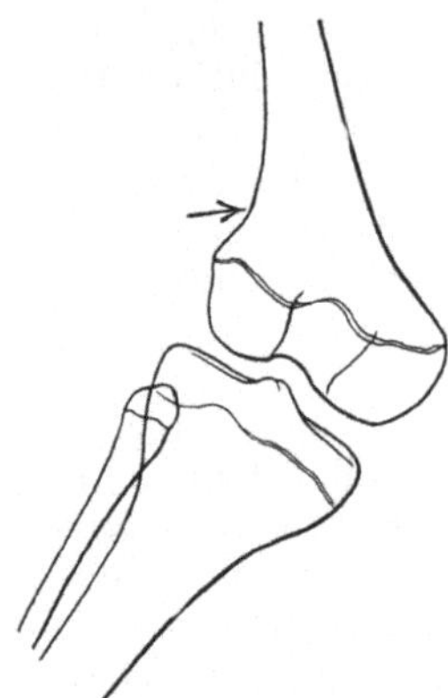

Abb. 213.
Genu valgum adolescentium. Der Scheitel der
Verkrümmung ist in der
Metaphase des Femur
(zwischen Diaphyse und
Epiphyse) gelegen, wo
auch die Korrektur zu
erfolgen hat.

Genua valga leichten Grades finden sich sehr häufig
bei kleinen Kindern zwischen dem 3. und 5. Lebensjahr —
„physiologisches“ Genu valgum (s. S. 51). Die bei
weitem häufigste Ursache dieses kindlichen X-Beines
bildet der *angeborene* Knickfuß. Hochgradige X-Beine
sind meist rachitischer Natur. Der Hauptsitz der Deformierung ist in der Regel in der distalen Femurepiphyse, in schweren Fällen auch in den Diaphysen der
Unterschenkelknochen gelegen.

Die X-Beine der Adoleszenten sind fast durchwegs
auf rachitischen bzw. spätrachitischen Ursprung zurückzuführen. Aber auch mechanische Momente spielen eine
Rolle. Durch die Spreizstellung, wie sie bei gewissen
Berufen (Bäckern, Tischlern, Schlossern) eingenommen
wird, entsteht eine Zugspannung an der Außenseite des
Beines, es kommt zu einer einseitigen Belastung des Kniegelenkes, die bei entsprechender Disposition, wie sie
durch die Rachitis bzw. Spätrachitis gegeben ist, zu
einem Einsinken der Femurdiaphyse an der Außenseite
führen kann. Der Scheitel der Verkrümmung ist, wie
schon MIKULICZ nachgewiesen hat, nicht in der Epiphyse, sondern in der *Metaphyse*, das ist in dem zwischen
Diaphyse und Epiphyse befindlichen Knochenabschnitt, gelegen (Abb. 213a).
Die Epiphyse ist, wie sich MIKULICZ ausdrückt, schief auf der Diaphyse aufgesetzt, wobei allerdings auch der mediale Femurkondyl im Laufe der Zeit
an Höhenwachstum gewinnt.

Außer dem physiologischen und rachitischen Genu valgum gibt es auch
noch ein symptomatisches im Anschluß an die verschiedensten Krankheitszustände wie Frakturen des Kniegelenkes, Entzündungen, Lähmungen. Auch das
kompensatorische Genu valgum infolge von Adduktionskontrakturen der Hüfte
oder bei Klumpfüßen ist zu erwähnen.

Behandlung. Bei den Genua valga *kleiner Kinder* ist vor allem die primäre
Ursache zu berücksichtigen. Handelt es sich um rachitische X-Beine, dann
ist zunächst eine allgemein-antirachitische Behandlung einzuleiten. Bei ganz
leichten Graden besteht die orthopädische Behandlung in der Anwendung von
Einlagen mit innerem Keil, die in jedem gewöhnlichen hohen Schnürstiefel
getragen werden. Durch diese Einlagen werden bei jedem Schritt nicht nur die
bestehenden Knickfüße korrigiert, sondern auch das Kniegelenk nach außen
gehebelt. Die Einlagen müssen mit einem äußeren Haken versehen sein, damit
der Fuß nicht abrutschen kann (s. Abb. 285b u. c).

---

[1] Monographie von BRAGARD: Beilageheft der Zeitschrift für Orthopädische Chirurgie.
Stuttgart: Ferdinand Enke 1932.

Zeigen die X-Beine keine Besserung oder ist von vornherein ein höherer Grad von Verkrümmung vorhanden, dann wenden wir *Nachtschienen* an; dieselben bestehen aus einfachen federnden Außenschienen ohne jedes Scharnier, die mittels Schnallengurten am Becken, Ober- und Unterschenkel befestigt und gegen das X-Bein mit einer breiten Knielasche angezogen werden (Abb. 214). Man läßt diese Nachtschienen zunächst nur ein oder zwei Stunden tragen und erst wenn sich das Kind an die Schienen gewöhnt hat, bleiben sie die ganze Nacht liegen. Diese Behandlung muß viele Monate lang fortgesetzt und der Erfolg durch Umrißzeichnungen genau kontrolliert werden. Nach demselben Prinzip lassen sich auch Schienenapparate anfertigen, welche mit einem Kniescharnier versehen sind und tagsüber getragen werden. Sie haben jedoch den großen Nachteil, daß sie die Kinder beim Gehen arg belästigen und sich durch Flexion und Außenrotation des Kniegelenkes ständig verschieben.

Zeigt sich nach einer einjährigen konservativen Behandlung keine Besserung oder sogar eine Verschlimmerung, dann ist die *operative* Korrektur angezeigt. Dieselbe gelingt bei Kindern bis zum 5. Lebensjahr meist mit Hilfe der einfachen *Osteoclase* des Femurknochens oberhalb der Kondylen. Bei älteren Kindern ist die Korrektur nur durch eine *Osteotomie* zu erzielen. Vor dem intraartikulären Redressement, das früher häufig angewandt wurde, muß dringend gewarnt werden, da dadurch allzu häufig Schlottergelenke entstehen.

Bei den X-Beinen der *Adoleszenten* ist mit der Apparatbehandlung nur selten ein Erfolg zu erreichen. Beträgt die Knöcheldistanz mehr als 8—10 cm, dann ist es besser, die Deformität von Anfang an durch eine Ostcotomie auszugleichen.

Die suprakondyläre Osteoclase des Oberschenkels bei Genu valgum. Sie wird am Scheitel der Verkrümmung an der unteren Femurmetaphyse vorgenommen, und zwar wird in der Richtung von hinten nach vorne durchgebrochen, da der sagittale Durchmesser des

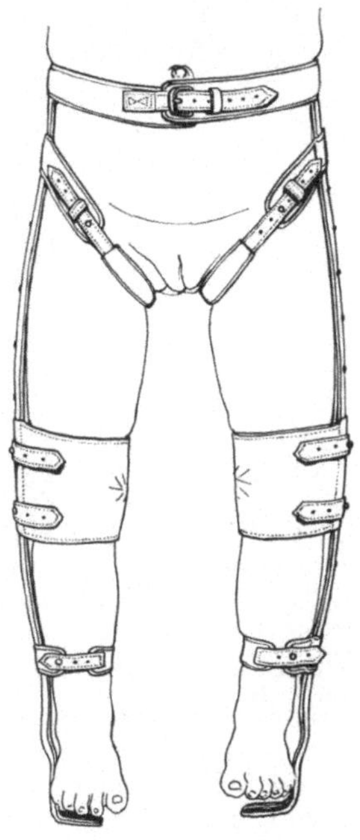

Abb. 214.
Genu valgum - Nachtschienen
für kindliche X-Beine.

Femur am kleinsten ist und außerdem sich in dieser Richtung das Kniegelenk am besten fixieren läßt. Das narkotisierte Kind wird in Bauchlage gebracht, der Oberschenkel an der Stelle der Verkrümmung auf den Holzkeil gelegt; der Operateur faßt mit der einen Hand die Kondylen, mit der anderen den Oberschenkel, der mit wenigen kräftigen Ruckbewegungen von hinten nach vorne durchgebrochen wird. Danach wird das Kind auf die Seite gelegt und der Schenkel über dem Keil im Sinne der Korrektur geradegestellt. Die Osteoclase soll leicht ohne besonderen Kraftaufwand erfolgen. Von einer absichtlich herbeigeführten Lösung der distalen Femurepiphyse zur Korrektur des Genu valgum, wie sie früher an der LORENZschen Klinik geübt wurde, ist man gänzlich abgekommen, da sie zu einer vorzeitigen Verknöcherung der Wachstumslinie und zu Wachstumsstörungen führen kann. Man kann die Epiphysenlösung vermeiden, wenn man sich bei der Osteoclase etwas weiter proximal von der Epiphysenlinie hält. Ist der Knochen sehr widerstandsfähig, dann nehme man von der Osteoclase Abstand und greife sofort zu Meißel und Hammer.

In den seltenen Fällen, bei welchen der Scheitel der Verkrümmung in der Tibia liegt, muß die Korrektur selbstverständlich an dieser vorgenommen werden, und zwar entweder mittels Osteoclase oder Osteotomie; man kann letztere subcutan oder offen ausführen. Wer einige Übung in der subcutanen Osteotomie besitzt, wird dieses Verfahren vorziehen, denn sie setzt die geringste Weichteilverletzung und die Resultate sind wesentlich besser, da eine innigere Verkeilung der Fragmente möglich ist. Auch die Heilungsdauer ist eine kürzere. Wer jedoch nicht über die nötige Übung verfügt, der führe die Osteotomie offen aus.

Die subcutane suprakondyläre Osteotomie des Femur bei Genu valgum.

Die subcutane Osteotomie nehmen wir stets von außen nach innen vor. Der Angriffspunkt befindet sich etwa fingerbreit über dem oberen Rande des äußeren Condylus, gerade an der Stelle, wo die breite Kondylenbasis in die Femurdiaphyse übergeht (Abb. 215).

Operationstechnik. α) *Lagerung.* Der Patient liegt auf der gesunden Seite, das kranke Bein kommt auf einen unter das Knie geschobenen Sandsack und wird durch die Hand des Assistenten fest gegen die Unterlage gepreßt.

β) *Hautschnitt.* 1 cm, höchstens 2 cm lang in der Längsrichtung des Knochens etwa fingerbreit über dem oberen Rande des Condylus lateralis.

γ) *Durchmeißelung des Knochens.* Der kräftig gefaßte Meißel dringt durch die kleine Hautwunde bis auf den Knochen ein und wird, sobald er diesen erreicht hat, quergestellt und fest auf die laterale Fläche des Knochens aufgesetzt. Die Längsachse des Meißels muß vollkommen senkrecht zu der Längsachse des Knochens gerichtet sein. Es wird zuerst die laterale Fläche des Knochens in Angriff genommen und der Meißel mit einigen Schlägen durch die Corticalis getrieben. Bei hartem Knochen legt man zuerst eine Rinne an, die allmählich vertieft wird.

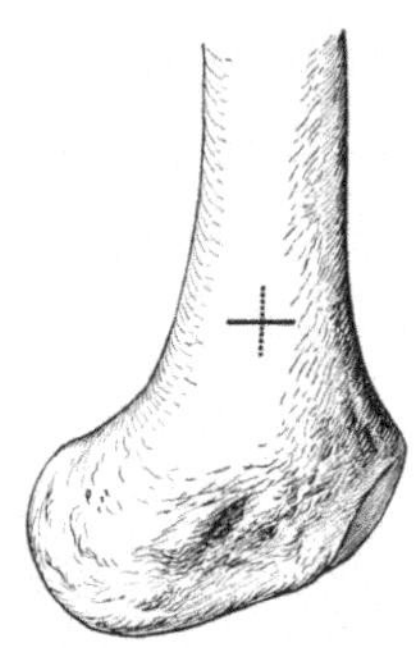

Abb. 215. Angriffspunkt bei der suprakondylären Osteotomie des Femurs. Die punktierte senkrechte Linie bezeichnet die Richtung des Hautschnittes, die quere Linie die des Knochenschnittes.

Mit dem Zeigefinger der linken Hand kann man den Weg des Meißels genau verfolgen. Ist man bis zur vorderen Grenze der lateralen Fläche angelangt, dann durchmeißelt man in derselben Weise die vordere Corticalis. Man muß sicher sein, daß man die ganze vordere und laterale Fläche, also zumindest die Hälfte der Peripherie des Knochens, durchmeißelt hat, so daß nur ein geringer Rest zur Infraktion übrigbleibt.

δ) *Infraktion des Knochens.* Zur Infraktion des Knochens wird der Meißel nicht aus der Knochenwunde gezogen, sondern bleibt in derselben stecken, da die Infraktion dadurch wesentlich erleichtert wird und man die Möglichkeit hat, gegebenenfalls die Durchmeißelung des Knochens noch zu ergänzen. Ist der Knochen relativ weich, dann kann man einfach manuell den Femur in der Richtung von außen nach innen einknicken. Ist der Knochen jedoch hart, dann muß man einen steril abgedeckten Holzkeil zu Hilfe nehmen. Auch dieser Akt der Operation soll ohne brüske Gewaltanwendung erfolgen, damit nicht unerwünschte Aussprengungen und Dislokationen entstehen. Ist der Knochen durch die Osteotomie noch nicht genügend geschwächt, dann setzt man dieselbe noch eine Strecke weit über dem medialen und lateralen Rande fort. Erst nach gelungener Infraktion wird der Meißel aus der Wunde gezogen und die Haut mit Catgut vernäht.

ε) *Verband.* Der Patient wird nun auf den Hüftredresseur gehoben, die Beine in vollkommen gleicher Streckstellung in die Fußteile desselben gespannt und das operierte Bein entsprechend gepolstert. Nach Anlegen der Calicotbinde wird das

Kniegelenk mittels eines besonderen Bindenzuges gegen eine äußere Winkelstange des Redresseurs angezogen. Durch Hineinrücken des Fußteiles gegen die Medianlinie kann man einen beliebigen Grad von Überkorrektur erzielen. Der Gipsverband, der auch das Becken mit einschließt, reicht vom Hüftkamm bis zu den Zehen. Nach Erhärten des Gipses wird ein Patellarfenster ausgeschnitten und der Bindenzügel durch dasselbe entfernt. Der Verband verbleibt 3 Monate.

Nachbehandlung. Sie besteht nach Abnahme des Verbandes in Anwendung von Heißluft, Massage und aktiven Übungen, wodurch die im Verband steif gehaltenen Kniegelenke wieder beweglich werden.

Fehler und Komplikationen. Ein relativ häufiger Fehler besteht darin, daß zu wenig durchgemeißelt wird, so daß das Einbrechen des Knochens dann große Schwierigkeiten bereitet, besonders wenn der Knochen stark eburniert ist. Man kann sich in diesem Falle leicht helfen, indem man den Meißel aus der Wunde zieht, den Patienten in Bauchlage bringt, den Oberschenkel mit der Vorderseite auf den Keil auflegt und nun den Knochen in der Richtung von hinten nach vorne einbricht. Diese Infraktion gelingt jetzt bedeutend leichter, weil die restliche Knochenmasse im sagittalen Durchmesser viel geringer ist. Im äußersten Falle bleibt nichts anderes übrig, als durch Erweiterung des Hautschnittes sich einen besseren Überblick zu verschaffen und die subcutane Osteotomie in eine offene zu verwandeln.

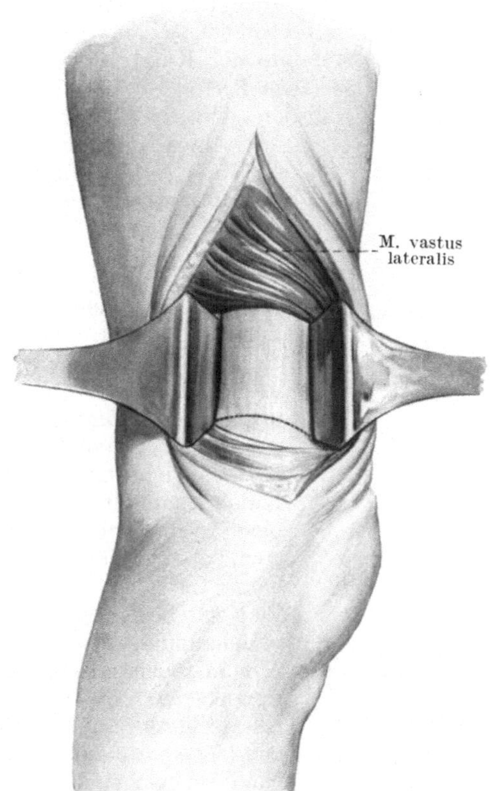

Abb. 216. Offene, suprakondyläre Osteotomie bei Genu valgum. Durch einen Längsschnitt ist der Knochen freigelegt, Periost mit den Muskeln und oberem Recessus mittels Knochenschaufeln zur Seite gehalten. Die Osteotomiestelle ist markiert.

Eine andere, allerdings seltene Fehlerquelle ist die, daß der Meißel bei der Führung nicht ganz senkrecht zu der Längsachse des Knochens steht. Man kann dadurch leicht in eine schräge Richtung geraten und sogar in das Gelenk durchbrechen. Dieser Zwischenfall läßt sich verhüten, wenn man sich bei jedem Meißelschlag von der richtigen senkrechten Stellung des Instrumentes überzeugt.

Verletzungen des Gelenkes sind nur an der Osteotomiestelle im Bereiche des oberen Recessus möglich. Sie werden vermieden, wenn man darauf achtet, daß die Meißelspitze beim Durchmeißeln der vorderen Corticalis sich an die vorgezeichnete Furche hält und nicht zu weit aus dem Knochen herausragt.

Andere Methoden. Am bekanntesten ist das Verfahren von MacEwen; die Osteotomie erfolgt hier an der Konvexität der Verkrümmung von innen nach außen. Auch die Infraktion geschieht in der der Deformität entgegengesetzten Richtung. Die Osteotomie von innen hat den Nachteil, daß sie den

Meißel in die Nähe der großen Gefäße bringt und außerdem oft unerwünschte Dislokationen nach sich zieht.

Die offene suprakondyläre Osteotomie beim Genu valgum. Sie beginnt mit einem 10 cm langen Hautschnitt oberhalb des äußeren Condylus entlang der vorderen äußeren Femurkante. Lateral vom Vastus lateralis werden die Muskelfasern stumpf abgelöst. Das Periost wird längs gespalten, vom Knochen abgeschoben und mit dem oberen Recessus der Kniegelenkskapsel zur Seite gehalten. Dann werden die Knochenschaufeln eingesetzt und der Knochen fingerbreit über dem oberen Rande der Kondylen quer durchmeißelt. Auf diese Weise kann man fast die ganze Peripherie des Knochens durchtrennen, ohne die Nachbarschaft zu gefährden (Abb. 216). Naht der Muskulatur und der Haut. Verband und Nachbehandlung wie bei der subcutanen Osteotomie.

Manche Autoren ziehen statt der queren eine bogenförmige Osteotomie mit distaler Konvexität vor (CODIVILLA).

4. Das Genu varum

bildet einen nach innen offenen Winkel. Bei der häufigsten Form, dem spätrachitischen Genu varum adolescentium, liegt der Scheitel der Verkrümmung nicht wie beim Genu valgum in der distalen *Femur*metaphyse, sondern in der Regel in der proximalen *Tibia*metaphyse (Abb. 217). Nur ganz ausnahmsweise gibt es auch ein Genu varum mit Abknickung am unteren Femurende. Bei den rachitischen Genua vara kleiner Kinder handelt es sich gewöhnlich nicht nur um eine Verbiegung im Bereich des Kniegelenkes, sondern meist auch um eine Totalverkrümmung des Ober- und Unterschenkels. Sehr häufig ist das Genu varum von einem kompensatorischen Plattfuß begleitet.

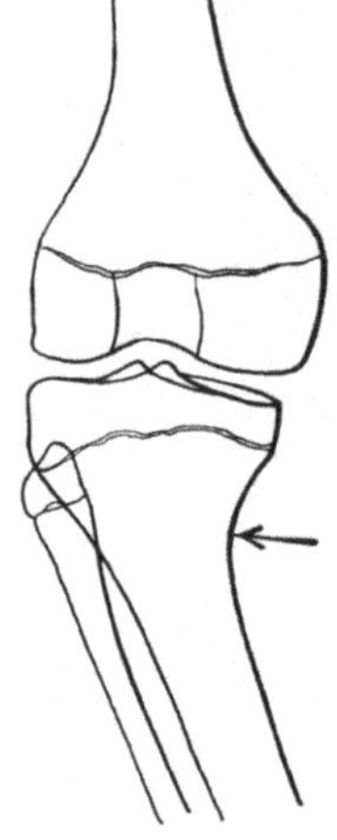

Abb. 217. Genu varum adolescentium. Der Scheitel der Verkrümmung liegt in der proximalen Tibiametaphyse, wo auch die Korrektur erfolgt.

Behandlung. Bei kleinen Kindern spielt die antirachitische Allgemeinbehandlung eine Hauptrolle. In progredienten Fällen wenden wir Nachtschienen an, die ganz ähnlich denen bei Genu valgum (s. Abb. 214) gebaut sind, nur daß die Schienen an der *Innenseite* liegen und die Korrektur mit Hilfe einer nach *innen* ziehenden Knielasche bewirkt wird.

In den schwereren Fällen, bei denen die konservativen Maßnahmen versagen, führen wir die Osteoclase oder Osteotomie aus. Da der Sitz der Verkrümmung zumeist am oberen Tibiaende gelegen ist, muß die Korrektur auch an dieser Stelle vorgenommen werden. Die Osteoclase ist hier wegen des kurzen proximalen Hebels nur bei ganz kleinen Kindern mit zarten und weichen Knochen möglich; bei stärkerem Knochen muß osteotomiert werden.

Osteotomie am oberen Tibiaende bei Genu varum.

Die Osteotomie an der proximalen Tibiametaphyse führen wir stets *offen* aus.

Operationstechnik. α) *Lagerung.* Patient befindet sich in Rückenlage, unter die Tibia wird ein viereckiger Sandsack geschoben.

β) *Hautschnitt.* Längsschnitt etwas medial von der vorderen Tibiakante, unterhalb der Tuberositas tibiae beginnend, 4 cm nach abwärts.

γ) *Durchmeißelung des Knochens.* Das längsgespaltene Periost wird mittels kräftigem Elevatorium bis zur medialen und lateralen Kante zurückgeschoben und tiefe Muskelhaken eingesetzt (Abb. 218). Dann wird die Tibia von der medialen Fläche aus zuerst in der Richtung nach außen und schließlich nach innen quer durchmeißelt. Man achte besonders darauf, daß man die Tibiakante, die sehr kompakt ist, vollständig durchtrennt. Hierauf wird die hintere Fläche der Tibia manuell oder über dem Keil in der Richtung von innen nach außen infrangiert.

Sind die Knochen zart, so bricht bei dieser Gelegenheit auch die Fibula ein. Bei diesem Akt der Operation muß man sich jedoch vor einer Verletzung des *N. peroneus* hüten. Bei stärkerem Knochenbau ist daher die *Osteotomie der Fibula* nicht zu umgehen. Der Ort der Osteotomie ist ungefähr $1^1/_2$ cm unter dem Capitulum fibulae. Durch einen kleinen Längsschnitt wird der Knochen freigelegt, das Periost mitsamt dem N. peroneus zur Seite gehalten und die Fibula leicht schräg durchmeißelt. Auf diese Weise ist weder der N. peroneus superficialis noch profundus gefährdet.

δ) Für die Anlegung und Dauer des *Gipsverbandes und Nachbehandlung* gilt mutatis mutandis dasselbe wie beim Genu valgum (s. S. 248).

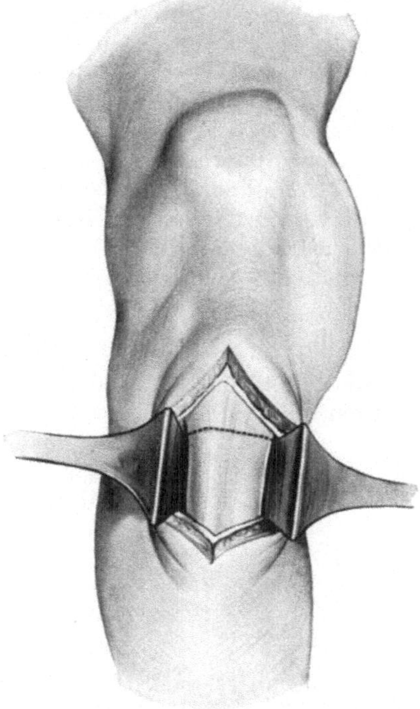

Ist beim Genu varum die Knickungsstelle ausnahmsweise am unteren Femurende gelegen und ist man genötigt, die *suprakondyläre* Osteotomie des Femur auszuführen, so wird man die Durchmeißelung an der *medialen* Seite des Knochens vornehmen, doch wird der Einschnitt wegen der Nähe der Gefäße etwas weiter nach vorne verlegt.

Genua vara bei Schlottergelenken oder tabischer Arthropathie benötigen unbedingt Schienenhülsenapparate.

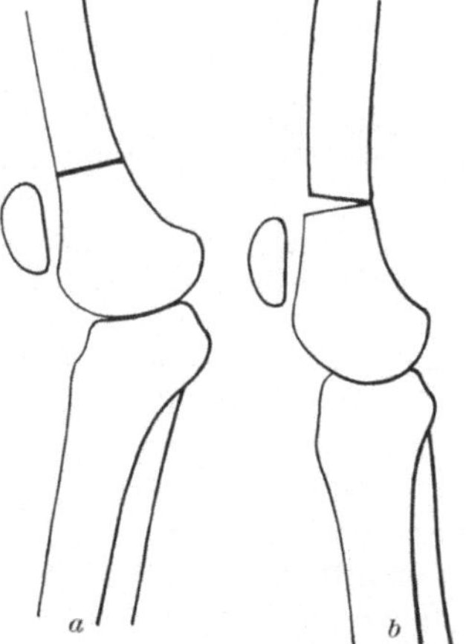

Abb. 218. Offene Osteotomie am oberen Tibiaende bei Genu varum. Das Periost ist zu beiden Seiten abgeschoben und die mediale und laterale Tibiafläche knapp unterhalb der Tuberositas quer durchmeißelt.

5. Das Genu recurvatum.

Es kann angeboren sein und in Verbindung mit einer angeborenen Knieluxation oder -subluxation vorkommen. In der Regel finden wir es jedoch als paralytisches Genu recurvatum bei vollständiger Lähmung der Beuge- und Streckmuskulatur des Kniegelenkes und infolge Erschlaffung der Kreuzbänder. Sehr oft wird das Genu recurvatum bei bestehenden Spitzfüßen dadurch hervorgerufen, daß die Gastrocnemii beim Auftreten die Femurkondylen nach rückwärts ziehen.

Behandlung. Ganz leichte Grade von Rekurvation des Kniegelenkes bedürfen keiner Behandlung. Zunehmende Verschlimmerung des Genu recurvatum erfordert jedoch die Anwendung eines Apparates mit Überstreckungshemmung im Kniegelenk.

Abb. 219. Genu recurvatum. *a* vor der Korrektur, *b* nach der suprakondylären Osteotomie.

Operative Weichteilverkürzungen an der Hinterseite des Gelenkes sind ganz
zwecklos, da die Muskeln und Bänder nach kurzer Zeit nachgeben und der frühere
Zustand wiederkehrt. In schweren Fällen kommt die *suprakondyläre Osteotomie*
des Femur mit Einstellung der Fragmente in leichter Beugestellung in Frage
(Abb. 219).

Ist ein Spitzfuß die Ursache des Genu recurvatum, so ist derselbe vor allem
mittels Achillotenotomie zu beseitigen.

Bei hohen Graden von Rekurvation, wie sie namentlich bei tabischer Arthropathie beobachtet werden, wendet man am besten Schienenhülsenapparate an,
die mit einer Hemmung gegen Überstreckung versehen sind.

6. Die habituelle Patellarluxation.

Sie kann angeboren oder erworben sein. Die Luxation nach außen ist bei
weitem die häufigste. Als hauptsächlichste Ursache der Luxation nach außen
ist das Genu valgum anzusehen. Schon ein physio-
logisches Genu valgum kann die Entstehung einer
habituellen Luxation der Patella begünstigen, da der
Quadriceps bei der Beugung des Kniegelenkes zu
kurz wird und die Patella nach außen abzieht. Andere Ursachen sind eine angeborene Abflachung des
Condylus lateralis oder eine abnorme Kleinheit der
Patella. Manchmal entwickelt sich die Patellarluxation
erst im Anschluß an ein Trauma mit Erguß im Kniegelenk und Erschlaffung des Kapselapparates.

Behandlung. Es kommt vor allem darauf an, das
Wiedereintreten der Verrenkung zu verhindern. Hiefür
wurden eine ganze Reihe von Bandagen und Apparaten
angegeben; sämtliche haben den Nachteil, daß sie die
Bewegungen des Kniegelenkes behindern und die Atrophie des Musculus quadriceps fördern. Am ehesten
ist bei unvollständiger Patellarluxation die Kniebandage von HAUDEK zu empfehlen, die aus einem
halbmondförmigen Ring besteht, der durch Riemenzug
gegen die Außenfläche der Patella gedrückt wird
(Abb. 220). In ganz leichten Fällen kann man auch
eine bloße Gummikniekappe benützen, die an der
Außenseite einen halbmondförmigen Bogen aus Stahl-
blech mit Filzüberzug eingenäht enthält. Bei dauernder Funktionsstörung
des Kniegelenkes sind operative Maßnahmen angezeigt[1].

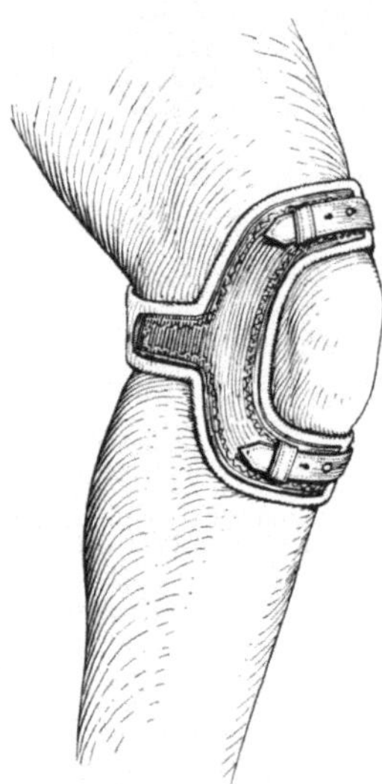

Abb. 220.
HAUDEKs Bandage für
habituelle Patellarluxation.

Ist ein Genu valgum vorhanden, dann ist das Wichtigste, zunächst dieses
durch eine suprakondyläre Osteotomie zu beseitigen (s. S. 248). Nach der
Osteotomie empfiehlt es sich, das periphere Fragment um etwa 30—40° nach
einwärts zu drehen, damit der äußere Kondyl mehr nach vorne tritt.

Von den zahlreichen sonst zur Behandlung angegebenen Operationsmethoden
kommen unserer Ansicht nach nur zwei in Betracht: Bei leichteren Fällen,
namentlich bei Kindern, die *Kapselplastik* nach ALI KROGIUS, bei schwereren
Fällen die *Verlagerung des Ansatzes der Quadricepssehne* nach DENCKS.

Kapselplastik nach KROGIUS. Durch einen bogenförmigen Hautschnitt an
der äußeren Seite der Patella wird die vordere Fläche des Kniegelenks freigelegt.
Die Ablösung der Haut muß bis zum inneren Condylus erfolgen. Dann werden
zwei parallele Längsschnitte neben dem äußeren Rande der Patella geführt

---

[1] Übersicht bei HÜBSCHER: Z. orthop. Chir. **24** (1909).

und aus dem Retinaculum patellae und der Sehnenbreite des M. vastus lateralis ein etwa fingerbreiter Brückenlappen gebildet, der um den medialen Rand der Patella geschoben und in einen daselbst angelegten Fascienspalt eingesetzt und vernäht wird (Abb. 221). Der Defekt an der Innenseite der Patella wird durch Seidennähte geschlossen. Es folgt Naht der Hautwunde und Anlegen eines Gipsverbandes für 3—4 Wochen.

Verlagerung des Ligamentum patellae und der Tuberositas tibiae bei habitueller Kniescheibenluxation nach DENCKS.

Operationstechnik. α) *Hautschnitt*. Mittels eines bogenförmigen Hautschnittes an der Innenseite der Patella bis unterhalb der Tuberositas tibiae wird die Vorderfläche des Kniegelenkes freigelegt.

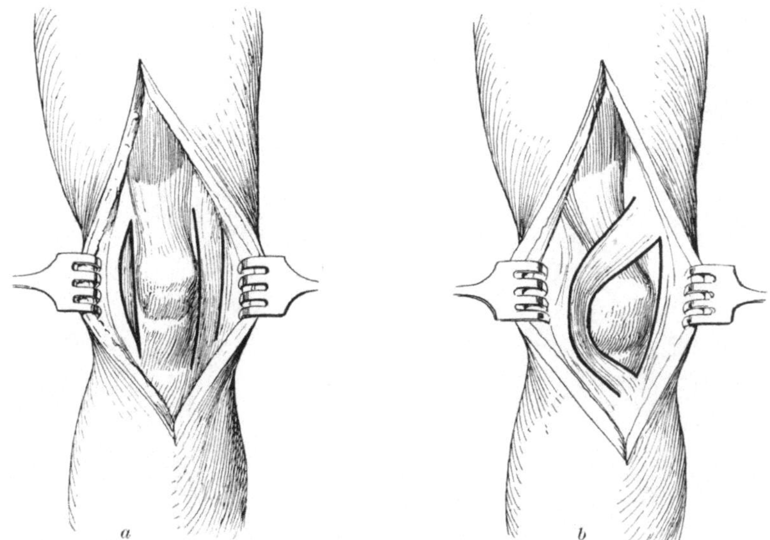

Abb. 221. Kapselplastik nach ALI KROGIUS (rechtes Kniegelenk). *a* Durchtrennungsschnitte der Fascie, *b* die Patella ist nach innen verschoben, der mediale Brückenlappen umgreift die Patella von außen und wird in den lateralen Spalt eingenäht. (Aus BIER, BRAUN, KÜMMELL: Chirurgische Operationslehre.)

β) *Verlagerung des Ligamentum patellae und der Tuberositas tibiae nach innen.* Zunächst wird das Ligamentum patellae und die Patella selbst durch Fascienschnitte am äußeren und inneren Rand derselben isoliert, ohne daß die Synovialmembran eröffnet wird. Wichtig ist es, daß durch den lateralen Längsschnitt der M. vastus lateralis von der Rectussehne gelöst wird, um dadurch den Zug auf die Kniescheibe auszuschalten. Dann wird die Tuberositas tibiae viereckig herausgemeißelt und weiter medialwärts nahe der medialen Tibiakante eine entsprechend geformte Lücke ebenfalls mit dem Meißel hergestellt (Abb. 222). Während man die Kniescheibe mit einem stumpfen Haken kräftig nach innen zieht, wird die Tuberositas tibiae in das für sie geschaffene Lager eingesetzt; die Periostränder werden fest miteinander vernäht (Abb. 223).

Bei sehr kräftigen Personen ist es zu empfehlen, vor Anlegen der Periostnähte die Tuberositas an der neuen Stelle durch Eintreiben eines etwa $2^1/_2$ cm langen rostfreien Nagels zu befestigen. Gegebenenfalls kann die Operation auch mit der Kapselplastik nach KROGIUS kombiniert werden.

γ) *Verband*. Gipsverband in Streckstellung für 4 Wochen, dann aktive Bewegung, Übungen und Massage. Das Aufstehen im Gipsverband ist bereits nach der 1. Woche gestattet.

7. Das schnellende Knie.

Es kommt dadurch zustande, daß bei der Streckung des Gelenkes eine Hemmung auftritt, die sich dann mit einem plötzlichen Ruck löst. Man beobachtet das Schnellen nach schweren Verletzungen des Kniegelenkes, ferner bei Lähmungen und bei der Arthritis deformans des Kniegelenkes, wenn die Gelenksflächen kantig deformiert sind. Eine andere Form des Schnellens ist das ruckartige Vorwärtsgleiten der Tibia bei Streckbewegungen des Kniegelenkes (Schubladensymptom); dies ist das Zeichen einer Kreuzbandverletzung.

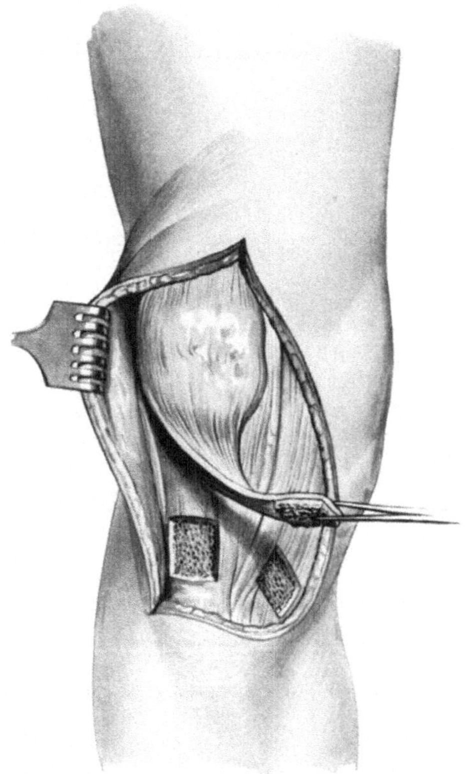

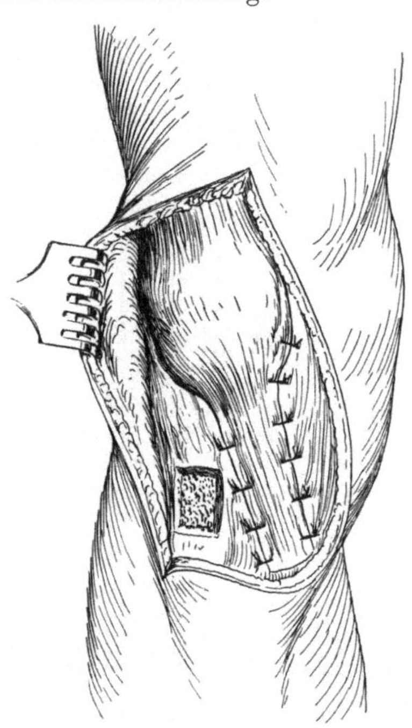

Abb. 222. Verlagerung der Quadricepssehne und der Tuberositas tibiae nach DENCKS (rechtes Kniegelenk). Die Tuberositas tibiae ist herausgemeißelt und mitsamt den Ligg. patellae nach oben geschlagen. Medial von der Tuberositas ist eine viereckige Lücke zur Aufnahme der Tuberositas hergestellt.

Abb. 223. Quadricepssehne und Patella sind nach innen verlagert, die Tuberositas in das neue Lager eingesetzt und vernäht.

Die **Behandlung** muß eine ursächliche und gegen das Grundleiden gerichtete sein. Rein symptomatisch wirkt in manchen Fällen ein Kniemieder aus Stahlgerippe mit Stoffüberzug und eingearbeitetem Kniescharnier. Bei Kreuzbandverletzungen kommt die Naht des Kreuzbandes bzw. der Ersatz desselben durch einen Fascienstreifen in Betracht[1].

8. Die Tuberkulose des Kniegelenkes.

Sie ist unter allen Gelenkstuberkulosen die häufigste, was auf den komplizierten morphologischen Aufbau des Gelenkes und auf die besondere mechanische Beanspruchung desselben zurückzuführen ist.

---

[1] Ausführliche Darstellung von KÜTTNER u. LIEBIG: Erg. Chir. **19** (1926).

Die Tuberkulose tritt in allen Formen auf (s. S. 54), gewöhnlich als fungöse Form, granulierend oder verkäsend, seltener als Caries sicca. Auch der Hydrops des Gelenkes ist öfter als in anderen Gelenken zu beobachten. Die isolierten Knochenherde sind entweder Metaphysenherde oder sie sind in den Kondylen des Femurs oder der Tibia, manchmal auch in der Patella gelegen. Der *Hydrops* des Kniegelenkes geht ohne besondere Beschwerden, meist mit freier Beweglichkeit und ohne Kontrakturstellung, einher und ist mitunter schwer von anderen Arten des Kniegelenkergusses zu unterscheiden. Die Diagnose ist oft nur durch die Untersuchung des Gelenkpunktates und den Tierversuch mit Sicherheit zu stellen. Der *Fungus* des Kniegelenkes ist sehr schmerzhaft und stets mit Beugekontraktur und Bewegungseinschränkung verbunden. Die *Caries sicca* verläuft oft ohne besondere Schwellung und ohne wesentliche Kontrakturneigung. Die *isolierten Knochenherde* machen, solange sie nicht ins Gelenk durchgebrochen sind, geringe klinische Erscheinungen und werden oft erst durch

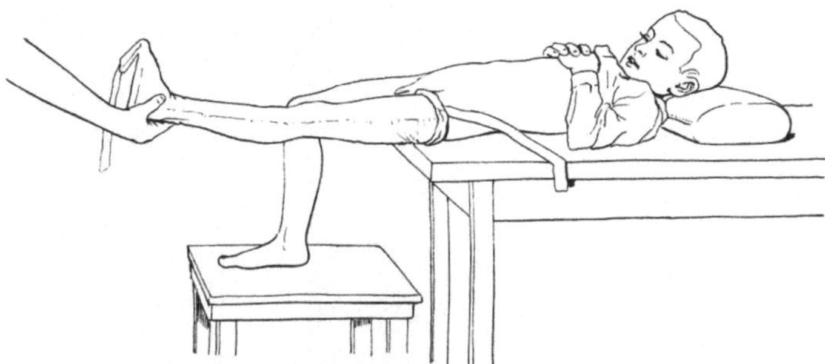

Abb. 224. Lagerung zum Anlegen eines Gipsverbandes bei tuberkulöser Gonitis. Das kranke Bein wird von einem Assistenten gehalten, während der gesunde Fuß auf einem Stuhl aufruht.

das Röntgenbild oder an dem Auftreten eines Abscesses erkannt. Sind sie bis in die Epiphyse vorgedrungen, dann kommt es in der großen Mehrzahl der Fälle zum Durchbruch ins Gelenk.

Zu bemerken wäre noch, daß mit Ausnahme des Hydrops genus und der extraartikulären Herdcaries die Tuberkulose des Kniegelenkes in den meisten Fällen zur Destruktion der Gelenksfacetten mit wesentlicher Einschränkung der Beweglichkeit führt und daß gerade diese destruktiven, noch ein wenig beweglichen Gelenke immer wieder zu erneuten Beschwerden, Rezidiven und Kontrakturen Anlaß geben, so daß auch für diese Fälle die starre, womöglich knöcherne Ankylose als der relativ günstigste Ausgang bezeichnet werden muß.

Behandlung. Die Grundzüge der Behandlung wurden bereits im Allgemeinen Teil erörtert (s. S. 54). Die Frage, ob konservative oder operative Behandlung, ist längst in dem Sinne entschieden, daß bei jugendlichen Individuen nur die konservative Behandlung in Betracht kommt und daß die Resektion nur bei Erwachsenen und nur unter ganz besonderen Umständen gerechtfertigt ist.

Bei der konservativen Behandlung handelt es sich zunächst um die Fixation und Entlastung des Gelenkes — eine Aufgabe, die beim Kniegelenk womöglich noch einfacher durchzuführen ist als bei der Hüfte. Als oberster Grundsatz gilt, an der Kontrakturstellung nichts zu ändern, da ein Redressement die Kontrakturstellung nicht dauernd zu beseitigen vermag und den Fortgang des Prozesses ungünstig beeinflußt.

Beim *Hydrops* des Kniegelenkes ist, da derselbe in der Regel nur wenig schmerzt und keine Neigung zur Kontraktur besteht, eine Ruhigstellung im Gipsverband nur im Anfangsstadium für etwa 3 Monate notwendig. Dann kann man auf ein leichtes Kniestoffmieder oder eine einfache „Tetra"-Binde übergehen. Hier ist vor allem die Sonnen- und Röntgenbestrahlung angezeigt.

Zur Fixation und Entlastung des *fungösen Kniegelenkes* ist, solange der Prozeß aktiv ist, der *Gipsverband* das einfachste und sicherste Mittel, weil er starr ist und sich den Flächen des Beines am allerbesten anpaßt.

Technik des Gipsverbandes. Zur Anlegung des Gipsverbandes wird der Patient ohne Beckenstütze auf den Holztisch gelagert und bis zum Kreuz über den unteren Rand desselben geschoben. Der gesunde Fuß ruht auf einem Stuhl, während das kranke Bein von einem Assistenten gehalten wird (Abb. 224). Über das Bein wird ein Trikotschlauch gezogen und nun ein mit Schusterspänen seitlich verstärkter Gipsverband angelegt, der von der Hüfte bis zu den Malleolen reicht. Das obere Ende des Verbandes wird in der Glutaealfalte durch ein Abschlußpflaster verstärkt und an dieser Stelle besonders gut gepolstert, damit der Patient mit seinem Tuberhöcker gut aufsitzen kann. Nachdem während des Erstarrens des Verbandes die Haftflächen am Tuber und seitlich oberhalb der Femurkondylen, sowie an den Kondylen der Tibia gut anmodelliert wurden (s. Abb. 15), wird über der Patella ein rundes Fenster ausgeschnitten, um dieselbe vor Druck zu schützen.

Gleich nach dem Erhärten des Verbandes fertigt man ein Modell für ein „*kurzes Ansatzstück*" an, das vom Bandagisten ausgeführt wird.

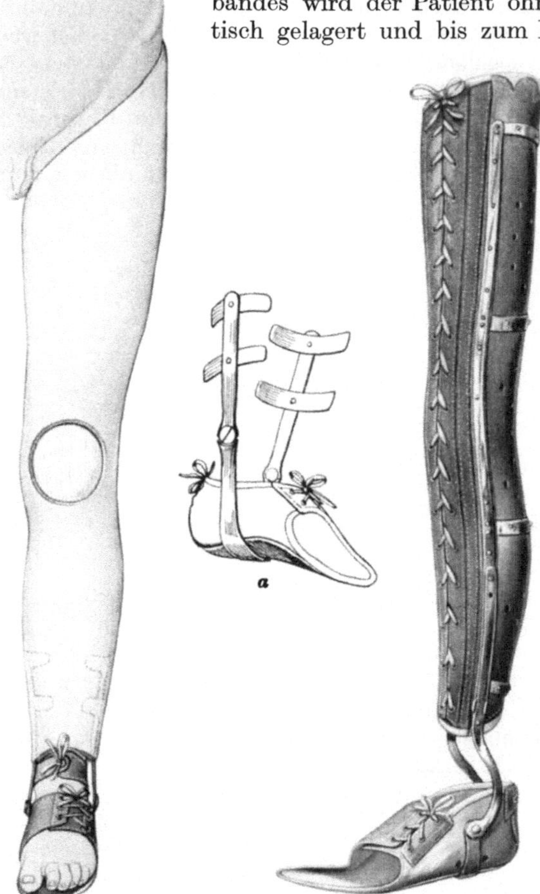

Abb. 225. Gipsverband mit Ansatzapparat zur Fixation und Entlastung des tuberkulösen Kniegelenkes. *a* Ansatzstück zum Eingipsen.

Abb. 226. Fixe Kniehülse mit Sandale bei abgeheilter tuberkulöser Gonitis.

Dieser kurze Ansatzapparat besteht aus einer Sandale mit beweglichem Knöchelgelenk und wird mittels Organtinbinden an das untere Ende des Gipsverbandes befestigt (Abb. 225), wobei darauf zu achten ist, daß die Ferse den Boden der Sandale nicht berührt, und ein Zwischenraum von Fingerdicke für die Entlastung frei bleibt. Statt des Ansatzapparates kann auch unmittelbar ein Entlastungsbügel in analoger Weise wie bei der Hüftentlastung angegipst werden. Dieser Bügel muß die Fußsohle überragen und durch eine entsprechende Erhöhung der gesunden Seite ausgeglichen werden. Mit diesem Verband kann der Patient meist sofort schmerzlos herumgehen.

Erst wenn der Prozeß klinisch und röntgenologisch abgeheilt erscheint, verwenden wir einen abnehmbaren Hülsenapparat. Dieser besteht aus einer von der Hüftbeuge bis zu den Malleolen herunterreichenden fixen Lederhülse mit Sandale und beweglichem Knöchelgelenk (Abb. 226). Statt der Sandale kann man auch einen Schuhbügel anbringen (s. Abb. 25). Beim Anlegen des Gipsmodells für diesen Apparat sollen die Haftflächen am Tuber und oberhalb sowie unterhalb des Kniegelenkes berücksichtigt werden. Die Kniehülse muß lange, mindestens 2 Jahre nach der Abheilung, getragen werden, weil sich, insbesondere bei beweglichem Gelenk, später noch Deformitäten einstellen können. Erst gegen Schluß der Behandlung wird die Entlastung vollständig aufgehoben und die Sandale entfernt. Man kann dann auch zu einem leichten Kniestoffmieder übergehen (Abb. 227).

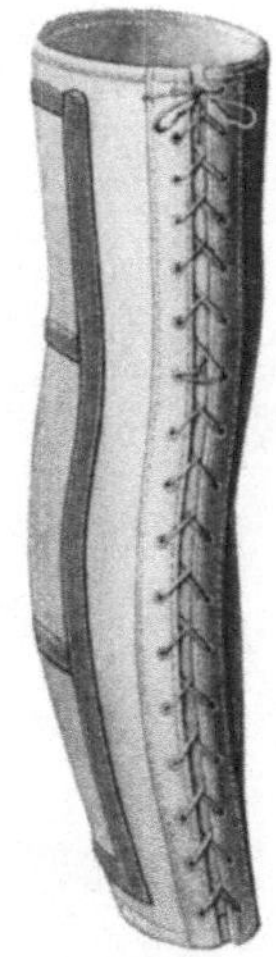

Die Punktion des Kniegelenkes bei intraartikulärem Absceß stößt auf keinerlei Schwierigkeiten. Man sticht am besten lateral oberhalb der Patella ein, kann jedoch den Einstich auch neben der Patella und unterhalb derselben vornehmen.

Isolierte Knochenherde bei Kniegelenkstuberkulose haben meist einen typischen Sitz (Abb. 228) und werden, wenn sie nicht zu nahe dem Gelenkscavum liegen, *operativ* behandelt. Man geht oberhalb des Epicondylus medialis oder lateralis, ohne die Kniegelenkskapsel zu verletzen, ein und dringt gegen den im Röntgenbilde vorher genau lokalisierten Herd vor. Zur besseren Orientierung kann man auch vor der Operation unter Röntgenlicht eine Ahle gegen den Herd einstechen, die dann als Führung bei der Operation dient. Die Excochleation muß mit größter Vorsicht geschehen, damit nicht das Gelenk eröffnet wird.

Eine Stellungskorrektur nach ausgeheilter Kniegelenkstuberkulose geschieht am einfachsten mittels einer extraartikulären Osteotomie entweder oberhalb oder unterhalb des Gelenkes oder an beiden Stellen; nur ausnahmsweise kommt bei hochgradigsten Flexionsstellungen die orthopädische Keilresektion in Betracht (s. Kontrakturen und Ankylosen). Vor einem gewaltsamen intraartikulären Redressement muß entschieden gewarnt werden, da es die Gefahr des Wiederaufflackerns des Prozesses mit sich bringt. Auch die Osteotomie soll nicht früher als 3 Jahre nach Abklingen der letzten klinischen Erscheinungen vorgenommen werden.

Bei Erwachsenen kommt schließlich in den späteren Stadien des Prozesses, wenn derselbe trotz jahrelanger konservativer Behandlung nicht zur Ruhe kommen will und zu Beschwerden Anlaß gibt, die operative Versteifung des Gelenkes (Arthrodese) in Betracht, um den Krankheitsprozeß endgültig zum Abschluß zu bringen. Da uns eine extraartikuläre Methode zur Versteifung des Gelenkes wie bei der Hüfte (s. S. 217) nicht zur Verfügung steht, müssen wir dieselbe intraartikulär vornehmen. Diese Operation besteht in einer äußerst sparsamen Resektion des Gelenkes, die lediglich den Zweck verfolgt, eine möglichst sichere knöcherne Ankylose zu erzielen.

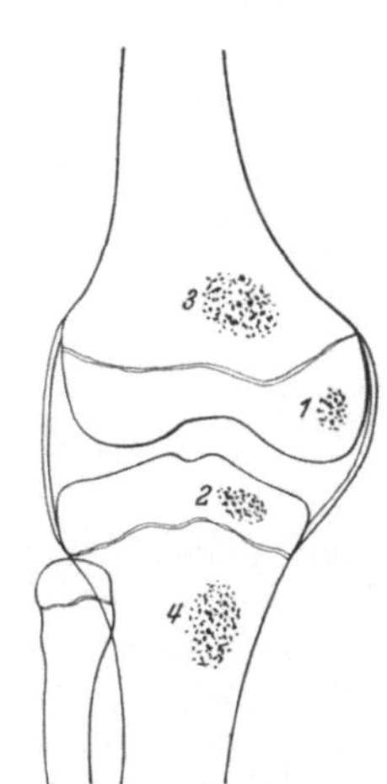

Abb. 227.
Leichtes Kniestoffmieder.

Abb. 228. Typischer Sitz isolierter Knochenherde bei Tuberkulose des Kniegelenkes.
1, 2 intraartikulär,
3, 4 extraartikulär.

Arthrodese des Kniegelenkes bei tuberkulöser Gonitis.

Operationstechnik. α) *Hautschnitt.* U-förmiger infrapatellarer Hautschnitt von einem Seitenband zum anderen; die Mitte des Bogens liegt zwischen dem unteren Rande der Kniescheibe und der Tuberositas tibiae.

β) *Resektion der Gelenkflächen zwischen Femur und Tibia.* Nachdem der Hautlappen zurückpräpariert ist, werden durch zwei parallele Schnitte, von denen der proximale in der Höhe des unteren Randes der Patella, der distale fingerbreit ober der Tuberositas tibiae angelegt ist, die Kapsel und das Ligamentum patellare proprium durchschnitten. Nunmehr wird anfangs mit der Säge, zuletzt jedoch mit schneidendem Meißel in derselben Richtung sowohl vom Femur als von der Tibia eine etwa 3 mm dicke Knochenscheibe quer abgetrennt und das ganze Mittelstück, bestehend aus den beiden abgesägten Gelenkflächen und dem dazwischenliegenden Gewebe, in toto entfernt (Abb. 229). Die Patella, die in den meisten Fällen fibrös oder knöchern mit dem Femur verwachsen ist, bleibt an Ort und Stelle, der *obere Recessus des Gelenkes wird nicht eröffnet.* Beim Durchmeißeln der hinteren Knochenpartien ist eine gewisse Vorsicht wegen der in der Kniekehle vorhandenen Gefäße geboten. Man beachte, daß die Fossa intercondyloidea im Querschnitt eine tiefe Ausbuchtung macht, in der die Gefäße liegen. Wenn man mit der Säge nur $1^1/_2$—2 cm weit eindringt und mit

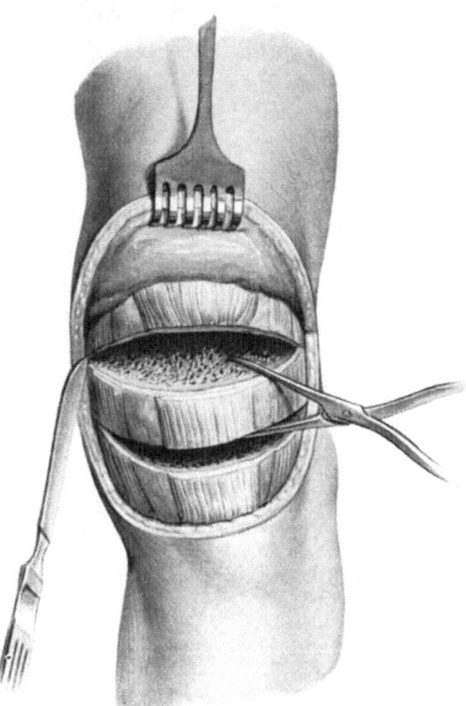

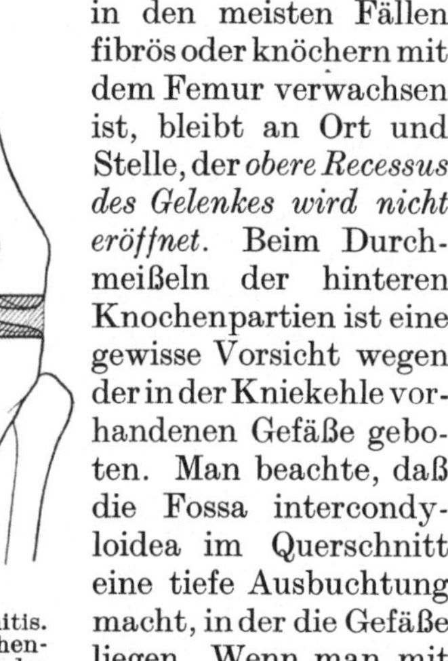

Abb. 229. Arthrodese des Kniegelenkes bei tuberkulöser Gonitis. Totale Entfernung der abgesägten Gelenkflächen und des dazwischenliegenden Gewebes aus dem Kniegelenk. *a* zeigt denjenigen Teil der Gelenkflächen an, der entfernt wird.

dem Meißel sich nur in der Richtung der seitlichen Kondylen hält, ist eine Verletzung der Gefäße ausgeschlossen. Die geraden Sägeflächen des Femur und der Tibia passen in der Regel gut aufeinander. Besteht eine Beugekontraktur, dann empfiehlt es sich, ein entsprechend keilförmiges Stück mit vorderer Basis zu entfernen. Nach dem Aufeinanderpassen werden Kapsel und Kniescheibenband fest vernäht, die Haut geschlossen.

γ) *Verband.* Bei durchgestrecktem Knie wird ein Gipsverband angelegt, der vom Becken bis zu den Zehen reicht und 3 Monate verbleibt. Danach wird noch ein Schienenhülsenapparat für ein Jahr getragen.

Die Operation ist sehr einfach, sie vermeidet die Eröffnung des tuberkulösen Gewebes zwischen den Gelenkskörpern und führt zu einer soliden Ankylosierung. Eine geringe Verkürzung des Beines muß in Kauf genommen werden und wird durch einen erhöhten Absatz ausgeglichen. Im übrigen ist zu bemerken, daß eine Verkürzung von 1—2 cm bei einem in Streckstellung versteiften Knie insofern von Vorteil ist, als das Bein beim Gehen besser durchschwingt.

Indikationen. Die Operation ist insbesondere dann angezeigt, wenn der Krankheitsprozeß andauernd zu Beschwerden Anlaß gibt und mit einer klaglosen Beweglichkeit ohnehin nicht mehr zu rechnen ist. Schließlich auch aus sozialen Indikationen, um den Kranken bald arbeitsfähig zu machen und ihn von seinen Apparaten zu befreien. *Kontraindiziert* sind die Fälle mit Abscessen und Fisteln.

9. Die Osteomyelitis des Kniegelenkes.

Sie tritt ebenso wie die Säuglingsosteomyelitis der Hüfte als postinfektiöse Metastase nach Staphylo-, Strepto- und Diplokokkenerkrankungen auf und kann zu hochgradiger Destruktion der Gelenkkörper, zu Schlotterknie und Deformierungen, meist in Form des Genu valgum, führen.

Behandlung. Sie soll ebenso wie bei der Hüfte in einer möglichst frühzeitigen Eröffnung des Eiterherdes, womöglich im akuten Stadium, bestehen.

Das Kniegelenk wird durch zwei Einschnitte zu beiden Seiten des Recessus suprapatellaris in der Höhe des oberen Randes der Patella eröffnet. Von der einen Seite zur anderen wird ein Drain gezogen. Meist gelingt es auf diese schonende Weise, des Empyems Herr zu werden.

Hat sich jedoch der Eiter in den Kapselteil der Kniekehle gesenkt, dann muß die *hintere Eröffnung des Kniegelenkes nach* PAYR vorgenommen werden. In Bauchlage des Patienten wird am medialen Rande des stets deutlich tastbaren M. semimembranosus eingeschnitten, der mediale Gastrocnemiuskopf abgelöst und gegen die Mitte verzogen. Jetzt liegt die hintere Kapseltasche frei. Nach Eröffnung der Kapsel wird ein Drain in die Gelenkshöhle eingeführt und zur Ruhigstellung des Gelenkes ein Gipsverband mit großem Ausschnitt über der Kniekehle angelegt. Ist die Eiterung abgeklungen, kann der Gipsverband entfernt und mit aktiven Übungen begonnen werden. Bei Zerstörung der Gelenkkörper ist das Tragen eines Schienenhülsenapparates mit beweglichem Kniescharnier für 1—2 Jahre, manchmal auch noch für länger dringendst geboten, um Deformierungen zu verhüten.

Was die Behandlung der sonstigen nichttuberkulösen Entzündungen des Kniegelenkes anlangt, so gelten dieselben Bestimmungen wie bei der Hüfte. Solange der Prozeß sehr schmerzhaft ist, wird im Gipsverband fixiert. Er ist oft das einzige Mittel, die Schmerzen zu beheben und die Kontraktur zu verhüten. Erst nach Abklingen des primären Schmerzstadiums kann mit Lageänderungen und Bewegungsübungen begonnen werden. Bei der gonorrhoischen Gonitis genügt eine Fixation oft von 2—3 Wochen.

Bezüglich der Behandlung der evtl. nachfolgenden Kontrakturen und Ankylosen sei auf das diesbezügliche Kapitel verwiesen.

10. Die Arthritis deformans des Kniegelenkes.

Das Kniegelenk ist sowohl für die primäre als die sekundäre Form der Arthritis deformans besonders disponiert. Es hängt dies, wie erwähnt, mit den eigenartigen anatomischen und statischen Verhältnissen zusammen. Die arthritischen Veränderungen betreffen sämtliche Teile des Gelenkes, die Osteophyten sind zuweilen ungewöhnlich groß; auch bilden sich am Femur und der Tibia des Gelenkes typische Abschliffflächen. Die Gelenkflächen der Kondylen scheinen daher verbreitert und ausgehöhlt. Bisweilen findet man im Röntgenbilde deutliche Knorpelinseln, Enchondrome oder kompaktere freie Gelenkkörper. Zuweilen steigert sich die Exsudation der Gelenksflüssigkeit zu einem wirklichen Hydrops oder die Bindegewebswucherungen führen zu hochgradiger Verdickung der Gelenkskapsel und können einen fungusartigen Charakter annehmen.

Behandlung. Sie besteht vor allem in der Anwendung medikamentöser und physikalischer Maßnahmen (s. S. 62). Die Wärmeapplikation wird jedoch nicht immer gut vertragen. Auch mit der Gymnastik, Massage muß man anfangs vorsichtig sein, da mitunter Verschlechterungen eintreten. Im allgemeinen soll man die Patienten gehen und das Gelenk bewegen lassen, um die Gelenksfunktion in Gang zu halten und der Muskelatrophie entgegenzuwirken. Im Stadium akuter Exacerbation mit heftigen Schmerzen, Schwellung, lokaler Temperaturerhöhung sind passive Bewegungen, Zanderübungen und dergleichen unter allen Umständen zu unterlassen; mitunter ist die vorübergehende Ruhigstellung im Gipsverband angezeigt. In schweren Fällen ist das andauernde Tragen eines entlastenden Schienenapparates nicht zu vermeiden, um dem Patienten eine schmerzlose Gehfähigkeit zu verschaffen. Der Apparat ist ein Halbzirkelapparat mit Tubersitz, beweglichen Kniescharnieren und Schuhbügel (s. Abb. 25).

Auch die operative Behandlung kommt manchmal in Frage. Zu erwähnen wäre vor allem die von PAYR empfohlene Auswaschung des Gelenkes mit Phenolcampher, dem eine außerordentlich anästhesierende und hyperämisierende Wirkung zugeschrieben wird. Die Injektion erfolgt nach Einspritzung von 1%iger Novocainsuprareninlösung am oberen Rande der Kniescheibe von der Außenseite her. Man beginnt mit kleinen Dosen von Phenolcampher, etwa mit $^1/_2$ ccm, und steigt erst nach mehrmaligen Injektionen bis 2 ccm. Nach der Injektion läßt man das Gelenk mehrmals bewegen, um eine bessere Verteilung des Mittels zu erzielen (s. S. 62).

Ist die Arthritis deformans auf ein Genu valgum oder Genu varum zurückzuführen, dann wird man vor allem eine Korrektur zur statischen Umstellung des Gelenkes vornehmen (s. S. 63). In manchen Fällen ist die Osteotomie die einzige Möglichkeit, die oft unerträglichen Beschwerden bei der Belastung zu beseitigen.

Von blutigen Eingriffen ins Gelenk selbst kommt höchstens die Arthrotomie in Betracht; sie soll aber möglichst schonend vorgenommen werden und sich lediglich auf die Abtragung der Randwucherung und Excision eingeklemmter hypertrophischer Fett- und Gelenkskapselzotten, sowie auf die Entfernung freier oder in Ablösung begriffener Gelenkkörper beschränken.

Freie Gelenkkörper, die man mit den Fingern fixieren kann, lassen sich durch ganz kleine Einschnitte herausbefördern. Bei einer größeren Anzahl von Gelenkkörpern ist allerdings die breite Eröffnung des Gelenkes mit dem PAYRschen S-förmigen Schnitt notwendig.

11. Die tabische Arthropathie des Kniegelenkes.

Unter den arthropathischen Gelenksaffektionen ist die des Kniegelenkes besonders häufig. Sie beginnt oft schon im vorataktischen Stadium der Tabes und tritt manchmal ohne jeden Anlaß, manchmal nach ganz geringfügigen Traumen in Erscheinung. In der Regel handelt es sich um hochgradige Gelenksschwellungen, die durch eine auffallende Schmerzlosigkeit charakterisiert sind. Sehr oft kommt es zu Kapselrissen, zu spontanen Gelenksfrakturen am häufigsten des Condylus lateralis der Tibia und Knochenzersplitterungen. Die Folge der starken Ausweitung der Kapsel und der Spontanbrüche sind abnorme Beweglichkeit, Schlottergelenke, Subluxationen oder auch komplette Luxationen, Genu recurvatum oder seitliche Abknickungen, Genu valgum oder varum.

Behandlung. Sie hat im Stadium des Gelenksergusses, der Gelenksverschiebungen und Frakturen in einer Ruhigstellung des Gelenkes, am besten im Gipsverband zu bestehen. In den meisten Fällen bleibt nichts anderes übrig, als durch einen beweglichen Schienenhülsenapparat dem Patienten das Gehen zu ermöglichen und das Knie vor weiteren Spontanfrakturen und Deformierungen zu schützen.

12. Die Kontrakturen und Ankylosen des Kniegelenkes.

Die Streckstellung ist für das Kniegelenk die funktionsgünstigste. Das gilt vor allem für die Verwendung im Stehen und Gehen. Es ist also in jenen Fällen, bei welchen eine Ankylose des Gelenkes zu erwarten ist, die Streckstellung als Ausgangs- und Endstellung anzustreben. Andererseits ist beim Sitzen ein in Streckstellung versteiftes Kniegelenk sehr unangenehm. Man wird also in einzelnen Fällen auf dieses Moment Rücksicht nehmen müssen und z. B. bei Chauffeuren eine geringgradige Beugestellung vorziehen („individuelle" Indikation).

Sowohl bei den myogenen als arthrogenen Erkrankungen des Kniegelenkes kommt es am häufigsten zur *Beugekontraktur*. Sie ist darauf zurückzuführen, daß bei allen Störungen des Gelenkapparates vor allem die Strecker atrophieren, während die Kraft der Beuger längere Zeit erhalten bleibt, so daß sich ein Überwiegen dieser letzteren ergibt. Ferner ist bei allen Gelenksentzündungen die Beugestellung diejenige, bei der die hintere Gelenkkapsel entspannt und am wenigsten schmerzhaft ist. Von großer Bedeutung ist es, daß die Flexionskontraktur des Kniegelenkes insbesondere bei den arthrogenen Kniegelenkskontrakturen nicht nur in Beuge-, sondern auch in einer mehr oder minder ausgesprochenen *Subluxationsstellung* erfolgt, manchmal als Folge der Schrumpfung der hinteren Kapsel und infolge des hinteren Zuges der tuberocruralen Muskulatur und sehr oft nach einer unzweckmäßigen Behandlung. Neben der Subluxation findet sich oft auch gleichzeitig eine leichte Abduktion und Außenrotation des Unterschenkels.

Streckkontrakturen des Kniegelenkes sind relativ selten. Sie sind zumeist die Folge einer allzu langen Fixation des Gelenkes in Streckstellung und kommen durch die nutritive Verkürzung der in ihren Ansatzpunkten genäherten Streckmuskeln zustande. Bei den arthrogenen Streckkontrakturen findet man eine Verklebung der einander zugekehrten Flächen der Synovialkapsel in der vorderen oberen Umschlagsfalte und Verwachsungen mit der Quadricepssehne; mitunter ist auch die Patella verwachsen.

Behandlung. Dieselbe richtet sich nach dem Grundleiden, nach der Dauer der Erkrankung und nach dem Grade der Schrumpfungen und Verwachsungen. Ein ideales Resultat mit voller Beweglichkeit ist nur dann zu erhoffen, wenn die Form der Gelenkkörper erhalten ist und keine zu starken Kapselschrumpfungen bestehen. Unter ungünstigen Umständen, namentlich bei Kranken im vorgerückten Alter, muß man sich oft mit einem Teilerfolg zufrieden geben und vor allem die Wiedererlangung der für die Arbeit hinreichenden Funktionen anstreben. Vor jedem gewaltsamen Vorgehen ist, solange der Krankheitsprozeß nicht völlig ausgeheilt ist, dringend zu warnen. Derartige Versuche führen zu Wiederaufflackern des Gelenksprozesses, zu Zerreißungen, Frakturen und Subluxationen der meist hochgradig atrophischen Knochen.

Behandlung der Beugekontrakturen des Kniegelenkes. Bei Flexionskontrakturen ganz leichten Grades genügen oft ganz einfache Maßnahmen. Ein mildes und oft zum Ziele führendes Verfahren ist die Sandsackbelastung (s. Abb. 34); sie kann auch sehr zweckmäßig mit einer permanenten Extension verbunden werden. Dieselbe wird mittels eines Zinkleimverbandes (oder einer einfachen Knöchellasche) angelegt und mit 3 kg belastet. Die Wirkung kann durch die Vermehrung des Gewichtes noch gesteigert werden. Bei den

Kniebeugekontrakturen haben sich auch die SCHEDE-Schienen sehr gut bewährt, die man mehrere Stunden des Tages wirken läßt (s. Abb. 36). Daneben sollen aktive und passive Übungen, entweder auf der BRAUNschen Schiene oder mit Hilfe des ANSINN-Apparates vorgenommen werden (s. Abb. 32). Zur Wiederkräftigung der Streckmuskulatur ist Massage anzuwenden.

Versagen diese Methoden oder handelt es sich um Kontrakturen schwereren Grades, dann ist die *Quengelmethode* zu empfehlen, die insbesondere bei den arthrogenen Kontrakturen nach Polyarthritis rheumatica und septischen Prozessen angezeigt ist. Mit der Quengelmethode können selbst hochgradige Kniekontrakturen in wenigen Wochen beseitigt werden. Wir wenden sie jedoch niemals bei der Tuberkulose an.

Das Anlegen des Quengelverbandes für das Kniegelenk wurde bereits im Allgemeinen Teil beschrieben (s. S. 13). Es wäre nur folgendes nachzutragen: Wie vorhin erwähnt, besteht bei stärkeren Beugegraden infolge der Schrumpfung der hinteren Kapsel und der Kreuzbänder sehr oft ein leichter Grad von Subluxation des Unterschenkels nach hinten, der bei gewaltsamer Streckung des Kniegelenkes sich bedeutend erhöhen kann. Um dieser Neigung entgegenzuwirken, empfiehlt es sich nach MOMMSEN, die Kniescharniere ungefähr 2—3 cm *über* dem Kniegelenksspalt einzugipsen. Durch dieses Hinaufrücken des Kniescharnieres entsteht eine Schubkraft, die bei Streckung des Kniegelenkes den Unterschenkel nach vorne rückt und so die Subluxation verhindert. Ist bereits ein erheblicher Grad von Subluxation vorhanden, so geht man in folgender Weise vor: Ober-, Unterschenkel und Fuß werden in einem gepolsterten Gipsverband eingeschlossen, der nur das Kniegelenk frei läßt. Ober- und Unterschenkelteil werden mittels eingegipster Scharniere verbunden, die etwa 3 cm über dem Kniegelenksspalt angebracht sind. Gleich beim Gipsen wird um die Rückseite des proximalen Unterschenkelendes eine in einen Trikotschlauch eingehüllte Filzschlaufe gelegt, die nach vorne aus dem Verbande herausgeführt wird. Damit dieselbe sich nicht mit dem Gipsverband verbindet, muß sie durch eine Wattelage isoliert sein. Da weiters die Subluxationsschlaufe direkt am Unterschenkel wirken soll, muß die obere vordere Hälfte des Unterschenkelgipsverbandes genügend weit ausgeschnitten werden. Die Enden dieser Schlaufe werden um zwei Holzspatel genäht und diese Holzspatel durch Schnüre mit der Eisenstange verbunden (s. Abb. 21). Bei der Betätigung der Quengel muß der Subluxationsquengel immer zuerst straff angezogen werden, dann folgt erst der Streckquengel nach. Diese Verbandanordnung hat sich uns bei der Beseitigung von Subluxationen am besten bewährt. Das Hüftgelenk lassen wir vom Verband frei, damit sich bei der allmählichen Streckung des Kniegelenkes auch das Hüftgelenk strecken und eine Entspannung der doppelgelenkigen tuberocruralen Muskeln eintreten kann.

In ähnlicher Weise läßt sich auch die Außenrotation des Unterschenkels korrigieren, wenn man statt der gewöhnlichen Scharniere HACKENBRUCH-Klammern einsetzt und den Unterschenkel im Sinne der Innendrehung mittels einer an der Innenseite des Oberschenkels angebrachten Quengelstange beeinflußt.

Bei Verwendung von *Schienenapparaten* zur Beseitigung der Beugekontraktur, bei denen die korrigierende Kraft durch Schrauben oder durch starke Federn ausgeübt wird, ist ebenfalls darauf zu achten, daß keine Subluxation im Kniegelenk entsteht. Dieselbe läßt sich durch Anwendung der BRAATZschen *Sektorenschiene* vermeiden, die, gleichzeitig genau der Gelenkskurve angepaßt, mit der Streckung des gebeugten Gelenkes eine Distraktion der Gelenkenden bewirkt (Abb. 230). Seit wir die Quengelmethode besitzen, machen wir jedoch von diesen Apparaten kaum mehr Gebrauch.

In allen Fällen von hochgradigen myogenen Kontrakturen, bei welchen die Ursache derselben hauptsächlich in der Verkürzung der tuberocruralen Muskeln

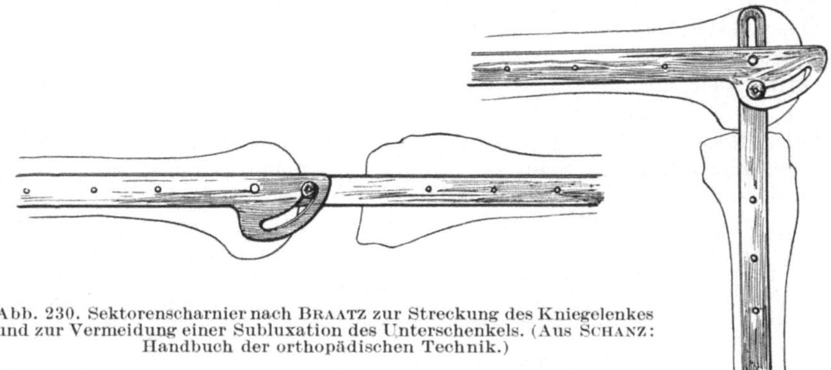

Abb. 230. Sektorenscharnier nach BRAATZ zur Streckung des Kniegelenkes und zur Vermeidung einer Subluxation des Unterschenkels. (Aus SCHANZ: Handbuch der orthopädischen Technik.)

gelegen ist, ist die *Tenotomie* der Kniebeuger vorzunehmen. Auch die Graderichtung hochgradiger arthrogener Beugekontrakturen erfordert vielfach die vorangehende Durchtrennung der Beugemuskeln. Die Tenotomie der Kniebeuger

führen wir stets *offen* von zwei kleinen, zu beiden Seiten der Kniekehle angelegten Hautschnitten aus, um vor einer Verletzung des N. peroneus und der Gefäße sicher zu sein, ferner um auch verkürzte Fascienpartien unter der Kontrolle des Auges besser durchtrennen zu können. Auch ziehen wir die schräge der einfachen queren Durchschneidung vor. Mit der Tenotomie der Kniebeuger soll man nicht sehr zurückhaltend sein, da sie die weitere Behandlung außerordentlich erleichtert.

Anatomische Vorbemerkungen. Die Beugergruppe des Kniegelenkes wird durch drei Muskelindividuen repräsentiert, welche am Tuber ossis ischii ihren Ursprung haben (Abb. 231). Lateral der *M. biceps femoris*, dessen kräftige Endsehne hinter dem Epicondylus lateralis femoris nach abwärts zieht und am Capitulum fibulae inseriert. Kurz vor ihrem Ansatz teilt sich die Sehne in zwei Schenkel,

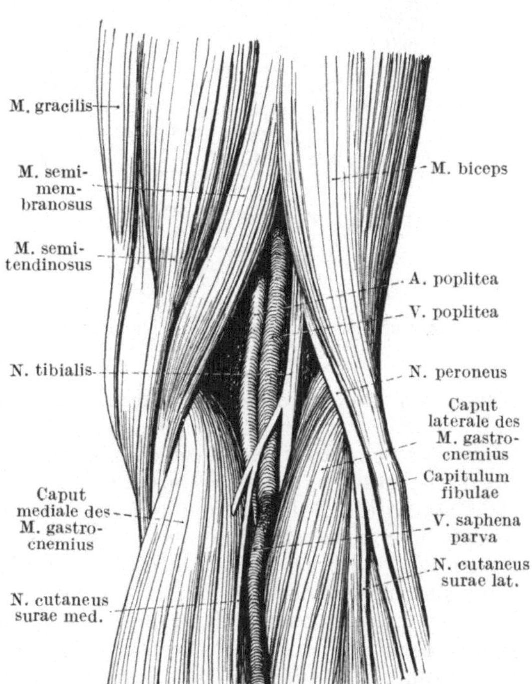

Abb. 231. Muskeln und Gefäße der hinteren Knieregion. (Nach CORNING.)

welche das Ligamentum collaterale fibulare umfassen, das eines der wichtigsten Sicherungsmittel für die Statik des Kniegelenkes ist und dementsprechend geschont werden muß (L. MAYER). Medial liegen der *M. semitendinosus*, dessen Endsehne zusammen mit dem M. gracilis und M. sartorius den Pes anserinus bildet, und der *M. semimembranosus,* der unten teilweise vom M. semitendinosus bedeckt ist und dessen Sehne teilweise zur hinteren und medialen Fläche der Tibia zieht, teilweise als Ligamentum popliteum obliquum mit der hinteren Kapselwand verbunden ist.

Die Gefäße und Nerven sind in dem subfascialen Fett der Fossa poplitea eingelagert. Unmittelbar unter der Fascie findet sich der *N. tibialis*. Medial und etwas tiefer als dieser liegt die *V. poplitea* und noch etwas tiefer und weiter medial wird die *A. poplitea* angetroffen. Lateral vom N. tibialis, dicht dem medialen Rand des M. biceps entlang verläuft der *N. peroneus communis,* vom letzteren nur durch die Sehnen- und Nervenscheide getrennt (Abb. 232). An der Bicepssehne soll grundsätzlich nicht eher operiert werden, bevor man nicht den N. peroneus freigelegt und geschützt hat.

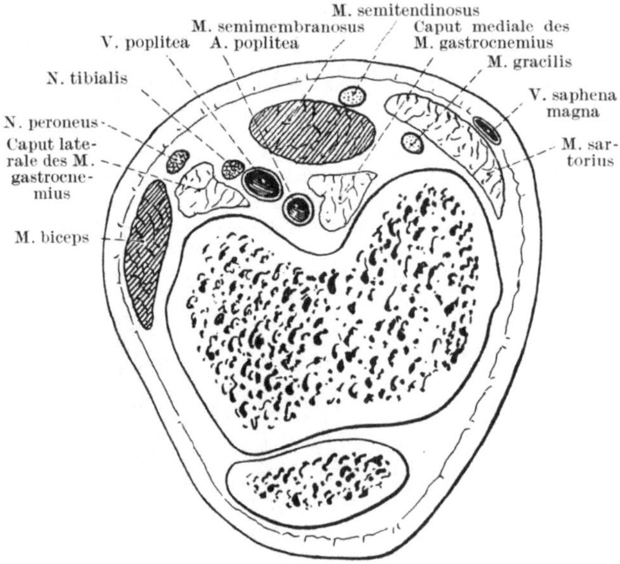

Offene Tenotomie der Kniebeuger.

Sie wird wegen der nachfolgend notwendigen Manipulationen gewöhnlich in Narkose durchgeführt. Tenotomiert werden die Mm. biceps, semitendinosus und semimembranosus, manchmal auch der M. gracilis.

Operationstechnik. Der Patient befindet sich in Rückenlage. Die in der Hüfte starke abgebeugte Extremität wird vom Assistenten in der Weise gehalten, daß er mit der einen Hand den Unterschenkel faßt, mit der anderen Hand einen Gegendruck auf die vordere Kniefläche ausübt; dabei springen die Kniebeuger kulissenartig vor. Zunächst wird die Sehne des M. biceps tenotomiert, indem man über dem straff gespannten Sehnenansatz einen etwa 2 cm langen Schnitt führt, der Haut und Fascie durchtrennt, so daß die perlmutterglänzende Sehne sichtbar wird. Dann werden die Wundränder mittels zweier kleiner Haken auseinander gehalten. Der Nervus peroneus liegt der Sehne an der Innenseite knapp an. Nachdem man die Sehne vom Nerven isoliert hat, wird sie auf eine KOCHERsche gefensterte Sonde geladen und schräg durchtrennt (Abb. 233). Um das Ligamentum collaterale fibulare nicht zu verletzen, muß man den tiefgelegenen Schenkel des Bicepsansatzes stehenlassen und sich mit der Durchschneidung des außen vom Ligamentum verlaufenden Schenkels begnügen. Spannen sich an der Außenseite noch Fasern der Fascia lata an, so werden dieselben ebenfalls hervorgeholt und durchschnitten. Die Haut wird dann durch zwei Catgutnähte geschlossen. An der medialen Seite wird zunächst die spulrunde Sehne des M. semitendinosus und dann die dahinterliegende breitere Sehne des M. semimembranosus in derselben Weise durchtrennt. Weiter medial spannt sich oft der sehnige M. gracilis an, der ebenfalls durchschnitten wird.

Hierauf wird das Knie durch ein *modellierendes Redressement* gestreckt, wobei man mit besonderer Vorsicht zu Werke gehen muß, da sehr leicht eine

Abb. 232. Querschnitt durch die Knieregion in der Höhe der Mitte der Patella. (Nach CORNING.)

Subluxation des Unterschenkels nach hinten oder, wenn der Knochen sehr atrophisch ist, auch noch eine suprakondyläre Fraktur am Femur eintreten kann.

Zum Redressement wird der Patient in Bauchlage gebracht und das Knie am Rande des Tisches auf einen Sandsack gelagert. Während die eine Hand den Oberschenkel dicht oberhalb des Kniegelenkes fest fixiert, faßt die andere Hand den Unterschenkel in der Höhe des Tibiakopfes und sucht ihn durch entsprechende Traktionsmanöver um die Femurgelenkfläche möglichst gleitend nach vorne zu schieben, wobei die eigene Körperschwere die Kraft der Hand unterstützt. Eine andere, besonders von LORENZ empfohlene Methode ist die, daß der Kranke sich in Seitenlage befindet und der Oberschenkel bis zu den Kondylen in den Osteoclasten eingespannt wird, so daß die Kniegelenkslinie mit dem distalen Rande der Fixationsplatten abschneidet. Nun wird um die hintere Fläche des Tibiakopfes der Lederzügel gelegt und dieser durch die Schraube ganz langsam angezogen. Durch dieses Traktionsmanöver wird der Tibiakopf allmählich auf den vorderen Teil der Femurkondylen geschleift und das Gelenk ganz langsam gestreckt. Subluxationen und Frakturen des Unterschenkels werden auf diese Weise vermieden.

Stößt die vollständige Streckung auf großen Widerstand, dann begnüge man sich in der ersten Sitzung mit einem Teilerfolg. Man fixiere das Resultat in einem Gipsverband und führe das Redressement in einer zweiten Etappe nach 2—3 Wochen zu Ende oder man wende das Quengelverfahren an.

Nach dem Redressement überzeuge man sich sofort, ob die Zirkulation und die Funktion des N. peroneus in Ordnung ist. Es muß eine deutliche aktive Dorsalflexion der Zehen und des Fußes möglich sein. Ist die Zirkulation nicht ganz einwandfrei oder die Funktion des N. peroneus mangelhaft, dann gehe man sofort mit

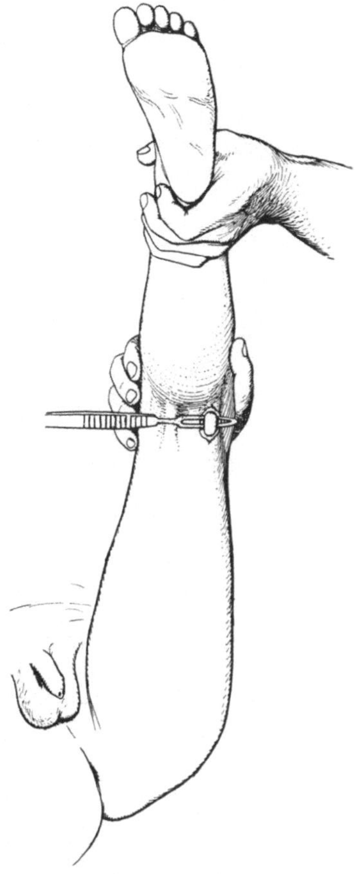

Abb. 233. Offene Tenotomie der Kniebeuger.

der Streckung zurück und fixiere zunächst in einer mittleren Beugestellung und strecke dann in Etappen weiter oder lege einen Quengelverband an. Ist die volle Streckung erreicht, dann fixiere man das Gelenk im Gipsverband mindestens noch für 3 Monate, um ein Rezidiv zu verhindern. Dringend warnen möchten wir vor einem forcierten Redressement bei tuberkulöser Gonitis. Mancher derartige Versuch hat mit dauernder Schmerzhaftigkeit und Gehunfähigkeit für den Patienten geendet.

Will man bei den arthrogenen Beugekontrakturen das intraartikuläre Redressement ganz vermeiden, z. B. nach Tuberkulose des Kniegelenkes, oder ist durch das Redressement eine vollständige Streckung nicht zu erzielen, dann muß man den Knochen angreifen, indem man eine *paraartikuläre Osteoclase* oder die *paraartikuläre Osteotomie* vornimmt. Beiden Operationen muß die offene Tenotomie der Kniebeuger vorausgeschickt werden.

Die *Osteoclase* ist nur bei Kindern etwa bis zum 6. Lebensjahre, bei atrophischem Knochen auch noch später anwendbar. Sie wird am Oberschenkel suprakondylär ausgeführt, und zwar in der Weise, daß man den Schenkel über dem Keil in der Richtung von hinten nach vorne einknickt. Danach wird ein Gipsverband in leichter Überstreckung des Kniegelenkes angelegt, der 3 Monate belassen wird. Nach Abnahme des Gipsverbandes wird noch für 1 Jahr ein Hülsenapparat getragen.

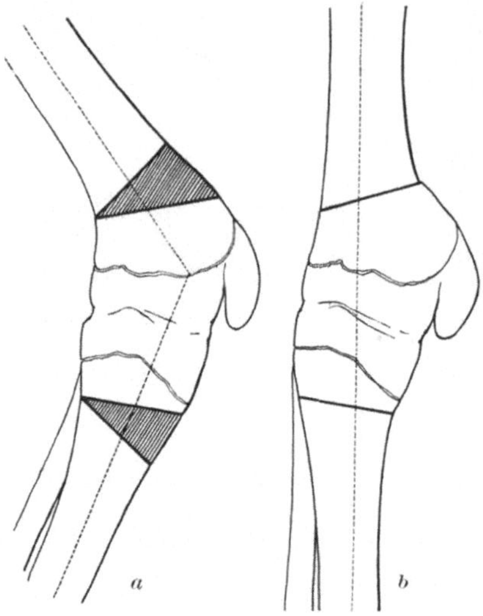

Die *Osteotomie* kommt bei älteren Individuen in Betracht, wenn die Osteoclase nicht mehr vorgenommen werden kann; sie ist die Methode der Wahl bei den Kniekontrakturen nach Tuberkulose. Bei geringgradigen Flexionsstellungen genügt die einfache suprakondyläre Osteotomie, die stets subcutan ausgeführt wird. Die Technik ist die gleiche wie bei der Korrektur des Genu valgum (s. S. 248). Bei der Infraktion des Knochens ist darauf zu achten, daß das periphere, mit dem Unterschenkel verwachsene Femurfragment etwas nach hinten geschoben wird, damit die Achse des Unterschenkels in die Verlängerung des Oberschenkels fällt.

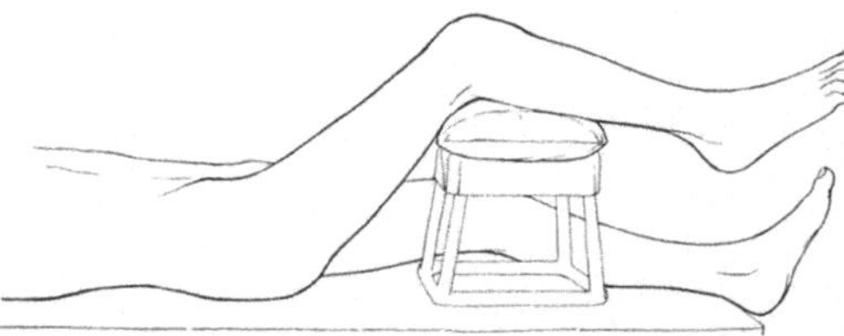

Abb. 234. Schema der doppelten paraartikulären Keilosteotomie zur Beseitigung einer hochgradigen Flexionskontraktur des Kniegelenkes. *a* vor der Korrektur, *b* nach der Korrektur.

Beträgt der Flexionswinkel weniger als 150°, dann muß die Osteotomie an *zwei* Stellen, oberhalb und unterhalb des Kniegelenkes, vorgenommen werden, da die Abknickung an einer Stelle zu groß wäre. Bei hochgradigeren Kontrakturen und stärkerem Knochenbau ist sogar die Entfernung eines *Keiles* an beiden Osteotomiestellen notwendig (Abb. 234).

Die doppelte paraartikuläre Osteotomie zur Beseitigung der Flexionskontraktur des Kniegelenkes.

Operationstechnik. α) *Lagerung.* In Rückenlage des Patienten wird nach Desinfektion des Kniegelenkes der Unterschenkel auf ein VOLKMANNsches Bänkchen und einen darübergelegten Sandsack gelagert, den man steril abdeckt (Abb. 235).

Abb. 235. Lagerung zur doppelten paraartikulären Osteotomie bei Beugekontraktur des Kniegelenkes.

β) *Tenotomie der Beugesehnen.* Sie geschieht als erster Akt der Operation, 1. um den Widerstand der kontrakten Muskeln zu beseitigen, 2. um ein Rezidiv zu verhindern. Die Tenotomie wird von zwei kleinen Einschnitten aus, wie vorhin beschrieben, vorgenommen (s. S. 264).

γ) *Infrapatellare Osteotomie der Tibia:* Sie erfolgt stets offen von einem medial von der vorderen Tibiakante knapp unterhalb der Tuberositas tibiae geführten, 5 cm langen Hautschnitt. Nachdem das Periost vom Knochen abgelöst ist, werden die Wundränder mit stumpfen Haken auseinander gehalten und die Tibia dicht unterhalb der Tuberositas tibiae quer durchmeißelt. Es genügt die Durchmeißelung der vorderen und medialen Partie des Knochens,

wobei die der Tibiakante besonders gründlich vorgenommen werden muß
(s. S. 250). Der Rest wird über einem auf das VOLKMANN-Bänkchen auf-
gelegten niederen Keil in der Richtung von vorne nach hinten durchbrochen.
Eine Osteotomie der Fibula ist in der Regel nicht notwendig; sie knickt gewöhnlich
bei der Infraktion der Tibia von selbst ein. Will man die Fibula osteotomieren,
dann muß dies etwas weiter distal vom Collum fibulae geschehen, um den
N. peroneus nicht zu verletzen. Distal liegt der Nerv nicht mehr der Fibula an
und löst sich in seine Zweige auf.

Handelt es sich um einen Erwachsenen mit starkem Knochenbau und besteht
eine mehr als stumpfwinklige Flexion, dann wird vom gleichen Schnitt aus
ein kleiner Knochenkeil mit vorderer Basis herausgemeißelt.

γ) Suprakondyläre Osteotomie des Femur. Nach Entfernung des VOLKMANN-
Bänkchens läßt man den Oberschenkel auf den am Ende der Tischplatte
gelagerten Sandsack nieder und nimmt jetzt die subcutane suprakondyläre
Osteotomie des Femur ohne oder mit Entfernung eines Knochenkeiles in typischer Weise vor (s. S. 248).

Es ist sehr zu empfehlen, die Osteotomie *zuerst* an der Tibia und dann erst
am Femur auszuführen, da man sich sonst bei der Infraktion der Tibia des
wichtigen Haltes des langen Femurhebels beraubt; die Infraktion des Femur
bietet in der Regel keine Schwierigkeiten.

ε) Streckung des Kniegelenkes. Nun werden in Bauchlage des Patienten die
Osteotomiestellen über einem unterlegten stumpfen Holzkeil — unter gleichzeitigem kräftigem Längszug am Unterschenkel von seiten des Assistenten —
in der Richtung von hinten nach vorne bis zur leichten Überstreckung des
Gelenkes eingeknickt. Man hat dabei besonders darauf zu achten, daß die
Korrektur sich gleichmäßig auf beide Osteotomiestellen verteilt und die Längsachse des Oberschenkels in die Richtung der des Unterschenkels fällt.

ζ) Einstellung und Verband. Die Einstellung erfolgt im LORENZschen Hüftredresseur (s. Abb. 4). Nach Anlegen von Watte und Calicotbinden wird das
Kniegelenk mittels zwei über die Osteotomiestelle gelegte Bindenzügel bis zur
leichten Überkorrektur durchgestreckt; mit denselben läßt sich die Korrektur
an den beiden Osteotomiestellen gleichmäßig verteilen und gut dosieren. Man
sorge dafür, daß eine seitliche Abweichung im Sinne eines X- oder O-Beines
vermieden und eine evtl. bestehende Außenrotation korrigiert werde. Dann
wird der durch eine KRAMER-Schiene verstärkte Gipsverband angelegt. Nach
seinem Erstarren wird er über dem Kniegelenk bis zur Hüfte des Ober- und
Unterschenkels in der Mitte gespalten und hierauf werden die Bindenzügel
entfernt. Nachdem man den Patienten vom Hüftredresseur abgenommen hat,
überzeugt man sich, ob die Gefäßzirkulation und die Nerven in Ordnung sind,
und gipst dann den Fußteil an. Der Gipsverband bleibt 3 Monate. Hernach
muß noch ein fixer Schienenhülsenapparat durch 1 Jahr getragen werden, um
ein Rezidiv zu verhindern.

Die doppelte paraartikuläre Osteotomie des Kniegelenkes hat gegenüber der
gleich zu besprechenden Resektion den Vorteil, daß das Gelenk selbst von der
Operation unberührt bleibt, daß fast gar nichts oder nur sehr wenig von der
Länge des Knochens geopfert wird und die Epiphysenfugen geschont werden,
bei Kindern daher Wachstumsstörungen nicht zu befürchten sind. Durch die
doppelte paraartikuläre Osteotomie lassen sich Flexionskontrakturen noch bis
zum rechten Winkel vollständig ausgleichen.

Fehler und Gefahren. Einer der häufigsten Fehler ist, daß die Osteotomie zuerst am Femur und dann erst an der Tibia vorgenommen wird. In
diesem Falle kann die Infraktion der Tibia Schwierigkeiten bereiten. Ist der
Fehler bereits geschehen, dann bleibt nichts anderes übrig, als den ganzen

Querschnitt der Tibia zu durchmeißeln, worauf dieselbe leicht eingebrochen werden kann. Ein anderer Fehler besteht darin, daß an der unteren Osteotomiestelle zu wenig durchgemeißelt wird. Es erfolgt dann, da die Osteotomiestelle am Femur leichter nachgibt als an der Tibia, eine scharfe, bajonettförmige Abknickung des Femur. Die Längsachse desselben fällt dadurch hinter diejenige des Unterschenkels. Man hat also darauf zu achten, daß die Tibia genügend durchgemeißelt, die Abknickung an beiden Stellen gleichmäßig verteilt wird und speziell an der Tibia nicht zu gering ausfällt, so daß Femur und Tibia achsengerecht stehen. Ein dritter Fehler ist der, daß das Kniegelenk beim Anlegen des Gipsverbandes nicht genügend durchgestreckt ist. Läßt man nur einen geringen Rest von Beugekontraktur übrig, dann kommt es späterhin unter dem Einfluß der Belastung nach und nach zu einer Vermehrung der Flexion. Es soll daher womöglich ein leichter Grad von Überstreckung im Verband festgehalten werden.

Die Gefahren der Operation bestehen vor allem in einer Zirkulations- und Funktionsstörung des N. peroneus. Diese Störungen werden in der Regel nicht durch einen direkten Druck auf die Gefäße oder Nerven hervorgerufen, sondern es genügt schon die plötzliche Dehnung der Gefäße, um eine Verengerung des Lumens und eine allmähliche Zirkulationsarmut herbeizuführen. Auch kann bei lange bestehenden Kontrakturen die plötzliche und anhaltende Dehnung eine Schädigung des N. peroneus verursachen. Man überzeuge sich daher gleich bei der Geradestellung des Gelenkes über dem Keil, wieweit die Streckung von den Gefäßen vertragen wird. Zeigt sich nach dem Erwachen des Patienten aus der Narkose nur die geringste Funktionsstörung und läßt sich bei Prüfung des N. peroneus mit der Nadel kein richtiges aktives Heben des Fußes erzielen, dann warte man mit dem Eingipsen des Fußteiles, verlängere den vorderen Spalt des Gipsverbandes nach oben und unten und hebe das Kniegelenk aus dem Verbande soweit heraus, bis sich die Funktion der Gefäße und des Nerven eingestellt hat. Man füllt den Raum unterhalb der Kniekehle mit einem lockeren Wattepolster aus und bindet den Gipsverband nur locker mit einer Calicotbinde um. Die Streckung wird nun nach wenigen Tagen etappenmäßig vorgenommen, indem man das unter dem Knie gelegene Wattepolster allmählich entfernt. Zur völligen Streckung ist mitunter ein kurzer Ätherrausch notwendig. Die Zeichen der Zirkulationsstörung und die Schädigung des N. peroneus treten manchmal erst später, am nächsten oder übernächsten Tage nach der Operation, auf. Es sind daher derartige Patienten die ersten Tage nach der Korrektur unter häufiger und genauer Kontrolle zu halten.

Bei den hochgradigsten Kniekontrakturen Erwachsener ist zur Vermeidung von Gefahren die Entfernung eines Knochenkeiles aus dem Kniegelenk selbst erforderlich.

Orthopädische Keilresektion zur Beseitigung hochgradiger Kniekontrakturen.

Sie ist angezeigt 1. bei Flexionsankylosen Erwachsener, wenn die Kontrakturstellung eine rechtwinklige oder gar spitzwinklige ist, 2. auch bei stumpfwinkligen Flexionsankylosen nach fistulösen Prozessen mit tiefen, am Knochen festsitzenden Weichteilnarben in der Kniekehle. In diesen Fällen ist die Streckung des Kniegelenkes ohne Entfernung eines größeren Knochenkeiles undurchführbar oder mit großen Gefahren verbunden. Durch die Keilresektion soll die winklige Ankylose des Gelenkes in eine geradlinige übergeführt werden. Die Basis des Keiles liegt naturgemäß in der Konvexität des Kniegelenkes, der Scheitel in der Kniekehle. Die Dimensionen des Keiles richten sich nach dem Grade der Flexionsstellung des ankylotischen Kniegelenkes. Man bestimmt die Größe des zu entfernenden Keiles, indem man sich auf einem seitlichen

Röntgenbilde die Längsachsen des Femur und der Tibia gezogen denkt und je eine zur Femur- und Tibiaachse senkrechte Schnittebene legt. Da die Flexionsankylosen des Kniegelenkes stets auch mit einer starken Schrumpfung der in der Kniekehle befindlichen Weichteile einhergehen, birgt die Geradestellung des Kniegelenkes die Gefahren einer Zerrung der Gefäße und einer Zirkulationsstörung in sich. Will man diese vermeiden, dann muß die Spitze des Keiles nicht in die rückwärtige Fläche des Knochens, sondern etwas *hinter* dieselbe verlegt werden. Es wird also kein keilförmiges, sondern ein trapezoidförmiges Knochenstück entfernt (Abb. 236). Die hiebei entstehende Verkürzung der Extremität ist in Kauf zu nehmen, da vor allen Dingen jede Gefahr ausgeschaltet werden muß.

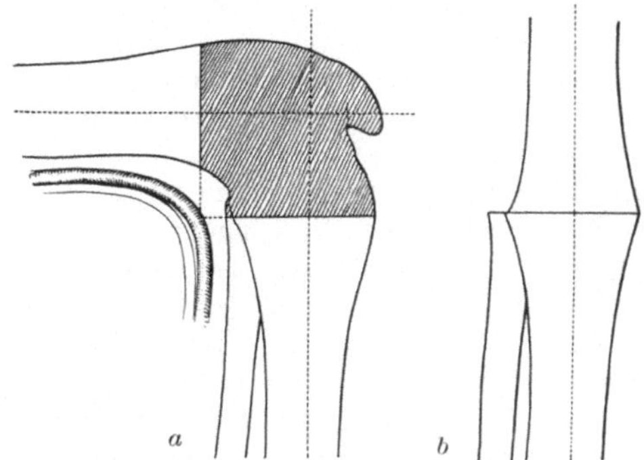

Abb. 236. Schema der Keilresektion zur Beseitigung einer rechtwinkeligen Flexionsankylose des Kniegelenkes. *a* vor der Korrektur, *b* nach der Korrektur.

Operationstechnik. α) *Lagerung.* Der Patient ist in Rückenlage mit winkelig aufgestelltem Bein.

β) *Tenotomie der Beugesehnen.* Jeder Resektion wird die Tenotomie der Beugesehnen vorausgeschickt, die stets offen in typischer Weise durchgeführt wird (s. S. 264).

γ) *Hautschnitt.* Entsprechend der Basis des wegzunehmenden Keiles werden oberhalb und unterhalb der Patella zwei quere Schnitte von einem Condylus zum anderen angelegt, die sich in der Gegend der Ligamenta collateralia seitlich treffen. Die Hautschnitte liegen etwas näher als der Knochenschnitt, damit nach der Streckung genügend Haut zum Aneinandernähen vorhanden ist.

δ) *Resektion des Knochenkeiles.* In der Richtung der beiden Hautschnitte werden nun Kapsel und Periost durchschnitten und die Weichteile proximal- und distalwärts ein wenig zurückpräpariert.

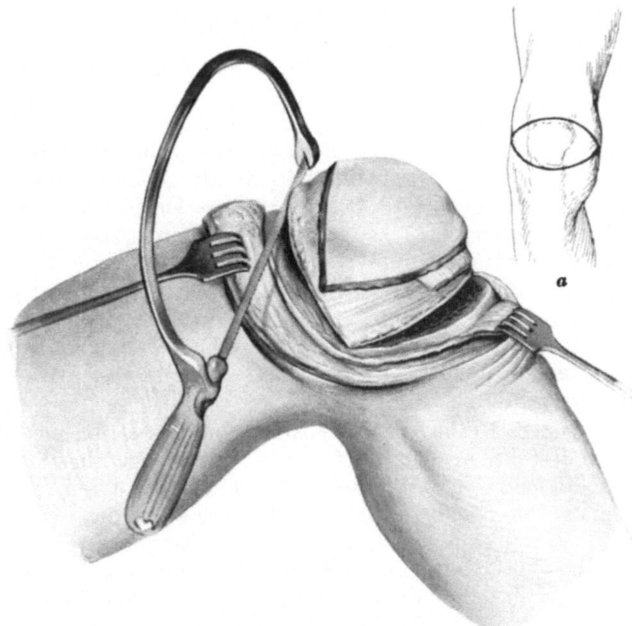

Abb. 237. Ausführung der Keilresektion. Der Knochenkeil wird angesägt. *a* Hautschnitt.

Das ovaläre Hautstück über der Patella bleibt mit derselben auf dem Knochen. Zur Entfernung des Knochenkeiles wird die Säge in der Ebene, in der man die Knochendurchtrennung beabsichtigt, senkrecht zur Achse des Femur und ebenso senkrecht zur Achse der Tibia aufgesetzt und die Knochen in

der Richtung von vorne nach hinten durchtrennt (Abb. 237). Die letzten
Knochenlamellen zu beiden Seiten der Kniekehle werden mit dem Sprengmeißel
durchgeschlagen und der Rest eingebrochen. Das trapezoide Knochensegment
wird an der Hinterseite mit einem scharfen Raspatorium losgelöst und soll
mitsamt der darüberliegenden Haut in toto entfernt werden. Ist das Knochensegment richtig angelegt, dann kann nach Beseitigung desselben die Streckung
des Beines ohne Schwierigkeit vorgenommen werden und die Schnittflächen
passen gut aufeinander. Eine Spur Überstreckung ist sehr zweckmäßig, da
dadurch eine Wiederkehr der Beugestellung gesichert ist.

Etwaige bestehende seitliche Deviationen im Sinne eines X- oder O-Beines
sollen schon bei Anlegung der Sägeflächen berücksichtigt werden. Erweist sich
der Knochenkeil zu klein, so werden die beiden Knochenflächen durch nachträgliche Fortnahme einer Knochenscheibe so lange zurechtgeformt, bis sie
sich tadellos adaptieren lassen.

Nach Beendigung der Knochenoperation wird die Kapsel insbesondere im
Bereiche des Ligamentum patellare proprium sorgfältig vernäht und die Haut
geschlossen.

ε) *Verband.* Der Gipsverband wird auf dem Hüftredresseur in leichter
Überstreckung angelegt und reicht vom Hüftkamm bis zu den Zehen. Der Fußteil wird erst nach dem Erwachen des Patienten eingegipst, wenn man sich überzeugt hat, daß die Zirkulation und der N. peroneus in Ordnung sind. Zum Ausgleich der entstandenen Verkürzung wird der Fuß in Spitzfußstellung gebracht.
Nach 4 Wochen kann bereits mit der Belastung des Kniegelenkes im Gipsverband begonnen werden.

Nachbehandlung. Der Verband soll 3 Monate verbleiben, danach soll
noch 1 Jahr eine fixe Kniehülse mit Sandale getragen werden, bis der Knochen
ganz fest geworden ist.

Fehler und Gefahren. In dem Bestreben, den Kranken vor einer Verkürzung
seines Beines zu schützen, läßt man sich oft dazu verleiten, einen zu kleinen
Keil zu entfernen, gewöhnlich mit dem Effekt, daß man wegen der gestörten
Zirkulation genötigt ist, die völlige Durchstreckung aufzugeben und in die
Beugestellung zurückzukehren. Es kann nicht genug betont werden, daß man
bei der Entnahme des Keiles nicht zu sparsam vorgehen und lieber auf 1 cm
Knochenlänge verzichten soll, als das Resultat aufzugeben oder den Patienten
in Gefahr zu bringen.

Treten auch nach richtig durchgeführter Keilresektion Zirkulations- oder
Nervenstörungen auf, dann ist in derselben Weise wie bei der Osteotomie
zu verfahren (s. S. 268).

Andere Methoden. *Die bogenförmige Resektion nach* HELFERICH *und* KUMMER.
Sie besteht in der Entfernung eines bogenförmig ausgesägten Knochenkeils
aus dem vorderen Anteile der Femurkondylen nach vorhergehender gründlicher Durchschneidung der Weichteile in der Kniekehle. Die Operation soll
die Verkürzung des Beines möglichst verringern und die Epiphysenfugen
schonen. Sie wird in der Weise ausgeführt, daß nach übersichtlicher Freilegung
der Ankylose am Femur und an der Tibia gleichmäßig gekrümmte Flächen aus-
gesägt werden. Man hat darauf zu achten, daß die Säge nicht schief, sondern
stets horizontal auf den Knochen aufgesetzt wird. Läßt sich die gerade Stellung
nicht erzwingen, dann wird die Korrektur in mehreren Sitzungen vorgenommen.

Die Technik der Knochendurchsägung ist nicht ganz einfach. Auch gelingt
es nicht immer, eine genaue Adaptierung der Schnittflächen zu erzielen. Außerdem hat die Operation den Nachteil, daß sie das Rezidiv begünstigt. *Wir halten
daher bei den stumpfwinkligen Ankylosen die parartikuläre Osteotomie evtl. mit
Entfernung kleiner Knochenkeile aus Femur und Tibia, bei den recht- oder*

spitzwinkligen Ankylosen die radikalere, aber sicherere geradlinige Keilresektion für die Methode der Wahl.

Behandlung der Streckkontrakturen des Kniegelenkes. In ganz leichten Fällen genügen methodische Übungen entweder auf der BRAUNschen Schiene oder in der Weise, daß der Kranke den über dem Bettrande hinausragenden Unterschenkel durch Senken desselben und passives Heben mit den Händen in Bewegung setzt. Später leisten Kniebeugeübungen im Stehen das Beste; daneben ist die Entwicklung der Streckmuskulatur durch Massage und Tonisatorbehandlung zu fördern.

In den schwereren Fällen, bei denen bindegewebige Verwachsungen bestehen, gelingt es mitunter, diese Adhäsionen in Narkose unblutig zu lösen. Die Bewe-

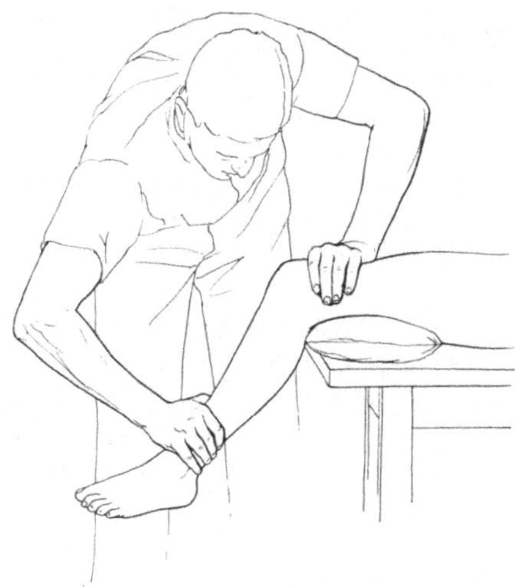

Abb. 238. Unblutige Lösung einer Streckkontraktur des Kniegelenkes.

gungsversuche müssen jedoch wegen der Gefahr einer Patellarfraktur oder eines Abrisses des Ligamentum patellare proprium sehr vorsichtig ausgeführt werden,

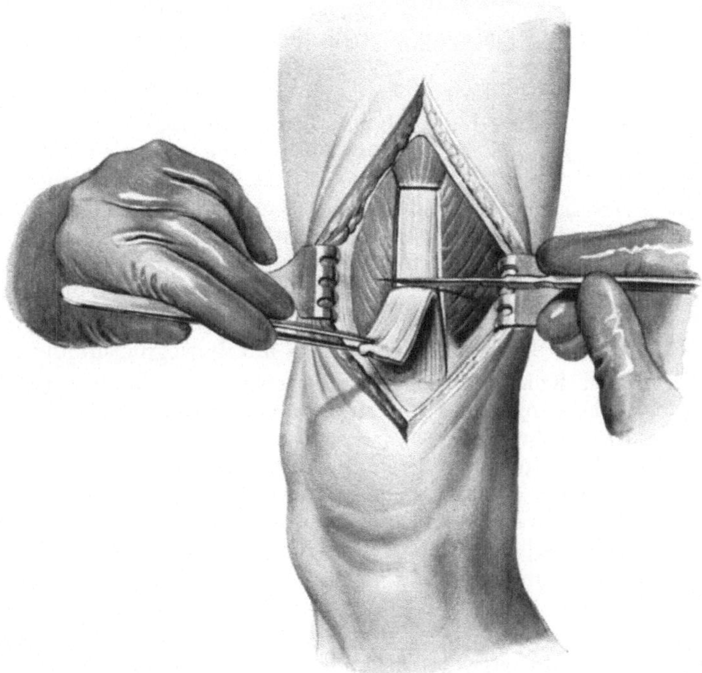

Abb. 239. Verlängerung der Quadricepssehne nach BENNETT. Die Rectussehne wird durch zwei Längsschnitte vom Vastus medialis und lateralis getrennt und von der Unterlage abpräpariert.

zuerst über einen am Fußende des Tisches gelegten Sandsack (Abb. 238), danach aber bei stark gebeugter Hüfte, um die doppelgelenkigen Muskeln zu entspannen

(s. Abb. 206). Nach dem Eingriff wird der Patient mit gebeugtem Knie auf die BRAUNsche Schiene gelagert und schon nach 1—2 Tagen, sobald sich die Schmerzen gelegt haben, mit aktiven und passiven Übungen begonnen. Schmerzen und evtl. Exsudation ins Gelenk pflegen in der Regel ziemlich rasch zu schwinden.

Kommt man mit dieser Behandlung nicht zum Ziele, dann ist die *plastische Verlängerung der Quadricepssehne* in Betracht zu ziehen. Wir führen dieselbe nach BENNETT in folgender Weise aus:

Plastische Verlängerung der Quadricepssehne nach BENNETT.

Medianer Längsschnitt an der Vorderseite des Oberschenkels bis an den oberen Rand der Patella. Die Fascie wird in der gleichen Richtung durchtrennt und zurückpräpariert. Zur Verlängerung des Muskels werden zwei Längsschnitte zu beiden Seiten der Sehne des M. rectus femoris ausgeführt und sowohl der M. rectus femoris als auch der darunterliegende M. vastus intermedius vom M. vastus internus und externus getrennt. Proximal werden die beiden Längsschnitte mittels eines bis zu den Sehnenfasern des M. intermedius reichenden Querschnitts verbunden. Dann wird die Sehnenplatte des M. rectus femoris von der Unterlage gelöst und nach unten zurückgeschlagen (Abb. 239). Jetzt wird im distalen Wundwinkel die Sehne des M. vastus intermedius quer durchschnitten; hierauf können die Sehnenenden in der Längsrichtung frontal gegeneinander verschoben werden, wodurch die Kniebeugung frei wird. Besteht jedoch noch ein weiteres Hindernis, dann wird auch die Sehnenplatte des M. vastus intermedius vom Femur losgelöst, evtl. auch die beiden seitlichen Mm. vasti quer eingeschnitten. Bei gebeugtem Knie wird nun die Rectussehne mit den beiden seitlichen Vasti und auch die beiden Vasti miteinander vernäht (Abb. 240).

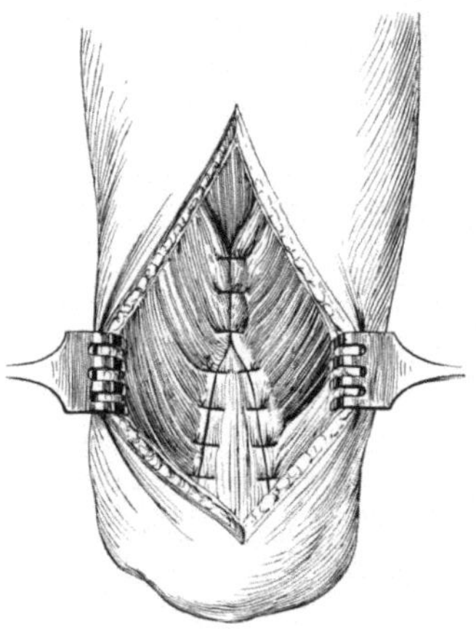
Abb. 240. Bei gebeugtem Knie wird die Rectussehne mit den beiden Vasti vereinigt, die oberhalb auch untereinander vernäht werden.

Es läßt sich auf diese Weise eine Verlängerung von 4—6 cm erzielen.

Nachbehandlung. Lagerung in leichter Beugestellung auf der BRAUNschen Schiene. Sofort nach der Wundheilung wird mit Bewegungsübungen begonnen.

Behandlung der Knieankylosen. Wir haben bereits erwähnt, daß eine straffe Ankylose des Kniegelenkes in Streckstellung oder in ganz leichter Beugestellung funktionell ganz gut brauchbar ist, insofern es sich um ausdauerndes Gehen und Stehen handelt; nur das tiefe Bücken ist erschwert und beim Sitzen muß das ankylotische Knie gestreckt gehalten werden. Trotz der geringen Funktionsstörung ist der Wunsch vieler Patienten mit ankylotischem Kniegelenk begreiflich, ein bewegliches Gelenk zu erlangen.

Handelt es sich um eine rein *fibröse* Verwachsung ohne knöcherne Verbindungen zwischen den Gelenkkörpern und der Patella, zeigt das Röntgenbild noch einen gut erhaltenen Gelenksspalt ohne hochgradige Veränderungen der Gelenkskonturen, dann besteht die Möglichkeit, auf *unblutigem* Wege mit Hilfe des *modellierenden Redressements* eine Beweglichkeit zu erzielen. Eine der wichtigsten Voraussetzungen ist allerdings, daß der entzündliche Prozeß ausgeheilt ist, da sonst ein Wiederaufflackern des Prozesses durch das Redressement befürchtet werden muß. Tuberkulöse Gelenke sind vom Redressement auszuschließen.

Die unblutige Mobilisierung des Kniegelenkes.

Handelt es sich um eine bindegewebige Ankylose in Streckstellung, so wird der narkotisierte Patient mit dem Kreuz auf ein zusammengelegtes Leintuch gelagert. Dann werden zuerst über einem queren Sandsack am Rande des Tisches, danach bei rechtwinklig gebeugter Hüfte durch rhythmische Traktionen die Verwachsungen sehr vorsichtig gelöst (s. Abb. 238). Bei hochgradiger Flexionsstellung muß der unblutigen Mobilisierung die offene Tenotomie der Kniebeuger vorangehen. Sehr wichtig ist auch die Lösung der Patella, die man durch seitliche Bewegungen zu lockern versucht. Bei Ankylosen in Beugestellung wird der Patient danach auf die Bauchseite gelegt, worauf Bewegungen im Sinne der Streckung ausgearbeitet werden. Jede stärkere Zerreißung ist bei der Operation zu vermeiden, da sonst innere Blutungen und neuerliche, zu Schrumpfung neigende Narben entstehen können. Ist die Mobilisierung des Gelenkes gelungen, dann wird das Bein für 3—4 Tage fixiert, und zwar bei Streckankylosen in Semiflexion, bei Beugeankylosen in Streckstellung, und sodann mit der Übungsbehandlung begonnen.

Manchmal muß man sich vorerst mit einem Teilerfolg zufrieden geben und erst nach einiger Zeit, etwa nach 14 Tagen, in einer zweiten Etappe die Modellierung des Gelenkes weiter fortsetzen, um das Ausmaß der Beweglichkeit zu steigern.

Zur weiteren Behandlung bedient man sich der Massage und gymnastischer Übungen, in diesen Fällen auch der mediko-mechanischen Apparate. Trotz sorgfältigster Nachbehandlung ist indessen Rezidiv, namentlich Neigung zur Flexionskontraktur, recht häufig. Gegenüber den skeptischen Beurteilungen mancher Autoren, die die unblutige Mobilisation zugunsten der blutigen völlig aufzugeben wünschen, ist zu bemerken, daß es uns mit diesem einfachen und harmlosen Verfahren bereits in einer großen Anzahl von Fällen gelungen ist, eine vollkommene Beweglichkeit zu erzielen.

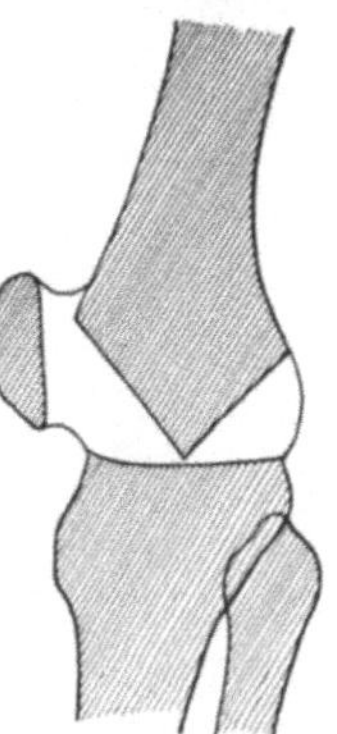

Abb. 241. Formgestaltung der Gelenkenden bei Arthroplastik des Kniegelenkes nach HASS. (Von der Seite gesehen.)

Die *knöchernen* Ankylosen des Kniegelenkes sind nur auf blutig-operativem Wege mittels *Arthroplastik* zu mobilisieren.

Allerdings ist das Gelingen der Arthroplastik an eine Reihe von Grundbedingungen geknüpft, die bereits im Allgemeinen Teil besprochen wurden (s. S. 74). Beim Kniegelenk kommt noch als wichtige Voraussetzung hinzu, daß es auch den Anforderungen nach seitlicher Festigkeit vollauf genügen muß; diese kann durch Erhaltung der Seitenbänder erzielt werden. Immerhin wird man bei Schwerarbeitern, die zur Ausübung ihres Berufes weniger auf ein bewegliches als ein trag- und stützfähiges Gelenk angewiesen sind, mit Hinblick auf die nicht absolute Sicherheit des Erfolges mit der Operation eher zurückhaltend sein.

Arthroplastik des Kniegelenkes.

Die Arthroplastik des Kniegelenkes führen wir ganz ebenso wie beim Ellbogen im Sinne eines einfachen Ginglymus aus, indem der konvexe Gelenkkörper des Femur zu einem quergestellten Keil, der konkave Gelenkkörper der Tibia zu einer queren Mulde umgestaltet wird. Dadurch soll der Kontakt der Berührungsflächen vermindert und die Wiederverwachsung verhindert werden (Abb. 241). Die seitliche Standfestigkeit wird durch Erhaltung der Seitenbänder gesichert.

Operationstechnik. α) *Lagerung.* Patient befindet sich in Rückenlage; das kranke Knie und der Oberschenkel der gesunden Seite, letzterer zur Fett-

entnahme, werden entsprechend vorbereitet. Der Operateur steht zur rechten
Seite des Patienten. Die Operation wird stets ohne Blutleere vorgenommen.

β) Hautschnitt. U-förmiger Hautschnitt, der, von einem Kondyl beginnend,
quer über die Tuberositas läuft und wieder in der Höhe des anderen Kondyls
endet.

γ) Durchtrennung der Fascie und Kapsel. Die Durchtrennungslinie zieht vor
dem Ligamentum collaterale nach abwärts, dann, entsprechend dem Gelenksspalt,
horizontal, schneidet das Ligamentum patellare zungenförmig aus, verläuft
wieder horizontal, entsprechend dem Gelenksspalt, und endet senkrecht auf-
steigend vor dem anderen Ligamentum collaterale. Der zungenförmige Lappen

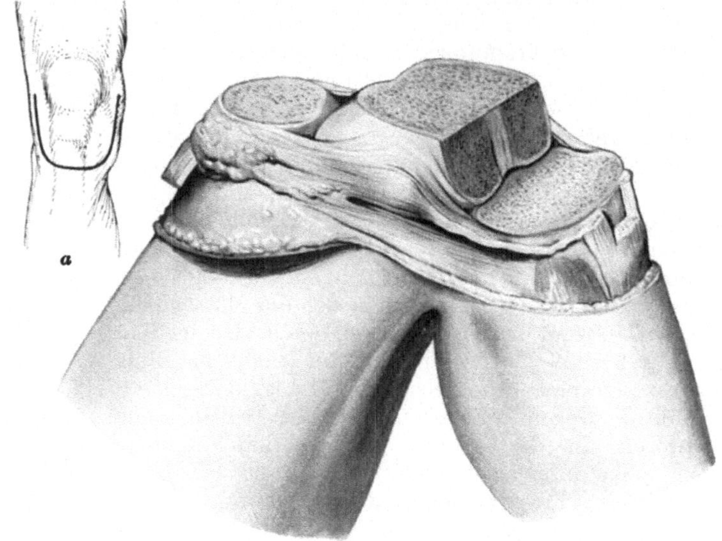

Abb. 242. Arthroplastik des Kniegelenkes. Die Synostose ist durchtrennt, das Femurende zu einem
Keil, das Tibiaende zu einer flachen Mulde gestaltet. Die Seitenbänder sind erhalten.

wird aufgehoben, die Patella mit flachen Meißelschlägen losgelöst und mitsamt den Weichteilen nach oben geschlagen. Die Ligamenta collateralia werden
sorgfältigst geschont.

δ) Durchmeißelung der Synostose. Dieselbe geschieht mittels breiterem
Meißel. In der Tiefe hält man sich beim Meißeln in der Richtung des äußeren
und inneren Kondyls und vermeidet die Mitte des Gelenkes, um einer Gefäßverletzung in der Fossa intercondyloidea auszuweichen. Auch wird nicht die
ganze Tiefe der Synostose durchtrennt, sondern der letzte Rest der Knochenbrücke manuell eingebrochen. Nach Aufklappung des Gelenkes werden die
Gelenkkörper entsprechend zurechtgeformt. Die Kapsel wird, soweit es sich
um kein grob narbiges Gewebe handelt, nicht exstirpiert.

ε) Formgestaltung der Gelenkkörper. Ganz analog wie beim Ellbogengelenk
wird der proximale Gelenkkörper zu einem Keil, der distale zu einer Mulde
geformt; nur soll der vordere Schenkel etwas länger, der hintere etwas kürzer sein.
Wichtig ist, daß die rückwärtigen Kondylen des Femur fast zur Gänze entfernt
werden, daß jedoch die Ansätze der Seitenbänder erhalten bleiben (Abb. 242).
Dann wird die hintere Seite der Patella am besten mit der Säge oder Meißel
abgeflacht. Man versucht nun, ob das Gelenk ausgiebig genug bewegt werden
kann, und achtet darauf, daß die Kniegelenksachse genau quergestellt ist, weil
sonst ein Genu varum oder valgum entstehen könnte. Nachdem man die

frischen Gelenksflächen und Kanten, ebenso die hintere Fläche der Patella durch Abfeilen und Verhämmern geglättet und mit heißer Kochsalzlösung getränkten Kompressen bedeckt hat, wird aus dem gegenseitigen Oberschenkel ein Fettlappen entnommen.

ζ) *Interposition eines Fettlappens.* Die Fettentnahme aus dem gleichseitigen Oberschenkel soll vermieden werden, weil dieser meist sehr atrophisch ist und die Narbe an der Außenseite des Oberschenkels die Bewegungen anfangs stören könnte. Die Entnahme des Fettlappens geschieht in der bereits geschilderten Weise (s. Abb. 57 u. 58). Der rechteckig geformte Fettlappen soll genügend groß sein, da er das ganze Femurende bis über die Facies patellaris decken muß. Er wird um den keilförmigen Gelenkkörper des Femur gelegt und mit feinen Catgutnähten vorne über der Facies patellaris und dann hinten und außen am Periost befestigt. Auf diese Weise ist auch die Patella mit Fett unterpolstert.

η) *Verschluß der Operationswunde.* Zuerst wird das Ligamentum patellae durch Matratzennähte fest vernäht und hierauf Kapsel, Fascie und Haut geschlossen. Zum Schluß wird die Stelle der Fettentnahme am Oberschenkel mittels einiger tiefer, durch Haut und Fascie gehender Nähte versorgt.

ϑ) *Verband.* In Streckstellung des Gelenkes wird ein Gipsverband angelegt, der von der Hüftbeuge bis zu den Knöcheln reicht und 14 Tage zu belassen ist.

Fehler und Gefahren. Die Gefahr einer Schädigung von Nerven oder Gefäßen ist beim Kniegelenk nicht vorhanden, da dieselben in ziemlicher Tiefe liegen und reichlich von Fett bedeckt sind. Von Wichtigkeit ist es, wie bereits betont, daß die Ansätze der Seitenbänder und diese selbst geschont werden. Sind sie durchschnitten, dann kann man durch kräftige Seidennähte die Enden wieder miteinander vereinigen oder es werden die Seitenbänder nach dem Vorschlage von PAYR durch Fascienstreifen ersetzt. Zu bemerken ist, daß es gar keinen Zweck hat, etwa erhaltene Knorpelpartien schonen zu wollen, so etwa an den hinteren Kondylenabschnitten, da sie nur den Bewegungsmechanismus hindern. Die Resektion der Knochenenden soll möglichst radikal in der früher beschriebenen Form vorgenommen werden.

Nachbehandlung. Das Knie bleibt 14 Tage in Streckstellung, dann erfolgt Verbandabnahme und Nahtentfernung. Zugleich wird unter Ausnützung des Eigengewichtes des Unterschenkels mit passiven Übungen auf der BRAUNschen Schiene begonnen. Des Nachts wird das Bein wieder gestreckt in den abgenommenen Gipsverband gelegt, die Stellung aber schon nach wenigen Tagen immer häufiger durch Heben und Senken des Unterschenkels auf der Schiene gewechselt. Haben die Schmerzen bei den Bewegungen auf der Schiene nachgelassen, dann geht man auf den ANSINN-Apparat über. Nach 6 Wochen läßt man den Patienten mit Hilfe von Krücken oder Stöcken aufstehen, ohne jedoch das Bein zu belasten. Von da ab aktive Übungen am Rollenzug: Um den Quadriceps zu kräftigen, sitzt der Patient mit dem Rücken zum Rollenzug und betätigt auf diese Weise durch Stoßbewegungen den Muskel. Nach 3 Monaten ist das Gelenk ausgereift und kann voll belastet werden.

Ist die Beweglichkeit nach dieser Zeit eine ungenügende, dann kann man die SCHEDE-Schiene (s. Abb. 36) anwenden, in die das Knie durch mehrere Stunden des Tages eingespannt wird. Manchmal ist man genötigt, durch ein leichtes Redressement in Narkose nachzuhelfen.

Die späteren Veränderungen des Gelenkes sind ganz analog denen beim Ellbogengelenk. Nach der Operation haben wir zunächst ein Kippgelenk vor uns, wobei die Kante des Keiles eine Drehbewegung auf der Tibiafläche ausführt. Nach wenigen Monaten kommt es aber zu einer Umbildung des Gelenkes entsprechend der Mechanik der Gelenksbewegungen. Die Kante wird abgerundet und das Kippgelenk geht allmählich in ein Gleitgelenk über. Schließlich folgt dann noch Verdichtung und Sklerosierung der Knochenstruktur und Ausgestaltung der Gelenkformen an den besonders beanspruchten Stellen. In manchen Fällen ist es zu einem kondylenartigen Ausbau an der Hinterseite des Femur gekommen.

Andere Methoden. *Verfahren nach* PAYR. Das Gelenk wird mittels eines medialen S-Schnittes freigelegt. Nach Abmeißelung der Patella und Durchmeißelung der Synostose läßt sich die Patella mitsamt der völlig intakt erhaltenen größeren Hälfte des Streckapparates nach außen luxieren und das Gelenk bis zum rechten Winkel abbiegen. PAYR legt auf die genaueste Exstirpation der Kapsel größtes Gewicht. Auch die Kreuzbänder sollen exstirpiert werden, da sie nach PAYR Krystallisationspunkte für die Wiedervereinigung der Gelenkflächen bilden. Die Gelenkkörper werden entsprechend normal gestalteten Gelenkflächen zurechtgeformt. Dabei wird der konvexe Gelenkkörper im Radius verkleinert, die Tibia etwas flacher gestaltet. Für die Patella wird eine Gleitfurche und an der Tibia eine Crista intercondyloidea geschaffen, die in eine entsprechende Vertiefung des Femur paßt. Die Femurkondylen werden mit einem Fettfascienlappen aus dem Tractus iliotibialis, der umgeklappt und durch den Gelenksspalt gezogen wird und zur Unterpolsterung der Patella dient, umkleidet. Lagerung in Semiflexion und Extension mit 5—6 kg Belastung.

PUTTI geht in ganz ähnlicher Weise vor, nur verwendet er einen bogenförmigen Hautschnitt, der die Patella von oben umgreift und in der Mitte durch einen gerade nach aufwärts ziehenden Schnitt verlängert wird. Der M. vastus medialis und lateralis wird durch zwei seitliche Schnitte von der Mittelsehne und Kniescheibe getrennt, dann die gemeinsame Sehne des Rectus femoris und M. vastus intermedius in der Frontalebene in zwei Teile geteilt, der vordere Lappen proximalwärts, der hintere Lappen peripher quer durchtrennt. Der vordere Lappen, der mit dem Meißel von der Unterlage losgelöst wird, wird mit der Kniescheibe nach unten geschlagen, der hintere nach oben. Dadurch gewinnt man eine freie Übersicht über das Gelenkinnere. Die weitere Operation erfolgt wie bei dem Verfahren nach PAYR. Bei der Vereinigung der Quadricepssehne werden zuerst die mittleren Teile und dann erst die seitlichen Vasti miteinander vernäht. Bestand eine Ankylose in Streckstellung, so wird bei der Vereinigung der Sehnen für eine entsprechende Verlängerung gesorgt.

Methode nach LEXER. Der bogenförmige Hautschnitt beginnt am hinteren Ende des einen Kondyls und verläuft dicht unter der Tuberositas tibiae zum anderen Kondyl. Abmeißelung der Tuberositas tibia möglichst flach von unten nach oben. Die Seitenbänder werden von den Kondylen des Oberschenkels abgetrennt und bleiben im Zusammenhang mit den Weichteilen. Nach Abhebung der Tuberositas wird die Patella vom Femur abgemeißelt und mitsamt den Weichteilen nach oben geklappt. Nun folgt die Durchtrennung der Ankylose. Bei bindegewebiger Ankylose werden die Narbenmassen eingekerbt und das Gelenk allmählich zum Klaffen gebracht, bei knöcherner das Gelenk bogenförmig wie bei der HELFERICHschen Resektion durchgesägt. Hierauf wird alles Narbengewebe gründlich entfernt. Die Herstellung der Gelenksflächen erfolgt unter möglichster Annäherung an die normale Form durch Fortnahme einer genügend breiten und dicken Schicht und Anlegung einer tiefen Rinne zwischen den beiden Kondylen und einer korrespondierenden Kante an der Tibiafläche. Die Einfalzung in der Mitte soll die seitliche Verschiebung verhindern. In das Gelenk wird ein entsprechend großer Fettlappen interponiert, der über den Stumpf des Oberschenkels gelegt und befestigt wird. Beim Zurückklappen des Haut-Weichteillappens werden die abgetrennten

Seitenbänder wieder mit dem Knochen vereinigt und die abgetrennte Tuberositas durch Seidennähte an das Periost befestigt. Nachdem das Kniegelenk mit einem Druckverband versehen ist, wird ein Heftpflasterzug angelegt.

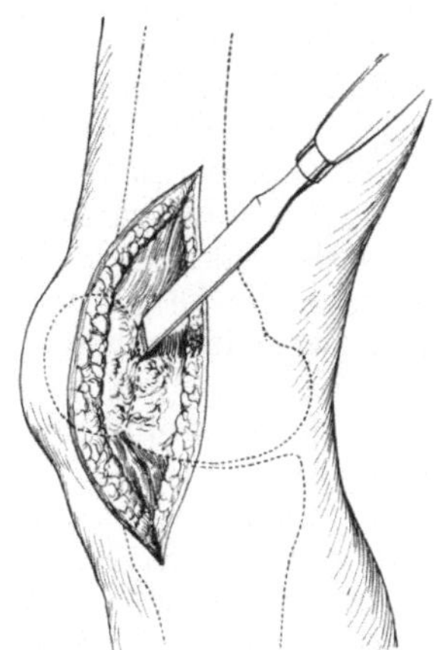

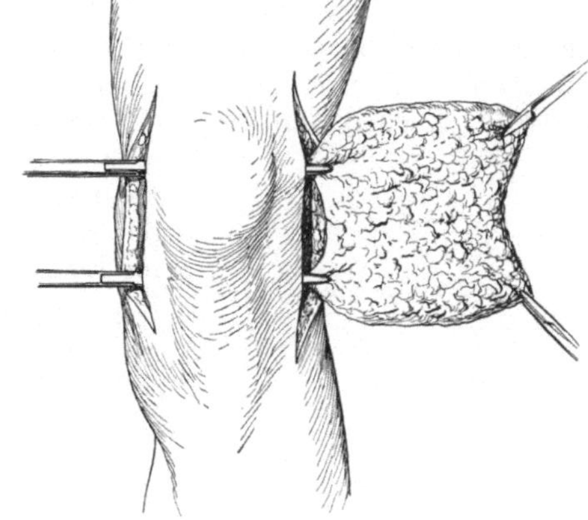

Abb. 243. Lösung und Fettunterfütterung der Patella nach ALBEE. Die Patella wird mit dem Meißel von der Unterlage losgetrennt.

Abb. 244. Ein der Außenseite des Oberschenkels entnommener Fettlappen wird zwischen Patella und Femur durchgezogen.

Darüber kommt ein Gipsverband, der das ganze Becken und Bein in leichter Beugestellung einschließt. Nach 4 Wochen wird der Verband entfernt und die Übungen am ANSINN-Apparat begonnen. Gleichzeitig werden Massage und Galvanisation der Beinmuskulatur angewendet. Die ersten Geh- und Belastungsversuche dürfen erst nach 6—8 Wochen unternommen werden.

In vielen Fällen, besonders nach Infektarthritis, findet man nur die Patella verwachsen, während der Gelenksspalt zwischen Femur und Tibia ganz gut beweglich und auch im Röntgenbilde frei erscheint. In diesen Fällen kann man die *Lösung und Fettunterfütterung der Patella nach* ALBEE vornehmen.

Lösung und Fettunterfütterung der Patella nach ALBEE.

Von zwei seitlichen Längsschnitten neben der Patella wird diese mit Meißel und Hammer von der Unterlage losgelöst (Abb. 243). Aus der Außenseite des Oberschenkels wird ein viereckiger, entsprechend großer Fettlappen entnommen und zwischen Patella und Femur durchgezogen (Abb. 244). Hierauf wird der Fettlappen zu beiden Seiten an der Fascie mittels feiner Nähte befestigt (Abb. 245). Schon nach 8 Tagen wird mit Bewegungen (Patellarspiel) begonnen.

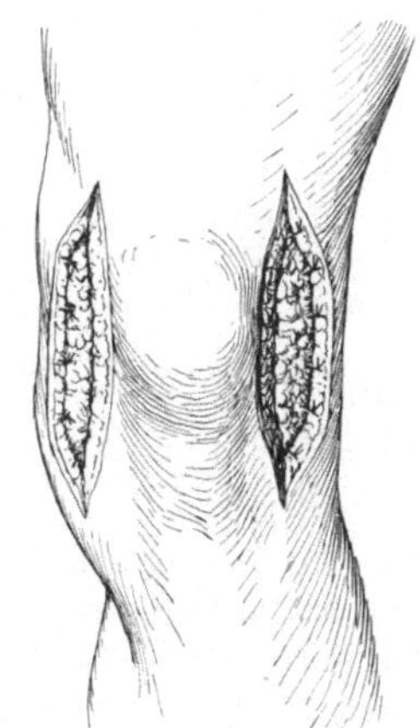

Abb. 245. Der Fettlappen wird seitlich mit der Fascie vernäht. (Aus ALBEE: Orthopedic and reconstruction surgery.)

13. Lähmungen des Kniegelenkes.

a) Die schlaffen Lähmungen.

Bei den schlaffen Lähmungen ist der Ausfall des **M. quadriceps** am wichtigsten. Die Lähmung der Kniebeuger fällt weniger ins Gewicht, da beim Gehen und Sitzen der Unterschenkel sich durch die Eigenschwere selbst beugt. Ist jedoch der Quadriceps gelähmt, dann ist der Kranke beim Aufsetzen des Beines nicht imstande, das Knie durchzustrecken, und das Bein klappt bei der Belastung wie ein Taschenmesser zusammen. Hingegen ist es eine bekannte Tatsache, daß ein Kind mit Quadricepslähmung ohne jeden Behelf gehen kann, wenn das Knie leicht überstreckt und das Kind in der Lage ist, in der Standphase die Schwerlinie des Körpers vor die quere Knieachse zu bringen. Besteht jedoch nur der geringste Grad einer Beugekontraktur im Kniegelenk, dann geht diese Fähigkeit verloren, das Bein kann beim Auftreten nicht mehr ganz durchgestreckt werden und klappt zusammen. Man ersieht daraus, wie wichtig vor allem die *Beseitigung einer vorhandenen Beugekontraktur* bei Lähmung des Quadriceps ist. Andererseits darf auch keine zu starke Überstreckung im Kniegelenk erfolgen, weil dadurch die Standfestigkeit des Beines leidet.

Sehr begünstigt wird das Gehen und Stehen bei Quadricepslähmung durch einen mäßigen Spitzfuß, weil der verkürzte Triceps surae beim Aufsetzen der Ferse die Femurkondylen nach hinten zieht und das Kniegelenk streckt (Abb. 246). *Es ist daher einer der gröbsten Fehler, einen mäßigen Spitzfuß bei Quadricepslähmung durch eine Tenotomie der Achillessehne korrigieren zu wollen.* Nur bei extremen Graden von Spitzfuß darf derselbe soweit behoben werden, daß ein geringer Rest noch übrigbleibt.

Behandlung. Die erste und wichtigste Aufgabe ist vor allem die Verhütung einer Beugekontraktur im Kniegelenk. Diese läßt sich rechtzeitig durch entsprechende Maßnahmen vermeiden (s. S. 261). Zeigt sich nach dem Abklingen der floriden Lähmungserscheinungen die Neigung zur Beugekontraktur, dann legt man in Streckstellung Gipsschienen an und läßt das Bein an dieselben Tag und Nacht anbandagiert. Ist das Kind soweit, daß man es aufstehen lassen kann, dann müssen für die erste Zeit unbedingt Apparate gegeben werden, die ein bewegliches Kniegelenk mit etwas nach hinten verlagerter Knieachse aufweisen. Gegen Überstreckung ist das Kniegelenk des Apparates mit einer Hemmung versehen und außerdem gegen das Zusammensinken durch vordere Streckzüge aus Gummibändern geschützt (s. Abb. 26). Die Apparate sollen möglichst leicht und mit einer Sandale verbunden sein, die im Knöchelgelenk ebenfalls durch Gummizug sowohl gegen die extreme Spitzfußstellung als auch gegen die Dorsalflexion gehemmt ist.

In den schwereren Fällen, in denen auch eine Lähmung der Hüft- und Fußmuskulatur besteht, ist es besser, den automatischen Sperrbügel im Kniegelenk anzuwenden, der das Knie beim Gehen versteift und beim Sitzen abbiegen läßt (s. Abb. 27a).

Hat sich bereits eine Beugekontraktur entwickelt, dann kommt man sehr oft mit der *Quengelmethode* zum Ziele. Bei starrem Widerstand, besonders wenn gleichzeitig ein Genu valgum besteht, ist jedoch die *suprakondyläre Osteoclase* oder *Osteotomie* notwendig (s. S. 266).

Osteoclase und Osteotomie bringen bei lange bestehenden Lähmungen insbesondere bei Individuen, die überhaupt noch nicht gegangen sind, die Gefahr

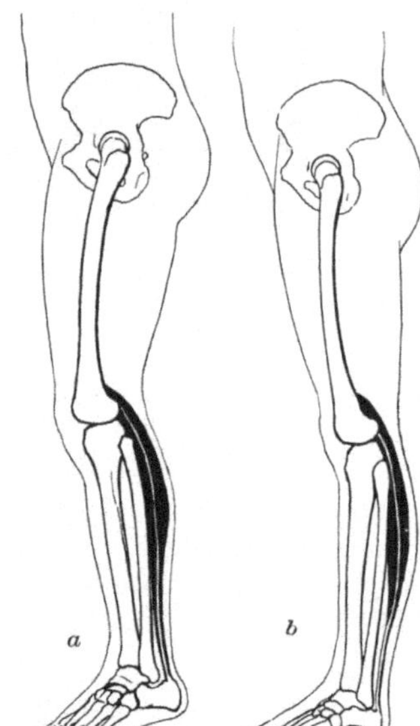

Abb. 246. Günstige Wirkung eines bestehenden Spitzfußes bei Quadricepslähmung. Beim Aufsetzen der Ferse zieht der verkürzte Triceps [s]urae die Femurkondylen nach hinten und streckt das Kniegelenk. *a* das Knie vor dem Auftreten des Fußes, *b* nach dem Auftreten und Durchstrecken des Knies.

der Fettembolie mit sich, weshalb wir in solchen Fällen die *Tenotomie der Kniebeugesehnen* vorziehen. Jedenfalls ist es wichtig, daß durch die Herbeiführung einer leichten Überstreckung das Gehen ohne jeden Apparat ermöglicht wird, besonders wenn der Quadriceps nur paretisch und bei bestehendem Spitzfuß der hintere Strangzug im Sinne der Überstreckung des Kniegelenkes wirksam ist.

Besteht eine vollständige Lähmung des Quadriceps und sind die Beugesehnen sehr kräftig, dann wendet man zum Ersatz des Quadriceps die *Sehnenverpflanzung* an, womit auch gleichzeitig die Beugekontraktur beseitigt wird.

Die Sehnenverpflanzung bei Quadricepslähmung.

Bei der Aufstellung eines Operationsplanes ist vor allem zu erwägen, ob der Ersatzmuskel genügend kräftig ist. Der M. sartorius und M. tensor fasciae latae sind als Kraftspender völlig unzureichend; es sind übrigens beide, wie LANGE nachgewiesen hat, zur Erhaltung der seitlichen Festigkeit bzw. zur Verhütung eines Genu valgum bzw. varum unentbehrlich. Beide haben außerdem die Eigenschaft, daß sie im Moment der Kniestreckung eine Hüftbeugung bewirken. Aus diesem Grunde halten wir auch den M. gracilis für die Verpflanzung ungeeignet, da er den Oberschenkel adduziert. Besser verwendbar sind der M. biceps und semitendinosus, deren Arbeitsleistung bedeutend größer ist und deren Ausfall für die Kniebeugung belanglos ist, da noch der M. semimembranosus und gracilis als Beuger übrigbleiben. Die Verpflanzung des M. biceps allein, der der kräftigste unter den genannten Muskeln ist, ist nicht zu empfehlen, da er durch Zug an der Außenseite ein Genu valgum erzeugt; als Gegengewicht muß ihm daher auf der medialen Seite unbedingt der M. semitendinosus oder gracilis beigesellt werden. Diese Muskeln haben auch den Vorteil, daß sie im kritischen Moment gleichzeitig mit der Kniestreckung auch eine aktive Hüftstreckung bewirken, was im Interesse der Statik des Beines gelegen ist. Sehr wichtig ist es, daß die Sehnenenden proximal von der Patella vereinigt werden, da sie sonst an Stelle der Kniestreckung eine Kniebeugung hervorrufen würden. Die einzige Schwierigkeit ist darin gelegen, daß bei bestehender Beugekontraktur die zu verpflanzenden Muskeln oft sehr kurz sind. Doch sind diese Mängel durch eine geeignete Technik zu beheben.

Operationstechnik. α) *Lagerung.* Der Patient befindet sich zunächst in Rückenlage.

β) *Vorbereitung der Aufnahmestelle.* Über der Mitte der Quadricepssehne, etwa handbreit über dem oberen Rande der Patella beginnend, wird ein medianer Hautschnitt angelegt, der bis zur Spitze der Patella reicht. Die Hautränder werden zur Seite gezogen und die Haut zu beiden Seiten in der Richtung der zu verpflanzenden Beugesehnen suprafascial mit gebogenem Elevatorium tunneliert, wobei darauf zu achten ist, daß der Kanal für die Kraftspender genügend geräumig und nicht durch Fascienstränge eingeengt ist.

γ) *Freilegung der Kniebeuger.* Der Patient wird zu diesem Zwecke in Bauchlage gebracht. Von zwei Hautschnitten aus, die über den Sehnen des M. biceps und M. semitendinosus, die deutlich vorspringen, zu führen sind, werden die Beugemuskeln freigelegt. Bei Kindern genügt oft ein einziger medianer Längsschnitt. Zunächst erfolgt die Freilegung des M. biceps. In ihn treten die Blutgefäße ziemlich distal ein; wenn man jedoch den Muskelbauch seitlich hoch hinauf loslöst, dann gelingt es immer, den Muskel soweit zu mobilisieren, daß die Verlaufsrichtung zur Patella nicht geknickt ist. Nachdem der M. biceps von seiner Umgebung gut abpräpariert ist, löst man ihn an seiner Insertion am Capitulum fibulae ab. Eine Verlängerung der Bicepssehne wird in der Weise erzielt, daß man noch distalwärts von ihrem Ansatz am Capitulum fibulae einen bandförmigen Streifen aus der Fascie cruralis mitnimmt. Bei der Loslösung des M. biceps ist auf den N. peroneus zu achten, der dicht an dessen Sehne medial angelagert ist (s. S. 231). Der M. semitendinosus läßt sich leicht hoch hinauf loslösen und wird hart an seinem Knochenansatz abgeschnitten (Abb. 247).

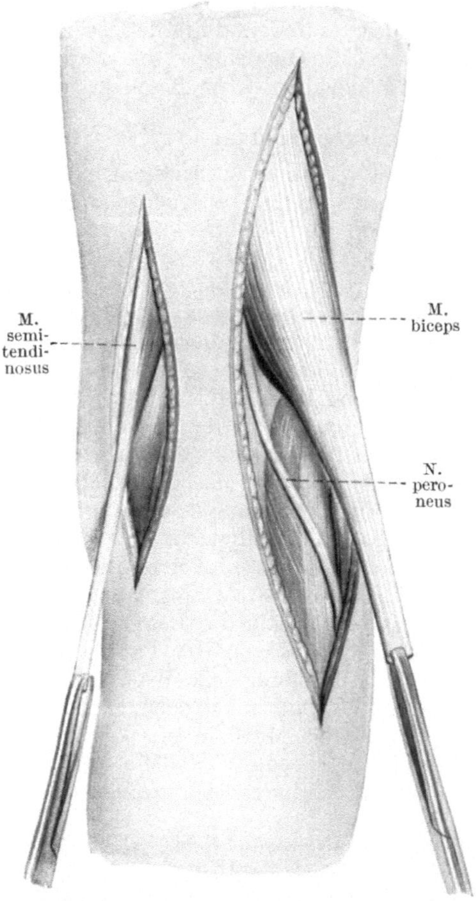

Ist der M. semimembranosus kontrakt, dann wird er tenotomiert. Hierauf wird das Knie kräftig durchgestreckt, was jetzt meist ohne Schwierigkeiten gelingt.

Nun wird die Sehne des M. biceps an der Außenseite, die des M. semitendinosus an der Innenseite durch den vorgebohrten Kanal nach vorne durchgeführt. Das Durchziehen des M. biceps unter den MAISSIATschen Streifen ist nicht empfehlenswert, da der Muskel dadurch leicht gequetscht wird und Verwachsungen entstehen könnten. Die Sehnenenden werden an der Vorderseite des Kniegelenkes mit Sehnenfaßzangen gehalten und die Hautwunden an der Beugeseite des Knies indessen vollständig geschlossen.

δ) Sehnennaht. Zu diesem Behufe wird der Patient wieder auf den Rücken gelegt. Die Befestigung der Sehnen geschieht an der Quadricepssehne und am oberen Rand der Patella, die mit einem Einzinker fest nach oben gezogen wird. Um ein Abgleiten der Sehnen über die Kondylen zu verhindern, werden die Sehnen am oberen Rand der Patella gekreuzt und der Biceps am Innenrand, der Semitendinosus am Außenrand der Patella eingepflanzt. Die Befestigung an der Patella geschieht in der Weise, daß man am Außen- und Innenrand das Periost spaltet und lappenförmig nach beiden Seiten abpräpariert. Dann werden die Sehnen unter kräftigem Zug in diesen Lappen versenkt und mittels kräftiger Seidennähte mit dem

Abb. 247. Sehnenverpflanzung bei Quadricepslähmung. Der M. biceps femoris und der M. semitendinosus sind in der Kniekehle durch zwei Längsschnitte freigelegt und an ihren Ansätzen abgeschnitten.

Periost vernäht. Oberhalb der Patella werden noch außerdem die gekreuzten Sehnen mit der nach oben gerafften Quadricepssehne fest miteinander vernäht (Abb. 248). Fascie und Fett werden durch einige Nähte vereinigt und die Haut verschlossen.

Nachbehandlung. Gipsverband vom Hüftkamm bis zu den Zehen in leicht überstreckter Stellung. Nach 2 Wochen kann der Kranke bereits herumgehen, nach weiteren 4 Wochen der Verband entfernt werden. Dann folgen Massage und aktive Streckübungen.

Die Resultate der Quadricepsplastik sind nicht immer derart, daß eine aktive kraftvolle Streckung des Kniegelenkes erzielt wird. Bei richtiger Ausführung gelingt es jedoch, ein Zusammensinken des Knies durch die transplantierten Muskel zu verhindern und dem Patienten ein ausdauerndes und beschwerdefreies Gehen ohne Apparat zu ermöglichen.

In besonders schweren Fällen, bei denen *sämtliche Kniegelenksmuskeln vollständig gelähmt sind* und auch sonst keine vikariierenden Muskelkräfte eintreten können, kommt die *operative Versteifung* des Kniegelenkes mittels *Arthrodese* in Betracht.

Die Arthrodese des Kniegelenkes.

Die Arthrodese hat den Vorteil, daß der Patient dauernd von seinen unangenehmen und kostspieligen Apparaten befreit ist, aber den Nachteil, daß das Knie nicht mehr gebeugt und das Sitzen daher unbequem wird. Wir wenden die Arthrodese des Kniegelenkes nur in ausgewählten Fällen an, wenn Schlotterknie besteht, oder bei doppelseitiger Lähmung auf *einer* Seite, weil die Umwandlung *eines* Beines in ein fixes Stelzbein den Gehakt außerordentlich erleichtert. Wegen der Gefahr einer Wachstumsverkürzung darf die Arthrodese des Kniegelenkes nicht vor Abschluß der Wachstumsperiode, also nicht vor dem 17.—18. Lebensjahre, vorgenommen werden.

Die Ausführung geschieht in der Weise, daß der Knorpelüberzug entfernt wird. Will man eine sichere und feste Ankylose erzielen, so müssen die Gelenksflächen *eben* angefrischt werden, um den Kontakt der Gelenkkörper möglichst innig zu gestalten und Scharnierbewegungen auszuschließen.

Operationstechnik. α) *Lagerung.* Patient ist in Rückenlage, das Kniegelenk in Streckstellung.

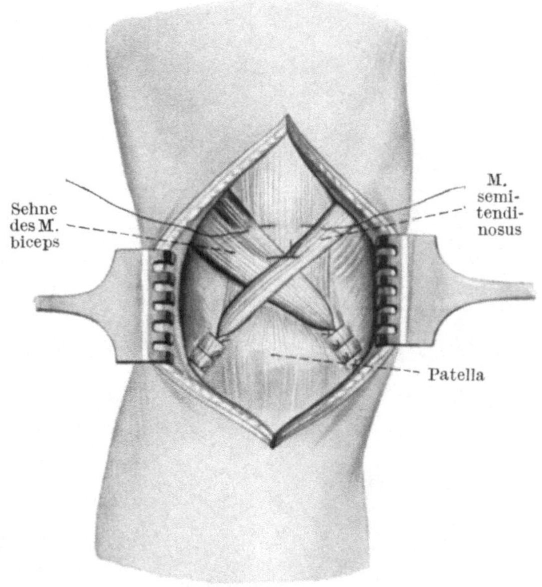

Abb. 248. Die Sehnen des M. biceps und semitendinosus sind suprafascial durchgeführt, am oberen Rande der Patella gekreuzt und zu beiden Seiten der Patella subperiostal eingepflanzt.

β) *Hautschnitt.* Infrapatellarer U-förmiger Hautschnitt, von einem Seitenband zum anderen reichend.

γ) *Eröffnung des Gelenkes.* Die Gelenkskapsel und das Ligamentum patellare proprium werden in der gleichen Schnittrichtung durchtrennt, der Weichteillappen mit der Patella nach oben geschlagen. Nunmehr werden mittels Resektionsmessers die Schnittflächen markiert. Eine etwa bestehende Varus- oder Valgusstellung des Beines ist hierbei genau zu berücksichtigen, indem man entweder vom inneren bzw. äußeren Femurkondyl ein größeres Knochenstück wegnimmt. Darnach wird das Knie abgebogen und das Gelenk ganz aufgeklappt.

δ) *Anfrischung der Gelenksflächen.* Jetzt werden Menisci und Kreuzbänder sorgfältig exstirpiert und die Gelenksflächen des Femur und der Tibia in der bereits vorgezeichneten horizontalen Richtung mit Meißel und Hammer abgetragen. Auch die vordere Knorpelfläche der Femurkondylen wird entfernt, ebenso die Knorpelfläche der Patella gründlich angefrischt. Die Eminentia intercondyloidea läßt man als sagittale Leiste zur Sicherung gegen seitliche Verschiebung stehen. Die angefrischten Knochenflächen müssen überall zutage

treten. Nachdem man sich überzeugt hat, daß Femur und Tibia in Streckstellung gut aufeinanderpassen, wird an der Grenze zwischen Femur und Tibia
eine entsprechende Mulde ausgemeißelt, in der die Kniescheibe zwischen den
Knochenenden Platz findet (Abb. 249). Die Quadricepssehne wird unter Spannung
vernäht, Kapsel und Hautwunde geschlossen.

ε) *Verband.* Der exakt sitzende Gipsverband reicht vom Beckenkamm bis zu den
Zehen und wird auf der Beckenstütze mit
Dorn angelegt. Das Kniegelenk befindet
sich in leichter Überstreckung, da das Be-
stehenbleiben auch einer nur geringfügigen
Beugestellung eine zuneh-
mende Flexionskontraktur
zur Folge haben kann. Der
Fuß wird mit Rücksicht auf
die vorhandene Verkürzung
in leichter Spitzfußstellung
eingestellt.

Nachbehandlung. Nach 4 bis
5 Wochen darf der Patient
mit dem Gipsverband auf-
stehen, nach 3 Monaten wird
der Verband entfernt und
durch eine fixe Kniehülse
ersetzt. Der Apparat wird
mindestens 1 Jahr lang getragen, bis das Kniegelenk vollkommen
knöchern ankylosiert ist.

b) Die spastischen Lähmungen.

Bei den spastischen Lähmungen sind Beugekontrakturen im Kniegelenk sehr häufig.
Geringgradige spastische Beugekontrakturen
müssen nicht unbedingt beseitigt werden. In
höheren Graden steht uns zur Behebung
der Beugekontraktur die offene Tenotomie
der Kniebeuger zur Verfügung (s. S. 264).
Nach der Tenotomie soll das Gelenk *nicht*
überstreckt werden, da sonst leicht eine
Überkorrektur (Genu recurvatum) eintritt,
auch soll der Verband nicht länger als 6 Wochen belassen und dann sofort mit energischen
Übungen begonnen werden. Nervenoperationen kommen hier nicht zur Anwendung.

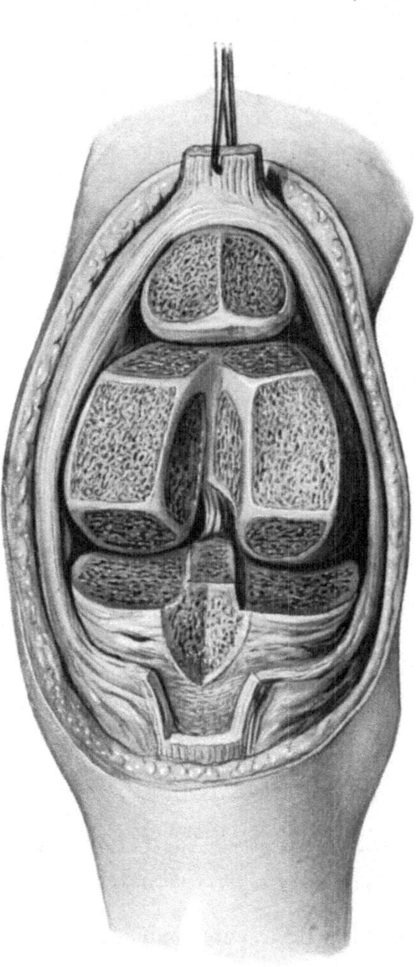

Abb. 249. Arthrodese des Kniegelenkes
bei kompletter Lähmung. Das Gelenk ist
aufgeklappt, die Menisken und Kreuzbänder entfernt, die Gelenkkörper des
Femur und der Tibia geradlinig angefrischt.
Auch der Gelenkknorpel der Patella wird
entfernt. *a* Lage der Knochenenden nach
der Vereinigung.

D. Unterschenkel.

1. Die angeborenen Mißbildungen.

Ebenso wie am Unterarm finden sich am Unterschenkel *kongenitale Defektbildungen.*

Der *kongenitale Defekt der Tibia* ist ziemlich selten und gewöhnlich mit anderen
schweren Mißbildungen (Verkürzung des Unterschenkels, Kniebeugekontraktur,

Klumpfuß usw.) kombiniert, häufiger ist der *Fibuladefekt*, der meist mit einer Verkrümmung des Unterschenkels im Sinne der Antekurvation einhergeht; der Fuß befindet sich hierbei meist in hochgradiger Calcaneovalgusstellung. Auch fehlen oft, entsprechend dem defekten lateralen Strahl, die 4. und 5. Zehe, sowie die dazugehörigen Metatarsalknochen und das Cuboideum.

Eine Korrektur der Antekurvation des Unterschenkels kann in den ersten Lebensmonaten des Kindes durch eine Osteoclase über dem Keil vorgenommen werden. Wird dieselbe abgelehnt, dann kommen nur prothetische Maßnahmen in Form von Schienenhülsenapparaten in Betracht, die von der Hüftbeuge bis zu den Zehen reichen müssen und den deformierten Fuß in möglichst korrigierter Stellung halten sollen.

Als Folge einer Wachstumsstörung der Fibula kann man auch die VOLKMANNsche *Sprunggelenkmißbildung* auffassen, die von hochgradigem Knickfuß, jedoch ohne Zehendefekte begleitet ist. Die Behandlung erfolgt mit Apparaten.

2. Das Crus varum.

Bei den *erworbenen* Verkrümmungen des Unterschenkels handelt es sich hauptsächlich um solche im Sinne eines O-Beines (Crus varum). Zu bemerken ist, daß die meisten Kinder mit mehr oder weniger ausgebildeten O-Beinen zur Welt kommen. Diese „physiologischen" O-Beine hängen weniger mit der Lage des Fetus im Uterus zusammen, sondern sind „primitive" Skeletformen, die zum Teil auf atavistische, zum Teil auf erblich-familiäre Einflüsse zurückzuführen sind (BÖHM). Die physiologischen O-Beine bilden sich in der Regel im 2. Lebensjahr zurück und gehen allmählich gegen das 3. und 4. Lebensjahr in ein leichtes Genu valgum über (s. S. 246). Zeigt sich am Ende des 2. Lebensjahres statt einer Verbesserung eine Verschlimmerung, dann haben wir es mit *rachitischen* O-Beinen zu tun, die neben einer Verkrümmung im Sinne der Varität in der Regel auch eine Antekurvation des Unterschenkels aufweisen. Der Scheitel der Krümmung liegt zumeist zwischen dem mittleren und unteren Drittel des Unterschenkels. O-Beine sind in erster Linie ein *Schönheitsfehler*, sie gehen aber oft mit einem *kompensatorischen Plattfuß* einher, der zu Beschwerden Anlaß geben kann und dessen Behandlung außerordentlich erschwert ist, weil mit der Hebung des inneren Fußrandes die O-Beine verstärkt werden. Außerdem führen sie infolge der einseitigen Belastung der medialen Kniegelenkteile in späteren Jahren zu einer oft schmerzhaften *Arthritis deformans* der Kniegelenke. Aus allen diesen Gründen ist bei allen hochgradigen Fällen eine möglichst frühzeitige und radikale Behandlung der O-Beine geboten.

Behandlung. Wir haben bereits erwähnt, daß die physiologischen O-Beine der kleinen Kinder von selbst ausheilen, aber auch beim rachitischen O-Bein gibt es eine Spontanheilung. Die Heilung erfolgt durch Knochenanbau an der konkaven und durch Knochenabbau an der konvexen Seite, wodurch sich eine Querdrehung des Knochens ergibt. Wenn also bei wiederholter Kontrolle (Umrißzeichnung, Röntgenbild) sich keine Verschlimmerung zeigt, kann man mit der Behandlung zuwarten und sich auf die Allgemeinbehandlung (Vitamine, Quarzlampe, Vigantol) beschränken. Nimmt der Grad der Verkrümmung zu, dann kann man noch eine Korrektur der O-Beine mittels *Schienen* versuchen, die ähnlich denen bei Genu valgum gebaut sind (s. Abb. 214). Die Apparate führen jedoch nur selten zum Erfolg. Wir halten daher in allen schwereren Fällen die *Osteoclase* für die Methode der Wahl, die ein relativ harmloser Eingriff ist, nur eine kurze Narkose erfordert und in wenigen Minuten eine völlige Korrektur herbeiführt. Die Osteoclase soll im abheilenden Stadium der Rachitis, spätestens bis zum 4. oder 5. Lebensjahre vorgenommen werden.

Die Osteoclase des Unterschenkels zur Korrektur rachitischer Crura vara.

Sie wird in der Regel manuell mit Hilfe des Keiles vorgenommen. Zunächst
wird der Sitz der Verkrümmung festgestellt, dann wird der Unterschenkel mit
dem Scheitel der Verkrümmung auf einen stumpfen Keil gelegt, die Stelle
zwischen den Händen fest gefaßt und mit rhythmischen Traktionen infrangiert.
Die Absicht ist, nur die Corticalis an der konvexen Seite subperiostal einzureißen
und die Spongiosa zu lockern. Das Durchbrechen des Knochens mit *einem*
Ruck ist nicht zu empfehlen, da hierbei sehr leicht Aussprengungen im Knochen
entstehen. Die Fibula wird miteingebrochen (Abb. 250). Bei stärkeren Widerständen kann man den HASSschen Osteoclasten benützen (s. Abb. 7). Nach
der Operation wird das Kind auf eine Beckenstütze mit Dorn gebracht und ein
dünn gepolsterter Gipsverband von der Hüftbeuge bis zu den Zehen in leicht

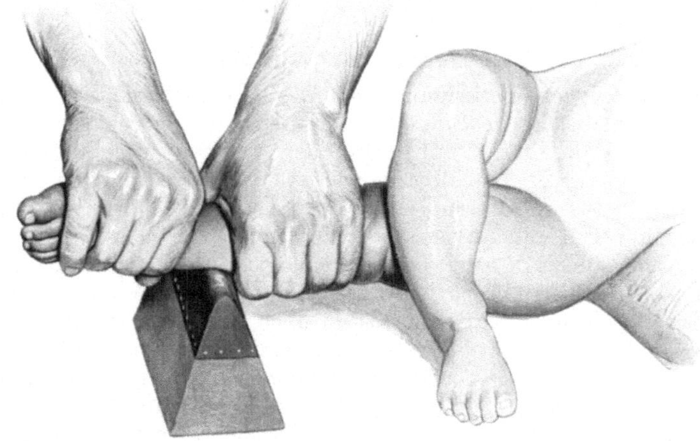

Abb. 250. Osteoclase des Unterschenkels zur Korrektur rachitischer Crura vara.

überkorrigierter Stellung des Unterschenkels angelegt. Der Verband wird
3 Monate lang getragen und das Kind während dieser Zeit antirachitisch behandelt.
Nach 4 Wochen kann man das Kind bereits im Verband herumgehen lassen.
Nach Abnahme des Verbandes geben wir dem Kinde gewöhnlich noch einen
Schienenhülsenapparat für 1 Jahr, um ein späteres Nachbiegen des Knochens
zu verhindern.

Nach dem 5. Lebensjahr ist der Knochen schon meist stark eburniert, so
daß nur durch *Osteotomie* eine Geraderichtung erfolgen kann. Die Osteotomie
der O-Beine Erwachsener ist bereits ein komplizierterer Eingriff und sollte
nur nach reiflicher Überlegung und unter Berücksichtigung aller näheren Umstände ausgeführt werden.

Die Osteotomie des Unterschenkels zur Korrektur der Crura vara.

Wir führen die Osteotomie stets offen entweder als lineare oder V-förmige
oder in hochgradigsten Fällen als doppelte Osteotomie, an der oberen und unteren
Metaphyse, aus.

Durch einen kleinen, bis auf den Knochen reichenden Hautschnitt über
der höchsten Kuppe der Verkrümmung wird die Tibiakante freigelegt und die
mediale und laterale Fläche der Tibia durchmeißelt. Besonders ist dafür zu
sorgen, daß die Tibiakante selbst, die cortical stark verdickt ist, genügend

durchtrennt ist. Der Rest des Knochens wird über dem Keil manuell eingebrochen. Bei Antekurvation des Unterschenkels ist auf dieselbe Rücksicht
zu nehmen, evtl. ein kleiner Keil mit vorderer Basis zu entfernen. Die Fibula
bricht man in der Regel mit. Nur bei Erwachsenen ist man genötigt, die Fibula
von einem lateralen Schnitt aus gesondert schräg frontal zu osteotomieren.

Bei der V-förmigen Osteotomie setzt man den Meißel auf der vorderen
Tibiakante an und meißelt von da aus zuerst nach der einen und dann nach
der anderen Seite nach oben aus. Auf der
konvexen Seite kann man einen kleinen
Keil entfernen, damit sich die Fragmente
nach der Korrektur besser anlegen (Abb. 251).
Die V-förmige Osteotomie gibt einen guten
flächenförmigen Kontakt und verhindert das
Abrutschen der Fragmentenden, sie hat jedoch den Nachteil, daß sich durch sie die
Rotation des Unterschenkels nur schwer beeinflussen läßt.

Zu beachten ist ferner das Verhalten der
Achillessehne. Erweist sich dieselbe nach der
Korrektur zu kurz, dann wird sie subcutan
schräg durchtrennt.

Fehler und Komplikationen. Gelegentlich
sind nach brüsker Anwendung der Osteoclase
oder Osteotomie Gewebsschädigungen, Knochenzersplitterungen, in seltenen Fällen auch
vorübergehende Peroneusschädigungen beobachtet worden. Alle diese Schäden lassen
sich verhindern, wenn man die Osteoclase
nur bei weichem Knochen vornimmt und beim
Infrangieren jede grobe Gewalt vermeidet.

Eine der unangenehmsten Komplikationen
sind die *Pseudarthrosen*. Sie entstehen nur
nach Osteotomien eburnierter Knochen, niemals nach der Osteoclase weicher Knochen.
Unter vielen Hunderten durchgeführten Osteo-
clasien haben wir nie eine Pseudarthrose
gesehen. Je einfacher die Operation ist und
je weniger das Periost verletzt wird, desto
sicherer ist die Heilung. Die Pseudarthrosen
werden besonders nach Osteotomien in der
Mitte der Diaphysen (Verletzung der A. nu-
tritia) und nach Keilosteotomien beobachtet.

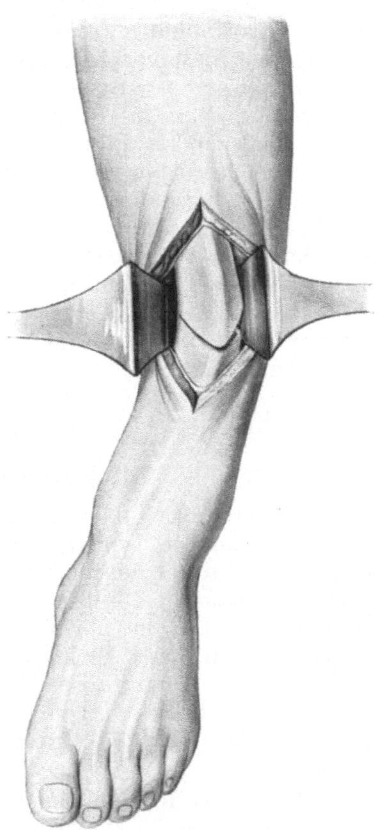

Abb. 251. V-förmige Osteotomie der Tibia
zur Korrektur rachitischer Crura vara
älterer Kinder. An der Außenseite ist
zur besseren Geraderichtung ein kleiner
Keil entfernt.

Daraus folgt, daß bei Totalverkrümmungen
die Osteotomie möglichst gegen die Metaphysen hin zu verlegen ist und daß
man Resektionen des Knochens tunlichst vermeiden soll. Handelt es sich nur
um verzögerte Callusbildung, dann genügt es, die Dauer der Verbandbehandlung
zu verlängern. Manchmal tritt erst nach 6—7 Monaten Konsolidierung ein.
Ist jedoch bereits eine Pseudarthrose entstanden, dann muß dieselbe entweder
mit den BECKschen Bohrungen oder der KIRSCHNERschen Aufsplitterung behandelt werden.

Andere Methoden zur Korrektur hochgradiger O-Beine, wie das *Segmentierungs-
verfahren* nach SPRINGER, lehnen wir ab, da man selbst bei hochgradigen
Verkrümmungen stets mit der einfachen oder der doppelten Osteotomie

auskommt. Hingegen hat sich uns die neuestens von Brandes [1] angegebene „*Bohrosteoclase*" sehr gut bewährt. Sie eignet sich allerdings nur zur Osteoclase im mittleren oder unteren Drittel der Tibia und bei nicht allzu dickem Knochen. Von ein oder zwei kleinen Hautschnitten aus wird mittels elektrisch betriebenen Drillbohrers die Tibia auf der Höhe der Deformität mehrfach in verschiedener Richtung quer durchbohrt und dann manuell infrangiert. Die Osteoclase gelingt leicht, und man erhält einen reinen Querbruch mit guter Verzahnung und geringer Dislokation.

Außer den rachitischen Unterschenkelverkrümmungen kommen auch *syphilitische* Verkrümmungen mit besonders starker Deformierung nach vorne und Verlängerung des Knochens (Säbelbeine), ferner Verkrümmungen nach *Ostitis deformans* (Paget) zur Beobachtung. Besonders häufig werden Unterschenkelverkrümmungen nach Unterschenkel*frakturen* beobachtet. Sie können, sobald es sich um bereits fest konsolidierte Knochenbrüche handelt, durch eine lineare Osteotomie der Tibia und schräge frontale Osteotomie der Fibula korrigiert werden. Die Osteotomie soll wegen der Gefahr einer Pseudarthrose nicht direkt in der Frakturstelle selbst, sondern womöglich oberhalb oder unterhalb derselben vorgenommen werden. Die Osteotomie der Fibula führt man zweckmäßigerweise nicht in der gleichen Höhe wie an der Tibia, sondern etwas weiter distal- oder proximalwärts aus. Außer auf die seitliche Verkrümmung ist bei der Korrektur auch auf die Rekurvation und Außendrehung zu achten.

E. Fuß.

1. Der angeborene Klumpfuß.

Der Klumpfuß ist die weitaus häufigste aller angeborenen Fußdeformitäten [2] und gehört zu den typischen primären Bildungsfehlern (s. S. 50). Die Deformität des echten Klumpfußes setzt sich aus vier Komponenten zusammen: 1. Die *Adduktion* des Fußes zum Unterschenkel, 2. die *Plantarflexion*, 3. die *Supination* und 4. eine abnorme Zunahme der Fußwölbung, die wir als *Inflexion* bezeichnen. In dieser Stellung ist der Fuß fixiert und leistet jedem Versuch einer Korrektur einen starr-elastischen Widerstand. Hierzu kommt als konstante und wichtige Begleiterscheinung die *Verkürzung der Achillessehne*, wodurch die Ferse stark nach oben gerichtet ist.

a) Behandlung des Klumpfußes im 1. Lebensjahr.

Zunächst stehen wir vor der Frage: Wann soll die Behandlung beginnen? Manche Orthopäden vertreten den Standpunkt, den Klumpfuß möglichst bald nach der Geburt des Kindes, schon in den ersten Lebenstagen oder Lebenswochen zu korrigieren. Sie kommen damit einem begreiflichen Wunsche der Eltern des Kindes entgegen, die die „Teufelsklaue", wie sie im Volksmunde heißt, möglichst bald aus der Welt geschafft haben wollen. Einer solchen Frühbehandlung in den ersten Lebenswochen stehen jedoch gewichtige Bedenken gegenüber (s. S. 50). Zunächst ist zu erwägen, daß alle energischen Manipulationen im frühen Säuglingsalter für das Kind außerordentlich quälend sind, die Kleinen kommen herunter, leiden in ihrer Ernährung usw. Ferner ist die zarte Haut allen Arten von Verbänden gegenüber — sei es Heftpflaster, Mastix oder Klebro — sehr empfindlich. Die Verbände schneiden ein, sie erzeugen Druckgeschwüre; da das Nässen der Kinder nicht zu vermeiden ist,

---

[1] Brandes: Zbl. Chir. **1932**, Nr 22.
[2] Ausführliche Darstellung und Literatur bei Mau: Der Klumpfuß. Erg. Chir. **20** (1927).

bekommen sie Ekzeme unter den Verbänden, so daß man in den meisten
Fällen gezwungen ist, die Behandlung jäh abzubrechen und die Korrektur auf
einen späteren Zeitpunkt zu verschieben. Der wichtigste Einwand ist jedoch
der, daß die *Resultate der Frühbehandlung nur sehr unvollkommene* sind. Es
gibt allerdings Klumpfüße ganz leichten Grades, bei denen man mit frühzeitig
begonnenen Redressionsübungen zum Ziele kommt. In der Regel stellt aber
der echte Klumpfuß eine so starre Verbindung dar, daß es ganz unmöglich ist,
der Deformierung ohne operativen Eingriff dauernd Herr zu werden. Wie will

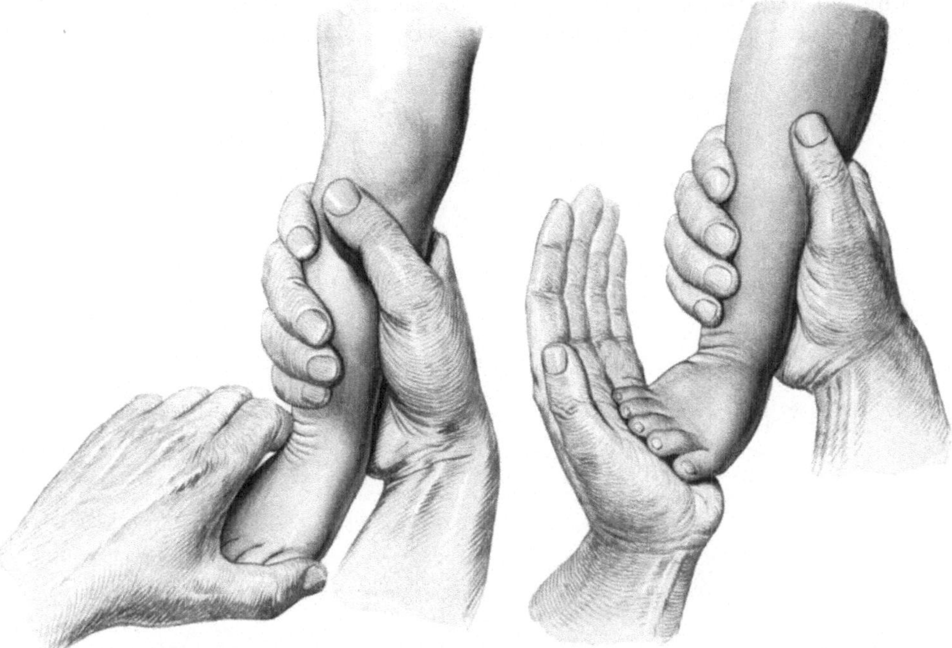

Abb. 252. Redressionsübungen zur Vorbehandlung
eines rechtsseitigen kindlichen Klumpfußes.
Korrektur der Adduktion und Inflexion.

Abb. 253. Korrektur der Supination
und Plantarflexion.

man denn einen wirklichen Klumpfuß in allen seinen Elementen vollkommen um-
gestalten, ohne die vorhandenen Widerstände restlos zu vernichten? Und wie
will man schließlich die Tenotomie der Achillessehne vermeiden, ohne die
eine Korrektur der Ferse, die sozusagen die Wurzel der ganzen Deformität darstellt und dem ganzen Fuß die Richtung gibt, ganz undenkbar ist? Es wird sich
also in den allermeisten Fällen die Operation zur endgültigen Korrektur der
Deformität nicht umgehen lassen. Aus allen diesen Gründen nehmen wir den
Standpunkt ein, *das mit Klumpfuß behaftete Kind zunächst in Ruhe zu lassen
und die Operation erst gegen das Ende des 1. Lebensjahres vorzunehmen.* Ganz
besonders gilt dies für die klinische Praxis. Nur dort, wo mit einer besseren
Pflege des Kindes zu rechnen ist, kann die Operation schon nach dem *ersten
Halbjahr* ausgeführt werden. Aber keinesfalls früher. Man kommt dann noch
immer mit der Korrektur zurecht. Nach dem 1. Lebensjahr stößt die Korrektur
allerdings manchmal auf erhebliche Schwierigkeiten, vor allem von seiten der
geschrumpften Weichteile, und erfordert bereits energische Maßnahmen. Das
Ende des 1. Lebensjahres bildet aber zweifellos den geeignetsten Zeitpunkt
für die Korrektur. Bis dahin lasse man jedoch die Zeit nicht unnütz verstreichen,

sondern wende eine Übungsbehandlung an, die die Mutter des Kindes leicht erlernen und selbst vornehmen kann. Diese Maßnahme hat jedoch nur den Wert einer *Vorbehandlung*, die die definitive Korrektur einleiten und den operativen Akt für Arzt und Kind leichter und einfacher gestalten soll.

Vorbehandlung. Sie besteht in leicht redressierenden Übungen, die täglich zweimal vorgenommen werden, indem man mit der einen Hand den Unterschenkel und die Malleolen umfaßt, um sie vor einer Fraktur zu schützen, und mit der anderen das Füßchen in eine korrigierte Stellung bringt. Man beginnt zuerst mit der *Abduktion* des Fußes zur Korrektur der Adduktion und Inflexion (Abb. 252) und, wenn diese nach einigen Wochen erreicht ist, schließt man die *Pronation* und *Dorsalflexion* zur Behebung der Supination und Plantarflexion

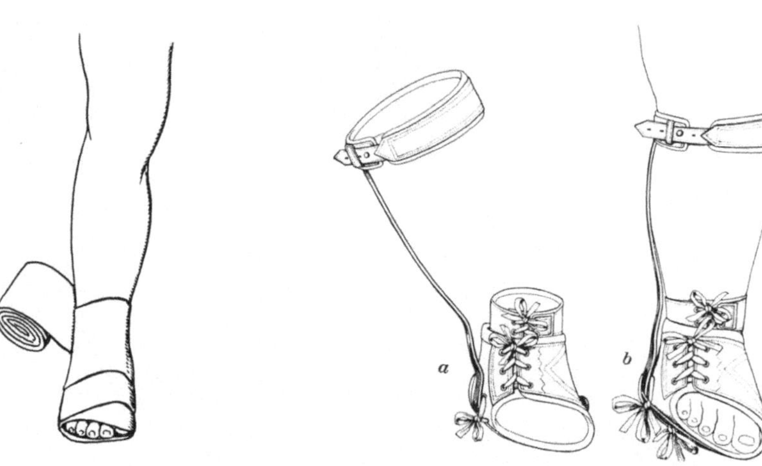

Abb. 254. Flanellbindeneinwicklung nach den Redressionsübungen im Sinne der Korrektur.

Abb. 255. Klumpfußschiene zum Festhalten der Korrektur, bestehend aus Sandale und abstehender Außenschiene. *a* vor dem Anlegen, *b* angelegt.

an (Abb. 253). Außerdem werden die an der Außenseite überdehnten Muskeln massiert. Nach den Übungen und der Massage legen wir eine schmale Flanellbinde an, welche den Fuß in der erreichten Korrektur die übrige Zeit festhält (Abb. 254).

Ist bereits nach einigen Monaten eine wesentliche Besserung eingetreten, dann wird an Stelle der Bindeneinwicklung eine einfache, nach einem Gipsmodell hergestellte *Klumpfußschiene* angelegt; dieselbe besteht aus einer Sandale, welche den Fuß sicher faßt, und einer etwas abstehenden Außenschiene, mit der sie ohne jedes Gelenk verbunden ist. Durch das Anlegen der Außenschiene an den Unterschenkel wird eine andauernd korrigierende Wirkung auf den Fuß ausgeübt (Abb. 255). Diese Behandlung wird so lange fortgesetzt, bis das Kind das 1. Lebensjahr erreicht hat. Dann wird das regelrechte modellierende Redressement in Narkose vorgenommen.

Das modellierende Redressement des Klumpfußes nach Lorenz.

Das Wesen des modellierenden Redressements ist die Zerlegung der Deformität in ihre einzelnen Komponenten, die Behandlung der einzelnen Komponenten für sich bis zur völligen Vernichtung ihres elastischen Widerstandes in bestimmter zweckmäßiger Reihenfolge; schließlich in einer Zusammenfassung des Resultates und Fixation desselben durch einen Gipsverband, dem jedoch keine redressierende Wirkung, sondern lediglich die Aufgabe zufällt, das gewonnene Resultat so lange festzuhalten, bis eine Wiederkehr der Deformierung ausgeschlossen erscheint. Als Grundsatz gilt ferner, daß die Achillotenotomie erst am *Schlusse* des Redressements, keinesfalls früher vorgenommen werden darf.

Das Redressement findet nach der vorhin geschilderten Vorbehandlung ein in seinen Elementen bereits erweichtes und gelockertes Fußskelet vor, so daß die vollständige Korrektur in der Regel in einer *einzigen* Sitzung möglich ist. Das Redressement wird manuell nur unter Zuhilfenahme eines Keils durchgeführt. Die manuelle Behandlung hat den großen Vorteil, daß die Hand des Operateurs sich den Widerständen anpassen kann und die zarte Haut des Kindes nirgends gequetscht wird.

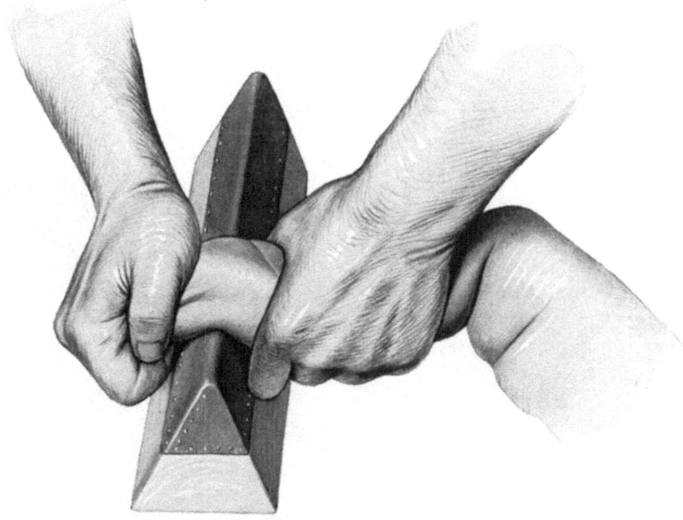

Abb. 256. Modellierendes Redressement eines rechtsseitigen Klumpfußes über dem Keil. Der Fuß liegt mit dem Cuboid auf dem Keil auf. Durch Druck auf Vorfuß und Ferse wird die Adduktion und Inflexion korrigiert.

Operationstechnik. α) Man beginnt mit der *Korrektur der Adduktion und Inflexion,* die gemeinsam über dem Keil vorgenommen wird. Der Fuß wird mit der Außenseite etwa in der Höhe des Cuboids auf den Keil gelegt, dessen Kante man noch zum Schutze der Haut durch Auflegen eines Wattepolsters oder Faktiskissen besonders weich macht. Die eine Hand des Operateurs faßt den Vorfuß, die andere die Ferse. Durch modellierende Bewegungen wird ein kräftiger Druck ausgeübt, bis die Schrumpfungen nachgeben und sich die redressierte Stellung durch leichten Fingerdruck halten läßt (Abb. 256). Dann folgt

β) die *Korrektur der Plantarflexion und Supination.* Der Fuß wird auf ein zusammengefaltetes Leintuch gelegt. Die eine Hand faßt den Unterschenkel, knapp über dem Sprunggelenk, um eine Fraktur zu vermeiden, und nun führt die andere Hand, die den Vorfuß hält, einen Druck im Sinne der Dorsalflexion aus. Diese Traktionen müssen so lange fortgesetzt werden, bis das Dorsum des Fußes die Vorderfläche des Unterschenkels berührt. Zum Schlusse wird der Fuß durch drehende Bewegungen um seine Längsachse in die Pronation gehebelt (Abb. 257). Solange noch irgendein Widerstand gegen eine vollständige Überkorrektur besteht, kann das Resultat noch nicht als vollendet angesehen und muß fortgesetzt werden. Erst wenn diese gelungen ist, nimmt man γ) die *subcutane Achillotenotomie* vor. Das Kind wird in Bauchlage gebracht, der Fuß über dem Tischrand auf ein zusammengelegtes Leintuch gelagert. Das Kniegelenk muß dabei gestreckt, der Triceps surae gespannt sein. Man tastet die Achillessehne, die meist medial verlagert ist, über dem Tuber calcanei. Ein Assistent fixiert mit der einen Hand den Unterschenkel, mit der anderen faßt er den Vorfuß und drängt ihn in Dorsalflexion. Der Operateur nimmt ein schmales Tenotom und sticht es, während er mit Zeigefinger und Daumen der linken Hand eine Hautfalte hochhebt, in diese etwa zwei Querfinger oberhalb des Ansatzes der Achillessehne am lateralen Rande derselben ein und führt es unter der Haut in schräger Richtung nach innen unten vor, bis er an den medialen Rand der Achillessehne gelangt ist. Nun dreht der Operateur bei etwas stärker angespannter Sehne das Tenotom um 90° derart, daß die Schneide der Sehne senkrecht aufsitzt, und durchtrennt, während der Zeigefinger der linken Hand die Lage der Tenotomspitze kontrolliert, mit kurzen, sägenden Schnitten die

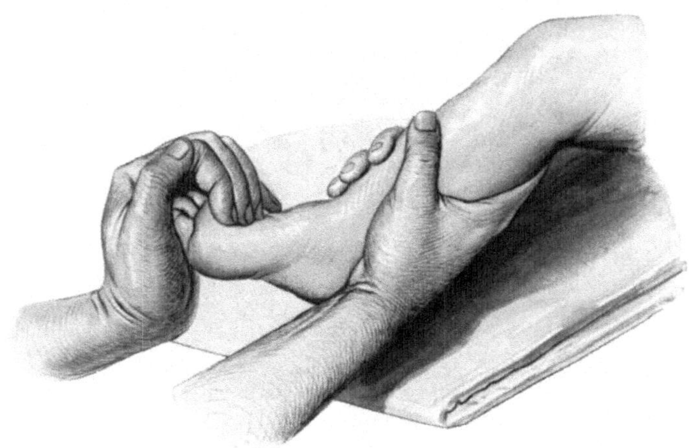

Abb. 257. Korrektur der Plantarflexion und Supination.

Sehne in schräger Richtung, bis sie unter deutlich hörbarem Knirschen mit einem Ruck nachgibt (s. Abb. 40). Die letzten Fasern der Achillessehne werden nicht durchschnitten, sondern zerrissen, wodurch das für die Ernährung wichtige, an der Vorderseite der Sehne befindliche Paratenon erhalten bleibt. Nachdem man das Tenotom flach aus der Wunde gezogen, wird dieselbe mit steriler Gaze bedeckt, das Kind wieder auf den Rücken gelegt und nun in einem Schlußredressement die Korrektur des Fußes zusammengefaßt. Sind Anteile der Achillessehne noch stehengeblieben, so reißen sie bei diesem Redressement sofort ein. Ein nochmaliges Eingehen mit dem Tenotom soll vermieden werden.

Das *Kriterium der vollkommen gelungenen Korrektur* besteht darin, daß der Fuß nach allen Richtungen gelockert ist und mit einem leichten Fingerdruck in überkorrigierter Stellung gehalten werden kann. Dabei steht der ganze Fuß in sichtbarer *Abduktion* von ungefähr 40—50° zur Längsachse des Unterschenkels, die Planta pedis ist deutlich nach unten *konvex*, während sie früher konkav war, die Längsachse der Fußsohle muß in der Höhe des CHOPARTschen Gelenks nach *außen* abgeknickt sein. Auch die Zehen müssen nach außen gerichtet sein, da sie sich sonst im Laufe der Zeit ganz nach innen wenden und beim Gehen störend wirken (Abb. 258). Von größter Wichtigkeit ist die Stellung der *Ferse*. Ohne völlige Korrektur der Ferse gibt es keine vollkommene Korrektur des Klumpfußes. Die Ferse bildet den tiefsten Punkt der Planta und muß beim Anblick von hinten eine leichte Abknickung nach *außen* zeigen (Abb. 259). Ist dies nicht der Fall, dann tritt über kurz oder lang das Rezidiv ein.

Nach dem Redressement schwillt der Fuß meist etwas an. Um diese Schwellung zu verhindern, legen wir sofort eine elastische Gummibinde an, die über dem Fuß und Unterschenkel im Sinne der Korrektur von innen nach außen geführt wird (s. Abb. 254). Die Anwendung der elastischen Binde ist besonders bei doppelseitigem Klumpfuß zu empfehlen, um nach Beendigung des Redressements die Stellung des einen Fußes zu fixieren und währenddessen das des anderen Fußes durchzuführen.

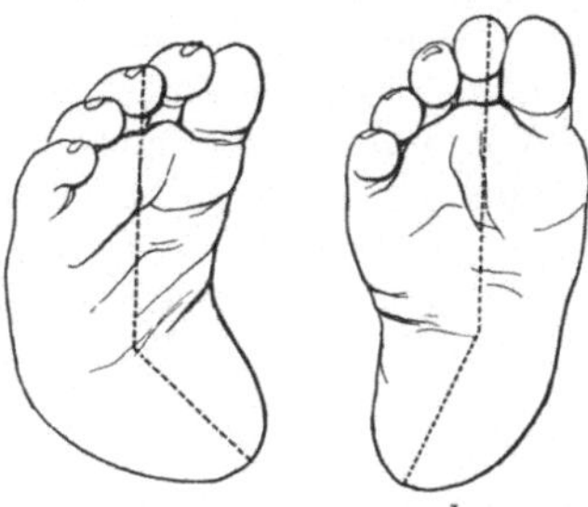

Abb. 258. Kriterium eines richtig durchgeführten Redressements bei rechtsseitigem Klumpfuß (von der Sohle gesehen). *a* vor der Korrektur. Die Sohle ist nach innen eingerollt. *b* nach der Korrektur. Die Fußsohle ist jetzt nach unten konvex, die Längsachse nach außen abgeknickt.

δ) *Verband.* Das Kind wird über dem unteren Rand des Tisches derart gelagert, daß es nur mit dem Kreuz auf der Tischplatte aufliegt und das Knie gebeugt ist. Die Anlegung eines exakten Gipsverbandes ist namentlich bei kurzen, dicken Füßen durchaus nicht leicht und erfordert eine besondere Übung. Wie bereits erwähnt, darf der Verband selbst keine redressierende Wirkung ausüben; jede Spannung im Verband erzeugt unerträgliche Schmerzen, Decubitus und Zirkulationsstörung. Der Fuß muß nach dem Redressement so locker und weich sein, daß der Verband in korrigierter Stellung ohne jede Spannung angelegt werden kann. Dann gibt es höchstens Schmerzen infolge der Traumatisierung durch die Operation; diese dauern längstens 24 Stunden, danach sind die Kinder schmerzfrei. Der Fuß muß während des Anlegens des Verbandes mit der einen Hand stets in überkorrigierter Stellung gehalten werden. Es genügt eine einfache dünne Polsterlage, nur Knöchel und Fußsohle sollen besser gepolstert sein. Die Calicotbinde muß im Sinne der Korrektur angelegt und Faltenbildung vermieden werden. Der Verband soll nach SAXL bei gebeugtem Knie bis auf den Oberschenkel reichen, einerseits um die gewünschte Außenrotation festzuhalten, andererseits um ein Abrutschen des Verbandes zu verhindern. Die Beugestellung des Kniegelenkes ist jedoch nur eine stumpfwinklige, um einen Druck in der Kniekehle zu vermeiden. Der Gipsverband muß an der Innenseite der Ferse und auf der Außenseite des Unterschenkels besonders gut anmodelliert werden und soll an der Sohle bis über die Zehenspitzen reichen, auf der Dorsalseite jedoch die Zehen frei lassen. Den Anforderungen

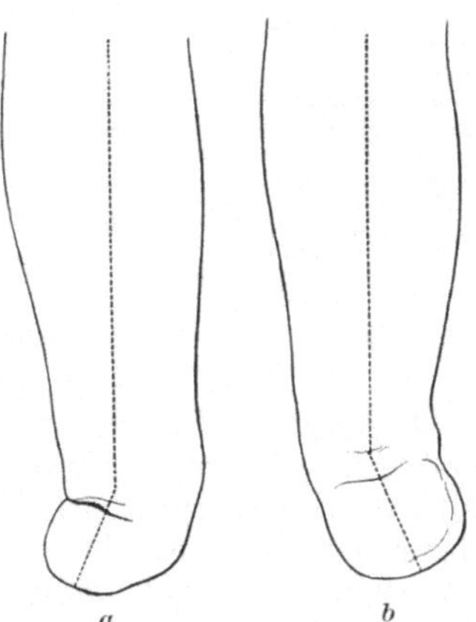

Abb. 259. Derselbe Fuß von hinten gesehen. *a* vor der Korrektur. Die Ferse steht adduziert. *b* nach der Korrektur. Die Ferse ist abduziert.

einer guten Zirkulation muß in weitestem Maße Rechnung getragen werden. Zu diesem Zwecke wird über dem Dorsum des Fußes bis zu einem Drittel des Unterschenkels hinauf ein Fenster ausgeschnitten, das bis auf die Haut reicht (Abb. 260). In das Fenster wird zur Vermeidung eines Ödems eine entsprechend dicke Schichte Watte eingelegt und mit einer Calicotbinde festgewickelt.

Fehler und Gefahren. Die häufigsten Fehler kommen bei der *Achillotenotomie* vor. Man darf, wie bereits betont, nicht mit derselben *beginnen*, sondern sie muß erst am Schlusse des Redressements vorgenommen werden.

Die straff gespannte Achillessehne stellt einen mächtigen Hebel dar, um die Adduktion und Inflexion des Vorfußes in eine Abduktion und Reflexion zu verwandeln. Führt man die Tenotomie im Beginn aus oder noch bevor sämtliche Komponenten korrigiert sind, dann verliert man einen wichtigen Halt an der Ferse und läuft Gefahr, daß die eine oder andere Komponente bestehen bleibt. Bei manchen kongenitalen Klumpfüßen stößt die subcutane Achillotenotomie auf Schwierigkeiten, da die Sehne nicht gut tastbar ist und sich nicht genügend anspannt. In diesen Fällen soll die Achillotenotomie von einem kleinen Hautschnitt aus offen vorgenommen werden, indem man die Sehne mit der gefensterten KOCHERschen Sonde unterfährt und sie in schräger Richtung durchtrennt.

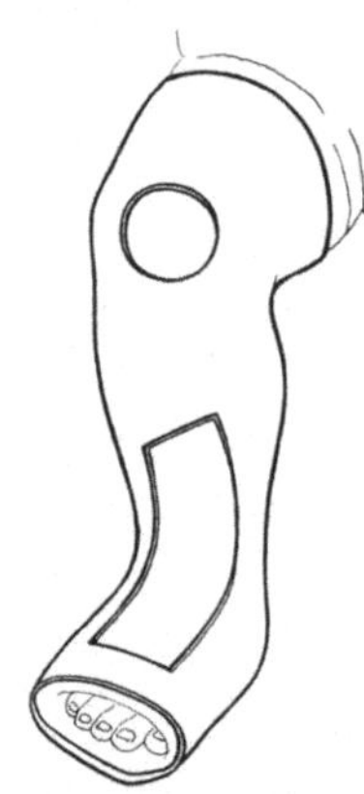

Abb.260. Gipsverband nach vollendetem modellierendem Redressement in überkorrigierter Stellung. Über dem Dorsum ist ein rechteckiges Fenster ausgeschnitten, um Zirkulationsstörungen vorzubeugen. Der Verband muß bei gebeugtem Kniegelenk bis auf den Oberschenkel reichen.

Nicht selten kommt es, wenn die Haut an der Innenseite stark gespannt ist, zu einem *Einreißen* der *Weichteile* an der Innenseite des Fußes. Das bedeutet durchaus kein Unglück und ist sogar von PHELPS absichtlich herbeigeführt worden, um das Hindernis von Seite der Weichteile an der Innenseite zu beseitigen. Man kann das Einreißen der Haut vermeiden, wenn man beim Redressement über dem Keil die Haut gegen die Mitte der Planta zusammenschiebt. Ist ein Riß dennoch entstanden, dann ist es ein Fehler, wenn man deshalb von einem weiteren Redressement absieht, da die entstandene Narbe beim späteren Redressement immer wieder einreißt. Am besten ist es, man verbindet die Wunde steril und setzt das Redressement unbekümmert um die Wunde fort. Die Wunde heilt gewöhnlich, auch wenn sie tiefer einreißt, mit einer flachen Narbe aus, die später kaum merkbar ist.

Eine recht störende Komplikation stellt oft die Weichheit der Unterschenkelknochen dar, da beim Redressement sehr leicht eine supramalleoläre *Infraktion* des Unterschenkels eintreten kann. Man kann diesem unangenehmen Zwischenfall nur dadurch begegnen, daß man den Unterschenkel bis zu den Malleolen mit der Hand sicher fixiert.

Auch der *Decubitus* ist mit Sicherheit zu vermeiden, wenn nach gründlich durchgeführtem Redressement der Verband lediglich zur Feststellung der Korrektur angelegt wird, ohne irgendwie einen Redressionsdruck auszuüben.

Die größte Gefahr droht jedoch nach dem Klumpfußredressement durch eine *Zirkulationsstörung* im Verbande (s. S. 44), die durch die geringste zirkuläre Abschnürung der Haut hervorgerufen werden kann. Man vermeide daher jede Faltenbildung bei Anlegung der Watte und Calicotbindentouren. Die Fenster müssen genügend weit ausgeschnitten sein und an den Rändern aufgehoben werden. Läßt trotzdem die Zirkulation zu wünschen übrig, sind die Zehen blaß oder blau oder treten am nächsten Tage Hautblasen auf, so ist dies ein Zeichen, daß die Gefäße zu stark gedehnt sind. Dann muß der Verband sofort weit geöffnet und die Dorsalflexion nachgelassen werden. Die endgültige Korrektur der Spitzfußkomponente kann man erst in einer zweiten Sitzung nach ungefähr 14 Tagen vollenden. Auf jeden Fall ist in den ersten Tagen nach der Operation genaue und häufige Kontrolle der Zehen notwendig.

Nachbehandlung. Die erste Verbandperiode dauert 3 Monate. Während dieser Zeit ist nur darauf zu achten, daß der Verband nicht vom Urin durchnäßt wird. Nach 3 Monaten folgt unbedingt noch ein *zweiter Verband*, der solange wie der erste verbleibt. Dieser Verband wird ohne Narkose angelegt. Die Fußstellung ist übrigens die gleiche wie im ersten Verband, auch das Dorsalfenster

fehlt nicht, nur reicht derselbe diesmal bis zum Kniegelenk, das frei bleibt. In diesem zweiten Verband ist dem Kinde, wenn es den Willen dazu zeigt, das Aufstehen und Gehen erlaubt. Nur muß man über die Gipsverbände zum Schutze vor Nässe Überschuhe aus Segeltuch mit Ledersohlen anfertigen lassen. Nach der Abnahme dieses zweiten Verbandes fertigt man einen *Klumpfuß-apparat* nach Gipsmodell an. Er besteht aus einer den Fuß fest umschließenden Sandale mit abstehender Außenschiene (s. Abb. 255) und ist mit einem beweglichen Knöchelgelenk versehen. Die Ferse ist durch eine Knöchellasche und durch einen an der Sandale hinten angebrachten Metallring gut gefaßt. Über diesem Apparat wird ein nach Maß angefertigter Schuh getragen. Die Klumpfußapparate sollen ein halbes Jahr Tag und Nacht und ein weiteres halbes Jahr nur des Nachts angewendet werden.
Außerdem werden zweimal täglich *Massage* und *passive Übungen* im Sinne der Überkorrektur ähnlich denen in der vorbereitenden Behandlung vorgenommen. Sobald das Kind etwas älter geworden ist, läßt man es *aktive* Pronationsübungen im Sitzen ausführen, um die an der Außenseite überdehnten und geschwächten Muskeln, insbesondere die Mm. peronei zur Funktion zu bringen. Die aktive Tätigkeit der Peronei ist das beste Mittel zur Verhütung eines Rezidivs. Eine sehr gute Funktionsübung ist auch die, daß man den Patienten ohne Schuhe barfuß oder in den Strümpfen mit proniertem Vorfuß auf den Hacken im Zimmer herumgehen läßt. Nach dem Ablegen der Apparate werden *Klumpfußschuhe* angefertigt, die an der Außenseite etwas erhöht und deren Sohlen nach außen gerichtet sind. An der Außenseite soll der Absatz länger als innen und auch etwas erhöht sein (Abb. 261) oder man läßt gewöhnliche Schuhe verkehrt anziehen, den rechten Schuh auf den linken Fuß, den linken auf den rechten Fuß, damit Vorfuß und Zehen nach außen gerichtet

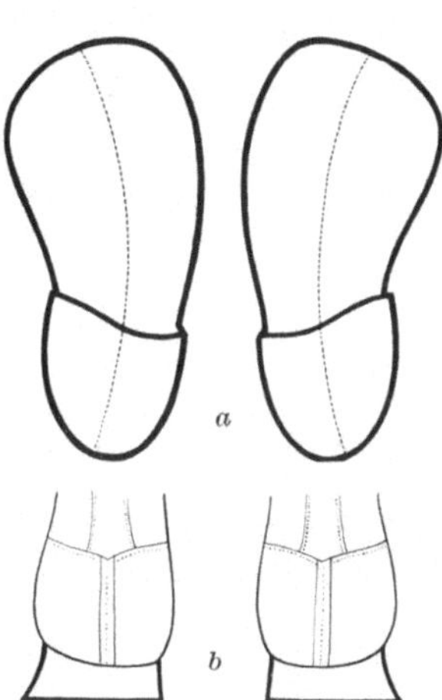

Abb. 261. Klumpfußschuhe für beide Füße. *a* von der Sohle gesehen, Sohle nach außen gekehrt, Absatz außen länger. *b* von hinten gesehen. Die Außenkante des Absatzes ist etwas erhöht.

werden. Die Massage und die aktiven Übungen sind noch durch Jahre fortzusetzen. Die Nachbehandlung gilt erst dann als abgeschlossen, wenn der Patient den Fuß *aktiv* kräftig pronieren und dorsal flektieren kann.

b) Behandlung älterer Klumpfüße.

Das manuelle Redressement gelingt in der Regel noch bis zum 2. Lebensjahr. Dann ergeben sich infolge der Starrheit der Verwachsungen erhebliche Widerstände, die manuell nicht zu überwinden sind. Die Schwierigkeiten sind vor allem durch die Stellung des Calcaneus bedingt, der einen zu kurzen Hebelarm darstellt, um ihn mit den Händen beeinflussen zu können. Auch die Adduktion im CHOPARTschen Gelenk ist zu hochgradig, um dem Druck der Hände nachzugeben. Manchmal ist auch eine Plantarfascie stark gespannt und verhindert die Korrektur der Inflexion. In diesen Fällen wenden wir das *instrumentelle Redressement* mit dem LORENZschen Osteoclasten (s. Abb. 6) an.

Das instrumentelle Redressement bei angeborenem Klumpfuß.

Die Reihenfolge der einzelnen Maßnahmen ist dieselbe wie beim manuellen Redressement. Zuerst wird die Korrektur der *Adduktion und Inflexion* in Angriff genommen. Der Unterschenkel wird bis zu den Malleolen im durch Gummiplatten geschützten Fixationsteil des Osteoclasten fest eingeschraubt und der

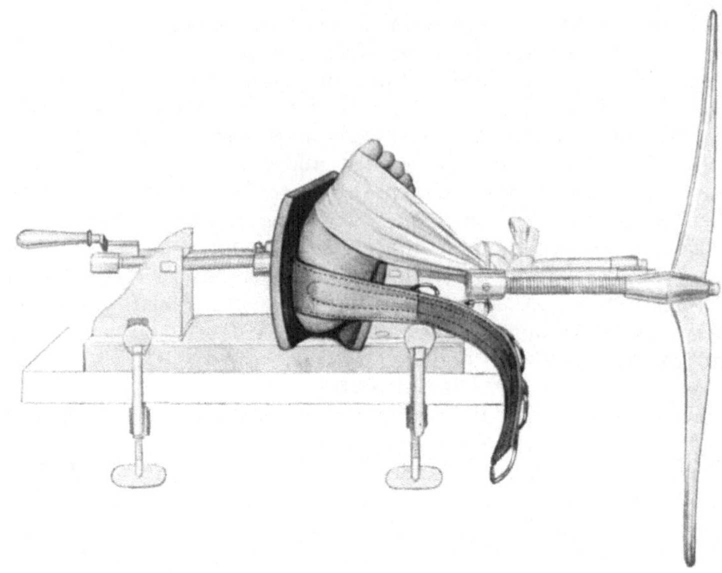

Abb. 262. Redressement älterer Klumpfüße im LORENZschen Osteoclasten. Korrektur der Adduktion und Inflexion. Die Beseitigung der Adduktion der Ferse erfolgt mit Hilfe des Calcaneuszügels.

Vorfuß vermittels eines dreieckigen Tuches durch die Schraube in der Richtung der Abduktion gezogen. Zur Abduktion der Ferse dient der Calcaneuszügel.

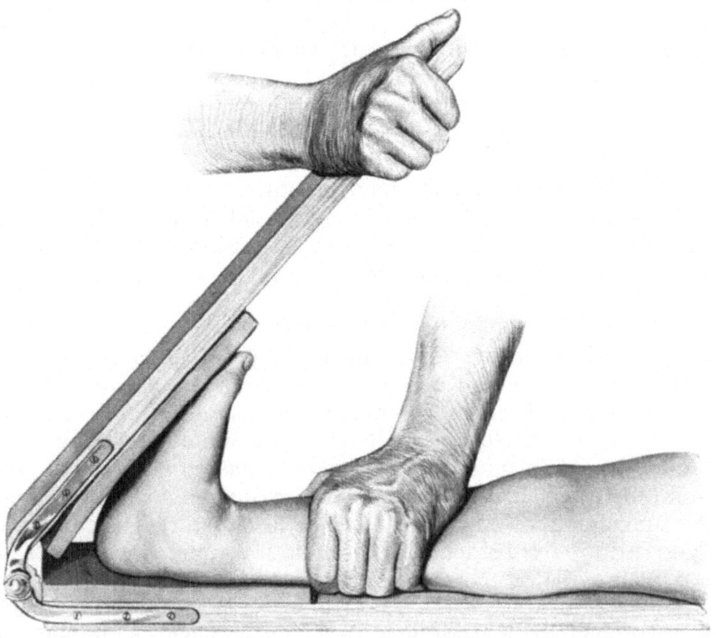

Abb. 263. Korrektur der Plantarflexion und Supination mittels des SCHULZEschen Scharnierbretts.

Er besteht aus einem $1/2$ m langen, starken Ledergurt, der an einem Ende einen Ring, am anderen eine Kette von Ringen trägt. Der Calcaneuszügel wird mit dem einen Ende am Fixationsteil des Osteoclasten befestigt, schlingt sich Z-förmig um die Ferse, um dann mit einem der Ringe am Haken der Flügelschraube eingehängt zu werden (Abb. 262). Die Wirkung ist eine präzise und eklatante. Selbst in Fällen, wo die Ferse fast rechtwinklig adduziert ist, kann man mit einem geringen Kraftaufwand die Abduktion der Ferse erzielen. Sind die Widerstände vollständig überwunden und Vorfuß sowie Ferse ganz leicht in überkorrigierter Stellung zu halten, dann wird der Osteoclast entfernt.

Die Korrektur der *Plantarflexion* und *Supination* geschieht mit Hilfe des SCHULZEschen Scharnierbrettes (s. Abb. 8), das der Verstärkung der manuellen Hebelwirkung dient. Der Unterschenkel wird knapp oberhalb der Malleolen mit der einen Hand fest auf dem horizontalen Brett niedergehalten, während man mit dem anderen Brett einen redressierenden Druck gegen die Fußsohle in der Richtung der Dorsalflexion ausübt. Zur Beseitigung der Supination wird das Brett etwas nach innen gedreht und der Druck gegen die Außenkante des Fußes gerichtet. Die Haut der Fußsohle und der Hinterseite des Unterschenkels wird durch Gummiplatten geschützt (Abb. 263). Nachdem alle Komponenten genügend überkorrigiert sind, wird zum Schlusse die subcutane *Achillotenotomie* ausgeführt.

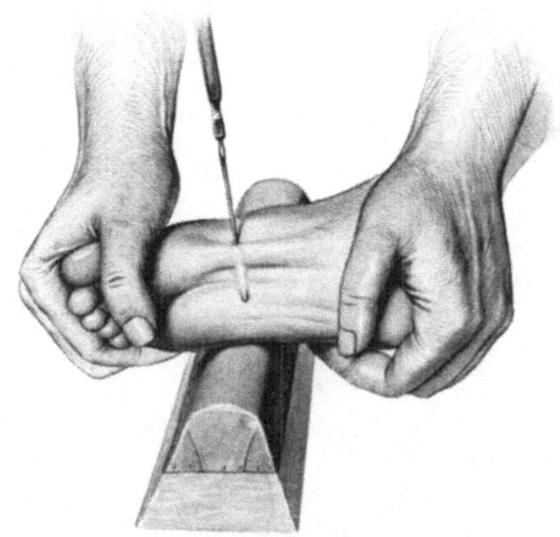

Abb. 264. Subcutane Tenotomie der Fascia plantaris.

Der Gipsverband reicht nur bis zum Kniegelenk und wird über dem Dorsum und dem unteren Teil des Unterschenkels breit ausgeschnitten. Er muß mit ganz besonderer Vorsicht angelegt werden, da sehr leicht Decubitus oder Nekrosen der Haut entstehen können.

Zeigt sich die Plantarfascie von vornherein sehr stark gespannt und wenig nachgiebig, dann wird noch vor Anwendung des Osteoclasten die *subcutane Tenotomie der Plantarfascie* ausgeführt.

Die subcutane Tenotomie der Fascia plantaris.

Der Fuß wird mit dem Dorsum auf den Holzkeil gelagert, die Plantarfascie derart über dem Keil gespannt, daß die Fascie gut tastbar ist. Nun wird am inneren Rand des Fußes das Tenotom eingestochen, subcutan bis an den äußeren Rand der Fascie vorgeschoben und nun mit kleinen sägenden Schnitten und unter der Kontrolle des tastenden Zeigefingers die Fascie quer durchtrennt (Abb. 264). Es ist darauf zu achten, daß man nicht zu tief mit dem Tenotom eindringt, damit man nicht die Plantargefäße verletzt. Etwa sich noch spannende Stränge werden über dem Keil zerrissen.

Die **Nachbehandlung** ist im übrigen ganz ähnlich wie beim manuellen Redressement. Auch hier dauert die Verbandbehandlung im ganzen 6 Monate mit einmaligem Verbandwechsel nach 3 Monaten. Nach der Gipsverbandbehandlung wird noch ein Klumpfußapparat Tag und Nacht 1 Jahr lang getragen. Sind die Widerstände so groß, daß die vollständige Korrektur des Fußes wegen Gefahr einer Zirkulationsstörung undurchführbar erscheint, dann begnügt man sich in der ersten Sitzung mit der Korrektur der Adduktion und Inflexion und führt die Korrektur der Plantarflexion und Supination sowie die Achillotenotomie in einer zweiten Sitzung nach 3 Monaten aus.

Es erhebt sich nun die Frage: Bis zu welchem Alter ist das modellierende Redressement noch anwendbar? Nach unseren Erfahrungen ist das Redressement auch noch im höheren Alter mit Erfolg durchführbar und wir haben selbst bei Patienten im Alter von 30—40 Jahren auf völlig unblutigem Wege mit Hilfe des instrumentellen Redressements sowohl morphologisch als funktionell tadellose Resultate erzielt.

c) Behandlung der sog. „rebellischen" Klumpfüße.

Bei einem Teile der Klumpfüße, den sog. „*rebellischen*" Klumpfüßen versagt selbst das instrumentelle Redressement. Die Ursache des Mißerfolges kann verschieden sein.

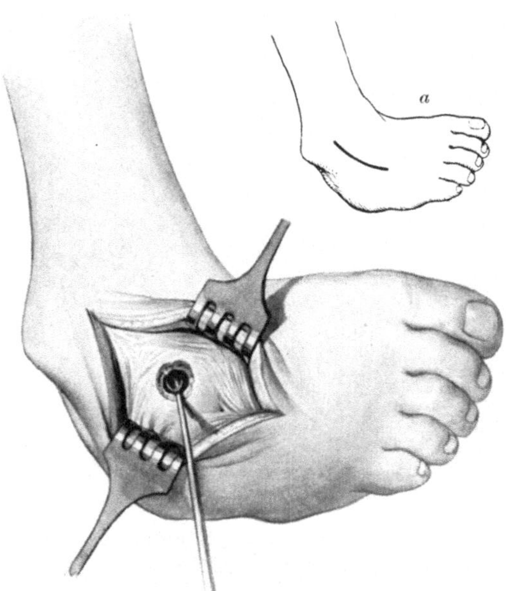

Abb. 265. Excochleation des Talus nach OGSTON. *a* Hautschnitt.

Eine sehr häufige Ursache liegt im Verhalten der *Muskulatur*. Die Supinatoren, die Mm. tibial. ant. und post., sind oft stark kontrakt, die Pronatoren an der Außenseite, vor allem die Peronei, gedehnt und geschwächt. Dieses Mißverhältnis bewirkt oft ein starkes funktionelles Übergewicht der Supinatoren und ist häufig die Ursache eines Rezidivs. Der Fuß federt, selbst wenn die Deformität gut korrigiert ist, nach Abnahme des Verbandes wieder in die ursprüngliche Stellung zurück. Ist dies der Fall, dann halten wir nach dem Vorschlage von VULPIUS und SPITZY die *Sehnenverpflanzung* als ergänzende Operation für angezeigt. Wir führen von einem einzigen vorderen Längsschnitt oberhalb der Malleolen eine einfache Verpflanzung des M. tibialis anticus auf den M. peroneus tertius aus, ganz ähnlich wie beim leichten paralytischen Klumpfuß (s. S. 326). Diese Methode hat den Vorteil, daß sie außerhalb des durch das Redressement traumatisierten Bezirkes stattfindet und daher gleich im Anschlusse an das Redressement vorgenommen werden kann. Ein wichtiger Effekt der Operation besteht in der Ausschaltung des M. tibialis anticus.

Die Hauptursache des rebellischen Klumpfußes, die die Entstehung eines Rezidivs sehr begünstigt, ist die *Unnachgiebigkeit der Fußwurzel*, und zwar ist der Widerstand hauptsächlich im *Talus* gelegen. Der Talus ist zum Teil aus der Malleolengabel luxiert, in seinem vorderen Teil verbreitert und weder das manuelle noch das instrumentelle Redressement imstande, ihn in die Malleolengabel zurückzudrängen; am ehesten gelingt dies noch mit dem HASSSchen Kompressionsosteoclasten (s. Abb. 7), wenn man den Fuß mit Ferse und Zehenballen auf die beiden unteren Keile aufsetzt und den oberen Keil des Instrumentes direkt auf den Talus wirken läßt. Führt dies nicht zum Ziele, dann kommen zwei Methoden in Betracht, entweder die *Excochleation* des *Talus* oder die *Exstirpation* des *Talus*.

Die Excochleation des Talus nach Ogston.

Sie ist nur bei Kindern bis zum 4. Lebensjahre möglich. Der Talus ist bis zu diesem Alter zum größten Teil noch knorpelig und der Knochenkern relativ klein.

Operationstechnik. Nach einem leicht konvexen Hautschnitt von der Vorderseite des äußeren Malleolus nach abwärts folgt die Durchtrennung des Periostes auf der Kuppe des vorspringenden Talus. Nun schneidet man mit einem spitzen Messer an der Außenseite des Talus über dem höchsten Punkte desselben eine Knorpeldecke aus, geht dann mit einem kleinen, scharfen Löffel in den Knochen ein und höhlt nun den ganzen Knochenkern so gründlich aus, daß nur eine dünne Knorpelschale übrigbleibt (Abb. 265). Versucht man

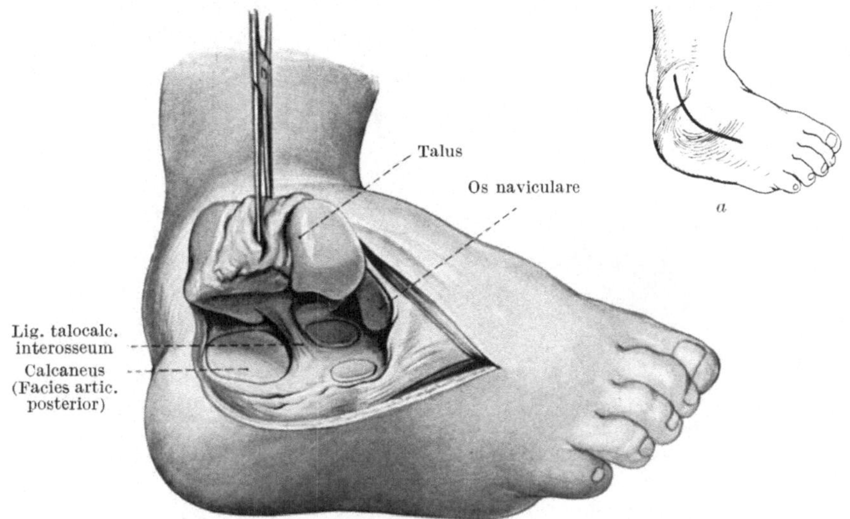

Abb. 266. Totalexstirpation des Talus. a Hautschnitt.

jetzt zu korrigieren, so knickt letztere zusammen und das Hindernis ist beseitigt. Die Operation hat den Vorteil, daß die Gelenke nicht eröffnet werden.

Die Totalexstirpation des Talus.

Sie kommt bei Kindern nach dem 4. Lebensjahr in Betracht, wenn der Knochenkern bereits zu groß und die Knorpelschicht so dünn ist, daß die Excochleation nicht mehr durchgeführt werden kann.

Operationstechnik. Der leicht nach außen gebogene Hautschnitt verläuft vom Malleolus externus über die höchste Prominenz des Talus bis zum lateralen Rande der Zehenstrecksehne. Während man die Weichteile mit breiten Haken auseinanderhält, wird mit dem Resektionsmesser die Kapsel des oberen Sprung- und Talonaviculargelenkes eröffnet. Darauf wird bei forcierter Adduktion des Fußes das Ligamentum talofibulare anterior und posterior sowie das Ligamentum talocalcaneum laterale durchschnitten. Nun hebelt man mittels eines Elevatoriums, das man in das obere Sprunggelenk einsetzt, und mittels einer kräftigen Faßzange den Talus heraus und durchtrennt unter drehenden Bewegungen die hinteren Verbindungen mit dem Calcaneus (Abb. 266). Nach Entfernung des Talus läßt sich der Fuß leicht korrigieren. Die Kapsel und Fascienränder werden gut miteinander vernäht und die Hautwunde geschlossen.

Bei Erwachsenen mit sehr starrem Klumpfuß ist die *Resektion eines Knochen-keiles* aus dem Tarsus notwendig. Dadurch soll vor allem die Adduktion und Inflexion korrigiert werden. Die Basis des Keiles liegt außen und dorsal über der höchsten Protuberanz der Fußwurzel, die Spitze im Os naviculare.

Die keilförmige Tarsektomie.

Operationstechnik. Ovalärer Hautschnitt, entsprechend der Basis des Keiles, von der Tuberositas ossis naviculare beginnend, quer über der höchsten Kuppe des Klumpfußes hinweg bis zum äußeren Fußrand in die Gegend des Os cuboi-deum. Die Strecksehnen am Dorsum sowie die Peroneal-sehnen an der Außenseite werden durch breite Haken weggehalten und mittels eines Resektionsmessers die Gren-zen des Keiles bis auf den Knochen umschnitten. Die proximale Schnittlinie ver-läuft derart, daß sie den vor-deren Anteil des Calcaneus trifft, die distale Schnittlinie geht ungefähr durch die Mitte des Os cuboideum. Der Keil darf nicht zu knapp bemessen werden, um nicht die Weich-teile an der Innenseite einer starken Spannung auszuset-zen. Nun wird mittels breiten Meißels, entsprechend den vorgezeichneten Schnittlinien, der Keil ohne Rücksicht auf die Gelenkkonturen heraus-

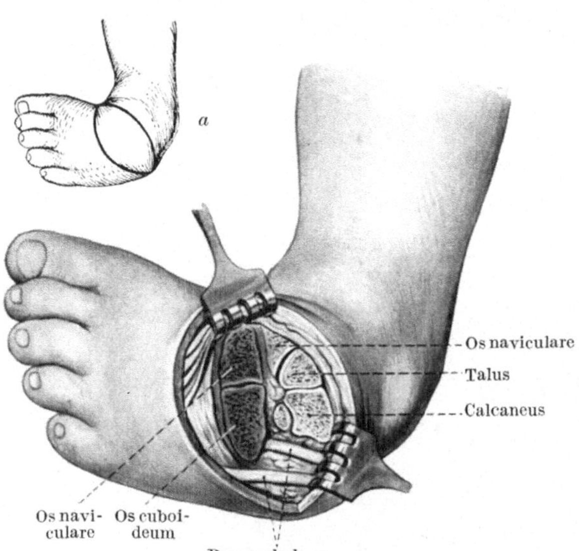

Abb. 267. Keilförmige Tarsektomie. Der Knochenkeil ist herausgemeißelt und entfernt. *a* Hautschnitt.

gemeißelt (Abb. 267). Gegen die Planta pedis zu sei man sehr vorsichtig, damit die Gefäße und Nerven nicht verletzt werden. Ist die Durchmeißelung beendet, dann löst man den Keil vollständig aus, indem man die plantaren Verbindungen mit dem Resektionsmesser knapp am Knochen durchtrennt. Die Schnittflächen des Keiles müssen sich jetzt ohne Widerstand zusammenlegen lassen und gut aufeinanderpassen. Periost und Fascienränder werden miteinander vernäht und hierauf die Hautwunde geschlossen. Der Gipsverband wird in überkorri-gierter Stellung angelegt.

Die Keilresektion aus dem Tarsus hat den Nachteil, daß sie den Fuß ver-kürzt und eine Versteifung des Tarsus herbeiführt. Dieser letztere Umstand fällt allerdings nicht schwer ins Gewicht, da die Beweglichkeit eines veralteten Klumpfußes infolge arthritischer Veränderungen ohnehin sehr eingeschränkt ist.

Die **Nachbehandlung** der angeführten blutigen Operationen gleicht der bei den unblutigen Methoden.

Im allgemeinen sind die blutigen Operationen nur äußerst selten notwendig. Von **133** über 4 Jahre alten angeborenen Klumpfüßen, die wir in den letzten 10 Jahren behandelt haben, wurden nur 11 Fälle blutig operiert, und zwar mit Sehnenverpflanzung 6, Talusexcochleation 1, Talusexstirpation 1, Tars-ektomie 3 Fälle. In allen übrigen Fällen sind wir mit den unblutigen Methoden ausgekommen.

Als Grundbedingung bei allen blutigen Operationen muß die Forderung aufgestellt werden, die Behandlung zuerst mit dem unblutigen modellierenden Redressement zu beginnen und erst, wenn sich dieses infolge der erwähnten Umstände als ungenügend erweist, den blutigen Eingriff folgen zu lassen. Wir gehen bei allen älteren Fällen in der Regel so vor, daß wir in der ersten Operationssitzung den Fuß soweit als möglich unblutig redressieren, dann wird das gewonnene Resultat in einem Gipsverband für 3 Monate fixiert. Zeigt sich nach Abnahme des Verbandes die Korrektur als völlig ungenügend, dann wird in einer zweiten Sitzung die blutige Operation ausgeführt. Diese hat daher nur den Charakter einer ergänzenden Operation, während das eigentliche Grundprinzip das modellierende Redressement aller Komponenten des Klumpfußes bleibt. Man gewinnt auf diese Weise auch einen Anhaltspunkt für das Ausmaß, die Art und die Ausdehnung des beabsichtigten blutigen Eingriffes. Ganz besonders ist dies für die Keilresektion von Wichtigkeit. Wird diese zuerst vorgenommen, dann müßte sehr viel Knochen entfernt werden, um eine völlige Korrektur zu erzielen. Die Folge davon wäre eine erhebliche Verstümmelung des Fußes. Hat man aber den Fuß vorher redressiert, dann kann man für die restliche Korrektur mit einer ganz geringfügigen Keilentfernung auskommen. Die blutige Operation als primäres Verfahren ist schon aus dem Grunde abzulehnen, weil nach dem blutigen Eingriff das Herabholen der Ferse und eine ausgiebige Stellungskorrektur derselben unmöglich ist.

Mit dem modellierenden Redressement in Kombination mit den geschilderten blutigen Eingriffen lassen sich selbst die allerschwersten Formen des Klumpfußes zur Heilung bringen, wenigstens soweit, daß die äußere Form des Fußes hergestellt und ein schmerzloses und plantigrades Auftreten auf der Fußsohle ermöglicht wird.

Fassen wir die Grundsätze unserer Behandlung des kongenitalen Klumpfußes zusammen, so ergeben sich folgende Richtlinien.

1. Die Frühbehandlung des Klumpfußes, die in den ersten Lebenstagen des Kindes mit Redressionen und fixierenden Verbänden beginnt, wird entschieden abgelehnt, weil sie für das Kind quälend ist und man damit fast niemals zum Ziele kommt. Während des Säuglingsalters wenden wir lediglich leichte Übungen und Einwicklungen mit der Flanellbinde als *vorbereitende* Maßnahme an.

2. Unsere Behandlung besteht in einem regelrechten modellierenden Redressement in Narkose, das am Ende des 1. Lebensjahres ausgeführt wird. Nur in Ausnahmsfällen kann man das Redressement schon nach dem 1. Halbjahr vornehmen.

3. Diese Methode ist noch bis zum 2. Lebensjahr durchführbar. Nach dem 2. Lebensjahr ist wegen der bestehenden Widerstände das instrumentelle Redressement anzuwenden.

4. Bei schwereren Fällen und bei rezidivierendem Klumpfuß sind als Hilfsoperationen gewisse blutige Eingriffe nicht zu umgehen. Als solche kommen je nach der Art des Falles die supravaginale Verpflanzung des M. tibialis anticus auf den M. peroneus tertius, die Excochleation des Talus und die Exstirpation des Talus in Betracht. Es ist jedoch nicht anzuraten, den blutigen Eingriff zuerst vorzunehmen, sondern es ist vor allem das modellierende Redressement nach den angegebenen Regeln durchzuführen, und erst, wenn dieses sich als unvollkommen erweist, ist in einer zweiten Sitzung die blutige Operation als *ergänzender* Eingriff anzuschließen.

5. Schwere Klumpfüße Erwachsener können manchmal nur durch eine Keilresektion aus dem Tarsus korrigiert werden. Auch hier hat das modellierende Redressement voranzugehen, weil man erst dann das richtige Ausmaß für die Größe des zu entfernenden Keiles gewinnt.

Der **erworbene** Klumpfuß kann durch verschiedene Ursachen hervorgerufen werden. Er kann traumatisch (nach Malleolarfrakturen) oder entzündlich (Tuberkulose, Osteomyelitis) bedingt sein. Die häufigste Ursache sind jedoch Lähmungen, insbesondere nach Poliomyelitis. Aber auch die spastischen Lähmungen bei der LITTLEschen Krankheit führen sehr häufig zum Klumpfuß. Bezüglich der Behandlung sei auf die betreffenden Kapitel verwiesen.

2. Der Pes adductus.

Er ist eine angeborene Anomalie und kommt gewöhnlich doppelseitig vor [1]. Es handelt sich um eine bestimmte Komponente des angeborenen Klumpfußes, nämlich um die Adduktion des Vorfußes, während die anderen Komponenten fehlen. Werden die Füße nicht korrigiert, dann geht das Kind mit stark einwärts gekehrten Füßen und tritt sich beim Gehen auf die Zehen.

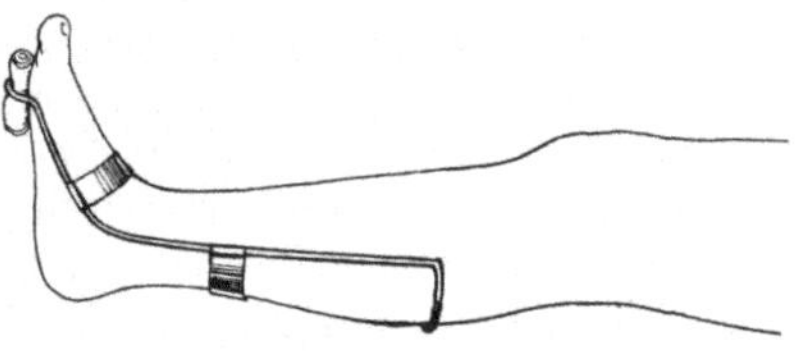

Abb. 268. NIENYsche Lagerungsschiene zur Verhütung des Spitzfußes.

Die **Behandlung** ist ganz analog der des Klumpfußes: Zunächst leichte Übungen und Einwicklungen mit der Flanellbinde; am Ende des 1. Lebensjahres manuelle Korrektur der Adduktion in Narkose, bei älteren Fällen das instrumentelle Redressement; blutige Eingriffe kommen hier nicht in Frage. Zur Nachbehandlung verwenden wir lediglich „verkehrtleistige" Schuhe oder man läßt gewöhnliche Schuhe verkehrt tragen, den rechten Schuh auf dem linken Fuß und den linken Schuh auf dem rechten Fuß.

3. Der Spitzfuß.

Der Spitzfuß findet sich als angeborene Deformität relativ selten, hingegen entwickelt er sich ziemlich häufig nach Beinverletzungen, besonders wenn der Verletzte gezwungen ist, längere Zeit still zu liegen, und gewisse Vorsichtsmaßregeln außer acht gelassen werden. Das beste Mittel zur Verhütung des Spitzfußes bei Bettlägerigen ist die Anwendung der NIENYschen Lagerungsschiene (Abb. 268). Außer dem traumatisch entstandenen Spitzfuß gibt es auch noch solche arthrogenen Ursprungs. Relativ häufig findet sich der paralytische Spitzfuß sowohl bei den schlaffen als spastischen Lähmungen. Zu erwähnen ist ferner der kompensatorische Spitzfuß als natürliche Ausgleichsstellung bei Verkürzung des Beines [2].

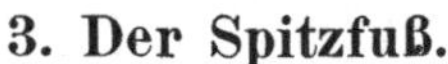

Abb. 269. Schuh mit vorderem Gummizug bei leichtem Spitzfuß.

Wir müssen ferner den muskulär fixierten vom knöchern fixierten Spitzfuß unterscheiden. Bei ersterem ist der Fuß nur im Sinne der Dorsalflexion infolge Verkürzung der Achillessehne gehemmt. Beim knöchern fixierten Spitzfuß ist die Beweglichkeit nach allen Richtungen hin aufgehoben.

Behandlung. In leichten Fällen genügen passive Übungen im Sinne der Dorsalflexion, bei denen das Kniegelenk gestreckt sein muß, damit der Gastrocnemius gedehnt wird, andererseits ist darauf zu achten, daß kein Genu recurvatum entsteht. Das Bein ist daher auf eine feste Unterlage, am besten auf eine Tischplatte zu lagern und das Kniegelenk gut zu fixieren. Außerdem erhält der Patient zum Gehen einen *Schuh mit vorderem Gummizug*, der mittels

---

[1] Ausführliches bei DUNCKER: Z. orthop. Chir. **30** (1912).

[2] JOACHIMSTHAL im Handbuch für orthopädische Chirurgie. Jena: Gustav Fischer 1905—07.

einer Knöchellasche am Schuh selbst befestigt werden kann. Der Absatz des Schuhes muß natürlich sehr nieder sein (Abb. 269).

In schwereren Fällen wenden wir einen *Spitzfußapparat* an, der an der Vorderseite mit einem Gummizug versehen ist und sowohl des Nachts als tagsüber getragen wird (Abb. 270). Die Gummizüge werden des Nachts stark angespannt, beim Gehen lockerer gelassen.

Die einfachste und sicherste Behebung des Spitzfußes bei bestehender Verkürzung der Achillessehne ist die *subcutane Achillotenotomie.* Wir führen dieselbe stets in schräger Richtung aus, wobei gewisse supinatorische oder pronatorische Komponenten zu berücksichtigen sind.

Zur Nachbehandlung kommen Massage und Gymnastik, zum Gehen ein Spitzfußschuh mit vorderem Gummizug in Betracht. Des Nachts wenden wir für einige Zeit wieder die NIENYsche Schiene an. Diese Behandlung wird während 3 Monate fortgesetzt.

Handelt es sich um einen besonders hochgradigen Spitzfuß, dann wird statt der subcutanen Achillotenotomie die *offene frontale* oder *sagittale plastische Verlängerung der Achillessehne* ausgeführt.

Die plastische frontale Verlängerung der Achillessehne.

Patient befindet sich in Bauchlage, der Fuß ragt über die Tischkante vor, das Kniegelenk ist gestreckt. Unterschenkel und Fuß werden durch die Hände des Assistenten festgehalten. Seitlicher Hautschnitt längs des Innenrandes der Achillessehne (mediane Hautnarben sind wegen des Schuhdruckes empfindlich!), unterhalb des Muskelbauches des M. gastrocnemius beginnend und bis zum Tuber calcanei reichend. Ein spitzes Messer wird 1 cm oberhalb des Tuber in der Frontalebene durch die Sehne gestoßen, gegen den Muskel nach aufwärts geführt und auf diese Weise die Sehne frontal gespalten. Ist das Messer am proximalen Ende des Schnittes angelangt, dann wird

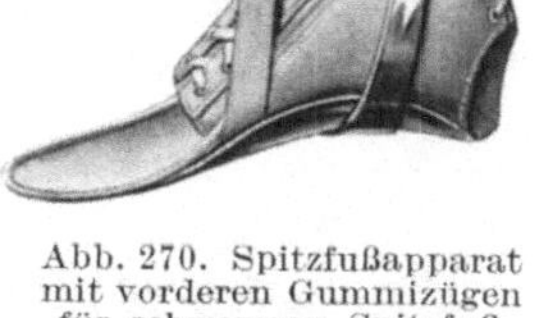

Abb. 270. Spitzfußapparat mit vorderen Gummizügen für schwereren Spitzfuß.

die dorsale Sehnenhälfte quer abgetrennt (s. Abb. 43). Nach Zurückschlagen des dorsalen Lappens wird der ventrale Teil der Sehne im unteren Winkel des Schnittes quer durchschnitten. Das an der Vorderseite der Achillessehne befindliche, für die Ernährung sehr wichtige lockere Paratenon, das sich außerordentlich leicht dehnen läßt, wird nicht durchtrennt. Nun wird die Sehne mit kräftigem Ruck auseinandergezogen und die beiden Sehnenenden durch seitliche feine Seidennähte miteinander vereinigt. Die Entfernung zwischen den beiden Querschnitten muß genügend groß gewählt werden, und zwar doppelt so groß, als die gewünschte Verlängerung beträgt. Naht der Fascienscheide und der Haut.

Handelt es sich darum, entsprechend einer bestehenden seitlichen Abweichung des Fußes, denselben im Sinne der Supination oder Pronation zu beeinflussen, dann wenden wir die *sagittale Z-förmige Verlängerung* nach BAEYER an; dieselbe wird stets *offen* ausgeführt.

Die offene Z-förmige Verlängerung der Achillessehne nach BAEYER.

Der Haut-Fascienschnitt ist der gleiche wie bei der frontalen Verlängerung. Die Sehne wird sagittal in der Längsrichtung gespalten und entsprechend der seitlichen Abweichung des Fußes in zwei sagittale Hälften zerlegt. Bei Klumpfußstellung wird die innere Hälfte der Sehne distal nach innen, die

die äußere Hälfte proximal nach außen ausgeschnitten. Das distale äußere Sehnenende bewirkt dann einen leichten Zug im Sinne der Pronation. Bei bestehender Plattfußneigung werden die Sehnenhälften in entgegengesetzter Richtung durchtrennt (s. Abb. 42). Die beiden Sehnenstümpfe werden durch Korrektur der Fußstellung gegeneinander verschoben und durch Seidennähte miteinander vereinigt. Auch hier müssen die beiden Sehnenhälften lange genug sein, um eine ausreichende Adaptierung der Sehnenenden zu sichern. Man darf allerdings die Verlängerung auch nicht übertreiben, da sonst unter Umständen ein Hakenfuß entstehen könnte. Nach Schluß der Hautwunde wird ein Gipsverband in leicht überkorrigierter Stellung angelegt und über dem Dorsum des Fußes ein rechteckiges Fenster ausgenommen. Die Nachbehandlung ist dieselbe wie nach der subcutanen Achillotenotomie (s. S. 301).

Ist der Fußrücken stark gewölbt und die Plantarfascie strangförmig gespannt, dann führt man noch vor der Achillotenotomie die subcutane Tenotomie der Plantarfascie aus (s. S. 295).

Besteht ein *arthrogener* Spitzfuß und ist bereits eine Schrumpfung der hinteren Kapselpartie eingetreten, dann ist zur Korrektur die Quengelmethode das schonendste Verfahren (s. Fußkontrakturen).

Ist der *Spitzfuß* bereits *knöchern fixiert*, dann kann derselbe in manchen Fällen, sofern es sich nicht um eine abgelaufene Tuberkulose oder um einen anderen, noch nicht ganz abgeklungenen Entzündungsprozeß handelt, durch ein vorsichtiges Redressement mit nachfolgender Achillotenotomie korrigiert werden. Die Korrektur erfolgt in den noch beweglichen Abschnitten und verteilt sich gewöhnlich auf mehrere Gelenke. Zum Redressement kann man auch das SCHULZEsche Brett zu Hilfe nehmen.

Bezüglich der Behandlung der *paralytischen* Spitzfüße siehe Lähmungen.

Kompensatorische Spitzfüße bleiben von der Behandlung unberührt, soweit sie die vorhandene Beinverkürzung in unauffälliger Weise ausgleichen und den Gang verbessern.

4. Der Hakenfuß.

Der *angeborene* Hakenfuß beruht auf einer Schwäche des Gastrocnemius und hängt in der Regel mit einer angeborenen mangelnden Entwicklung des unteren Lendenmarks zusammen (Spina bifida, Myelodysplasie). Sehr häufig ist der Hakenfuß mit einem hochgradigen Pes valgus kombiniert (Pes calcaneo-valgus). Der *erworbene* Hakenfuß kann durch Verletzungen der Wadenmuskulatur oder der Achillessehne verursacht werden. Viel häufiger ist er die Folge von Lähmungen der Wadenmuskulatur infolge von Poliomyelitis. Der Calcaneus ist senkrecht gestellt, der Tuber calcanei distalwärts gerichtet. In hochgradigen Fällen wird bei gesund gebliebener Sohlenmuskulatur der Fuß zu einem Hohlfuß zusammengezogen.

Behandlung. Sie besteht beim *angeborenen* Hakenfuß in *Bindeneinwicklungen*, mit denen man schon in den ersten Lebenstagen beginnen soll. Auf das Dorsum des Fußes wird eine Watterolle gelegt und dieselbe bei extremer Spitzfußstellung mit einer Flanellbinde fest angewickelt. Am Ende des 1. Lebensjahres wenden wir ein *Redressement* in Narkose an, wobei die Ferse möglichst hinaufgedrückt und der Fuß in starke Spitzfuß- und Varusstellung gebracht wird. Der Gipsverband bleibt 3 Monate liegen. Zur Nachbehandlung genügt in leichten Fällen ein *Schuh mit hinten vorgebautem Absatz*. Durch diesen Absatz wird der Fuß beim Aufsetzen mit der Ferse in eine Spitzfußstellung gehebelt (Abb. 271). Zur Beseitigung der meist vorhandenen Valguskomponente wird stets eine Plattfußeinlage in den Schuh eingearbeitet. Des Nachts wenden wir eine Schiene analog der NIENYschen Spitzfußschiene an, nur daß die

Querverbindungen verkehrt angeordnet sind und im Sinne der Plantarflexion wirken (Abb. 272).

In schweren Fällen wurde von HOFFA die *schräge Osteotomie des Calcaneus* mit Verschiebung des hinteren Fragmentes nach oben und innen empfohlen. Der Calcaneus wird von einem medialen Schnitt aus freigelegt und der Knochen

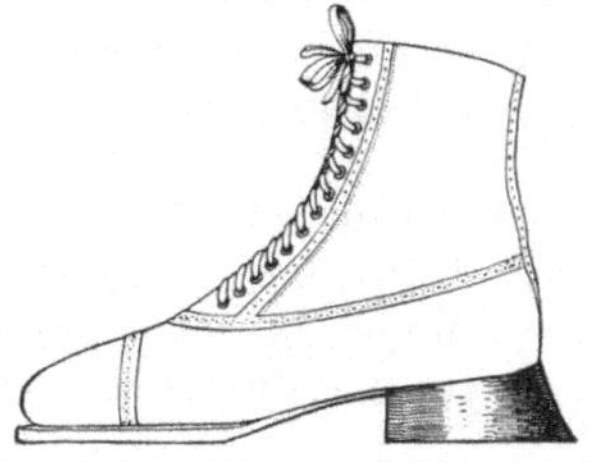

Abb. 271. Orthopädischer Schuh bei Hakenfuß mit hinten vorgebautem Absatz.

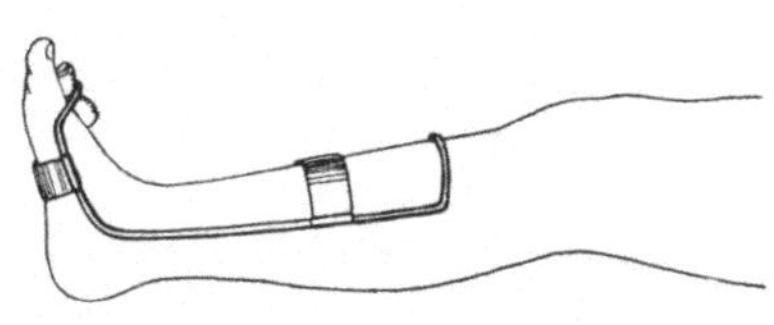

Abb. 272. NIENYsche Schiene zur Verhütung des Hakenfußes.

schräg von vorne unten nach oben hinten durchmeißelt. Hierauf werden der Ansatz der Fascia plantaris und der kurze Fußmuskel durchschnitten und das abgemeißelte hintere Knochenstück nach oben und innen verschoben. Schließlich wird die Achillessehne durch Resektion eines Stückes verkürzt.

Bei den *paralytischen* Hakenfüßen kommen Sehnenverpflanzungen in Betracht (siehe unter Lähmungen).

5. Der Hohlfuß.

Er besteht in einer vermehrten Fußwölbung und ist sehr häufig angeboren (bei Spina bifida usw.). In leichten Fällen handelt es sich nur um einen „hohen Rist", der ganz belanglos ist, in schwereren Fällen befinden sich auch die Zehen in Dorsalflexion (Klauenhohlfuß [1]).

Behandlung. In leichteren Fällen wendet man, falls Beschwerden bestehen, zweckmäßig geformte Schuhe mit eingebauter Korkeinlage an, die besonders in der Gegend der Metatarsalköpfchen erhöht sein soll. In schweren Fällen wird der Hohlfuß durch ein *Redressement* be-

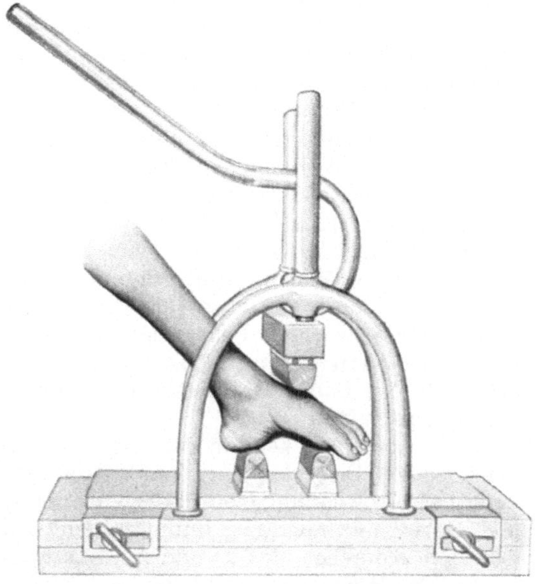

Abb. 273. Redressement eines Hohlfußes mittels des Kompressionsosteoclasten.

seitigt, das am besten mit dem HASSschen Kompressionsosteoclasten vorgenommen wird (s. Abb. 7). Der Fuß wird derart auf die untenstehenden Keile aufgesetzt, daß die Ferse auf dem einen, die Metatarsalköpfchen auf dem anderen ruhen, während der obere Keil auf das Dorsum wirkt. Durch Betätigung des Exzenterhebels wird das Dorsum des Fußes nach abwärts gepreßt, auf dem zum Schutze der Haut ein Faktiskissen aufgelegt wird (Abb. 273). Zumeist

---

[1] Ausführliche Darstellung und Literatur bei HACKENBROCH: Der Hohlfuß. Berlin: Julius Springer 1926.

ist die vorhergehende subcutane Tenotomie der Fascia plantaris notwendig (s. S. 295). Beim Redressement soll die Ferse proniert, der Vorfuß suppiniert und der Hohlfuß in einen Plattfuß übergeführt werden.

Manche Autoren bevorzugen die offene Ablösung der kurzen Fußmuskulatur vom Calcaneus (STEINDLER). Durch einen Pantoffelschnitt um die Ferse oder durch einen nach oben konvexen inneren Bogenschnitt werden die am Calcaneus ansetzenden kurzen Fußmuskeln mit der Fascia plantaris subperiostal abgelöst, das in der Tiefe befindliche Ligamentum plantare longum und die übrigen sich anspannenden Bänder quer durchschnitten.

Eine andere Methode, die von CRAMER angegeben wurde, ist die Entfernung eines Knochenkeils aus dem Dorsum. Nach querem Hautschnitt vom inneren zum äußeren Fußrand über dem Dorsum werden die Sehnen zurückgezogen und ein Knochenkeil mit dorsaler Basis in der ganzen Breite der Fußwurzel herausgemeißelt.

Diese Operationen sind jedoch sehr eingreifend und kommen nur für die allerschwersten Fälle in Frage.

6. Der Plattfuß.

Der Plattfuß ist die häufigste Fußdeformität[1]. Er kann *angeboren* sein, dann ist er meist hochgradig und mit anderen kongenitalen Mißbildungen (Spina bifida, Myelodysplasie, Fibuladefekt usw.) kombiniert. Es ist jedoch darauf hinzuweisen, daß fast jeder Mensch mit einem leichten Flachfuß zur Welt kommt. Dieser *physiologische* Flachfuß wird nicht, wie man annimmt, durch den Fettpolster an der Fußsohle hervorgerufen, sondern er ist die „primitive" Fußform und hauptsächlich durch den mangelnden *Tonus* bedingt. Mit der gegen Ende des 1. Lebensjahres einsetzenden Steigerung des Tonus stellt sich auch die physiologische Wölbung des Fußes ein. Die Verhältnisse sind ganz ähnlich wie bei der Entwicklung der physiologischen Krümmungen der Wirbelsäule. Ist nach dem 1. Lebensjahr der Plattfuß nicht geschwunden und zeigt er unter der Einwirkung der Belastung eine deutliche Zunahme, dann haben wir es entweder mit einem *degenerativen*, auf familiärhereditärer Anlage beruhenden oder mit einem *rachitischen* Plattfuß zu tun. Der später *erworbene* Plattfuß ist eine ausgesprochene Belastungsdeformität und entwickelt sich entweder infolge einer vermehrten Belastung (rasche Gewichtszunahme) oder abnormer Schwäche des Band- und Muskelapparates (Adoleszenz, Infektionskrankheiten, Klimakterium usw.).

Zum besseren Verständnis der Pathogenese des statischen Plattfußes seien einige Bemerkungen vorausgeschickt. Der Fuß ist zum Zwecke der flüchtigen Abwicklung vom Boden in der Weise gebaut, daß er beim Stehen und Gehen nur mit drei Punkten den Boden berührt: dem Tuber calcanei und den Köpfchen des 1. und 5. Metatarsalknochens. Auf diese drei Stützpunkte ist ein System von Längs- und Querbogen aufgebaut, das durch „Unterzüge" gesichert ist, die durch die Fascia plantaris, die Muskulatur und die Gelenkbänder der Fußsohle gebildet werden. Normalerweise halten Belastung und die der Sicherung dienenden Unterzüge einander die Waage. Wird jedoch dieses Gleichgewichtsverhältnis gestört — sei es durch eine Vermehrung der Belastung oder durch eine Schwäche der Band- und Gelenkverbindungen (Infektionskrankheiten usw.) —, dann kommt es zu einem Einsinken des Fußbogens, das zunächst an seiner schwächsten Stelle an der Fibrocartilago talonavicularis sich auswirkt (Abb. 274).

---

[1] Zusammenfassende Darstellung und Literaturverzeichnis bei CRAMER: Der Plattfuß. Stuttgart: Ferdinand Enke 1925.

Man hat den Plattfuß als das Gegenstück des Klumpfußes bezeichnet, was jedoch ganz unrichtig ist, wenn auch zugegeben werden muß, daß einige Komponenten desselben denen des Klumpfußes gerade entgegengesetzt sind. Die schlechthin Plattfuß genannte Deformität besteht aus einer *Plantarflexion* (im oberen Sprunggelenk), aus einer *Pronation* (im unteren Sprunggelenk) und aus einer *Reflexion* und *Abduktion* im Chopart mit Abflachung des Fußbogens. Von all diesen Komponenten ist die Pronation der Fußwurzel im unteren Sprunggelenk und die Reflexion des Mittelfußes im Chopart am wichtigsten (Pes planovalgus), weil sie die auffallendsten äußeren Merkmale des Plattfußes darstellen und die stärkste Verschiebung der Fußelemente bedingen. Von Bedeutung ist auch, daß beim hochgradigen Plattfuß der Calcaneus infolge der Plantarflexion im oberen Sprunggelenk nach abwärts gerichtet erscheint, die *Achillessehne* daher sekundär *verkürzt* ist, wovon man sich beim Versuch, das Fußgewölbe zu korrigieren und den Calcaneus aufzurichten, überzeugen kann[1].

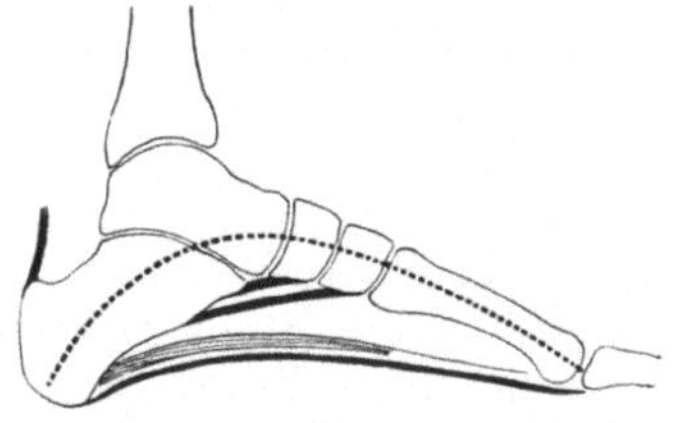 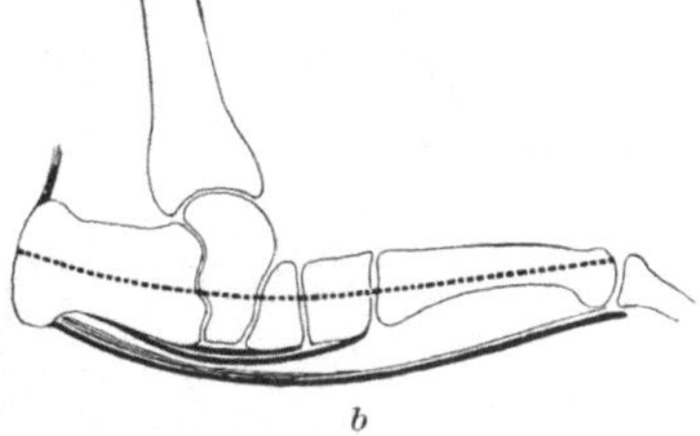

Abb. 274. Schematische Darstellung des Fußgewölbes und seiner „Unterzüge".
a normales Fußgewölbe, *b* Fußgewölbe beim Plattfuß.

a) Behandlung des angeborenen Plattfußes.

Wenn man den angeborenen Plattfuß von allem Anfange an systematisch behandelt, dann gelingt es, ihm entweder zu beheben oder zumindest so weit zu bessern, daß er zu keinerlei Beschwerden Anlaß gibt.

Die Behandlung besteht zunächst in Massage und Übungen. Sie hat bald nach der Geburt mit denselben Maßnahmen einzusetzen, wie wir sie als Vorbereitung beim Klumpfuß kennengelernt haben (s. S. 287), nur daß sie in entgegengesetztem Sinne erfolgen. Die Beinchen werden zweimal täglich massiert, und zwar besonders die Innenseite des Fußes und die des Unterschenkels. Danach werden Redressionsübungen im Sinne der Adduktion, Supination und Inflexion vorgenommen. Zum Schlusse werden die Beinchen für die übrige Zeit mit Flanellbinden im Sinne der Überkorrektur eingewickelt. Am Ende des 1. Halbjahres legen wir einen kleinen Apparat an, der jedoch im Gegensatze zum Klumpfuß mit einer abduzierten *Innen*schiene versehen ist und Tag und Nacht getragen wird.

---

[1] Von anderer Seite wird der Knickplattfuß neuestens auch als Pes *supinatus* bezeichnet, weil bei hochgradigem Plattfuß der Vorfuß gegenüber der Pronation der Fußwurzel supiniert, d. h. detorquiert erscheint. Diese Supination im LISFRANCschen Gelenk ist jedoch ebenso wie die bei hochgradigem Plattfuß manchmal auftretende Adduktion der Metatarsi nichts anderes als eine statische Kompensation gegenüber der Pronation der Fußwurzel, vergleichbar der Varusstellung des Fußes bei hochgradigem Genu valgum, nur daß beim Knickplattfuß die kompensatorische Gegenkrümmung ganz nahe an die eigentliche Hauptkrümmung herangerückt ist. Diese Gegenkrümmung ist nur insofern von Belang, als man bei der Behandlung auf dieselbe Bedacht nehmen muß, damit der innere Längsbogen des Fußes genügend gespannt wird und bei der späteren Abwicklung des Fußes keine detorquierende Rückwirkung auf die Fußwurzel erfolgt.

In dasselbe Gebiet gehört auch die Flexion und Adduktion der Zehen in den Metatarsophalangealgelenken (Hallux flexus und Hammerzehen) als Kompensation für die Dorsalflexion der Metatarsi bei alten und schweren Plattfüßen.

Bei schwerem angeborenem Plattfuß führen wir am Ende des 1. Lebensjahres ein *modellierendes Redressement* in Narkose aus.

Das modellierende Redressement beim Plattfuß.

Operationstechnik. α) Vor allem wird die *Abduktion* und *Reflexion* im Chopart korrigiert. Zu diesem Zwecke wird der Fuß mit dem inneren Rand in der Höhe des Naviculare auf einen Keil gelegt und im Sinne der Adduktion und Plantarflexion bearbeitet. Dadurch wird das Fußgewölbe hergestellt (Abb. 275).

β) Hierauf wird die *Plantarflexion* und *Pronation* im Sprunggelenk behoben. Der Fuß wird auf ein zusammengelegtes Leintuch gelagert, die eine Hand faßt die Ferse, die andere den Vorfuß und führt nun Drehbewegungen im Sinne der Supination der Ferse aus, wobei der Vorfuß gleichzeitig proniert wird. Durch einen Druck gegen die Fußwurzel wird der Calcaneus auch dorsalflektiert (Abb. 276). Eine Achillotenotomie ist bei kleinen Kindern nicht notwendig.

Nach richtig durchgeführtem Redressement ist die Ferse zur Längsachse des Unterschenkels *adduziert*, die Längsachse der

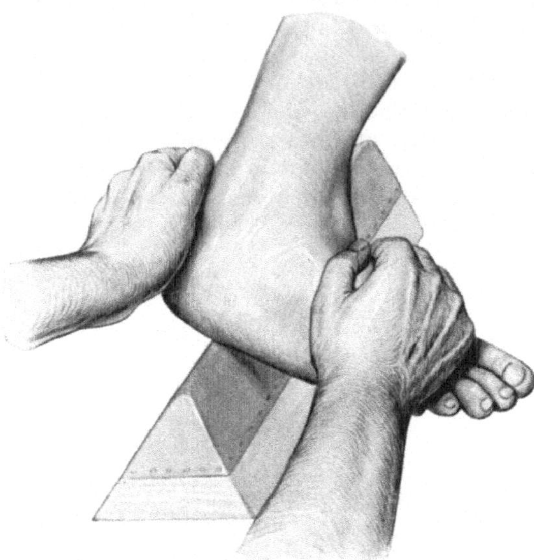

Abb. 275. Modellierendes Redressement eines rechtsseitigen Plattfußes. Korrektur der Abduktion und Reflexion im Chopart über dem Keil.

Fußsohle in der Höhe des CHOPARTschen Gelenkes nach *innen* geknickt. Das Fußgewölbe ist deutlich gehoben, der Vorfuß steht etwas plantarflektiert, im übrigen jedoch wieder plantigrad, so daß das 1. und 5. Metatarsalköpfchen in einer Ebene liegen (Abb. 277 und 278).

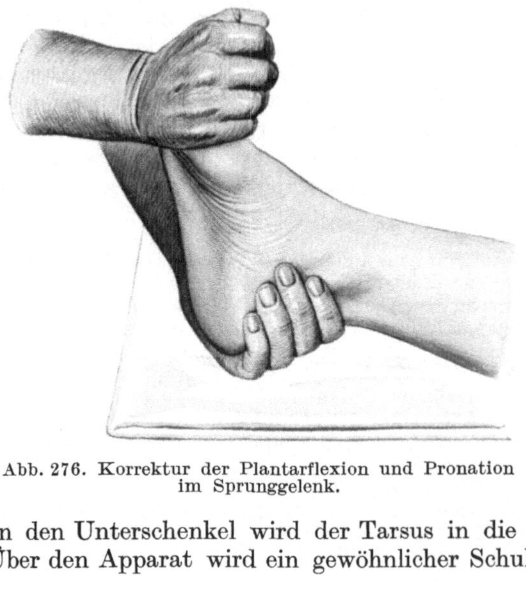

γ) Der *Verband* wird in leicht überkorrigierter Stellung angelegt und vor dem Erhärten über dem unteren Teil des Unterschenkels und dem Dorsum der Länge nach gespalten.

Nachbehandlung. Nach Abnahme des Verbandes fertigt man nach Gipsmodell einen Plattfuß-Tagapparat an, der aus einer den Fuß fest umschließenden Sandale und einer abstehenden Innenschiene mit Knöchelgelenk besteht. Durch das Anlegen der Innenschiene

Abb. 276. Korrektur der Plantarflexion und Pronation im Sprunggelenk.

an den Unterschenkel wird der Tarsus in die Supination gehebelt (Abb. 279). Über den Apparat wird ein gewöhnlicher Schuh gezogen. Diesen Apparat läßt man etwa 1—2 Jahre tragen. Nach dem Ablegen des Apparates muß für richtige Einlage und entsprechendes Schuhwerk gesorgt werden (s. S. 308).

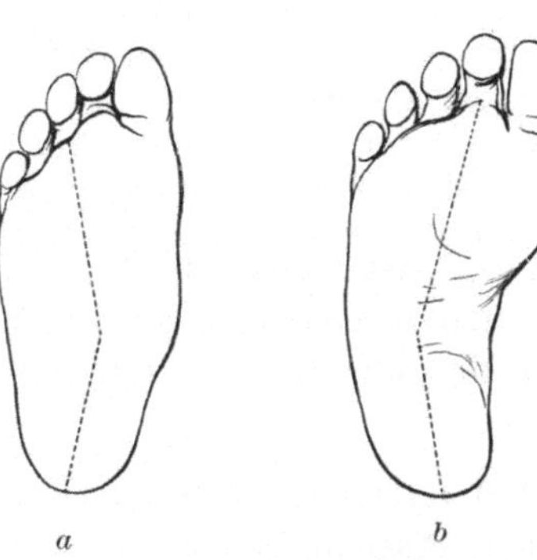

Abb. 277. Kriterium eines richtig durchgeführten Redressements bei rechtsseitigem Plattfuß (von der Sohle gesehen). *a* vor der Korrektur, die Längsachse der Fußsohle ist nach außen konvex, das Fußgewölbe gesenkt, *b* nach der Korrektur. Die Längsachse ist nach innen geknickt, das Fußgewölbe gehoben, der Vorfuß plantigrad.

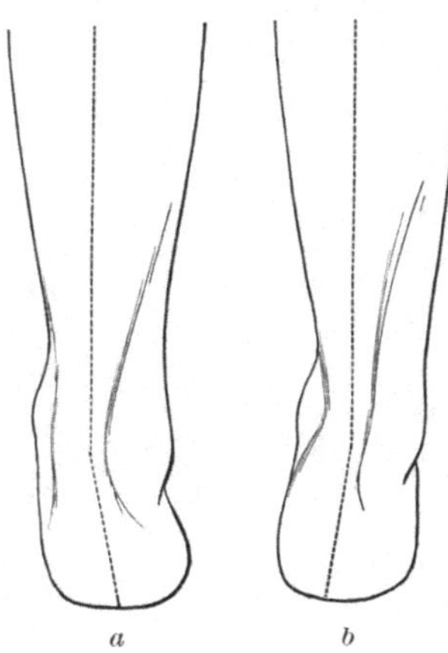

Abb. 278. Derselbe Fuß von hinten gesehen. *a* vor der Korrektur, die Ferse ist abduziert, *b* nach der Korrektur. Die Ferse ist adduziert.

Außerdem werden zur Kräftigung der Muskeln, welche das Fußgewölbe vorzugsweise erhalten, Massage, Bäder und Übungen angewendet.

Die *Massage* besteht darin, daß zunächst die Muskeln der Fußsohle, dann die des Unterschenkels und von diesen hauptsächlich die Supinatoren (Tibialis anterior, Tibialis posterior) durchgestrichen und durchgeknetet werden (Abb. 280).

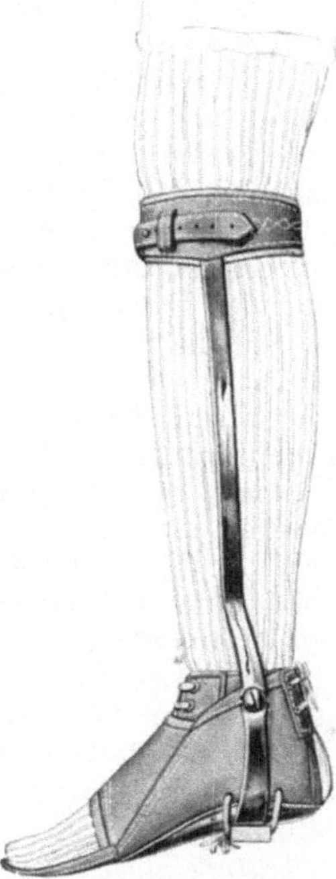

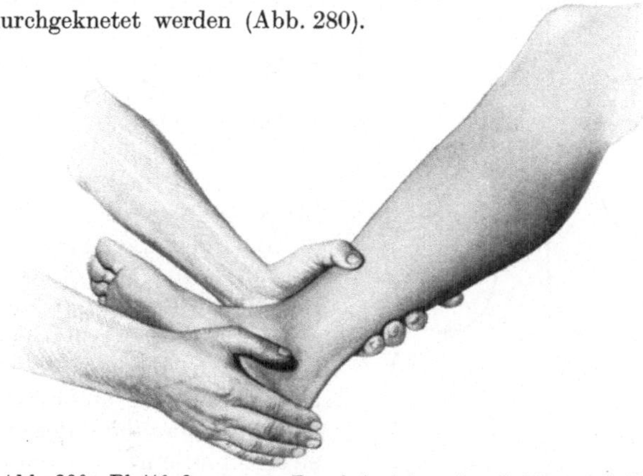

Abb. 280. Plattfußmassage. Durchstreichen der Sohlenmuskeln.

Die *Gymnastik* strebt durch *aktive* Übungen, die barfuß oder in Strümpfen ausgeführt werden, eine Stärkung der genannten Muskeln an.

1. Supinationsübung. Der Patient steht hinter einem gewöhnlichen Sessel, an dessen Lehne er sich mit den Händen leicht anhält. Die Füße sind einwärts gekehrt, so daß die großen Zehen einander berühren. In dieser Stellung erfolgt auf „1" Fersenheben, auf „2" Fersensenken (Abb. 281).

Abb. 279. Plattfußapparat mit abstehender Innenschiene (rechter Fuß).

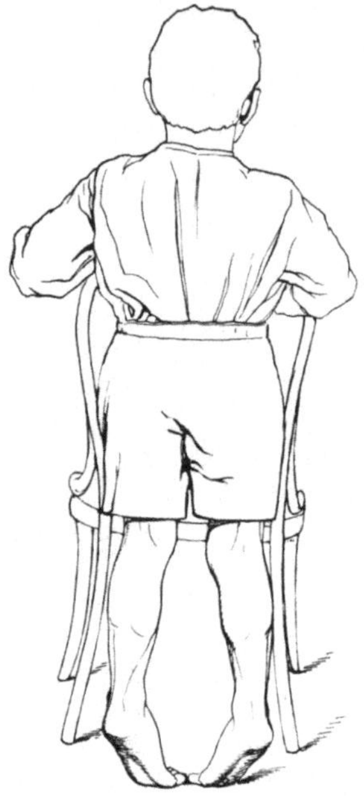

Abb. 281. Plattfußübung
(„1" Fersenheben).

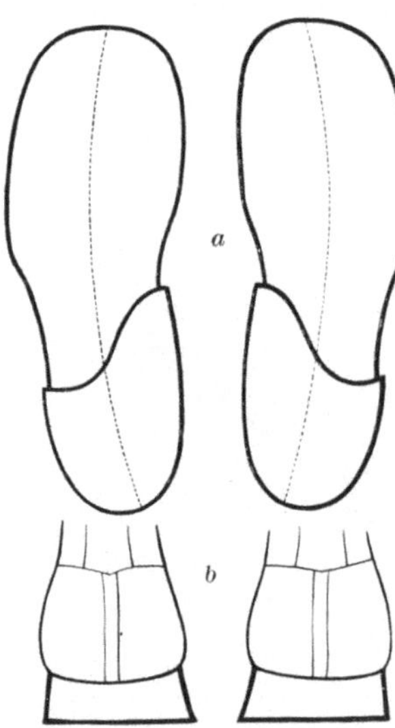

Abb. 282. Plattfußschuhe für
beide Füße, Sohle nach innen
gekehrt, Absatz innen länger,
die Innenkante erhöht, Ober-
lederversteifung außen, um das
Abrutschen des Fußes nach
außen zu verhindern.

2. Gehübung. Man läßt den Patienten mit einwärts gestellten Füßen auf den Zehenspitzen mehrmals im Kreis herumgehen. Durch den Zehenstand und -gang mit einwärts gedrehten Füßen wird der Vorfuß kräftig flektiert und proniert und dadurch das Fußgewölbe maximal gespannt.

Diese Behandlung muß jahrelang konsequent fortgesetzt werden. Beim kindlichen Plattfuß lehnen wir grundsätzlich irgendwelche *blutige Operationen* ab, weil derartige Eingriffe das wachsende Fußskelet schädigen und wir zur Zeit keine einzige Operationsmethode besitzen, die einen sicheren und dauernden Erfolg verspricht.

b) Behandlung des erworbenen (statischen) Plattfußes.

Beim statischen Plattfuß spielt vor allem die *Prophylaxe* eine besondere Rolle. Bei allen Individuen, die eine gewisse Disposition zum Plattfuß zeigen, muß für richtiges Stehen und Gehen sowie zweckentsprechendes Schuhwerk gesorgt werden. Die Füße sind beim Stehen und Gehen stets geradeaus zu richten, keinesfalls nach außen, wie dies die militärische Grundstellung verlangt. Die Außenkante des Fußes soll mehr benützt und der innere Fußrand aktiv gehoben werden. Beim Sitzen sind die Füße nicht nebeneinander, sondern gekreuzt zu halten und müssen auf der Außenkante aufruhen. Das Barfußgehen auf hartem Boden ist, ebenso das Benützen von absatzlosen Hausschuhen, Sandalen usw. zu untersagen. Es sollen möglichst hochgeschlossene Schnürschuhe mit breiten, mittelhohen Absätzen getragen werden, bei denen das Afterleder zur Versteifung der Seitenwände der Schuhe nach vorne bis zu den Ballen reichen und die Sohle nach innen gekehrt sein soll (Abb. 282).

Bei der Berufswahl ist vor allem darauf zu achten, daß Individuen mit asthenischem Habitus, die eine Anlage zum Plattfuß zeigen, keinen Beruf ergreifen, der große Anforderungen an die Füße stellt, z. B. Bäcker, Fleischer, Kellner usw., sondern sich eher einer sitzenden Beschäftigung zuwenden.

Die *Behandlung* des erworbenen Plattfußes richtet sich vor allem nach dem Stadium der Erkrankung. Wir unterscheiden 1. den lockeren, 2. den entzündlichen, 3. den kontrakten (muskulär fixierten) und 4. den knöchern fixierten (arthritischen) Plattfuß.

Behandlung des lockeren Plattfußes. Das wesentlichste Heilmittel bildet die *Plattfußeinlage.* Was immer man gegen die Einlage einwenden mag, sie ist doch die einfachste Maßnahme, die Plattfußbeschwerden rasch zu beseitigen und den Fuß selbst wieder in die normale Stellung zu bringen. Die Frage lautet nur: Welches ist die zweckmäßigste Einlage? Zahllos sind die in Anwendung gebrachten Einlagen, bewährt haben sich nur die allerwenigsten. Richtig ist, daß bei den beginnenden Senkfußbeschwerden jede beliebige Unterstützung des Fußgewölbes Erleichterung schafft. Man kann eine Einlage auch auf sehr einfache Weise improvisieren, indem man ein Stück der gerollten Polsterwatte mittels zweier Heftpflasterstreifen unter dem Fußgewölbe befestigt. Diese *Watteeinlage* hat noch den großen Vorteil, daß sie durch weiteres Auflegen von Watte nach und nach erhöht werden kann.

Zur Einleitung der Behandlung bei sehr schmerzhaften, mit Ischialgien verbundenen Plattfüßen ist der *redressierende Heftpflasterverband* oft von verblüffend günstiger Wirkung. Es werden zunächst Unterschenkel und Fuß rasiert. Dann bereitet man sich drei Heftpflasterstreifen von etwa 2 cm Breite und 70 cm Länge vor, die bei starker Supination des Fußes, dachziegelförmig sich deckend, vom äußeren Fußrand beginnend, über die Fußsohle zum inneren Malleolus und von da zur Außenseite des Unterschenkels geführt werden. Ober dem Malleolus werden sie durch dachziegelartig gelegte Querstreifen fixiert (Abb. 283). Der ganze Heftpflasterverband wird noch mit einer im Sinne der Supination geführten Idealbinde eingewickelt. Dieser Heftpflasterverband bringt sofort eine bedeutende Erleichterung, wobei auch Schwellungen meist rasch zurückgehen. Nur muß man den Verband, da er leicht nachgibt, alle 5 Tage erneuern. Auf die Dauer kommt man jedoch mit diesen Maßnahmen nicht zum Ziele und es muß eine korrekte Einlage angefertigt werden.

Wie soll die Plattfußeinlage beschaffen sein?

1. Die Einlage muß *individuell* sein und nach einem Gipsmodell angefertigt werden.

2. Sie soll die *Valgität* korrigieren, das Längs- und Quergewölbe wieder aufrichten und auf gewisse schmerzende Stellen und Schwielen der Fußsohle Rücksicht nehmen.

3. Sie soll bis zu einem gewissen Grade *elastisch* sein, um eine federnde Abwicklung des Fußes vom Boden zu ermöglichen.

4. Sie soll *leicht* sein und womöglich in jedem gewöhnlichen Schuh Platz finden.

Anfertigung des Gipsmodells. Das Gipsmodell soll weder ein Abdruck der Hautoberfläche sein, noch darf es im belasteten Zustand des Fußes angefertigt werden, weil man sonst eine falsche Form des Fußgewölbes erhält. Läßt man, wie üblich,

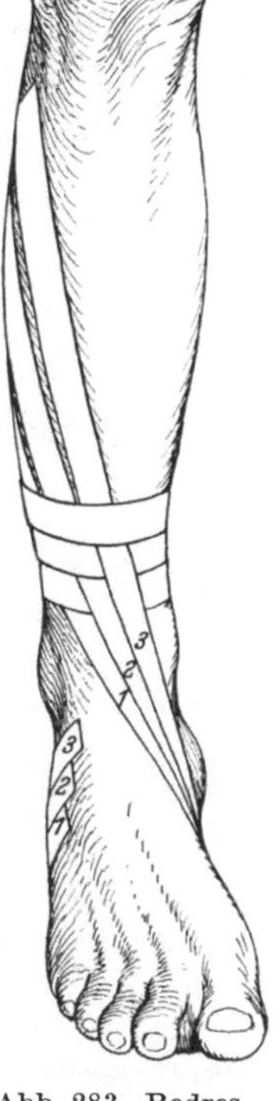

Abb. 283. Redressierender Heftpflasterverband bei rechtsseitigem Plattfuß.

den Patienten in eine Gipsmasse treten, dann bleibt die falsche Stellung des Fußes unberücksichtigt. Zur Herstellung eines Gipsmodells sitzt der Patient auf einem Tisch, der Rücken ist durch eine verschiebbare Lehne gestützt, die Füße ragen gerade über den Tischrand hinaus und werden in leichte Supination gebracht. Empfindliche Stellen und vorhandene Schwielen werden mit einem Tintenstift bezeichnet, damit sie auf dem Modell sichtbar sind. Dann werden die Füße mit Vaselin eingefettet und über den Fußrücken eine „Wurst" gelegt. Man nimmt jetzt eine 14 cm breite Gipsbinde, die man gleichmäßig um den Fuß wickelt und an der Sohle durch eine Longuette verstärkt. Während des Erstarrens des Gipsverbandes wird die Fußsohle mit beiden Daumen entsprechend ausmodelliert (Abb. 284). Die Ausmodellierung bezweckt die Rekonstruktion des gesenkten Längs- und Quergewölbes und richtet sich nach dem Alter des Patienten, dem Körpergewicht, der Dauer des Leidens und dem Grade der Senkung. Jugendliche und schwere Personen

vertragen eine viel stärkere Korrektur, während man bei sehr schmerzhaftem
Plattfuß und bei älteren Patienten die Höhlung anfangs nur seicht macht
und dieselbe erst allmählich durch Aufbau der Einlage verstärkt. Sind die
Beschwerden älteren Datums und das Gewölbe schon ganz eingesunken,
dann muß man mit der Korrektur ebenfalls zurückhaltend sein und die Hebung
des Gewölbes erst nachträglich vornehmen. Nach dem Hartwerden des Verbandes wird derselbe über der „Wurst" aufgeschnitten.

Dieses Negativmodell wird vom Fuß abgenommen und durch Ausgießen
mit Gips ein Positivmodell hergestellt, das dem individuell korrigierten Fußgewölbe entspricht. Nach diesem Positivmodell wird die Einlage angefertigt.

Auch das Material, aus dem die Einlage hergestellt wird, ist von Wichtigkeit,
denn davon hängt ihre Leichtigkeit, Elastizität und Dauerhaftigkeit ab. Wenn
man Einlagen aus Metall an-
fertigt, dann sollen sie wenigstens aus rostfreiem Metall sein.
Am besten eignet sich Dur-
aluminium dazu, das auch
leichter ist als die anderen
Metalle. Korkeinlagen sind unbrauchbar, weil sie nach kurzer
Zeit nachgeben. Am besten hat
sich uns das zuerst von REINER
in die Einlagentechnik einge-
führte Fibre bewährt. Wir wollen die aus Fibre gearbeitete
Einlage im Gegensatz zur
„Münchner Einlage", die aus
Celluloid-Stahldraht hergestellt
wird, als „Wiener Einlage"
bezeichnen.

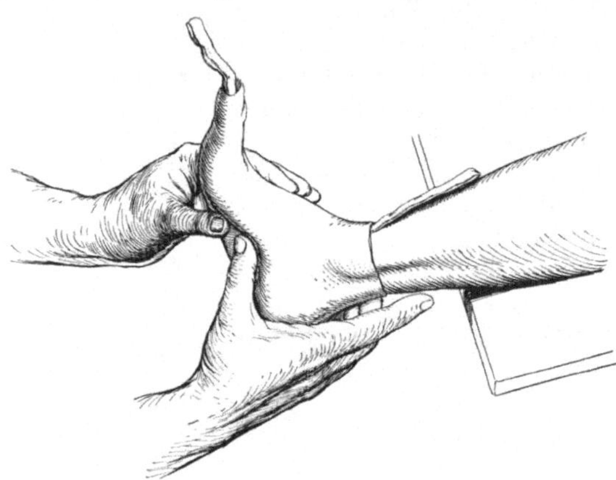

Abb. 284. Anfertigung eines Gipsmodells für eine Plattfußeinlage. Nach dem Erhärten wird der Verband über
der eingelegten „Wurst" aufgeschnitten.

Die Fibreeinlage. Fibre ist hydraulisch gepreßte Cellulose, die in Form von
Platten verschiedener Stärke in den Handel kommt. Eine rote Fibreplatte von
ungefähr 2 mm Stärke wird nach dem Positivmodell ausgeschnitten, und zwar
so, daß sie weder zu kurz noch zu schmal ist; sie muß nach vorne bis zu den
Metatarsalköpfchen, an der Innenseite bis zum Naviculare reichen. Bei Kindern
und bei länger bestehenden Plattfüßen hat die Einlage auf der Außenseite des
Calcaneus einen aufgebogenen Haken, um das Abrutschen der Ferse nach außen
zu verhindern. Die Platte wird in heißes Wasser gelegt, in dem sie 1 Stunde
lang liegenbleibt, bis sie erweicht ist. Dann wird sie zwischen Negativ- und
Positivmodell mittels einer Zwinge aufgepreßt und bleibt auf dem Modell einen
halben Tag, bis sie erstarrt ist. Hernach wird das Fibre nach dem Modell mit
einem Hammer über einem Bleisockel getrieben. Die bezeichneten schmerzhaften Stellen und Schwielen werden auf diese Weise ausgenommen. Zur Verstärkung wird noch eine zweite gleich starke Fibreplatte mit Leim aufgeklebt
oder es wird eine Stahlfeder im Längsrist angenietet. Schließlich wird die ganze
Fibreplatte zum Schutz gegen Feuchtigkeit mittels Celluloid-Aceton in Leinen
eingekleidet, und sodann auf eine die ganze Länge des Fußes bedeckende
gewalkte Ledersohle aufgenäht (Abb. 285).

Die Fibreeinlage ist außerordentlich fest und dauerhaft und zeichnet sich
auch durch einen gewissen Grad von Elastizität aus. Dabei ist sie ganz besonders
leicht, ihr Gewicht beträgt im ganzen 30—35 g.

Besteht vorwiegend eine Valgität des Fußes, dann wird in der Einlage unter
der Ferse ein Keil aus Kork oder aus Leder und einem Metallplättchen angebracht,

der an der Innenseite etwa $^1/_2$—1 cm hoch ist und durch Auflegen von Kork oder Leder noch nach Bedarf erhöht werden kann. Auch die Fibreplatte selbst kann noch späterhin mit dem Hammer nach und nach höher getrieben werden. Bei alten Leuten mit sehr geringem Fettpolster kann man die Einlage durch Auflegen von Filzlagen noch etwas weicher und elastischer gestalten. Zur Hebung des vorderen Quergewölbes wird vorne zwischen Leder und Fibreplatte ein kleines, gewölbtes Gummipölsterchen eingeschoben, das ebenfalls entsprechend erhöht werden kann (s. Querplattfuß).

Die Fibreeinlage kann in gewöhnlichen Schuhen getragen werden, nur in ganz besonders schweren Fällen sind nach Maß gearbeitete Plattfußschuhe notwendig. Diese Schuhe werden auf eigens angefertigten Leisten mit stark supinierter Ferse und nach innen gerichteter Sohle (Varusleisten) angefertigt.

Der Absatz soll, um das Durchdrücken des Schuhgelenkes zu verhindern, innen länger und auch etwas höher sein als außen. Die Fersenkappe muß zur Stütze der Innenfläche des Fußes an der Innenseite bis zum Großzehenballen reichen, aber auch an der Außenseite soll das Oberleder verstärkt sein, damit ein Abrutschen des Fußes von der Einlage verhindert wird.

Neben der Verwendung von Einlagen legen wir großen Wert auf die Behandlung mit warmen Bädern, Massage und Gymnastik. Bei der Massage und Gymnastik ist vor allem dafür zu sorgen,

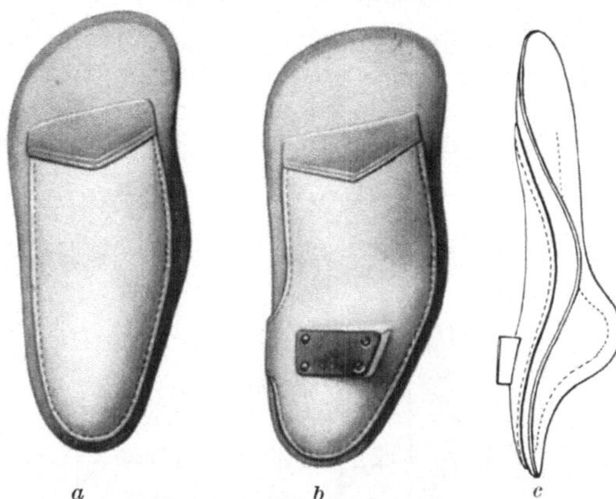

a   b   c

Abb. 285. Die Fibreeinlage. *a* einfache Einlage, *b* Einlage mit Keil und Hacken für Jugendliche und schwere Plattfüße Erwachsener, *c* letztere von der Seite gesehen.

daß die Muskeln, die das Gewölbe vorzugsweise zu halten haben, gekräftigt werden (s. S. 307).

Behandlung des entzündlichen Plattfußes. In diesem Stadium müssen die angeführten Maßnahmen zunächst versagen; jede aufgezwungene Korrekturstellung kann sogar die Beschwerden wesentlich vermehren. Auch Massage und Gymnastik sind eher schädlich als nützlich. In diesem Zustand ist der Plattfuß antiphlogistisch mit feuchtwarmen Umschlägen zu behandeln. Vor allem ist, solange die entzündlichen Erscheinungen bestehen, strengste Bettruhe anzuordnen. Der Patient darf unter keinen Umständen den Fuß belasten, weil sofort wieder entzündliche Reizungen auftreten. Sind die Schwellung und die ärgsten Schmerzen abgeklungen, dann legen wir einen Heftpflasterverband an, den man noch mit einer darüber gewickelten Klebrobinde verstärkt (s. S. 309). In diesem Verband darf der Patient aufstehen und ein wenig herumgehen. Nach 14 Tagen wird der Verband entfernt und der Fuß mit Massage, Gymnastik und einer entsprechenden Einlage behandelt.

Behandlung des kontrakten Plattfußes. Vor allem soll die spastische Kontraktion der Muskulatur zum Verschwinden gebracht und der Fuß nach allen Richtungen beweglich werden. Darnach kann die Behandlung wie beim lockeren Plattfuß erfolgen. Zur Lösung des Muskelspasmus eignet sich die Anwendung von Wärme und Bettruhe. Wir lassen den Patienten in der Regel 1 Woche lang im Bette liegen und wenden während dieser Zeit ungefähr siebenmal täglich möglichst heiße Fußbäder von $^1/_2$stündiger Dauer an. Das Aufstehen während der Behandlungsdauer auch nur für kurze Zeit ist strengstens untersagt, da bei der Belastung des Fußes sofort wieder der reflektorische Muskelspasmus einsetzt.

Ein anderes Mittel zur Beseitigung des Muskelkrampfes ist die Injektion eines Anaestheticums in das Talonaviculargelenk, die schon LORENZ empfohlen hat, oder die Injektion von 10 ccm einer 0,5%igen Novocainlösung oder 0,2%ige Eucain-β-Lösung in die Muskelbäuche der Peronei und Zehenstrecker nach ENGELMANN. Der Spasmus schwindet in leichten Fällen oft vollkommen, doch ist die Wirkung nach unseren Erfahrungen keine anhaltende.

Wenn sich der Fuß nicht so weit lockern läßt, daß er aktiv supiniert werden kann, dann ist, um die normale Form und Funktion wiederherzustellen, das modellierende Redressement in Kombination mit Sehnenoperationen angezeigt.

Das modellierende Redressement des fixierten Plattfußes.

Das Redressement wird mit Hilfe des LORENZschen Osteoclasten vorgenommen.

Operationstechnik. α) *Korrektur der Abduktion und Reflexion.* Der Fuß ist bis zu den Malleolen im Fixationsteil des Osteoclasten gut eingespannt, die Haut durch Gummipelotten geschützt. Der Calcaneuszügel schlingt sich Z-förmig um die Ferse und zieht dieselbe kräftig nach innen. Das zusammengelegte dreieckige Tuch ist um den Vorfuß geschlungen und bringt ihn in eine starke Adduktion und Plantarflexion (Abb. 286). Zur Erzielung der letzteren muß mit der Hand nachgeholfen werden. Ist die Überkorrektur erzielt, dann wird der Osteoclast entfernt. Zeigt sich jetzt noch eine Span-

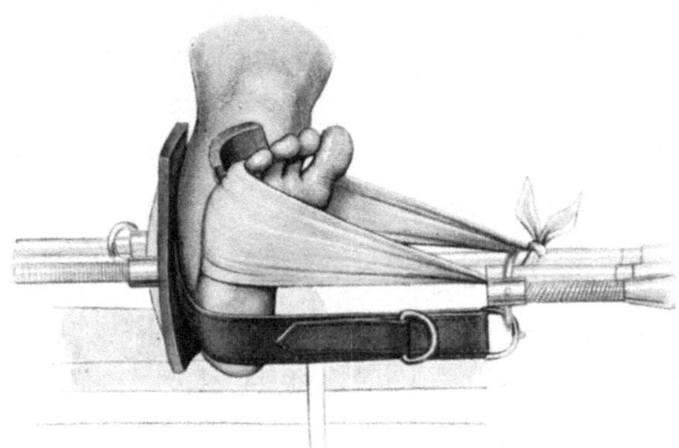

Abb. 286. Redressement eines rechtsseitigen fixierten Plattfußes mit Hilfe des LORENZschen Osteoclasten.

nung von seiten der Peronei, dann wird in der gleichen Sitzung entweder eine offene Verlängerung beider Peronei vorgenommen, oder es wird nach HASS der M. peroneus brevis in der Weise nutzbar gemacht, daß man ihn nach innen auf das Os naviculare verpflanzt, während man den M. peroneus longus nur verlängert. Der M. peroneus brevis wird also aus einem Pronator in einen Supinator verwandelt. Falsch ist es, den Peroneus longus zu verwenden, da er vermöge seines Ansatzes am inneren Fußrande zur Erhaltung des Quergewölbes notwendig ist und außerdem den Vorfuß plantarflektiert.

β) *Tenotomie des M. peroneus longus und Verpflanzung des M. peroneus brevis auf die Innenseite des Fußes.* Zuerst wird über dem Os naviculare ein 5 cm langer Schnitt angelegt und die Haut schräg nach oben bis in die Gegend oberhalb des Malleolus lateralis tunneliert. Dann werden von zwei Hautschnitten aus, von denen der eine oberhalb, der andere unterhalb des Malleolus lateralis zieht, beide Peronei freigelegt, die Sehne des M. peroneus brevis knapp hinter der Tuberositas metatarsi V abgetrennt und durch den vorgebohrten Hautkanal suprafascial zum Naviculare geleitet. Der M. peroneus longus wird in der lateralen oberen Hautwunde stufenförmig verlängert, worauf die Sehne des M. peroneus brevis an der Innenfläche des Naviculare periostal eingepflanzt wird.

Die Operationstechnik deckt sich im übrigen mit der beim paralytischen Plattfuß (s. S. 326).

In dem Augenblick, wo die Peronei von ihrer pronatorischen Wirkung ausgeschaltet sind, ist der Fuß vollkommen entspannt und läßt sich leicht supinieren. Beim Versuch der Korrektur überzeugt man sich, ob sich auch die Achillessehne in starker Spannung befindet und wirklich verkürzt ist (s. S. 305). Beim spastisch fixierten Plattfuß ist die Achillessehne fast ausnahmslos stark gespannt und verkürzt. Es ist daher in den meisten Fällen auch die Tenotomie der Achillessehne notwendig.

γ) Die Tenotomie der Achillessehne. Sie wird stets subcutan in schräger Richtung von innen oben nach außen unten in typischer Weise ausgeführt, um eine supinatorische Zugwirkung zu erzielen (s. S. 301). Jetzt ist der Fuß nach allen Richtungen hin beweglich und man kann nun die Plantarflexion im oberen Sprunggelenk und die Pronation im unteren Sprunggelenk einfach manuell korrigieren.

δ) Zur Korrektur der Plantarflexion und Pronation wird der Fuß auf ein zusammengefaltetes Leintuch gelegt und, während man mit der Hand einen kräftigen Druck in der Gegend des Naviculare nach oben ausübt, wird der Vorfuß supiniert und nach abwärts gedrängt (s. Abb. 276).

ε) Verband. Beim Anfertigen des Gipsverbandes ist auf die Stellung des Fußes ganz besonders zu achten. Der Patient wird über die Tischkante geschoben, so daß der Unterschenkel frei herunter hängt und die äußere Fußkante auf dem Knie des Operateurs aufruht. Die Außenkante des Fußes, insbesondere der Kleinzehenballen müssen mit Watte sehr gut gepolstert sein. Schon beim Anlegen der Calicotbinde soll die gewünschte Form des Fußes deutlich zum Ausdruck kommen. Ganz besonders muß jedoch während des Erstarrens des Gipsverbandes die Form herausmodelliert werden. Die Ferse wird stark adduziert und supiniert, der Mittelfuß, Talus und Naviculare müssen möglichst gehoben und lateral zurückgeschoben werden, dagegen muß der Vorfuß wieder adduziert und der Großzehenballen zur Hochspannung des inneren Gewölbes leicht proniert und herabgedrückt sein. Auch das Quergewölbe

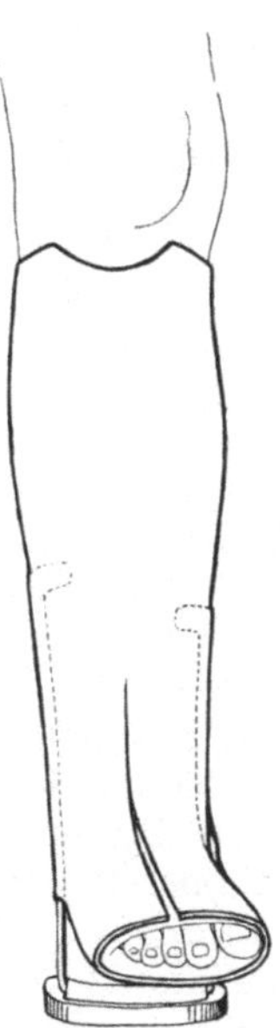

Abb. 287. Gipsverband nach dem Redressement mit Gehbügel. Der Verband ist über dem Fußrücken der Länge nach gespalten.

zwischen erstem und fünftem Metatarsus soll entsprechend ausmodelliert werden. Der fertige, die Form eines starken Hohlfußes zeigende Gipsverband wird nach dem Erstarren entsprechend ausgeschnitten und über der Streckseite des Fußes der Länge nach gespalten. Der Fuß wird im Bett hochgelagert. Am nächsten Tag wird, um ein Durchdrücken der Sohle zu verhindern, ein Gehbügel (s. Abb. 20a) eingegipst, der genau in der Achse des Unterschenkels liegt und zwei Querfinger von der Ferse entfernt ist (Abb. 287). Der Gipsverband verbleibt in der Regel nur 6 Wochen, um einer Muskelatrophie vorzubeugen, doch kann man den Patienten schon nach wenigen Tagen aufstehen und herumgehen lassen.

Nachbehandlung. Nach Abnahme des Verbandes erhält der Patient einen Plattfußapparat, der aus einer Sandale und innen abstehender Schiene mit Knöchelgelenk besteht, der $\frac{1}{2}$ Jahr lang sowohl während des Tages als auch der Nacht getragen wird (s. Abb. 279). Der Schuh wird über den Apparat gezogen. In leichteren Fällen genügt auch eine Plattfußeinlage mit entsprechendem Schuh (s. Abb. 282). Der Patient macht ferner täglich Bäder und gymnastische Übungen und wird täglich massiert.

Behandlung des knöchern fixierten Plattfußes. Auch in diesem Falle ist durch das modellierende Redressement eine Überführung des Fußes in eine normale Stellung möglich oder zumindest eine Besserung seiner Form zu erzielen. In Anbetracht dessen, daß der knöchern fixierte Plattfuß in der Regel wenig oder gar nicht schmerzt, ist die Wiederherstellung jedoch nur vom kosmetischen Standpunkt aus erwünscht. Das Redressement muß mit großer Vorsicht ausgeführt werden, da sonst schwere Zerreißungen und Knochenabsprengungen eintreten können. In den meisten Fällen wird man sich mit einem Teilerfolg begnügen; es ist schon manches erreicht, wenn es gelingt, wenigstens die Fußwurzel zu supinieren. Zur Nachbehandlung sind manuelle passive Redressionsübungen im Sinne der Adduktion und Plantarflexion des Vorfußes angezeigt, die womöglich zweimal täglich ausgeführt werden. Auch Übungen in ZANDER-Apparaten, mit denen sich die Wirkung wesentlich steigern läßt, sind zu empfehlen. Selbstverständlich sind zur Nachbehandlung ebenfalls ein Plattfußapparat sowie nach Ablegen desselben geeignete Einlagen und gut gearbeitete Plattfußschuhe notwendig.

Handelt es sich um hochgradig *schlaffe* (rachitische) Plattfüße, die mit intensiven Schmerzen einhergehen, wiederholt zu Entzündungen und Muskelspasmen führen und durch die erwähnten Maßnahmen nicht zu bekämpfen sind, dann müssen unter Umständen, um dem Fuß die nötige Festigkeit zu geben, *blutig-operative* Eingriffe vorgenommen werden. Von den zahlreichen Operationsmethoden halten wir die *Arthrodese des Talonavicular- und Cuneonaviculargelenkes* für die rationellste, weil sie vor allen anderen Methoden geeignet ist, das Fußskelet an seinem schwächsten Punkt permanent zu festigen und damit die Tragfähigkeit des Fußes zu erhöhen. Dieser Eingriff führt allerdings nur bei jugendlichen und adoleszenten Individuen zum Erfolg. Die Arthrodese wurde schon von REINER angestrebt, der einen Tibiaspan in die Plantarseite des Calcaneus und Naviculare einpflanzte. Ein anderes Verfahren zur Arthrodesierung ist die Methode von OGSTON. Sie besteht aus einer keilförmigen Resektion aus dem Talus und dem Os naviculare mit Bildung einer Ankylose zwischen Talus und Naviculare. Neuerdings wurde versucht, eine Versteifung des Talonaviculargelenkes durch Umschlagen eines Periostläppchens herbeizuführen (KATZENSTEIN und LÖFFLER). Viel günstiger ist die Verwendung eines Knochenperiostlappens und die Anfrischung des Talonavicular- und Cuneonaviculargelenkes nach MILLER [1].

Die Arthrodese des Talonavicular- und Cuneonaviculargelenkes.

Linearer Hautschnitt am inneren Fußrand, von der Spitze des Malleolus internus beginnend bis zur Basis des ersten Metatarsus. Einige querverlaufende Venen werden unterbunden und die Weichteile auseinandergehalten. Nun wird aus dem Periost ein etwa daumenbreiter Streifen herausgeschnitten, der über den Hals und Kopf des Talus sowie über das Os naviculare bis zum Cuneiforme I reicht, und hierauf ein entsprechendes Knochenstück mit dem LEXER-Meißel abgemeißelt. Nach Abhebung des Knochenperiostlappens tritt das Talonaviculargelenk deutlich hervor. Aus demselben wird mit dem Meißel der Knorpel vollständig entfernt. Hierauf wird auch das Cuneonaviculargelenk angefrischt. Dann wird der Knochenperiostlappen derart darauf gelegt, daß der Knochenteil des Talus über dem Talonaviculargelenk zu liegen kommt (Abb. 288). Das Periost des Knochentransplantates wird mit dem der Aufnahmestelle mittels zartem Catgut vernäht und die Hautwunde geschlossen.

Selbstverständlich muß dieser Operation ein ausgiebiges Redressement des Fußes vorangehen, bei dem insbesondere das Naviculare und der Talus zurück-

---

[1] MILLER: J. Bone Surg. **9** (1927).

geschoben werden. Der Gipsverband bleibt bei gut korrigierter Stellung 3 Monate liegen. Die Nachbehandlung erfolgt mit dem Plattfußapparat. Eine Gymnastik ist, da sie die Arthrodese wieder lockern könnte, zu unterlassen.

Eine andere Methode ist die GLEICHsche *Operation,* die durch eine Osteotomie des Calcaneus eine Supination der Ferse anstrebt. Dabei wird zuerst die Achillessehne tenotomiert. Dann wird mittels Steigbügelschnitt der Calcaneus freigelegt und in schräger Richtung von unten vorne nach hinten oben durchsägt. Hierauf wird das hintere, die Tuberositas tragende Stück des Calcaneus nach vorne unten und innen verschoben, wodurch die Ferse supiniert und gleichzeitig die Achse des Calcaneus aufgerichtet und der Tarsalwinkel wieder hergestellt

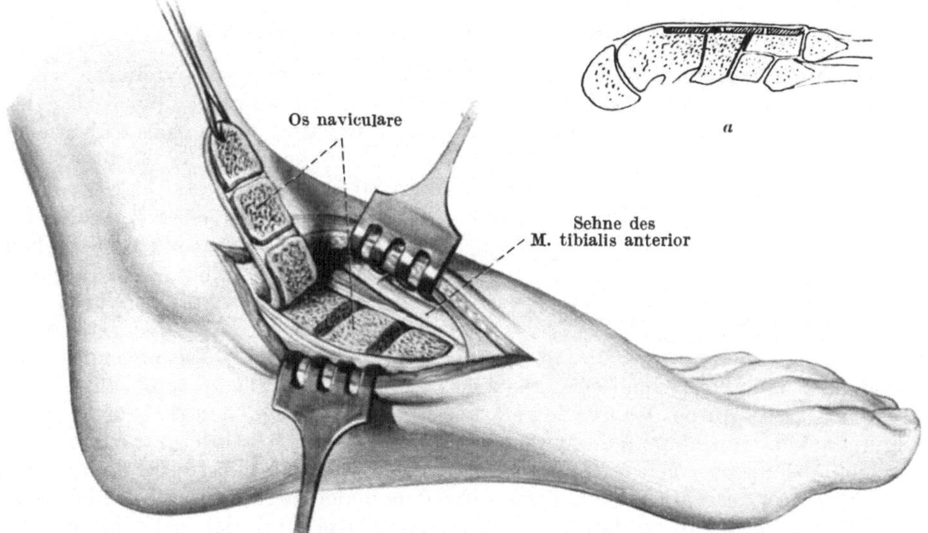

Abb. 288. Arthrodese des Talonavicular- und Cuneonaviculargelenkes beim schlaffen rachitischen Plattfuß. Der Knochenperiostlappen ist zurückgeschlagen und die beiden Gelenke keilförmig angefrischt. *a* Lage des Knochenperiostlappens nach der Arthrodese im Längsschnitt.

wird. Die ganze Operation läßt sich auch nach einer Modifikation von BRENNER mittels eines Hautschnittes auf der Innenseite des Fußes fingerbreit hinter dem Malleolus internus ausführen, wodurch die Ansätze der Plantarfascie und Muskel geschont werden und eine Hautnarbe auf der Fußsohle vermieden werden kann. Die Resultate der GLEICH-BRENNERschen Operation sind angeblich sehr gut, doch bleibt es sehr zweifelhaft, ob es auch immer gelingt, den Patienten von seinen Schmerzen zu befreien.

Zusammenfassend ergeben sich folgende Gesichtspunkte:

1. Beim *kindlichen* Plattfuß — sei er angeboren oder erworben — lehnen wir jeden blutig-operativen Eingriff grundsätzlich ab, da durch einen solchen das Fußskelet in seinem Wachstum geschädigt werden kann und wir außerdem keine einzige Operationsmethode besitzen, die einen sicheren und dauernden Erfolg verspricht. Hingegen kann mit Hilfe einer früh einsetzenden methodisch und konsequent durchgeführten konservativen Behandlung sowohl die normale Form des Fußes wiederhergestellt als auch eine richtige Funktion des Fußes erzielt werden. Der einzige Eingriff, der beim kindlichen Plattfuß ausgeführt werden darf, ist das unblutige modellierende Redressement in Narkose, das wir gegen Ende des 1. Lebensjahres vornehmen.

2. Auch beim Plattfuß *Erwachsener* kommt man mit der sorgfältig durchgeführten konservativen Behandlung (Einlagen, Massage, Gymnastik, Heft-

pflasterverbände usw.) meist zum Ziele. Nur beim muskulär fixierten (kontrakten) Plattfuß ist mitunter das modellierende Redressement in Verbindung mit einer Sehnenoperation notwendig.

3. Der knöchern fixierte Plattfuß stellt wegen seiner relativen Schmerzlosigkeit hauptsächlich ein kosmetisches Problem dar. Bei ihm kann durch ein vorsichtiges Redressement eine wesentliche Verbesserung der Form herbeigeführt werden.

4. Als einzige blutige Operation am Knochen kommt nach unserer Ansicht bei außerordentlich schlaffen Plattfüßen, wenn alle anderen Maßnahmen versagen, die Arthrodese des Talonavicular- und Cuneonaviculargelenkes in Betracht.

7. Die Metatarsalgie (der Querplattfuß).

Die Metatarsalgie wird in der Regel durch eine Senkung des vorderen Quergewölbes (Pes transversoplanus) hervorgerufen, die entweder isoliert oder kombiniert mit einem Knickplattfuß auftreten kann. Man hat früher eine besondere neuralgische Form als die sog. MORTONsche Krankheit beschrieben, doch dürfte es sich auch hier um die Erscheinung einer statischen Metatarsalgie handeln. Bei Betrachtung eines Querschnittes durch das Fußskelet in der Höhe der Metatarsalköpfchen bilden diese normalerweise

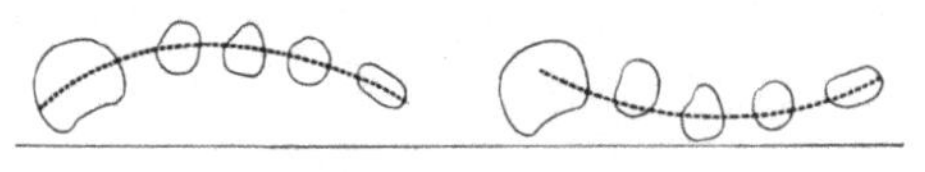

a   b
Abb. 289. Frontalschnitt durch die Metatarsalgegend. a bei normalem Quergewölbe. Frontalschnitt durch die Metatarsalgegend. b bei eingesunkenem Quergewölbe.

einen nach oben konvexen Bogen, dessen Fußpunkte durch das erste und fünfte und dessen Scheitel durch das zweite und dritte Metatarsalköpfchen dargestellt wird. Sinkt das Quergewölbe ein, dann wird der Bogen abgeflacht, die Metatarsalköpfchen werden auseinander gedrängt, so daß nicht nur das erste und fünfte Metatarsalköpfchen, sondern auch die anderen drei den Boden berühren; schließlich wird der Bogen nach unten konvex, wobei das dritte und das sehr bewegliche vierte Metatarsalköpfchen an die tiefste Stelle zu stehen kommen (Abb. 289). Die Zerrung der Bänder zwischen den Metatarsalköpfchen gibt zu heftigen Schmerzen und zu entzündlichen Reizungen Anlaß, die durch seitlichen Druck namentlich bei engem Schuhwerk noch gesteigert werden. Äußerlich ist das durchgedrückte Quergewölbe durch Abflachung und Verbreiterung des Vorfußes und durch Hautschwielen namentlich unter dem dritten und vierten Metatarsalköpfchen gekennzeichnet (Spreizfuß).

Behandlung. Sie muß darauf gerichtet sein, das eingesunkene Quergewölbe wieder zu heben. Der Druck darf jedoch nicht auf die Metatarsalköpfchen selbst, die sehr empfindlich sind, ausgeübt werden, sondern muß auf die Diaphysen der Metatarsalknochen einwirken. Folgendes Verfahren hat sich uns bei der Behandlung der Metatarsalgie am besten bewährt:

Nach Auflegen der beiden Daumen in der Mitte der Fußsohle wird ein kräftiger, redressierender Druck gegen den dritten und vierten Metatarsus in der Richtung gegen das Dorsum ausgeübt und dadurch das Quergewölbe bis zur normalen Höhe rekonstruiert (Abb. 290). Es wird dann der seitliche Druck schmerzlos vertragen und das Quergewölbe läßt sich sehr gut zusammenpressen. In dasselbe wird hierauf ein zusammengefalteter Wattepolster eingelegt, und zwar derart, daß die Metatarsalköpfchen selbst vollständig frei bleiben. Dieser Wattepolster wird mittels zwei oder drei Heftpflasterstreifen befestigt, die, quer über die Sohle dachziegelartig angelegt, den Mittel- und Vorfuß seitlich kräftig zusammendrücken (Abb. 291). Die Wirkung ist oft verblüffend. Patienten, die den Vorfuß seit Monaten kaum belasten konnten, können sofort schmerzlos gehen. Nach 8 Tagen wird der Verband abgenommen und durch eine *Metatarsaleinlage* ersetzt, die wie eine gewöhnliche Einlage nach dem Gipsmodell angefertigt wird; es ist jedoch vorne zwischen Leder und

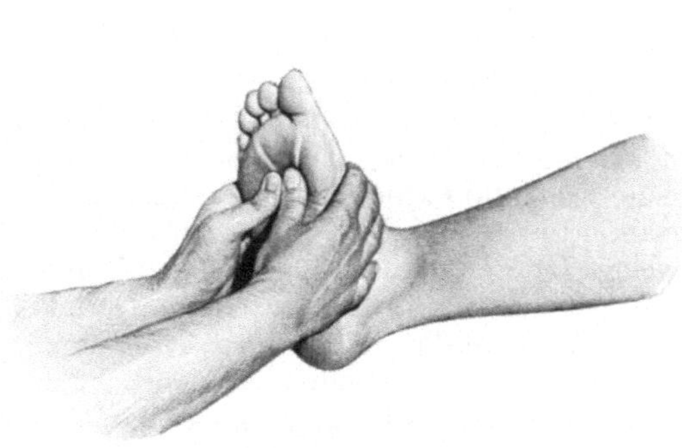

Abb. 290. Redressement des Querplattfußes mittels beider Daumen.

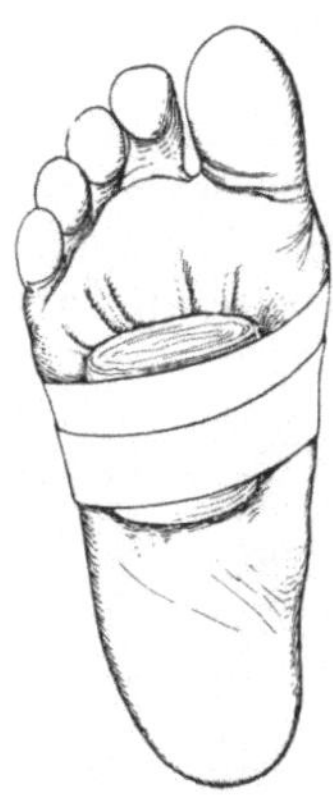

Abb. 291. Heftpflasterverband beim Querplattfuß. In das Quergewölbe ist ein Wattepolster eingelegt, das mit zwei oder drei Heftpflasterstreifen befestigt wird.

Fibreplatte ein gewölbtes Gummipolster eingeschoben, das bis zu den Metatarsalköpfchen reicht und nach hinten seicht verläuft. Diese Einlage darf keinen Fersenkeil tragen und nicht zu stark supiniert sein, damit die Wirkung der Metatarsalerhöhung nicht aufgehoben wird (Abb. 292). Sehr zweckmäßig ist auch das Tragen einer Bandage oder Gummischlaufe, die den Vorfuß eng zusammenhält. Zur raschen Beseitigung der Metatarsalschmerzen ist es von größter Wichtigkeit, den Schuhabsatz zu erniedrigen, damit die Belastung vom Vorfuß nach hinten verlegt wird. Der Schuh soll den Zehen genügend Raum bieten, jedoch den Mittelfuß fest umschließen.

Außer diesen Maßnahmen werden warme Bäder verordnet und der Fuß früh und abends energisch massiert. Die Massage erfolgt von der Sohle aus, indem man mit beiden Daumen Streichbewegungen von den Metatarsalköpfchen nach hinten und zu beiden Seiten des Fußes ausübt und auch das Dorsum kräftig bearbeitet. Mit dieser Behandlung läßt sich die Metatarsalgie innerhalb kurzer Zeit vollständig beseitigen. Eine Gymnastik kommt hier nicht in Betracht; Fußspitzenübungen sind direkt zu widerraten, da hierdurch der vordere Querbogen besonders beansprucht wird.

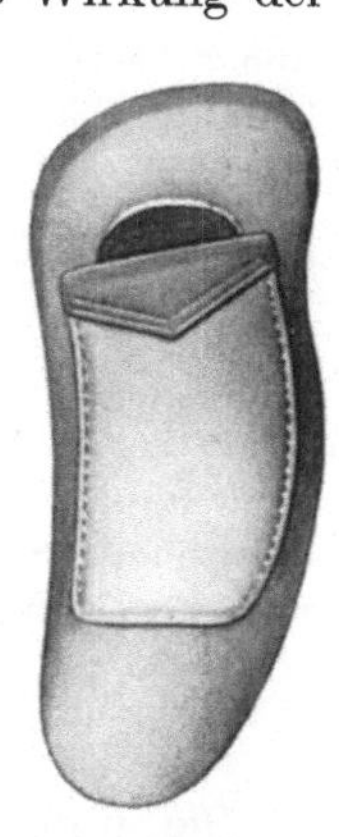

a

Abb. 292. Metatarsaleinlage mit eingelegtem Gummipolster hinter den Metatarsalköpfchen. *a* Querschnitt.

Es gibt allerdings veraltete, vollständig fixierte Querplattfüße, die sich nicht sofort korrigieren lassen, sondern erst nach und nach aufgebaut werden müssen.

Zu erwähnen wäre noch die sog. „*Fußgeschwulst*" am Dorsum des Mittelfußes (DEUTSCHLÄNDER), die auf Infraktionen eines der Metatarsi zurückzuführen und meist erst im Röntgenbilde an einer periostalen Apposition des Metatarsus erkennbar ist; sie stimmt mit der früher häufig beobachteten Marschgeschwulst der Soldaten überein. Ihre Behandlung besteht in mehrtägiger Bettruhe und Umschlägen sowie in Anwendung einer Metatarsaleinlage, Bäder und Massage. Sehr zweckmäßig ist auch eine Klebrobinde, die bei Überkorrektur der Querwölbung quer um den Mittelfuß angelegt wird. Der Verband bleibt 2 Wochen liegen. In besonders schmerzhaften Fällen ist ein in der Längs- und Querwölbung gut anmodellierter Gipsverband für 2—3 Wochen notwendig.

8. Calcaneodynie.

Eine andere Form des lokalisierten Sohlenschmerzes ist die Calcaneodynie. Sie ist zumeist statischer Natur, tritt gewöhnlich nur beim Stehen und Gehen auf, kann aber auch entzündliche Ursache haben und als Folge von Schleimbeutelentzündungen nach Gonorrhöe usw. entstehen. Die statische Calcaneodynie ist eine Begleiterscheinung eines vorhandenen Plattfußes und durch die geänderte Belastungsrichtung des Calcaneus bedingt, der flachgelegt ist und hauptsächlich mit der unteren Spitze des Tuber den Boden berührt. Dazu kommt, daß bei der Fußsenkung die Ansatzstelle der Fußsohlenmuskulatur und der Plantarfascie am Tuber besonders beansprucht wird. Namentlich bei älteren Personen, die zu Verkalkungen neigen (Arteriosklerotikern), findet man sehr häufig eine Ossifikation dieser Ansatzstelle in Form eines *Calcaneussporns*, der zwar nicht die primäre Ursache des Fersenschmerzes darstellt, jedoch seinerseits infolge der Belastung Anlaß zur mechanischen Reizung der Weichteile gibt.

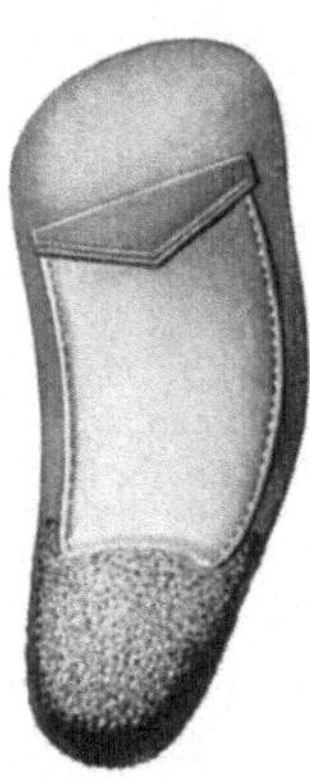

Abb. 293. Ferseneinlage bei Calcaneodynie (Fersensporn). Die Wölbung ist in der Mitte stark gehoben, der Fersenteil durch einen Gummischwamm ersetzt.

Behandlung. Sie besteht in einer Übertragung der Belastung von der Ferse auf das Fußgewölbe mittels einer entsprechenden *Ferseneinlage*. Dieselbe ist in der Mitte stark gewölbt, ihr Fersenteil ausgeschnitten und durch einen Gummischwamm ersetzt (Abb. 293). Läßt der Schmerz nicht nach, dann muß die Wölbung in der Mitte noch verstärkt werden. Mit diesen Einlagen kommt man meist zum Ziele. Nur im äußersten Falle, wenn ein besonders hervorstehender Sporn sich entwickelt hat, ist die Abmeißelung der Exostose angezeigt, die man am besten von einem Steigbügelschnitt aus vornimmt. Die Resultate sind jedoch nicht immer zufriedenstellend, da sehr häufig die Exostosenbildung wiederkehrt. Bei unter dem Fersenhöcker entstehendem, chronisch entzündetem Schleimbeutel ist oft die Diathermie von guter Wirkung.

9. Die dorsale Mittelfußexostose.

Sie findet sich manchmal beim *Hohlfuß* und betrifft einen höckerigen Knochenvorsprung, der dem vorderen Anteil des Keilbeinrückens angehört und durch die Gelenkverschiebung im Lysfranc bedingt ist, oder es handelt sich um sekundär-arthritische Osteophyten zwischen dem 1. Cuneiforme und dem 1. Metatarsus als Begleiterscheinung des *Knickplattfußes* (besonders wenn sich das Naviculare gesenkt und innenrotiert hat), die insofern eine gewisse Zweckmäßigkeit erkennen lassen, als sie ein weiteres Durchdrücken des Fußgewölbes an seiner schwächsten Stelle zu verhindern trachten (SAXL). Durch den Druck der Schuhschnürung bildet sich sehr häufig über diesen Excrescenzen außerdem eine chronische Periostitis und ein schmerzhafter Schleimbeutel, der oft zu akuten Entzündungen Anlaß gibt. Die Entstehung dieser Bildung wird durch insuffiziente Plattfüße mit lockerem, schlaffem Bandapparat begünstigt.

Behandlung. Sie hat vor allem auf die Platt- bzw. Hohlfußbildung Rücksicht zu nehmen und für eine Ausschaltung des Schuhdrucks an der empfindlichen

Stelle zu sorgen. Größere Exostosen müssen flach abgemeißelt werden; die chronisch entzündete Bursa wird exstirpiert.

10. Die Tuberkulose des Fußes.

Die Tuberkulose des Fußskeletes nimmt in bezug auf die Häufigkeit eine hervorragende Stelle ein. Zumeist ist der Prozeß in den *Gelenken* lokalisiert, und zwar im oberen und unteren Sprung- und Talonaviculargelenk. Die pathognomonische Stellung ist bei Erkrankung des oberen Sprunggelenkes eine leichte Plantarflexion. Supination und Adduktion sprechen für die Erkrankung des unteren Sprunggelenkes, während bei vorwiegendem Befallensein des Talonaviculargelenkes der Fuß sich in Abduktion und Pronation befindet. Diese Stellungen entsprechen der Mittellage der betreffenden Gelenke, bei welcher die Synovia am wenigsten gespannt ist und die dem Patienten daher die geringsten Schmerzen verursacht.

Die *Knochen*tuberkulose ist sehr oft auf einen einzigen Knochen beschränkt und hat ihren Prädilektionssitz im Calcaneus, wo sie sehr lange isoliert bleiben kann. Auch im Talus kommt die Herdtuberkulose sehr häufig vor, bricht aber gewöhnlich bald ins Talocruralgelenk durch. Ein isolierter Knochenherd findet sich nicht selten auch im Naviculare, gewöhnlich aber werden ziemlich rasch die Nachbargelenke, Chopart und Lisfranc ergriffen (Abb. 294). An den Metatarsen und Zehen tritt die Tuberkulose ebenso wie an der Hand gewöhnlich unter dem Bilde der Spina ventosa auf.

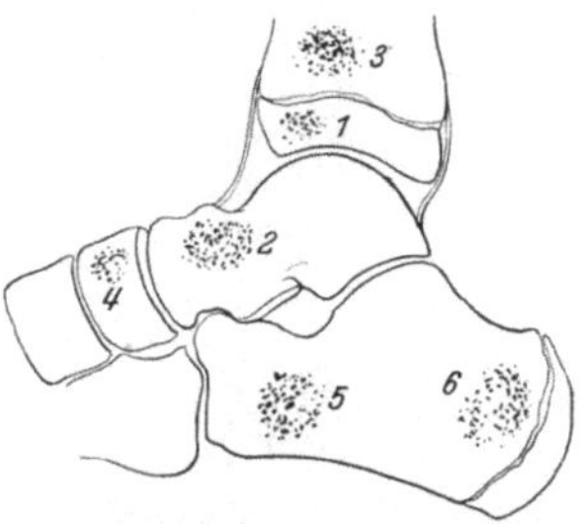

Abb. 294. Typischer Sitz isolierter Knochenherde bei Tuberkulose des Fußes. *1, 2* intraartikulär, *3, 4, 5, 6* extraartikulär.

Behandlung. Soll die Behandlung mit Erfolg durchgeführt werden, so müssen neben den allgemeinen Maßnahmen auch die bewährten orthopädischen Heilmethoden in Anwendung kommen, zunächst um den Kranken sofort von seinen Schmerzen zu befreien und das Gelenk vor jeder Zerrung sowie vor jedem Insult zu schützen. Die orthopädischen Maßnahmen bestehen hauptsächlich in Ruhigstellung und Entlastung, die im Anfang am besten durch einen Gipsverband, der an den Tibiakondylen und über den Malleolen gut anmodelliert ist, erreicht wird. Unter die Fußsohle, besonders unter die Ferse, muß ein dickes Wattepolster gelegt werden, damit sie beim Auftreten nicht belastet wird. Bei Erkrankung des oberen Sprunggelenkes soll der Fuß womöglich in ganz leichter Plantarflexion eingegipst werden, da dies die funktionsgünstigste Stellung ist und man immerhin mit einer Ankylose des Gelenkes rechnen muß. Bei Erkrankung der übrigen Gelenke genügt eine plantigrade Stellung. Sind trotzdem noch Schmerzen vorhanden, dann spricht dies für eine ungenügende Entlastung. In diesem Falle muß der Verband bis zum Tuber ossis ischii verlängert werden, damit noch ein zweiter Stützpunkt gewonnen und die Gastrocnemiuswirkung ausgeschaltet wird. Ist der Prozeß bereits in Abheilung begriffen, dann kann man zu einem Schienenhülsenapparat übergehen, der am Tibiaknorren seine Stütze findet. Die Fußsohle im Apparat muß mindestens fingerbreit über der Sandale frei schweben, damit sie beim Auftreten entlastet ist. Das Sprunggelenk des Apparates ist vollkommen unbeweglich und die Verbindung mit der Sandale zur Erhöhung der Festigkeit gabelförmig gestaltet (Abb. 295).

Hinsichtlich des Endstadiums der Tuberkulose sei nochmals hervorgehoben, daß eine Ankylose in funktionsgünstiger Stellung eine viel bessere Gebrauchsfähigkeit des Fußes ermöglicht als ein bewegliches, jedoch schmerzhaftes und der nötigen Festigkeit entbehrendes Gelenk.

Resektionen lehnen wir bei der Fußgelenktuberkulose grundsätzlich ab, da ihre Resultate sehr ungünstig sind und die große Mehrzahl dieser Fälle ohne chirurgischen Eingriff ausheilt, wenn die Behandlung frühzeitig richtig und konsequent durchgeführt wird. Tritt trotz aller Maßnahmen keine Besserung, sondern eine zunehmende Verschlechterung der lokalen Erkrankung und des Allgemeinbefindens ein, dann ist die Absetzung des Fußes den in ihrem Resultat sehr unsicheren und das Fußskelet jedenfalls stark verstümmelnden Resektionen vorzuziehen.

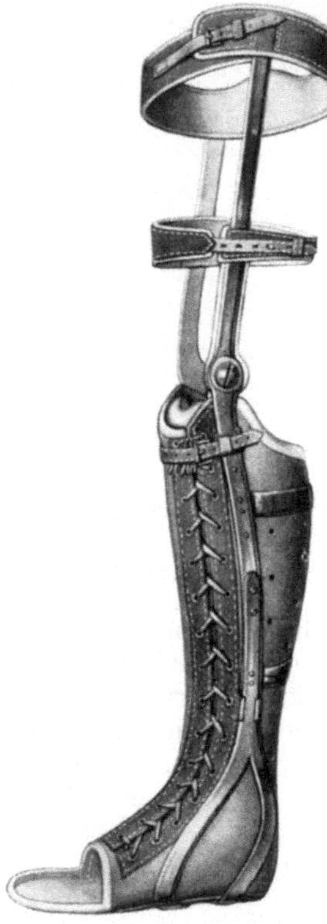

Anders liegen die Verhältnisse bei den *isolierten Knochenherden* einzelner Fußknochen. Hier soll man sich, sobald der Herd im Röntgenbild einwandfrei festgestellt ist und bereits Demarkation zeigt, zur Excochleation entschließen, um den Prozeß rasch zur Abheilung zu bringen und den Durchbruch in das nahe Gelenk zu verhindern.

Tuberkulöse Herde im Calcaneus werden am besten von der Außenseite her angegangen. In derselben Weise erfolgt auch die Ausräumung des Talus. Bei einem Herd im Naviculare macht man einen Hautschnitt über demselben quer zur Längsachse des Fußes, ohne ein Gelenk zu eröffnen. Nach der Excochleation wird die Wunde primär geschlossen.

Die Exstirpation ganzer Knochen ist nicht anzuraten, weil dadurch die Gelenke eröffnet und große Defekte gesetzt werden. Eine Ausnahme bildet der eine oder andere Metatarsus. Doch ist zu bemerken, daß die Spina ventosa der Metatarsi ein ganz ausgezeichnetes Objekt für die Röntgenbestrahlung ist, die wir auch nach der Excochleation der tuberkulösen Herde empfehlen.

Die **Behandlung** der *tuberkulösen Abscesse* geschieht nach den im allgemeinen Teil erwähnten Gesichtspunkten (s. S. 58). Die Gelenkpunktion kommt nur für das obere Sprunggelenk in Betracht. Man punktiert am besten bei etwas gesenkter Fußspitze entweder von der medialen Seite, indem man knapp vor dem Malleolus medialis eingeht, oder lateral zwischen dem Malleolus externus und der Sehne des M. extensor digitorum longus. Nadel oder Troikart werden in der Richtung von vorne nach hinten eingestochen.

Abb. 295. Fixations- und Entlastungsapparat bei Fußgelenktuberkulose.

11. Die Osteochondritis des Fußes.

Die osteochondritischen Veränderungen am Fuße zeigen sich vor allem an drei Stellen: an der Calcaneusepiphyse, am Os naviculare und am zweiten und dritten Metatarsalköpfchen. Diese Erkrankungen wurden als Apophysitis calcanei (HAGLUND), als KÖHLERsche Erkrankung des Os naviculare und die Affektion der Metatarsi als KÖHLER II beschrieben. Bei allen diesen Prozessen handelt es sich ebenso wie bei der PERTHESschen Erkrankung der Hüfte (s. S. 221) um Ossifikationsstörungen, bei denen eine gewisse konstitutionelle Disposition, aber auch funktionelle und traumatische Einflüsse eine Rolle spielen. Die Erkrankung äußert sich in Schwellung an der betreffenden

Stelle und circumscripter Schmerzhaftigkeit bei der Belastung. Im Röntgenbild findet man Verschmälerung und Zerklüftung der betreffenden Epiphyse oder des ganzen Knochens wie beim Os naviculare.

Die **Behandlung** besteht in allen diesen Fällen während der schmerzhaften Periode in einer möglichsten Entlastung der betreffenden Stelle von Druck und Zug. Der Muskelzug an der Calcaneusepiphyse wird am besten durch Erhöhung des Absatzes verringert, das Os naviculare muß durch eine entsprechende Einlage gehoben und die Metatarsalköpfchen durch ein Metatarsalpolster entlastet werden. Es tritt meist schon nach wenigen Monaten Heilung mit geringen Veränderungen ein.

12. Die Arthritis deformans und die Arthropathie des Fußes.

Die *Arthritis deformans* findet sich besonders oft im oberen Sprung-, Talonavicular- und ersten Metatarsophalangealgelenk. Sie kommt sowohl als primäre als auch sekundäre Arthritis deformans vor, letztere meist als Folge infektiöser Prozesse (chronischer Gelenkrheumatismus, gonorrhoische Arthritis usw.), ferner nach Gelenkverletzungen (Malleolarfrakturen), besonders häufig aber bei statischem Knickplattfuß.

Behandlung. In erster Linie ist die Behandlung des Grundleidens anzustreben. Von orthopädischen Maßnahmen ist vor allem die Behebung eines bestehenden Knickplattfußes durch entsprechende Einlagen von Wichtigkeit. Auch die Wärmeanwendung, Badekuren, Massage und die medikomechanische Behandlung sind hier am Platze, doch ist im Schmerzstadium Vorsicht geboten. Zunächst sind nur aktive Übungen auszuführen und erst wenn das Gelenk schmerzlos geworden ist, kann man den Fuß auch im Pendelapparat bewegen lassen. In jenen Fällen, bei denen die Randwucherungen am Fußrücken besonders stark ausgebildet und schmerzhaft sind, kommt auch die chirurgische Behandlung in Frage. Sie beschränkt sich aber lediglich auf die Abtragung der Randexostosen (s. S. 64).

Die *tabischen Arthropathien* der Fußgelenke treten sowohl im Sprunggelenk als auch in den Tarsometatarsalgelenken auf und sind durch die relative Schmerzlosigkeit und die im Röntgenbilde sichtbaren Spontanabsprengungen und Splitterungen des Knochens erkennbar.

Die **Behandlung** ist stets eine konservative und besteht bei der frischen Gelenkfraktur in einer 3 monatlichen Fixation im Gipsverband und darnach in Anwendung von Schienenhülsenapparaten, um weitere traumatische Schädigungen und Feststellungen des Fußes hintanzuhalten. In schweren Fällen ist man mitunter genötigt, einen kompletten bis zum Tuber ischii reichenden Entlastungsapparat anzufertigen.

13. Die Kontrakturen und Ankylosen des Fußes.

Die *funktionsgünstigste* Stellung des Fußes ist eine leichte Plantarflexion im Talocruralgelenk mit mäßiger Supination des Tarsus. In jenen Krankheitsfällen, in denen mit einer Ankylose des oberen Sprunggelenkes gerechnet werden muß, wie z. B. bei der Tuberkulose dieses Gelenkes, ist daher der Fuß in einer ganz leichten Spitzfußstellung entsprechend dem normalen Schuhabsatz fixiert zu halten. Besteht allerdings eine Verkürzung des Beines, dann wird man den Spitzfuß zum Sohlenausgleich noch bedeutend verstärken.

Kontrakturen kommen am Fuße ganz besonders häufig vor. Sie können als Folge von Verletzungen auftreten oder durch Entzündungen hervorgerufen werden. Die häufigste Ursache bilden jedoch die Lähmungen, sowohl die

schlaffen wie die spastischen. Der vorwiegende Typus der Fußkontraktur ist
der Spitzfuß, dessen Entstehung bereits eingehend erörtet wurde (s. S. 300).
Aber auch seitliche Kontrakturen im Sinne der Adduktion und Abduktion
sind nicht selten zu beobachten.

Behandlung der Fußkontrakturen. In leichten Fällen können aktive und
passive Übungen zum Ziele führen, in schwereren Fällen, namentlich bei
arthrogenen Kontrakturen, kommt die *Quengelmethode* in Betracht. Wir machen
von ihr ganz besonders bei der Spitzfußkontraktur nach Polyarthritis rheumatica Gebrauch.

Quengelverband bei arthrogener Spitzfußkontraktur.

Es wird zunächst ein Gipsverband angelegt, der von den Zehen bis zur
Hüfte reicht und, um ein Abrutschen zu verhindern, oberhalb der Malleolen
und an den Kniekondylen gut anmodelliert ist. Das Knie muß, damit die Mm.
gastrocnemii gedehnt werden können, vollständig gestreckt sein. Während
des Erstarrens des Verbandes wird das Sprunggelenk vorne und rückwärts

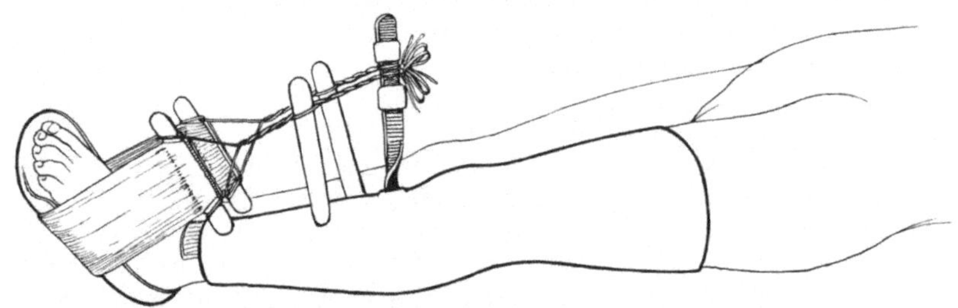

Abb. 296. Quengelverband zur Beseitigung einer arthrogenen Spitzfußkontraktur nach MOMMSEN.

keilförmig ausgeschnitten. Unterhalb des Kniegelenkes gipst man einen senkrecht stehenden Metallstab ein. Ebenso wird an der Sohle des Gipsverbandes
in der Höhe der Metatarsalköpfchen ein querer Stab befestigt, von dem aus
an der Innen- und Außenseite Schnüre zum senkrechten Quengelstab ziehen.
Mit Hilfe dieser beiden Quengel kann eine dorsalflektierende Wirkung ausgeübt und eine mehr oder weniger starke Pro- oder Supination erzielt werden
(Abb. 296). Bei reinem Spitzfuß genügt es, eine einfache, mit Filz gepolsterte
Schlaufe um den Vorfuß zu führen und mit ihr den Quengelzug auszuüben.

Kommt man mit den konservativen Methoden nicht zum Ziele, dann sind
operative Maßnahmen in Erwägung zu ziehen. Den häufigsten Eingriff bildet
wohl die *Tenotomie der Achillessehne* mit nachfolgendem Redressement des
Fußes (s. S. 301). Bei Kontrakturstellungen nach entzündlichen Prozessen des
Sprunggelenkes (Tuberkulose, Osteomyelitis) ist jedoch wegen der Gefahr des
Wiederaufflackerns des Prozesses das intraartikuläre Redressement dringend zu
widerraten; hier ist die *supramalleoläre Osteotomie* des Unterschenkels oft das
in Betracht kommende Verfahren. Sie ist auch die Methode der Wahl bei
veralteten, deform geheilten Malleolarfrakturen.

Supramalleoläre Osteotomie beider Unterschenkelknochen zur Beseitigung hoch-
gradiger Kontrakturstellungen des Fußes.

Die Osteotomie der Tibia wird in querer Richtung, die der Fibula schräg
frontal ausgeführt. Zuerst wird stets die Fibula osteotomiert, damit sie nicht
bei der Infraktion der Tibia an einer unerwünschten Stelle einbricht.

Operationstechnik. α) *Osteotomie der Fibula.* Lateraler Längsschnitt oberhalb
des Malleolus lateralis bis auf den Knochen. Haut und Periost werden seitlich

abgeschoben und die Fibula mit Hilfe kleiner Knochenschaufeln gegen die Weichteile geschützt. Ein scharfer LEXER-Meißel wird nun in schräg-frontaler Richtung aufgesetzt, so daß die Schnittlinie von hinten oben nach vorne unten zieht, und der Knochen voll-ständig durchgemeißelt, bis man die Enden deutlich klaffen sieht; dann wird die Wunde geschlossen. Jetzt folgt

β) Osteotomie der Tibia. Längs-schnitt über der medialen Fläche der Tibia drei Querfinger oberhalb des Malleolus medialis. Nachdem das Periost gespalten und vom Knochen mit dem Raspatorium abgeschoben wurde, werden Knochenschaufel ein-gesetzt und die Tibia in medialer und lateraler Richtung soweit durch-gemeißelt, daß nur die hintere Fläche stehen bleibt. Zur Vermeidung einer seitlichen Verschiebung der Knochen-enden nehmen wir aus der Innen-fläche der Tibia gewöhnlich einen kleinen Knochenkeil heraus. Der Rest

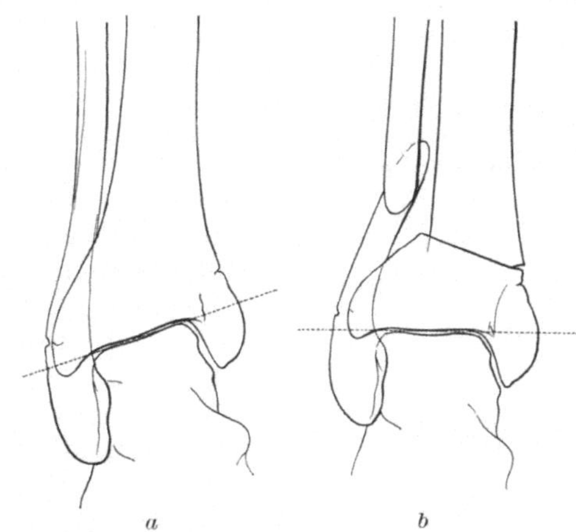

Abb. 297. Supramalleoläre Osteotomie der Tibia und Fibula nach deform geheilter Malleolarfraktur. Die Tibia ist quer, die Fibula schräg frontal durch-trennt. *a* vor der Korrektur, *b* nach der Korrektur.

der Tibia wird über dem Holzkeil eingebrochen, was sehr leicht gelingt. Nun wird die Hautwunde geschlossen und der Fuß vollkommen richtig gestellt (Abb. 297).

γ) Gipsverband in plantigrader Stellung für 3 Monate. Beim Anlegen desselben ist besonders darauf zu achten, daß der Unter-schenkel nicht rekurviert ge-halten wird und das proximale Fragment nicht nach hinten abrutscht.

Behandlung der Fußanky-losen. Es sei hier nochmals betont, daß eine feste Ankylose in guter Stellung der Gebrauchs-fähigkeit des Fußes viel besser dient als ein bewegliches, je-doch schmerzhaftes Gelenk, da bei einer Ankylose im oberen und unteren Sprunggelenk die übrigen Gelenke, insbesondere des Lisfranc, vikariierend ein-treten — ein Umstand, den

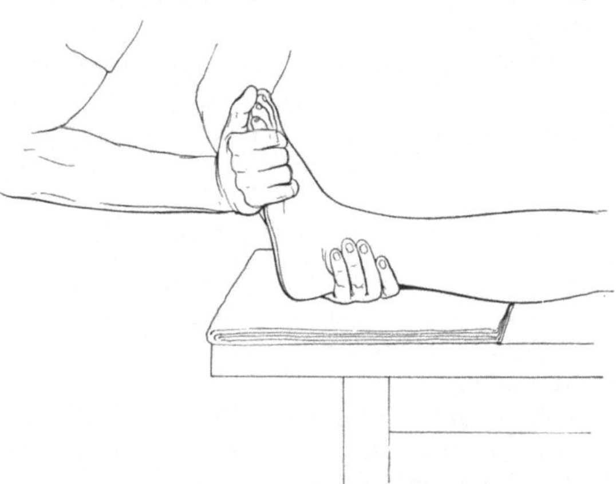

Abb. 298. Unblutige Mobilisation eines versteiften Sprunggelenkes.

man sich im Prothesenbau längst zunutze gemacht hat, indem man das Sprunggelenk vollständig sperrte und nur vorne in der Gegend des Lisfranc ein Scharnier zur Abwicklung des Fußes anbrachte. *Es ist daher nach unserer Ansicht gänzlich verfehlt, eine Beweglichkeit im Sprunggelenk des Fußes mit allen Mitteln, selbst auf die Gefahr dauernder Schmerzhaftigkeit und statischer Insuffi-zienz, anstreben zu wollen.*

Eine *unblutige Mobilisation* des Sprunggelenkes kommt nur bei fibrösen Ankylosen nach traumatischen Versteifungen (Luxationen, Frakturen) und nach Entzündungsprozessen in Betracht, wenn diese gänzlich abgeklungen sind und keine Gefahr des Wiederaufflackerns besteht, also wohl hauptsächlich nur nach gonorrhoischer Arthritis.

Zunächst ist zu versuchen, auf dem Wege einfach redressierender Maßnahmen die Beweglichkeit wieder herzustellen, wobei wir uns lediglich auf das obere Sprunggelenk, also auf die Dorsal- und Plantarflexion beschränken und auf die seitliche Beweglichkeit im unteren Sprunggelenk verzichten. Die Redressionen werden manuell in der Weise vorgenommen, daß man das Bein auf den Tisch lagert und nun mit der einen Hand den Unterschenkel fixiert und mit der anderen den Fuß zuerst in Plantarflexion lockert und nachher in dorsalflektierender Richtung mobilisiert (Abb. 298). Bei Ausführung seitlicher Bewegungen muß man ganz besonders vorsichtig sein, da infolge der atrophischen Knochen die eminente Gefahr einer Malleolarfraktur besteht.

Ein sehr wirksames Mittel zur Mobilisierung der Fußgelenke stellen auch die ZANDER-Apparate dar. Eine volle Beweglichkeit wird jedoch selten zu erreichen sein und man muß sich in den meisten Fällen mit einer Besserung zufrieden geben.

Zeigt sich der Fuß unnachgiebig, dann gibt uns das *Redressement in Narkose* die Möglichkeit, die Beweglichkeit zu forcieren. Die Manipulationen sind die gleichen wie bei den Redressionsübungen. Nach dem Redressement wird der Fuß auf eine NIENYsche Lagerungsschiene (s. Abb. 268) gelegt und schon nach 3 Tagen mit aktiven Übungen begonnen.

Die *blutige Mobilisation* des Sprunggelenkes mittels Arthroplastik lehnen wir grundsätzlich ab, da die Erfolge sehr unsicher sind und wir auf dem Standpunkt stehen, daß eine feste Ankylose des Sprunggelenkes für den Patienten weit vorteilhafter ist als ein funktionell unsicheres und schmerzhaftes Gelenk.

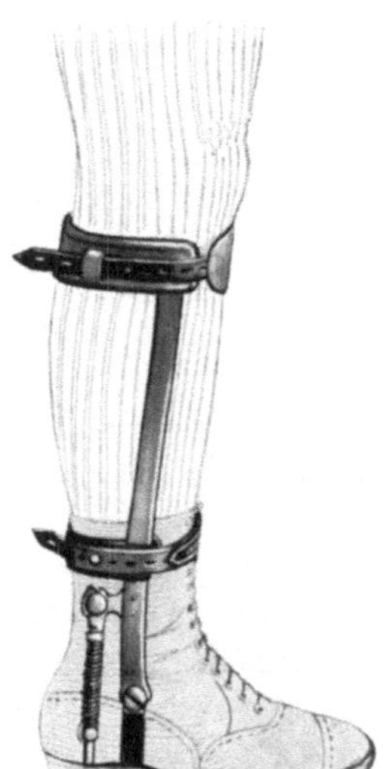

Abb. 299. Apparatschuh mit Druckfeder bei Peroneuslähmung des rechten Fußes.

14. Lähmungen des Fußes.

Eine typische Form ist die **Peroneuslähmung.** Sie kommt meist durch Verletzung des peripheren Nerven zustande und äußert sich in einem Ausfall der Peronei und Extensoren. Der Fuß befindet sich in Spitzfußstellung und ist leicht adduziert.

Behandlung. Ist der Patient mit Peroneuslähmung ans Bett gefesselt, dann muß eine weitere Überdehnung der Streckmuskulatur verhütet werden. Dies wird dadurch erreicht, daß man den Fuß an eine NIENYsche Schiene anwickelt (s. Abb. 268) oder ihn mit einem Dorsalzug versieht (s. S. 67). Ist der Patient außer Bett, dann leistet ein *Peroneusapparat* vorzügliche Dienste. Derselbe besteht aus einem Schuh mit Außenschiene, die mittels zweier Halbzirkel am Unterschenkel befestigt wird. Außerdem ist die Schiene mit einer Druckfeder in Verbindung, die im Sinne der Dorsalflexion des Fußes wirkt (Abb. 299). Bei irreparabler Peroneuslähmung kommen evtl. auch Sehnenverpflanzungen in Betracht (s. paralytischer Klumpfuß).

a) Die schlaffen Lähmungen.

Schlaffe Lähmungserscheinungen des Fußes finden sich am häufigsten nach *Poliomyelitis*, wobei sich je nach dem Ausfall der einzelnen Muskeln mannigfache Stellungen ergeben, die sich jedoch auf gewisse Grundtypen zurückführen lassen.

Die *erste* Forderung der Behandlung ist die *Beseitigung der Fehlstellung*, da durch dieselbe das Gehen und Stehen stark behindert wird und schon die Wiederherstellung der normalen Form des Fußes für die schwache und überdehnte Muskulatur günstigere Funktionsverhältnisse schafft (s. S. 65). Die Stellungs-korrektur erfolgt in jedem Falle durch das modellierende Redressement, und zwar entweder manuell oder mit Hilfe des Osteoclasten. Die Technik des Redressements wurde bereits bei den entsprechenden Fußdeformitäten besprochen.

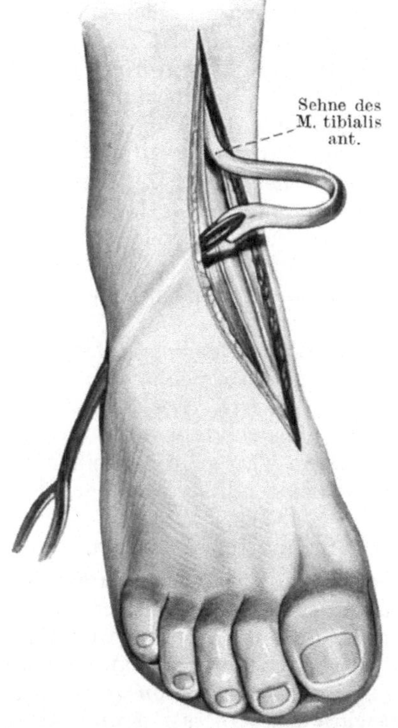

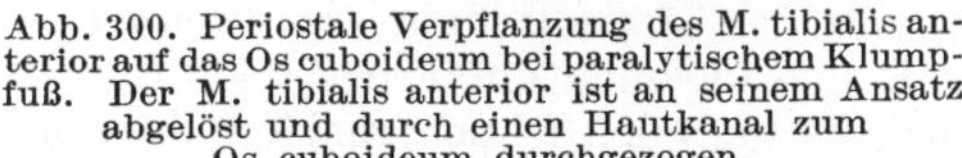

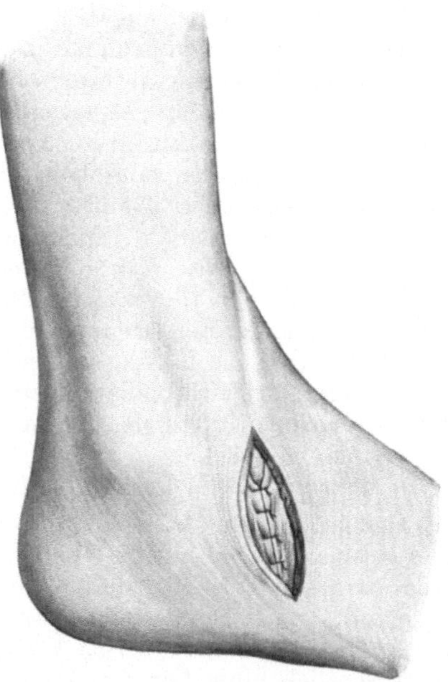

Abb. 300. Periostale Verpflanzung des M. tibialis anterior auf das Os cuboideum bei paralytischem Klumpfuß. Der M. tibialis anterior ist an seinem Ansatz abgelöst und durch einen Hautkanal zum Os cuboideum durchgezogen.

Abb. 301. Am Os cuboideum wird die Sehne des M. tibialis anterior in einer Knochenrinne subperiostal eingepflanzt.

Nach beendetem Redressement besitzen wir in der *Sehnenverpflanzung* eine bewährte Methode, um in jenen Fällen, wo wirksame Kraftspender zur Verfügung stehen, einen teilweisen Ersatz für den gelähmten Muskel zu schaffen, wodurch nicht nur das Muskelgleichgewicht, sondern auch die normale Funktion teilweise oder vollständig wiederhergestellt wird. Bezüglich der Technik der Sehnenverpflanzung verweisen wir auf den allgemeinen Teil, S. 30. Bei Aufstellung des Operationsplanes wird man vor allem darauf Bedacht nehmen müssen, daß die Schwere der Deformität nicht immer mit der Stärke der bestehenden Muskelenergien übereinstimmt. Es kann z. B. ein sehr hochgradiger paralytischer Klumpfuß bestehen, ohne daß die vorhandenen Supinatoren vollwertig sind. Man wird also in jedem einzelnen Falle die vorhandenen Muskelreserven genau zu prüfen haben, um die beste Art der Muskelverteilung zu finden. Immerhin läßt sich für gewisse Grundtypen ein

Verpflanzungsschema aufstellen, das entsprechend den besonderen Verhältnissen individuell abgeändert werden muß.

Die häufigsten Lähmungstypen sind:

1. Der paralytische Klumpfuß. Gelähmt sind die Mm. peronei.

Operationsplan: Periostale Verpflanzung des M. tibialis anterior auf das Os cuboideum. Sehr häufig ist auch die Achillessehne verkürzt, es muß dann die subcutane Achillotenotomie der Sehnenverpflanzung vorausgeschickt werden.

α) Vorbereitung der Aufnahmestelle. 4 cm langer Hautschnitt über dem Os cuboideum schräg nach aufwärts. Das Periost wird über dem Cuboid in der gleichen Richtung gespalten und in zwei Läppchen zerlegt. In den Knochen wird eine Rinne zur Aufnahme der verpflanzten Sehne ausgemeißelt und die Haut in der Richtung nach oben gegen die Tibia zu mit einem Elevatorium tunneliert.

β) Freilegung des M. tibialis anterior. Der Hautschnitt beginnt zwei Querfinger über der Malleolengabel und verläuft entlang der Sehne des M. tibialis anterior bis zum Os naviculare. Der Schnitt muß möglichst weit distal reichen, damit die Tibialissehne in ihrer vollen Länge gewonnen wird. Die Sehnenscheide wird der Länge nach gespalten und die Sehne möglichst distal an ihrem knöchernen Ansatze abgelöst. Hierauf wird die Sehne mittels einer Sehnenzange, die durch den vorgebohrten Hautkanal geschoben ist, an ihrem Ende gefaßt und durch den Hautkanal suprafascial zum Cuboideum durchgezogen (Abb. 300). Die mediale Wunde wird sodann geschlossen.

γ) Befestigung der Sehne. Unter starker Überkorrektur des Fußes wird nun die Tibialissehne in die vorbereitete Knochenrinne am Os cuboideum eingelegt und mittels eines Befestigungsfadens am Periost fixiert. Die Periostläppchen werden darüber geschlossen und noch mit der Sehne solide vernäht (Abb. 301). Ist die Sehne des M. tibialis anterior zu kurz, dann wird sie durch einen Schlitz des M. peroneus tertius gezogen und mit demselben tendinös vereinigt. Hierauf Hautnaht.

δ) Gipsverband in leicht überkorrigierter Stellung für 8 Wochen.

Nachbehandlung. Nach Entfernung des Gipsverbandes werden warme Bäder, Massage und aktive Übungen im Sinne der Pronation, ferner ein Klumpfußapparat (s. Abb. 255) und Klumpfußschuhe (s. Abb. 261) angewendet.

Handelt es sich um einen *leichten* paralytischen Klumpfuß, dann genügt die *Verpflanzung des M. extensor hallucis longus auf den M. peroneus tertius.* Sie ist wesentlich einfacher als die vorhin beschriebene Operation und wird von *einem* 6 cm langen Medianschnitt oberhalb der Malleolarlinie *supravaginal —* Sehne an Sehne — vorgenommen. Fascie und Ligamentum transversum werden längs gespalten. Die Verpflanzung erfolgt oberhalb der Sehnenscheiden, die etwa bis 1 cm über den Ligg. cruciatum hinaufreichen. Die Sehne des M. peroneus tertius wird isoliert und mittels einer Ringpinzette aufgehoben. Hierauf schneidet man den M. extensor hallucis longus knapp oberhalb der Sehnenscheiden ab und zieht ihn durch einen knopflochartigen Schlitz im Peroneus tertius. In leicht überkorrigierter Stellung des Fußes und unter entsprechender Anspannung des Extensor hallucis werden dann die Sehnen in typischer Weise vernäht. Der periphere Stumpf des Extensor hallucis wird an den M. digitorum longus angeheftet. Es folgt Verschluß der Fascie, soweit es möglich ist, und Hautnaht. Verband und Nachbehandlung wie oben.

2. Der paralytische Plattfuß. Gelähmt sind: Der M. tibialis anterior und in schweren Fällen auch der M. tibialis posterior.

Operationsplan: Periostale Verpflanzung des M. peroneus brevis auf das Os naviculare. Der M. peroneus longus soll nicht verwendet werden, weil er zur Spannung des Quergewölbes notwendig ist.

α) *Vorbereitung der Aufnahmsstelle.* Über dem Os naviculare wird in der Richtung nach oben ein etwa 4 cm langer Hautschnitt angelegt, das Periost über dem Naviculare gespalten und in zwei Lefzen zerlegt. In das Os naviculare selbst wird eine Rinne zur Aufnahme der Sehne ausgemeißelt. Dann wird mittels eines Elevatoriums ein Hautkanal schräg nach oben in der Richtung gegen die Mm. peronei vorgebohrt.

β) *Freilegung des M. peroneus brevis.* 5 cm langer Schnitt entsprechend dem Sehnenverlauf der Mm. peronei, oberhalb des Malleolus externus. Ein etwas kürzerer Hautschnitt folgt am äußeren Fußrande unterhalb des Malleolus externus bis zur Basis des Os metatarsi V. Eröffnung der Fascienscheiden in der oberen Wunde, worauf zunächst die Sehne des M. peroneus longus sichtbar wird. Zieht man die Sehne des M. peroneus longus nach hinten, so wird die Sehne des von ihm bedeckten M. peroneus brevis frei, die isoliert und in einen Ringschieber gefaßt

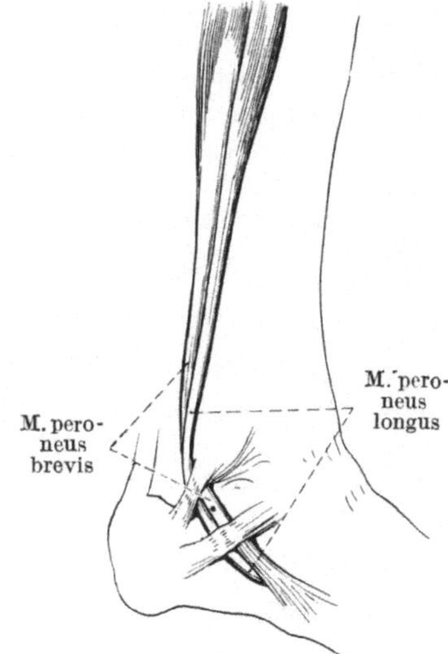

Abb. 302. Kritische Strecke der beiden Peronealsehnen.

wird. In der unteren Wunde liegt die Sehne des M. peroneus brevis oberhalb und lateral von der Sehne des M. peroneus longus, der, die Sehne des M. peroneus

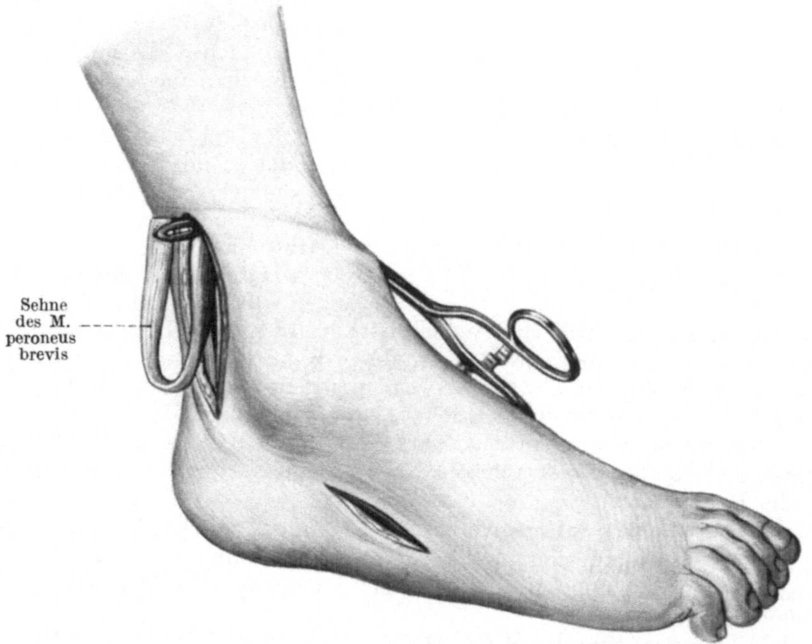

Abb. 303. Periostale Verpflanzung des M. peroneus brevis auf das Os naviculare bei paralytischem Plattfuß. Die Sehne des M. peroneus brevis ist von zwei äußeren Längsschnitten aus losgelöst und wird mittels einer Faßzange suprafascial nach innen gezogen.

brevis kreuzend, hinter der Tuberositas digitalis V quer zur Planta zieht. Abb. 302 zeigt die kritische Strecke der beiden Peronealsehnen. Die Sehne des M. peroneus brevis wird knapp an ihrem Ansatz an der Tuberositas digitalis V abgelöst und aus ihrer Sehnenscheide zur oberen Wunde herausgezogen. Das Ende der Sehne wird jetzt mittels einer vom inneren Fußrande her durch den vorgebohrten Hautkanal geschobenen Sehnenzange gefaßt und suprafascial zum Os naviculare durchgeleitet (Abb. 303). Nunmehr wird die Sehnenscheide der Peronei verschlossen und die Haut darüber vernäht.

γ) *Befestigung der Sehne.* Das mit einem Befestigungsfaden versehene Sehnenende des M. peroneus brevis wird nun bei starker Supination des Fußes unter mäßiger Spannung der Sehne in die vorgemeißelte Rinne des Os naviculare eingelegt und am Periost befestigt; die Periostläppchen werden über die Sehne gezogen und miteinander und mit der Sehne vernäht (Abb. 304). Es folgt hierauf Naht der Hautwunde.

δ) *Gipsverband* in überkorrigierter Stellung für 8 Wochen.

Nachbehandlung. Sie besteht in der Anwendung eines Plattfußapparates (s. Abb. 279), Bäder, Massage und aktiver Plattfußübungen.

Auch bei ganz schweren Plattfüßen begnügen wir uns mit dieser einfachen Verpflanzung, da gerade hier die Gefahr einer Überkorrektur besteht. Vor allem vermeiden wir den Ersatz des M. tibialis posterior. Nimmt man nämlich noch einen Kraftspender hinzu, so kann leicht aus einem Plattfuß ein Klumpfuß werden, was jedenfalls das größere der beiden Übel darstellt. Ist nun

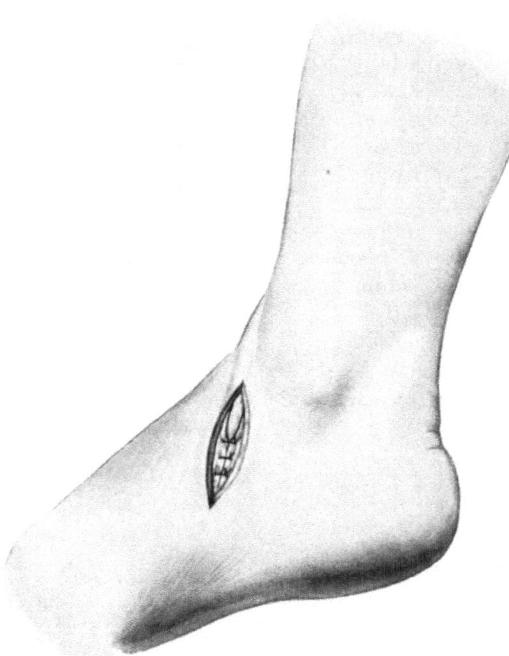

Abb. 304. An der Innenseite wird die Sehne in eine Rinne des Os naviculare eingelegt und mit beiden Periostlefzen vernäht.

doch einmal eine Überkorrektur entstanden, dann bleibt nichts übrig, als mittels eines Redressement in einer zweiten Sitzung die Stellung zu korrigieren.

Bei *leichten* paralytischen Plattfüßen wenden wir den Ersatz des M. tibialis anterior durch den M. extensor hallucis longus oder M. extensor digitorum longus an. Diese Verpflanzung wird in analoger Weise wie bei leichtem Klumpfuß supravaginal und tendinös ausgeführt (s. S. 326). Zur Nachbehandlung genügt eine einfache Plattfußeinlage.

3. Der paralytische Pes calcaneovalgus. Er ist unter den Hackenfüßen der häufigste Typus. Gelähmt sind: Der M. triceps surae und die Supinatoren. **Operationsplan: Verpflanzung des M. peroneus brevis auf die Innenseite des Achillessehnenansatzes.**

α) *Vorbereitung der Aufnahmestelle.* Der Patient befindet sich in Bauchlage, der Fuß in Spitzfußstellung. 6 cm langer Hautschnitt entlang der Innenkante der Achillessehne bis auf den Tuber des Calcaneus. Die Innenseite des Sehnenansatzes wird zur Aufnahme des Ersatzmuskels der Länge nach ein wenig geschlitzt, das Periost des Calcaneushöckers in zwei Lefzen gespalten und auch eine kleine Knochenrinne ausgemeißelt. Durch das lockere Bindegewebe zwischen Achillessehne und Knochen wird nun unter Schonung der in der Tiefe liegenden Gefäße der Durchführungskanal in schräger Richtung nach oben vorgebohrt.

β) Freilegung des M. peroneus brevis. Die Sehne des M. peroneus brevis wird an der Außenseite des Fußes mittels eines zweiten Längsschnitts, der über dem Malleolus externus endet, freigelegt, knapp unterhalb des Malleolus externus abgeschnitten und durch den vorgebohrten Durchführungskanal zur Innenseite des Achillessehnenansatzes gezogen (Abb. 305).

γ) Befestigung der Sehne. Die Sehne wird innen in die vorbereitete Rinne im Calcaneus eingesetzt und unter kräftiger Plantarflexion und Supination des Fußes sowohl am Tuber calcanei als auch fortlaufend im medialen Schlitz der Achillessehne mittels mehrerer Nähte befestigt (Abbildung 306). Die Periostläppchen werden über der Sehne geschlossen. Hierauf Naht beider Hautwunden.

Gipsverband in Supination und möglichst starker Spitzfußstellung für 8 Wochen.

Die **Nachbehandlung** besteht in Bädern, Massage, aktiven Übungen im Sinne der Plantarflexion und Anwendung eines innen und hinten vorgebauten Absatzes (s. Abb. 271).

4. Der paralytische Pes calcaneovarus ist relativ selten. Gelähmt sind der M. triceps surae und die Pronatoren.

Operationsplan: Verpflanzung des M. tibialis posterior auf die Außenseite des Achillesansatzes.

Die Sehne des M. tibialis posterior wird durch einen inneren Längsschnitt entsprechend ihrem Verlauf hinter dem Malleolus internus freigelegt. Die Technik

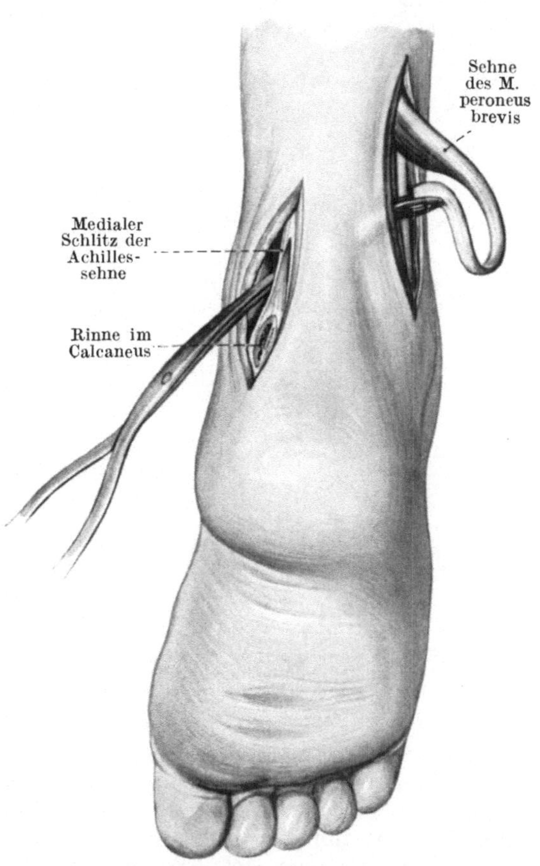

Abb. 305. Verpflanzung des M. peroneus brevis auf die Innenseite des Achillesansatzes bei paralytischem Pes calcaneovalgus. Die Sehne des M. peroneus brevis ist von einem lateralen Schnitt ausgelöst und das abgeschnittene Ende zwischen Achillessehne und Unterschenkelknochen nach innen durchgezogen.

ist im übrigen ganz analog der vorhergehenden Operation. Zum Ersatz kann statt des M. tibialis posterior auch der M. flexor hallucis longus herangezogen werden.

Bei hochgradigem paralytischem Hakenfuß ohne Varus- oder Valguskomponente wenden wir die kombinierte Verpflanzung des M. tibialis posterior auf die Innenseite und des M. peroneus brevis auf die Außenseite des Achillesansatzes an. Beim Hakenfuß gilt als Regel, alle verfügbaren Kräfte heranzuziehen, da der Ersatz des Triceps surae sehr viel Kraft erfordert. Auch die Raffung der Achillessehne kann hinzugefügt werden. Eine Überkorrektur des Spitzfußes ist nicht zu befürchten.

5. Der paralytische Spitzfuß. Gelähmt sind bei demselben die Dorsalflektoren. Ist die Achillessehne stark gespannt, so muß vor allem ihre Verlängerung angestrebt werden (s. S. 28). Inwieweit man den Spitzfuß nach der Tenotomie korrigieren soll, hängt vor allem von der Beinlänge ab; ist dieselbe gleich, dann wird der Fuß in plantigrader Stellung eingegipst. Bei bestehender Verkürzung kann ein geringer, der Absatzhöhe entsprechender Grad von Spitzfußstellung beibehalten werden. Ferner ist darauf zu achten, ob gleichzeitig eine *Quadricepslähmung* besteht (s. S. 278). In diesem Falle lassen wir stets eine Spitzfußstellung von etwa 100° zurück.

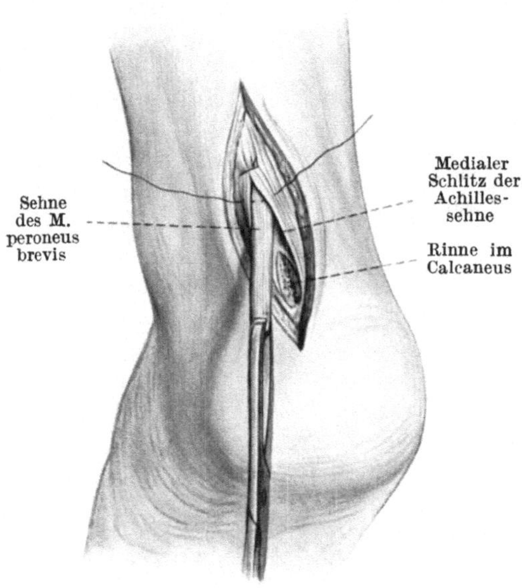

Abb. 306. Das Sehnenende des M. peroneus brevis wird in den medialen Schlitz der Achillessehne und in einer Rinne an der Innenseite des Calcaneus vernäht.

Es ist ganz erstaunlich, wie sich nach der Korrektur des Spitzfußes die gedehnten und vorher wie gelähmt aussehenden Dorsalflektoren erholen, sofern noch ein Rest von Muskelenergie in ihnen vorhanden war — ein Beispiel für die Bedeutung der Stellungskorrektur bei der Behandlung aller paralytischen Deformitäten (s. S. 65).

Um jedoch einem Rezidiv vorzubeugen und um den Gastrocnemius ein Gegengewicht zu schaffen, empfiehlt es sich, in allen hochgradigen Fällen eine Sehnenplastik vorzunehmen, indem man von der Achillessehne einen äußeren und inneren Anteil abspaltet und als Dorsalflektoren verwendet.

Operationsplan: Verpflanzung eines lateralen Teiles der Achillessehne auf das Os cuboideum und eines medialen Teiles auf das Os naviculare.

α) *Vorbereitung der Aufnahmestelle.* Über dem Os cuboideum und naviculare wird je ein Hautschnitt in der Richtung schräg nach oben geführt. Die Haut wird von beiden Wunden aus vor den Malleolen in der Richtung gegen die Achillessehne tunneliert.

β) *Freilegung der Achillessehne.* Der Patient wird auf den Bauch gelagert, das untere Drittel der Achillessehne mittels eines medianen Längsschnitts freigelegt, die oberflächliche Fascienschicht gespalten und zur Seite abpräpariert; die an der Vorderseite der Achillessehne haftenden und für die Ernährung der Sehne wichtigen Gewebsschichten (Paratenon) werden jedoch geschont. Nun wird am Außen- und Innenrande je ein Teil der Achillessehne der Länge nach abgespalten und vom Tuber calcanei losgetrennt (Abb. 307). Es verbleibt nunmehr etwa die Hälfte der Achillessehne, die man frontal verlängert (s. Abb. 43). Hierauf wird der äußere und innere Zipfel der Sehne durch die vorgebohrten Hautkanäle zum Os cuboideum und Naviculare geführt und die Hautwunde über der Achillessehne geschlossen.

γ) *Befestigung.* Sie erfolgt in typischer Weise durch Spaltung des Periostes über dem Os naviculare und cuboideum, in die durch Anlegung einer Knochenrinne die Sehnenenden versenkt und vernäht werden. Erweisen sich die Sehnen zu kurz, dann müssen sie tendinös mit dem M. peroneus tertius bzw. mit der Sehne des M. tibialis anterior vereinigt werden.

δ) *Gipsverband* in leichter Hakenfußstellung für 6 Wochen, dann Bäder, Massage und aktive Übungen.

Zu erwähnen wäre noch, daß wir uns bei paralytischem Spitzfuß und gleichzeitig bestehender Quadricepslähmung mit der Achillotenotomie allein begnügen, um den notwendigen hinteren Zugstrang nicht allzusehr zu schwächen.

6. Der paralytische Schlotterfuß bei Lähmung sämtlicher Fußmuskeln. Handelt es sich um den Ausfall sämtlicher Fußmuskeln, so daß ein Schlotterfuß erzeugt wird, der zum Gehen nicht gebrauchsfähig ist, dann bleibt nichts anderes übrig, als den Fuß in einem Schienenhülsenapparat festzustellen, oder man führt zur operativen Versteifung des Fußes eine *Arthrodese* aus, die jedoch nie vor dem 16. Lebensjahr vorgenommen werden darf, da sonst erhebliche Wachstumsschädigungen eintreten können. Die Arthrodese erfolgt im oberen und unteren

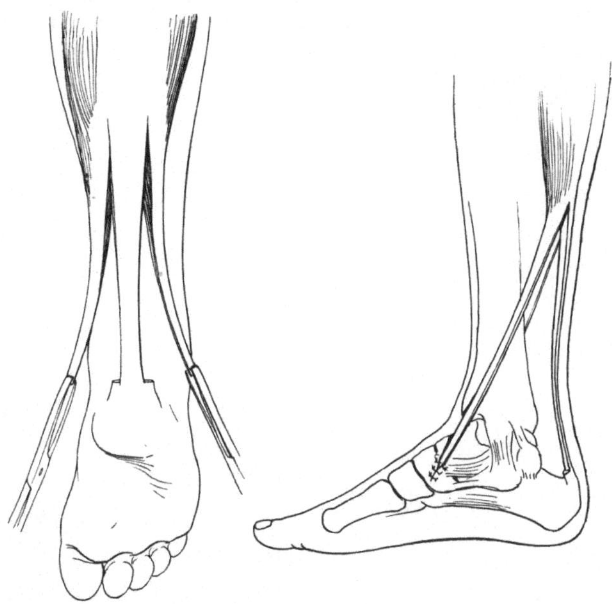

Abb. 307. Sehnenplastik bei paralytischem Spitzfuß. Von der Achillessehne werden ein lateraler und medialer Zipfel abgespalten und zum Os cuboideum bzw. Os naviculare durchgezogen, wo sie periostal eingepflanzt werden. Der stehengebliebene Rest der Achillessehne wird frontal verlängert.

Sprunggelenk. Nach unserer Ansicht ist, um die Stand- und Gehfestigkeit zu sichern, stets die vollständige knöcherne Versteifung in beiden Gelenken anzustreben. Nach der Arthrodese wird der Fuß beim Gehen hauptsächlich im Lisfranc abgewickelt. Im unteren Sprunggelenk wird nur das hintere Sprunggelenk (Articulatio talocalcanea) arthrodesiert, während das zum Chopart gehörende Talonaviculargelenk nicht verödet wird (Abb. 308). Will man eine absolut sichere Versteifung erzielen, dann muß man die Arthrodese auch mit einer *Spanverriegelung* kombinieren (s. S. 37). Außerdem ist es zweckmäßig, noch die *Tenodese* (s. S. 33) der langen Zehenstrecker hinzuzufügen, weil Hängezehen sowohl beim Anziehen des Schuhes als auch beim Gehen sehr störend empfunden werden. Eine Spanverriegelung ohne Entknorpelung der Gelenkflächen ist meist ergebnislos, da im Span bald Umbauzonen entstehen, die eine Lockerung und Fraktur desselben herbeiführen.

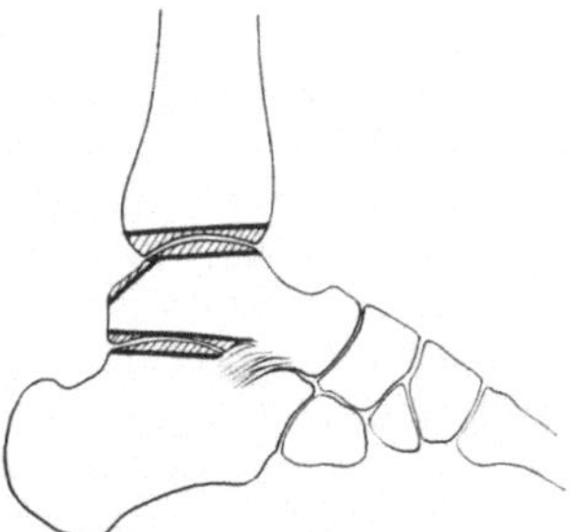

Abb. 308. Schema zur Arthrodese des oberen und unteren Sprunggelenkes. Die Anfrischungsstellen sind markiert.

Die Arthrodese des oberen und unteren Sprunggelenkes mit Spanverriegelung und Tenodese der Zehenstrecker.

Operationstechnik. α) *Lagerung.* Der Patient liegt auf dem Rücken, der Fuß wird auf einem Sandsack gestützt.

β) Hautschnitt. Äußerer Bogenschnitt, 5 cm über der Spitze des Malleolus externus beginnend, entlang dem Verlauf der Mm. peronei bis zur Tuberositas metatarsi V.

γ) Freilegung der Peronealsehnen. Nach Eröffnung der Scheide der Peronealsehnen werden dieselben am oberen Ende der Hautwunde abgeschnitten und in einen mit warmer Kochsalzlösung getränkten Tupfer eingehüllt. Die proximalen Stümpfe der Peroneussehnen werden durch zwei Nähte an ihre Unterlage fixiert.

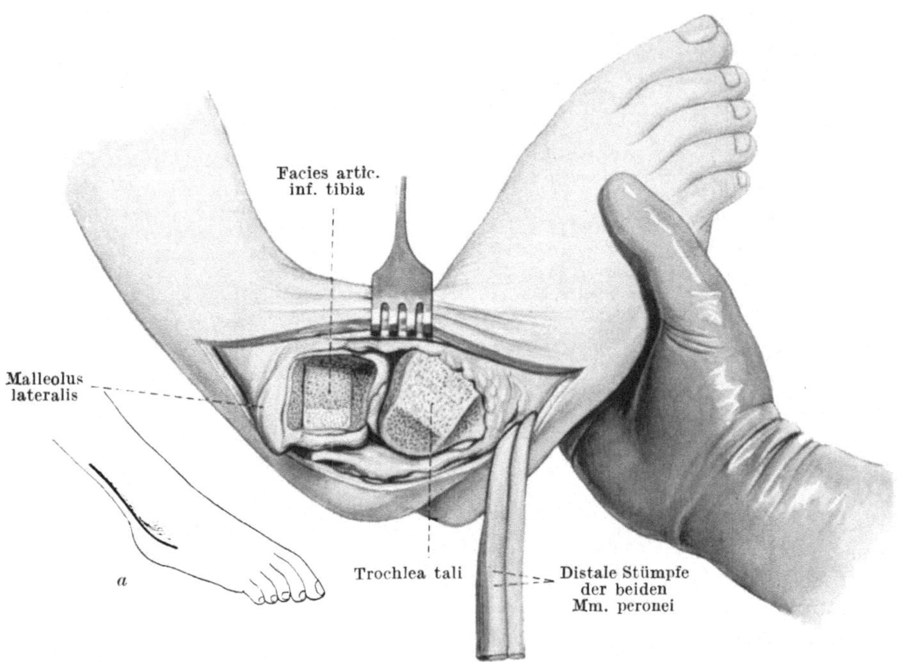

Abb. 309. Eröffnung des oberen Sprunggelenkes und Umklappen des Fußes nach innen. Die Gelenkkörper sind kantig angefrischt. *a* Hautschnitt zur Arthrodese.

δ) Eröffnung des Talocruralgelenkes. Die vom Malleolus externus zum Talus und Calcaneus ziehenden Bandmassen werden mit einem schmalen Resektionsmesser durchschnitten, indem man sich knapp an die Umrandung des äußeren Malleolus hält und der Reihe nach das Ligamentum calcaneofibulare und talofibulare anterius und posterius, dann, der vorderen Gelenklinie folgend, die vordere Kapsel unter Verziehung der Extensorsehnen nach innen einschneidet. Nunmehr gelingt die Umklappung des Fußes nach innen, so daß die Gelenkflächen des oberen Sprunggelenkes offen zutage liegen.

ε) Anfrischung der Gelenkflächen. Zunächst wird die Malleolengabel, um den Kontakt der Gelenkkörper möglichst innig zu gestalten, mit ein paar Meißelschlägen kantig angefrischt. Hierauf wird der Talus ebenso kantig (würfelförmig) zugestutzt, wobei man, um einen geringen Grad von Spitzfuß zu erzielen, die Belastungsfläche der Tibia und des Talus leicht nach vorne abschüssig anlegt. Überall muß so viel Knorpel entfernt werden, daß die rote blutende Fläche des Knochens zutage tritt und die zugeschnittenen Flächen der Tibia, Fibula und des Talus gut zueinander passen (Abb. 309). Bei bestehender Varus- oder Valgusstellung wird von der lateralen bzw. medialen Seite des Talus etwas mehr vom Knochen entfernt. Nachdem die Gelenkflächen genügend angefrischt sind, wird der Fuß in die Malleolengabel reponiert, wobei besonders darauf zu achten ist, daß er nicht in Subluxationsstellung gerät. Die Ligamente und die Kapsel werden vernäht, die peripheren Stümpfe der Peronealsehnen an der Vorderseite der Fibula fixiert und dadurch in Ligamente verwandelt.

ζ) *Eröffnung und Anfrischung der Articulatio talocalcanea.* Von dem gleichen Hautschnitt aus wird nach Durchtrennung des Ligamentum talocalcaneum laterale der nach oben konvexe Gelenkspalt des unteren Sprunggelenkes sichtbar und nach Durchschneidung der Kapsel eröffnet. Die Knorpelflächen des Gelenkes werden mit einem dünnen scharfen Hohlmeißel entfernt.

Nunmehr wird der Fuß in plantigrader Stellung auf eine steril gedeckte Fußschiene (s. Abb. 49 b) gelagert und ober- sowie unterhalb des Sprunggelenkes mit einer sterilen Calicotbinde fixiert.

η) *Spanverriegelung.* Mittels eines Längsschnitts, der handbreit über dem Malleolus internus beginnt und entlang dem medialen Rande des M. tibialis anterior bis zum Os naviculare reicht, wird das Operationsgebiet für die Verriegelung freigelegt. Mittels der elektrisch betriebenen Doppelkreissäge (s. Abb. 55) wird ein 1 cm breiter und 8 cm langer Tibiaspan herausgesägt und mit dem Periost über das Sprunggelenk in einen entsprechenden Falz des Talushalses und -kopfes verschoben. Das Periost des Tibiaspanes wird mit dem der Aufnahmestelle vernäht.

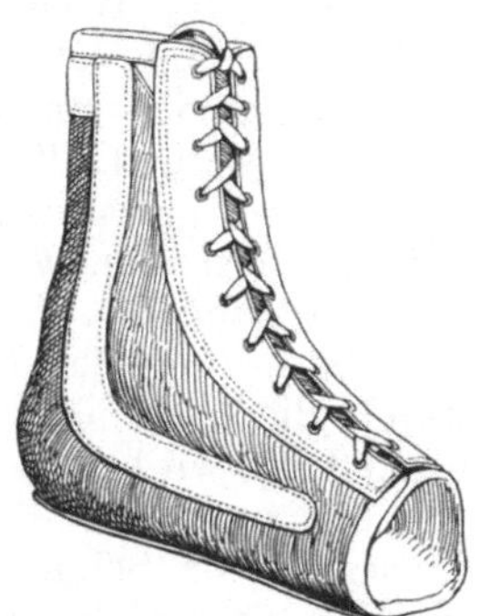

Abb. 310.
Ledermanschette zur Nachbehandlung nach Arthrodese des Fußes.

ϑ) *Tenodese der langen Zehenstrecker.* Die Sehnen der Mm. extensor hallucis longus und digitorum longus werden zusammengenommen und an der medialen Seite der Tibia in einer ausgemeißelten Rinne mit dem Periost unter entsprechender Spannung vernäht. Nunmehr wird die Hautwunde geschlossen.

ι) *Verband.* Nach Entfernung der Operationsschiene wird ein gut sitzender Gipsverband in plantigrader Stellung angelegt, der von den Zehen bis zum Knie reicht. Am nächsten Tag nach dem völligen Erhärten des Verbandes wird, um das Durchdrücken der Sohle zu vermeiden und den Fuß ein wenig zu entlasten, ein Gehbügel eingegipst (s. Abb. 287), mit dem der Patient bereits 14 Tage nach der Operation auftreten darf. Sobald die Schmerzen geschwunden sind, wird der Gehbügel abgenommen und die volle Belastung des Fußes gestattet, die der festen knöchernen Verbindung förderlich ist. Im ganzen wird der Gipsverband 4 Monate getragen.

Nachbehandlung. Nach Entfernung des Gipsverbandes erhält der Patient noch für 1 Jahr eine Ledermanschette, um eine Deformierung des Fußes zu verhindern (Abb. 310). Massage und Übungen sind während der ganzen Nachbehandlungsperiode selbstverständlich untersagt, da hierdurch die erzielte Verbindung gelockert werden könnte.

Andere Methoden. SPITZY und LANGE empfehlen für das obere Sprunggelenk keine vollständige Ankylose, sondern eine beschränkte Beweglichkeit von ungefähr 10°, weil dadurch angeblich das Bergauf- und Bergabgehen erleichtert wird. SPITZY eröffnet nach einer Z-förmigen Durchtrennung der Achillessehne die Sprunggelenke von hinten. Der Knorpel im oberen Sprunggelenk wird nur teilweise verödet. Wir lehnen, wie bereits erwähnt, diese partielle Arthrodese ab, weil sie erfahrungsgemäß sehr häufig zu Schmerzhaftigkeit, zunehmender Lockerung und später eintretender Knickstellung des Fußes führt, so daß die Patienten gezwungen sind, andauernd Apparate zu tragen, wodurch der Wert des Eingriffes illusorisch wird.

Andere Autoren, wie Müller, Biesalski, veröden außer den beiden Sprunggelenken auch noch das Talonavicular- und Calcaneocuboidgelenk. Durch die Versteifung des Chopartschen Gelenkes wird jedoch, wie wir zeigen konnten, die Abwicklung des Fußes nur erschwert. Will man die Fußspitze heben, dann genügt die Tenodese.

Eine sehr bemerkenswerte, bei paralytischem Schlotterfuß in Betracht kommende Operation, die sich namentlich in Amerika eines großen Anhanges erfreut, ist die Whitmansche *Astragalectomie.* Von einem um den äußeren Knöchel ziehenden Kocherschen Bogenschnitt werden der Talus entfernt, die Knorpelflächen vom inneren und äußeren Malleolus und Os naviculare abgetragen und der Fuß nach rückwärts geschoben, so daß die Malleolengabel über dem Os naviculare und cuboideum steht. Auf der Dorsalfläche des Naviculare und Cuboid werden mit dem Meißel zwei Mulden geschaffen und die Spitzen des inneren und äußeren Malleolus gut hineingepaßt. In dieser Stellung werden die Wunden vernäht und der Fuß zunächst in Spitzfußstellung bei gebeugtem Knie eingegipst. 3 oder 4 Wochen nach der Operation wird, sofern der Quadriceps erhalten ist, der Fuß in eine rechtwinklige Stellung gebracht. Die Whitmansche Operation hat den Vorzug, daß sie nach der Entfernung des Talus die Korrektur jeder Fußdeformität erleichtert und durch die Verschiebung des Fußes nach hinten auch eine gute Abwicklung ermöglicht wird. Beim Gehen hat sie jedoch den Nachteil, daß sie sehr eingreifend ist, den Fuß nicht unwesentlich verkürzt und namentlich bei älteren Patienten oft Schmerzen beim Gehen verursacht, weshalb sie sich bisher in Europa nicht einbürgern konnte.

b) Die spastischen Lähmungen.

Bei den spastischen Lähmungen überwiegt der Spitzfuß. Manchmal tritt derselbe erst dann zutage, wenn man die Beugekontraktur im Kniegelenk beseitigt und dasselbe gestreckt hat, da bei gebeugtem Knie die Gastrocnemii entspannt sind.

Behandlung. Ganz leichte Fälle können mittels Übungen und Schienen behandelt werden, die mit vorderem Gummizug versehen und Tag und Nacht zu tragen sind (s. Abb. 270). Bei den Dorsalübungen des Fußes ist sehr darauf zu achten, daß kein Genu recurvatum erzeugt wird.

Die einfachste Art der operativen Behandlung ist die *subcutane Tenotomie der Achillessehne,* die nicht nur eine Korrektur der Stellung, sondern auch eine Abschwächung des Spasmus im Gastrocnemius herbeiführt.

Die Achillotenotomie nehmen wir in möglichst schräger Richtung vor (s. S. 26). Eine übermäßige Verlängerung der Achillessehne ist dabei ausgeschlossen. Da zumeist eine leichte Varuskomponente besteht, wird die Sehne in der Richtung von außen oben nach innen unten durchtrennt. Die letzten Fasern der Achillessehne werden nicht durchschnitten, sondern zerrissen. Dadurch wird das an der Vorderseite der Achillessehne befindliche und für die Ernährung wichtige Paratenon erhalten.

Nach der Achillotenotomie ist sehr sorgfältig darauf zu sehen, daß *keine Überkorrektur* besteht, da sonst ein Haken- oder auch Plattfuß sich entwickeln kann (s. S. 70).

Diese Stellung wird durch 4 Wochen mittels eines Gipsverbandes fixiert, der bis über die Hälfte des Oberschenkels hinauf reicht, da sonst das Kniegelenk automatisch in Flexion gerät. Die Patienten können schon nach 1 Woche im Gipsverband aufstehen und herumgehen. Nach Entfernung desselben setzt eine Übungsbehandlung ein, die bei Spastikern stets mit besonderer Sorgfalt und Ausdauer vorzunehmen ist und in aktiven sowie passiven Bewegungen und, was das Wichtigste ist, vor allem in Gehübungen besteht.

Nur ausnahmsweise sind auch Sehnenverpflanzungen heranzuziehen, so insbesondere die Verpflanzung des M. tibialis anterior auf das Os cuboideum bei hochgradigem spastischem Klumpfuß (s. S. 326), ansonsten sind sie nicht zu empfehlen.

Eine sehr bemerkenswerte Methode hat SILFVERSKIÖLD angegeben, die für den spastischen Spitzfuß namentlich bei gleichzeitiger Kniebeugekontraktur geeignet ist und in einem Tiefersetzen der Ansatzstellen der beiden Gastrocnemiusköpfe besteht, wodurch aus dem zweigelenkigen Muskel ein eingelenkiger gebildet wird. Durch einen Längsschnitt in der Mitte der Kniekehle werden die Gastrocnemiusköpfe freigelegt und an ihren Ansatzstellen vorsichtig abgelöst. Dann wird der Fuß dorsal flektiert und die Gastrocnemiusköpfe unterhalb des Gelenkes in den hier befindlichen Sehnenapparat befestigt, und zwar der mediale Ursprung zwischen dem M. popliteus und dem Ansatz des M. semitendinosus, der laterale Kopf neben dem Ansatz des M. soleus am Capitulum fibulae. Hierauf wird ein Gipsverband in Hakenfußstellung bei gestrecktem Kniegelenk für 3—4 Wochen angelegt.

Bei hochgradigen spastischen Spitzfüßen, besonders solchen, die auch mit Zehenkontraktur verbunden sind, halten wir die STOFFELsche *Operation* für das geeignetste Verfahren. Sie hat den Vorteil, daß man vom N. tibialis aus das gesamte Kontrakturgebiet abschwächen kann.

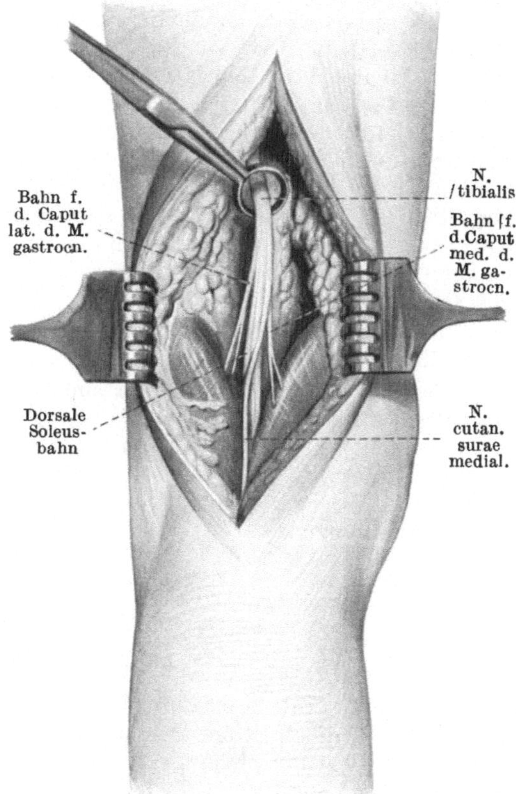

Abb. 311. STOFFELsche Operation bei schwerem spastischen Spitzfuß der linken Seite. Freilegung des N. tibialis in der Kniekehle. Reseziert werden je zwei Drittel der Äste für die beiden Gastrocnemiusköpfe und die ganze dorsale Soleusbahn.

STOFFELsche Operation bei hochgradigem spastischen Spitzfuß.

Operationstechnik. α) *Freilegung des N. tibialis in der Kniekehle.* Der Patient befindet sich in Bauchlage. 8 cm langer Schnitt in der Kniekehle etwas lateral von der Mittellinie. Nach Durchtrennung der Fascia poplitea wird der Nerv, der im Fettgewebe eingebettet ist, sichtbar. Sehr häufig trifft man zunächst den N. cutaneus surae medialis, der als Wegweiser dient und den man bis zum Nervenstamm verfolgt (s. Abb. 231).

β) *Resektion der Nervenäste.* Es werden zwei Drittel der Nervenäste für die beiden Gastrocnemiusköpfe und die ganze dorsale Soleusbahn, ferner zwei Drittel der Bahnen für die Zehenbeuger reseziert. Statt die Nervenzweige zentralwärts zu isolieren, was nach unserer Erfahrung außerordentlich schwierig ist, verfolgen wir die Äste bis zu ihrem Eintritt in ihre Muskel und identifizieren sie außerdem noch durch direkte elektrische Prüfung mit der sterilen Reizelektrode. Die Nervenäste für den Triceps surae liegen an der dorsalen Seite des N. tibialis, und zwar gibt der Nerv medial den Ast für das Caput mediale des M. gastrocnemius und den N. cutaneus surae medialis ab, während lateral die Bahn für das Caput laterale und der dorsale Teil des M. soleus verläuft. Der Ast für die ventralen Partien des M. soleus entspringt etwas distal und liegt rein lateral vom Nerven. Weiter distal findet man dann die Bahn für den M. flexor hallucis longus und für den M. tibialis posterior, sowie die für den Flexor digitorum longus, die durch Reizung mit der Elektrode sichergestellt werden (Abb. 311). Die aufgesuchten Nervenäste werden hierauf kurz vor ihrem Eintritt in den betreffenden Muskel in einer Länge von etwa 3—5 cm reseziert. Will man ganz sicher sein, dann kann man nach STOFFEL die Stümpfe wie ein Gefäß ligieren und sie proximal in das benachbarte Gewebe einnähen; auf diese Weise ist eine Wiedervereinigung der Stümpfe ausgeschlossen.

γ) *Subcutane schräge Tenotomie der Achillessehne* als Ergänzung der Operation (s. S. 26).

δ) *Gipsverband.* Da die Gefahr einer Überkorrektur nach der STOFFELschen Operation durch Umschaltung (s. S. 70) der spastischen Reaktion auf die Antagonisten sehr groß ist, lassen wir stets einen geringen Grad von Spitzfußstellung zurück. Der bis über die Hälfte des Oberschenkels reichende Verband bleibt für 4 Wochen. Nach Abnahme desselben wird mit aktiven und passiven Übungen begonnen.

F. Zehen.

1. Der Hallux valgus.

Der Hallux valgus ist unter allen Zehendeformitäten die häufigste und praktisch wichtigste[1] und besteht in einer Abduktion der großen Zehe. Er kommt als Begleiterscheinung eines angeborenen Plattfußes vor, in der großen Mehrzahl der Fälle ist er jedoch erworben. In den meisten Lehrbüchern wird der Hallux valgus als eine vestimentäre Deformität bezeichnet und seine Ursache in einer unzweckmäßigen Fußbekleidung gesucht. Diese Auffassung ist unrichtig, womit durchaus nicht bestritten werden soll, daß die Entstehung des Hallux valgus durch hohe Absätze und spitze Schuhe, wie sie namentlich vom weiblichen Geschlecht bevorzugt werden, ganz besonders begünstigt wird. Man sieht jedoch den Hallux valgus auch bei Leuten auftreten, die stets barfuß gegangen sind (Zigeuner) und jedenfalls nie spitze Schuhe mit hohen Absätzen getragen haben. *Der typische Hallux valgus ist eine statische Deformität und unmittelbare Folge des Querplattfußes bzw. Spreizfußes* (s. S. 316). Durch das Einsinken des vorderen Quergewölbes weichen die Metatarsi auseinander und der erste Metatarsus wird in eine starke *Adduktion* gedrängt. Die große Zehe kann wegen der Spannung der Sehnen dieser medialen Abspreizung des ersten Metatarsus nicht nachkommen und weicht dem Zuge der an ihrer lateralen Seite gelegenen gespannten Sehnen (Extensor hallucis longus, Adductor hallucis) folgend nach außen ab. Man findet diese Deformität der großen Zehe übrigens auch bei allen Entzündungen im ersten Metatarsophalangealgelenk (z. B. nach Polyarthritis rheumatica), kurzum bei jeder Erschlaffung des

---

[1] Vgl. HOHMANN: Erg. Chir. **18** (1925).

Bandapparates tritt eine Valgusstellung der großen Zehe ein. Eine weitere Folge der lateralen Abweichung ist die *Subluxationsstellung* und Prominenz des ersten Metatarsalköpfchens, die sog. „*Exostose*", die zum Teil aus dem vorspringenden und durch Schwielen und entzündeten Schleimbeutel verdickten medialen Tuberculum des ersten Metatarsalköpfchens, zum Teil jedoch aus der freien Gelenkfläche besteht. Sekundär entwickelt sich im Laufe der Zeit meistens auch eine Arthritis deformans des Metatarsophalangealgelenkes, an der sich auch die Grundphalange mit echter Exostosenbildung beteiligt.

Behandlung. Die Behandlung ist in den leichten Graden, insbesondere beim kindlichen Hallux valgus, eine rein konservative und besteht vor allem in einer Korrektur des Querplatt- und Spreizfußes durch Anwendung einer entsprechend dem vorderen Querbogen erhöhten Metatarsaleinlage, sowie in methodischer Massage des Vorfußes (s. S. 317). Außerdem werden für die Nacht Apparate benützt, am besten in Form des von BIGG angegebenen Spreizschienchens (Abb. 312). Das Einlegen von Wattepolstern oder Gummikeilen zwischen erster und zweiter Zehe ist zur Behebung des Hallux valgus ein ganz untaugliches Mittel, weil dadurch nur die übrigen Zehen in Valgusstellung geraten, die der großen Zehe jedoch unverändert bleibt. Selbstverständlich muß auch für richtiges Schuhwerk gesorgt werden. Der innere Rand des Schuhes soll möglichst geradlinig verlaufen, der Absatz darf nicht zu hoch sein, weil sonst die ganze Belastung auf den Metatarsalköpfchen und den Zehen ruht, wodurch diese zusammengepreßt werden.

In hochgradigen Fällen kann der Hallux valgus nur durch *operatives* Eingreifen korrigiert werden. Zu diesem Zwecke wurden mancherlei Vorschläge gemacht. Nach einer Zusammenstellung von TIMMER[1] aus dem Jahre 1930 gibt es nicht weniger als 25 verschiedene Operationsmethoden.

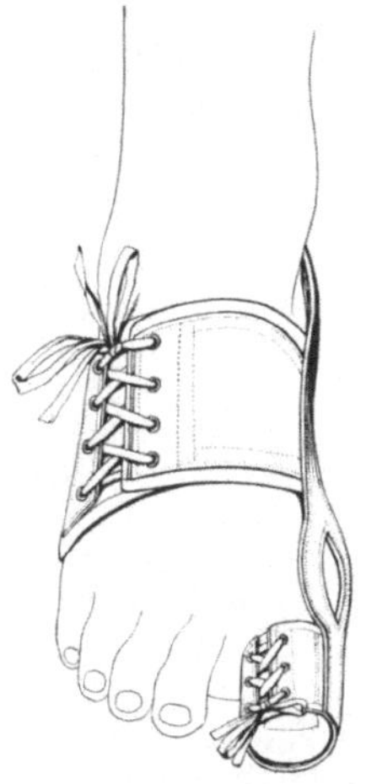

Abb. 312. Nachtschienchen nach BIGG zur Behandlung eines geringgradigen Hallux valgus.

Diese große Anzahl kann als ein sicheres Zeichen angesehen werden, daß keines der bisher empfohlenen Verfahren allgemeine Zustimmung gefunden hat. Die Mißerfolge erklären sich vor allem dadurch, daß Eingriffe am ersten Metatarsus und noch weiter proximalwärts das einzig praktische Ziel, die kosmetische und funktionelle Wiederherstellung des Fußquergewölbes, in keiner Weise erfüllen und außerdem eine Heilungsdauer benötigen, die in keinem Verhältnis zur relativ geringen Schwere des Leidens steht. Dazu kommt, daß im Anschluß an manche Operationsverfahren sich eine ungewöhnlich große Anzahl von Versteifungen im Metatarsophalangealgelenk eingestellt haben, die zusammen mit dem unbeseitigten Pes transversoplanus das Funktionsergebnis stark beeinträchtigen.

Bei der Frage, welche Operation man anwenden soll, muß man die verschiedenen Grade der Erkrankung berücksichtigen und insbesondere auch den sozialen Verhältnissen des Patienten Rechnung tragen. Handelt es sich nur um eine schmerzhafte Exostose, dann begnügen wir uns mit der Abmeißelung derselben.

Abmeißelung der Exostose.

Lokalanästhesie nach BRAUN von drei Einstichpunkten aus: am medialen Fußrand, am Fußrücken und in der ersten Interdigitalfalte. Völlige Umspritzung auch durch Infiltration des Zwischenknochenraumes. Der Hautschnitt

---

[1] TIMMER: Die Behandlung des Hallux valgus. Leipzig: Johann Ambrosius Barth 1930.

verläuft bogenförmig auf der Dorsalseite, um die Narbe nicht dem Schuhdruck auszusetzen. Der Hautlappen wird mitsamt dem Schleimbeutel stumpf nach unten abpräpariert. Hierauf Bildung eines U-förmigen, an der Basis der Grundphalange gestielten Periostläppchens, das sorgfältig abgelöst und zurückgeschlagen wird, wobei man das Gelenk teilweise eröffnet (Abb. 313a). Abmeißelung der Exostose und der vorstehenden Gelenkfläche, soweit sie nicht mit der Grundphalange artikuliert. Bei der Abmeißelung wird die Auftrittsfläche des Metatarsalköpfchens möglichst geschont (Abb. 313b). Der Periostlappen wird unter Spannung proximal am Periost des ersten Metatarsus angenäht und bildet auf diese Weise ein starkes inneres Ligament. Der Schleimbeutel wird, wenn er nicht entzündet ist, belassen, da er als natürliches Schutzpolster über der Exostose dient. Nur hochgradig verdickte und entzündete Schleimbeutel werden am Schluß der Operation vom Hautlappen abpräpariert und entfernt. Dadurch beugen wir einer Infektion des Operationsgebietes vor. Hautnaht und darüber gewöhnlicher Gazeverband.

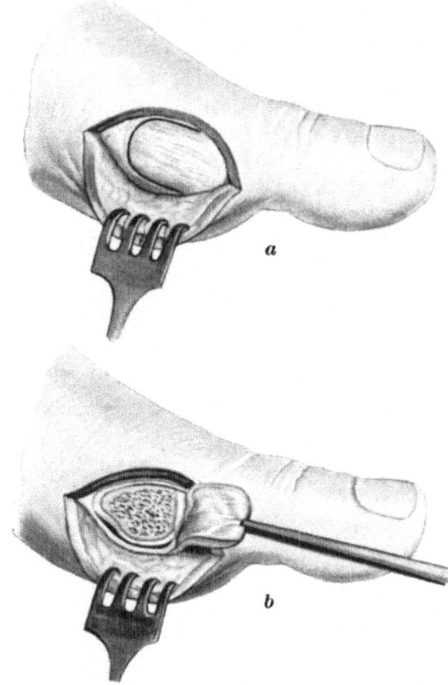

Abb. 313. Abmeißelung der Exostose bei Hallux valgus. *a* Bildung eines U-förmigen, distal gestielten Periostläppchen, *b* die Exostose ist mit dem Meißel abgetragen. Das Periostläppchen wird unter Spannung proximal angeheftet.

Der Eingriff ist äußerst einfach und der Patient in wenigen Tagen beschwerdefrei; die Deviation der großen Zehe wird allerdings nicht behoben.

Will man auch die Deviation der großen Zehe korrigieren, dann kommen andere Methoden in Betracht. Die Wahl richtet sich nach der Schwere des

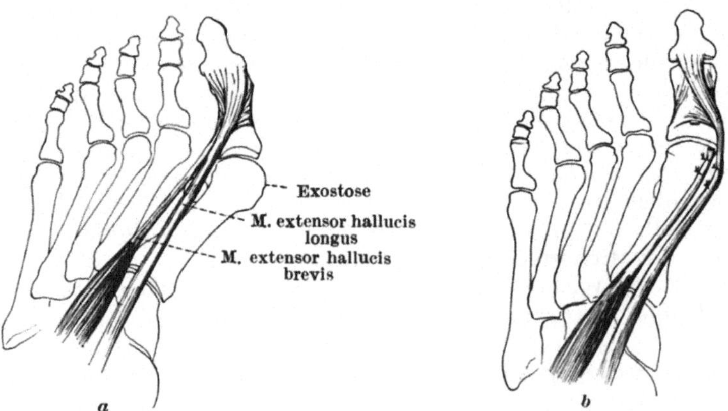

Abb. 314. Redressement der Zehe mit Verlagerung der Extensorsehnen nach innen. *a* Lage der Zehenknochen und der beiden Extensorsehnen bei Hallux valgus, *b* die große Zehe ist geradegerichtet, die Extensorsehnen nach innen verlagert und medial vom Metatarsalköpfchen befestigt.

Falles. Läßt sich die große Zehe leicht adduzieren und scheitert die Erhaltung in richtiger Stellung nur an dem elastischen Widerstand der lateralwärts verlagerten Sehnen, so führen wir das *Redressement der großen Zehe und die*

Verlagerung der beiden Extensorsehnen nach innen aus. Die Abmeißelung der Exostose geht der Operation voran.

Redressement der Zehe mit Verlagerung der Sehnen des Extensor hallucis longus und brevis nach innen.

Lokalanästhesie wie oben. 8 cm langer Hautschnitt am medialen Rande der Extensorsehne, distalwärts leicht nach innen umbiegend. Der Hautlappen wird mit dem Schleimbeutel stumpf abpräpariert und nach unten geschlagen. Zunächst erfolgt in der vorhin beschriebenen Weise die Abmeißelung der Exostose. Nach derselben werden durch zwei Längsschnitte zu beiden Seiten der Extensorsehnen diese mit den Sehnenscheiden von der Unterlage losgelöst und auf die Innenseite des Grundgelenkes verschoben, wo sie medial vom Metatarsalköpfchen zugleich mit der Naht des Periostläppchens befestigt werden (Abb. 314). Beim Redressement der Zehe reißt in der Regel die geschrumpfte laterale Kapselpartie ein. Manchmal ist man genötigt, letztere nach dem Vorschlage PAYRS einzuschneiden. Ist die Stellung korrigiert, dann stellen sich auch die lateral abgewichenen Flexorsehnen mit den Sesambeinchen richtig unter das erste Metatarsalköpfchen ein. Nach der Hautnaht wird die Zehe mittels Blaubindenverband in leicht überkorrigierter Stellung fixiert.

Die Methode hat den Vorteil, daß sie bis auf die Abmeißelung der Exostose ohne jede Knochenoperation vor sich geht, die Subluxationsstellung der ersten Phalange behebt und die Heilungsdauer eine relativ kurze ist. Sie eignet sich allerdings nur für die leichten, nicht fixierten Fälle von Hallux valgus.

Bei den schwereren Fällen von Hallux valgus mit hochgradiger Deviation der Zehe und starrer Fixation in dieser Stellung ist die Verkürzung des ersten Fußskeletstrahles nicht zu umgehen. Darauf zielen auch fast alle bekannten Knochenoperationen ab, die den ersten Metatarsus an einer beliebigen Stelle resezieren oder osteotomieren (REVERDIN, LOISIN, LUDLOFF u. a.). Durch die Verkürzung des ersten Fußskeletstrahles werden nämlich sofort alle Spannungen gelöst und die große Zehe läßt sich in jede beliebige Stellung bringen. Die von uns bevorzugte Operation ist die Resektion des Metatarsalköpfchens, die bereits von HUETER und LEXER empfohlen, aber allgemein MAYOsche Operation genannt wird. Durch sie gelingt es, mit einem Schlage den ganzen schmerzhaften Ballen zu beseitigen. Sie gibt auch zweifelsohne das *beste kosmetische Resultat.* Die Resektion erfolgt an der Plantarseite unter Schonung der Sesambeinchen und mit Interposition eines Weichteillappens zwischen die Gelenkflächen. Dadurch wird eine Ankylose im Metatarsophalangealgelenk vermieden.

Die MAYOsche Operation bei Hallux valgus.

Lokalanästhesie. Linearer Hautschnitt entlang dem medialen Rand der Extensorsehne. Bei geröteter und schwieliger Haut über der Exostose und bei starkem Vorspringen des Metatarsusköpfchens wenden wir jedoch nach dem Vorschlage von H. LORENZ einen querovalen Hautschnitt an, der die Prominenz umschneidet, so daß die veränderte Haut und der meist mit ihr verwachsene Schleimbeutel gänzlich entfernt werden kann, und durch den man sich einen bequemen Zugang zum Gelenk schafft. Die Größe der entfernten Haut entspricht ungefähr der Verkürzung, die durch die Wegnahme des Metatarsusköpfchens erreicht wird. Die Strecksehnen werden lateral verzogen und zunächst ein medialer, proximal (nicht distal!) gestielter Weichteillappen gebildet, der aus dem medialen Anteil der Kapsel und des Periost besteht (Abb. 315a). Dann werden Seitenbänder und Kapsel quer durchschnitten. Von Wichtigkeit ist es, die Weichteile und Sesambeine an der Planta zu schonen, die mittels Raspatorium sorgfältig abgeschoben werden. Nachdem das Metatarsalköpfchen auf diese

Weise ringsum freigemacht ist, wird es reseziert (Abb. 315b). Zur Abtragung
des Köpfchens verwenden wir das nach Art einer Rippenschere wirkende
Bärsche Instrument, das für diesen Zweck eigens konstruiert wurde (Abb. 316).
Nachdem man das resezierte Ende des Metatarsus entsprechend abgerundet und
geglättet hat, wird der Weichteillappen zwischen die Gelenkflächen geschlagen
und nach der Angabe von H. Lorenz Haut- und Weichteilränder durch Achtertouren in einem vernäht, wodurch man das Versenken von Nähten im Operationsgebiet vermeidet (Abb. 315c). In korrigierter Stellung wird dann ein
Blaubindenverband angelegt.

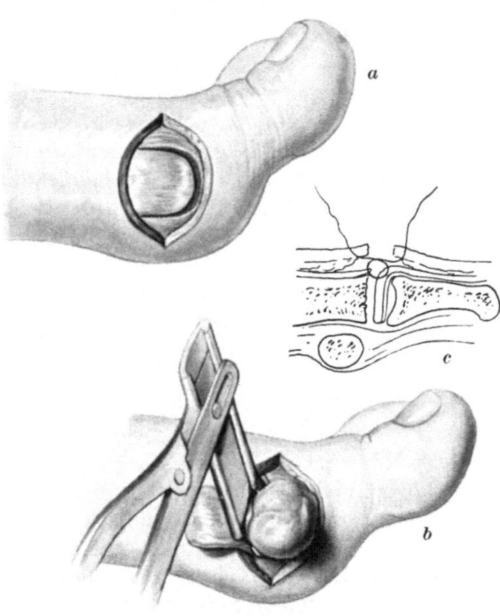

Der Nachteil der Methode ist,
daß der Fuß infolge der Resektion
des Metatarsalköpfchens eines seiner wichtigsten Stützpunkte beraubt ist. *Die Befürchtungen, die
wir anfangs aus diesem Grunde
hinsichtlich der Heilungsdauer und
Belastung hegten, haben sich jedoch
im Laufe der Zeit als gegenstands-
los erwiesen.* Die Patienten können
in der Regel nach 14 Tagen völlig
beschwerdelos gehen und sind von
ihren Schmerzen dauernd befreit.
Hier erweist sich wieder einmal
die Praxis der Theorie überlegen.
Die Mayosche Operation ist daher
unserer Ansicht nach in allen
Fällen von hochgradigem Hallux
valgus die *Methode der Wahl* und
überall dort, wo ein besonders
schönes kosmetisches Resultat erwünscht ist, angezeigt. Auch bei
deformierender Arthritis des ersten Metatarsophalangealgelenkes
stellt die Mayosche Operation dasjenige Verfahren dar, das geeignet
ist, die Schmerzen zu beseitigen
und der drohenden Versteifung
zu begegnen.

Abb. 315. Mayosche Operation bei Hallux valgus. *a* nach
einem querovalen Hautschnitt (H. Lorenz) sind Haut
und Schleimbeutel über der Exostose entfernt. Bildung
eines proximal gestielten Kapsel-Periostlappens, *b* das
Köpfchen des 1. Metatarsus wird mit Hilfe des Bärschen
Instrumentes reseziert, *c* der Weichteillappen ist in den
Gelenkspalt geschlagen und Haut- und Weichteilränder
durch Achtertouren in einem vernäht, wodurch das Versenken von Nähten im Operationsgebiet vermieden
wird.

Fehler und Komplikationen. Bei allen den genannten Operationen vermeide
man eine Verletzung der oberflächlichen Venen, da Unterbindungen derselben
sehr häufig Schwellungen und Zirkulationsstörungen zur Folge haben. Auch
beim Verbinden hüte man sich vor zu starkem Druck oder Abschnürung der
Zehe. Eine unangenehme Komplikation, die die Heilungsdauer wesentlich verlängern kann, sind Infektionen und Eiterungen, über die von mancher Seite
berichtet wird. Sie rühren meist von einem infizierten Schleimbeutel oder
vom versenkten Nahtmaterial her. Es ist daher von Wichtigkeit, daß der
Schleimbeutel uneröffnet bleibt. Ist er infiziert oder besteht eine Fistel, so
darf überhaupt nicht operiert werden. In diesen Fällen ist zunächst der
Schleimbeutel auf konservativem Wege zur Abheilung zu bringen; evtl. muß
er vorher exstirpiert und erst in einer zweiten Sitzung an die Operation des
Hallux valgus geschritten werden. Auch trachte man, möglichst wenig Nahtmaterial im Operationsgebiet zurückzulassen, und begnüge sich mit einigen
wenigen Fixationsnähten aus einwandfreiem Catgut oder wende die Achtertouren

nach H. LORENZ an. Ein großer Teil der Mißerfolge ist schließlich auf den Mangel einer folgerichtigen Nachbehandlung zurückzuführen.

Nachbehandlung. Ihre wesentliche Aufgabe ist es, das Quergewölbe aufzurichten und für entsprechende Beschuhung zu sorgen. Man kann schon während der Operation durch Druck von der Planta her das Quergewölbe heben und mittels des Verbandes eine Annäherung des ersten und fünften Metatarsalknochens herbeiführen. Wir legen stets zunächst einen Blaubindenverband an, der von den Zehen bis über die Knöchel reicht und 8 Tage liegen bleibt. Nach Abnahme desselben und Entfernung der Nähte geben wir für etwa weitere 8 Tage einen Zinkleimverband, der ebenfalls bis über die Knöchel reicht und den Vorfuß seitlich fest zusammendrückt. Knapp hinter den Metatarsalköpfchen wird zur Hebung des Quergewölbes ein Wattepolster eingelegt. Mit diesem Verband können die Patienten aufstehen und herumgehen. Nach Entfernung des Zinkleimverbandes fertigen wir eine Metatarsaleinlage an mit einem Gummipolster hinter dem zweiten bis vierten Metatarsalköpfchen (s. Abb. 292). Außerdem werden Bäder und Massage verordnet. Selbstverständlich ist auch für entsprechende Beschuhung zu sorgen. Der Schuh muß über dem Rist gut passen, jedoch die Zehenkappe hoch und breit sein. Die Sohle sei nach innen gerichtet und der innere Rand derselben möglichst geradlinig.

Andere Methoden. Die bekanntesten sind die Verfahren von LUDLOFF, HOHMANN und BRANDES.

1. Die LUDLOFFsche Methode besteht in einer *schrägen Osteotomie des ersten Metatarsus* mit Verschiebung des distalen Fragmentes nach außen und proximalwärts. Die Incision erfolgt an der Innenseite des Fußrandes von der Grundphalange bis zum Naviculare. Die Exostose wird abgemeißelt,

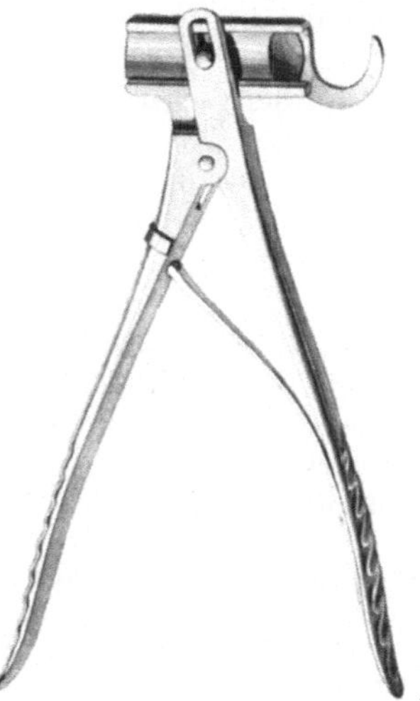

Abb. 316. BÄRsches Instrument zur Resektion des Metatarsalköpfchens.

dann das Periost durchschnitten und abgeschoben und der erste Metatarsus mit der elektrischen Kreissäge schräg frontal von hinten oben nach vorne unten durchsägt. Auf der hierdurch entstandenen schiefen Ebene wird der distale Teil des Metatarsus nach außen und proximal verschoben, wodurch die Diaphyse verkürzt und die Deviation ausgeglichen wird. Lagerung des Fußes auf einer Pappschiene, die so zugeschnitten ist, daß die große Zehe in der richtigen Stellung fixiert wird. Nach 6 Wochen dürfen die Patienten aufstehen und den Fuß belasten.

2. Bei der Methode von HOHMANN wird ein bogenförmiger medialer Hautschnitt vom Grundgelenk der ersten Zehe bis zur Basis des ersten Metatarsus gewählt. Die Sehne des M. abductor hallucis wird vorsichtig abgelöst und darauf aus dem Hals des Metatarsus mit dem LEXER-Meißel ein mit der Basis nach medial gerichteter Keil aus dem Knochen herausgeschlagen. Nach Durchtrennung des Knochens wird die Zehe mitsamt dem Metatarsusköpfchen gerade gerichtet. Die Sehne des M. abductor hallucis wird unter Spannung an der medialen Seite der Gelenkkapsel und an der Grundphalanx der großen Zehe angenäht, sodann der Muskelbauch an das Metatarsale I angeheftet. Nach der Operation wird ein Gipsverband angelegt, der bis über die Malleolen reicht und das Quergewölbe gut ausmodelliert. Derselbe bleibt ungefähr 3 Wochen liegen, dann erhält der Patient einen Zinkleimverband, in dem er den Fuß belasten darf.

3. BRANDES führt statt der Resektion des Metatarsalknochens die *Resektion des proximalen Teiles der Grundphalange* aus und vermeidet auf diese Weise den Eingriff im Bereiche des Mittelfußes. Von einem dorsalen Bogenschnitt über dem Grundgelenk wird dasselbe eröffnet und zwei Drittel der proximalen Grundphalange mit dem BÄRschen Instrument reseziert. Nach der Entfernung des Knochenstückes lösen sich sofort alle Spannungen und die Zehe nimmt die Normalstellung ein. Die Vorteile der Operation sind die Einfachheit des Eingriffes und die kurze Heilungsdauer, doch lassen die Resultate in kosmetischer Hinsicht viel zu wünschen übrig. Auch haben wir nach der BRANDESschen Operation in einer auffallend großen Anzahl von Fällen eine Versteifung des Metatarsophalangealgelenkes beobachtet, so daß wir nach anfänglicher Zustimmung heute der MAYOschen Operation den Vorzug geben.

Ganz ähnlich wie die „Ballenzehe" wird auch der „Ballen" der fünften Zehe, der **Quintus varus,** behandelt. In leichten Fällen wird die Exostose abgemeißelt, in schweren Fällen eine Resektion des Metatarsalköpfchens mit Interposition eines Weichteillappens vorgenommen.

2. Der Hallux varus.

Er ist das Gegenstück zum Hallux valgus und besteht in einer *Adduktionsstellung* der großen Zehe im Metatarsophalangealgelenk. Er wird äußerst selten beobachtet und kommt fast nur in Verbindung mit anderen Deformitäten des Fußes (Klumpfuß, Pes adductus) vor.

Behandlung. In leichten Fällen wird die große Zehe mittels einer Binde oder eines Heftpflasterstreifens an den übrigen Fuß anbandagiert oder man führt nach WITZEL eine Resektion des proximalen Teiles der Grundphalange aus.

3. Der Hallux flexus.

Die habituelle Flexionsstellung der großen Zehe im Metatarsophalangealgelenk steht mit der Richtung des ersten Metatarsus im Zusammenhang. Ebenso wie der Hallux valgus als die Folge des Spreizfußes und der Adduktionsstellung des ersten Metatarsus angesehen werden muß, ist der Hallux flexus eine Folge des Plattfußes und der dorsalflektierenden Stellung des ersten Metatarsus (s. Abb. 274*b*). Bei älteren Fällen kommt es meist zur Subluxation der Grundphalange gegen die Planta, zu Schleimbeutelentzündungen auf der Höhe des vorstehenden Metatarsalköpfchens und schließlich zur Arthritis deformans und Versteifung des Metatarsophalangealgelenkes (Hallux flexus seu rigidus).

Behandlung. Zufolge dieser Auffassung über die Pathogenese des Hallux flexus muß die Therapie zunächst die Beseitigung des Plattfußes anstreben. Dadurch gelingt es in leichten Fällen meist, die Flexionsstellung der großen Zehe zu beheben; in den schwereren Fällen mit schmerzhafter Exostose und Arthritis deformans des Gelenkes muß man die Operation vornehmen; dieselbe besteht in einer *Resektion des Metatarsalköpfchens,* das ohnehin für die Belastung nicht mehr in Betracht kommt, mit Einschlagen eines Weichteillappens zwischen die Gelenkflächen analog der MAYOschen Operation beim Hallux valgus (s. S. 339). Wir wählen einen querovalen Hautschnitt mit Umschneidung der dorsalen Kuppe des Metatarsophalangealgelenkes. Die Haut zwischen den Schnitten ist sorgfältig abzulösen. Die dorsalen Venen und Extensorsehnen werden mit einem stumpfen Haken nach außen gehalten. Hierauf wird ein U-förmiges proximales Läppchen gebildet, das Periost und Kapsel enthält. Nach Durchschneidung der Seitenbänder wird das Gelenk eröffnet, die plantaren Sehnen und Sesambeine werden mittels Raspatorium abgeschoben und das Metatarsalköpfchen ausgelöst. Jetzt folgt mit Hilfe des Bärschen Instruments die Abtragung des Metatarsalköpfchens. Der Weichteillappen wird zwischen die Gelenkflächen interponiert und hierauf die Haut sowie die Weichteile mittels Achternähten geschlossen. Der Blaubindenverband wird mit plantar eingeschobenem Holzspatel unter der großen Zehe angelegt.

Nachbehandlung. Nach 8 Tagen wird der Verband abgenommen und die Nähte entfernt; hierauf folgt ein Zinkleimverband von den Zehen bis über die Knöchel, der nach weiteren 8 Tagen entfernt wird. Einlage mit besonderer Betonung des Längsgewölbes.

4. Die Arthritis deformans der großen Zehe.

Sie findet sich vorwiegend am Metatarsophalangeal-, seltener im Interphalangealgelenk und geht in der Regel mit einer Verkrümmung (Hallux valgus, Hallus flexus) und Versteifung dieses Gelenkes einher. In der Regel tritt sie sekundär auf und ist im Sinne Preisers als eine Folge der „Inkongruenz" der Gelenkflächen anzusehen. In schwereren Fällen kommt es zu Verunstaltungen des ersten Metatarsalköpfchens sowie zu Enchondrosen und Randexostosen an der Streck- und Lateralseite des Grundgelenkes, die unter dem Einflusse des Schuhdruckes mit einer produktiven Periostitis reagieren und für den Kranken äußerst quälend werden können. Auch der Bewegungsmechanismus ist in diesem Falle gestört, indem während der Gangphase das Abstoßen mit dem Metatarsalköpfchen gehemmt ist und sich die Funktion des Grundgelenkes der großen Zehe auf das peripher gelegene Zehengelenk überträgt (Romich).

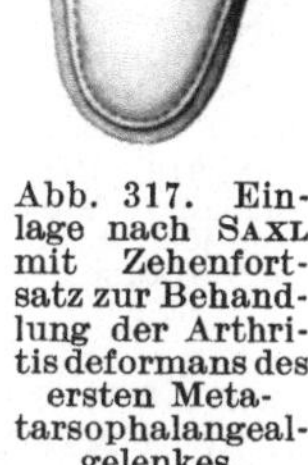

Abb. 317. Einlage nach Saxl mit Zehenfortsatz zur Behandlung der Arthritis deformans des ersten Metatarsophalangealgelenkes.

Die **Behandlung** ist zunächst eine konservative und besteht in der Anwendung einer speziellen Einlage, die das Grundgelenk entlasten und gleichzeitig die schmerzhafte Dorsalflexion beim Gehen verhindern soll. Diese Einlage soll nach Saxl außer dem Metatarsalpolster mit einer starken Feder versehen sein, welche, dem Verlauf der großen Zehen entsprechend, an der Einlage anmontiert ist (Abb. 317) und das Gelenk vor exzessiver Dorsalflexion schützt.

In schwereren Fällen wird man ohne Operation kaum das Auslangen finden. Sie besteht in flacher Abmeißelung der Exostosen, bei hochgradigen Deformierungen in der Resektion des Metatarsalköpfchens wie beim Hallux valgus und Hallux flexus.

5. Die Erkrankung der Sesambeine des ersten Metatarsus (Malacie der Sesambeine, Sesamoiditis).

Das Wesen der Erkrankung ist noch nicht eindeutig geklärt[1]. Nach Wiedehopf und Greifenstein kommen drei verschiedene Ursachen in Betracht: 1. Subchondrale Nekrosen analog den Malacien des Naviculare und Lunatum mit oder ohne sekundäre Eindrücke des Knochens; 2. echte Frakturen und 3. sog. schleichende Spaltbildungen. Im Röntgenbild sieht man oft Zwei- und Mehrfachteilung des medialen oder lateralen Sesambeines oder Unregelmäßigkeiten der Struktur.

Behandlung. Sie bezweckt die Entlastung des geschädigten Sesambeines mittels einer den Vorfuß leicht supinierenden Einlage; die Gegend des

---

[1] Literatur bei M. Lange: Z. orthop. Chir. **49** (1928).

Großzehenballens wird an der Einlage durch einen Gummischwamm sehr weich
unterpolstert, um gleichsam als Puffer gegen den harten Sohlen- und Boden-
druck zu wirken. In schweren Fällen muß das erkrankte Sesambein operativ
entfernt werden. Die Exstirpation erfolgt nach PAYR-KLEINSCHMIDT von einem
plantarwärts leicht konvexen Hautschnitt, der längs des Innenrandes des ersten
Metatarsus verläuft. Man schont dabei die *unter* der Plantarfascie gelegenen
Äste der Nn. digitalis plant. comm. Nach Spaltung der Sehnenscheide wird
der M. flexor hallucis brevis beiseite gezogen und so die Sesambeine gut zur
Ansicht gebracht. Nach der Exstirpation wird die Kapsel und dann die Haut
durch eine Naht geschlossen.

6. Die Hammerzehen.

Die Hammerzehenstellung ist durch eine Dorsalflexion der Grundphalange
und Plantarflexion der Mittel- und Endphalange gekennzeichnet. Außerdem
besteht zumeist nicht nur eine Kontraktur der Extensor-, sondern
auch der Plantarsehnen. Hammerzehen kommen als Begleiterscheinung des Plattfußes („Hammerzehenplattfuß"), manchmal
auch angeboren vor, oft sind sie die Folge von Entzündungen
der Zehengelenke (Polyarthritis rheumatica), sehr häufig durch
unzweckmäßige spitze Schuhe mit hohen Absätzen hervorgerufen.
Wichtig ist aber, bei Fixationsverbänden welcher Art immer
auf die Stellung der Zehen Rücksicht zu nehmen und dafür zu
sorgen, daß der Fußsohlenteil des Gipsverbandes bis über die
Endphalangen herausragt, weil sich sonst die Zehen sehr leicht
über dem Rand des Verbandes nach abwärts krümmen. Hammer-
stellungen der Zehen, insbesondere der großen Zehe, finden sich
auch bei höhergradigem Hohlfuß, infolge starker Spannung der
Extensorsehnen. Am häufigsten sieht man die Deformität an der
zweiten und dritten Zehe, sie kann aber auch bei der großen Zehe
und den übrigen oder bei sämtlichen Zehen zugleich bestehen.

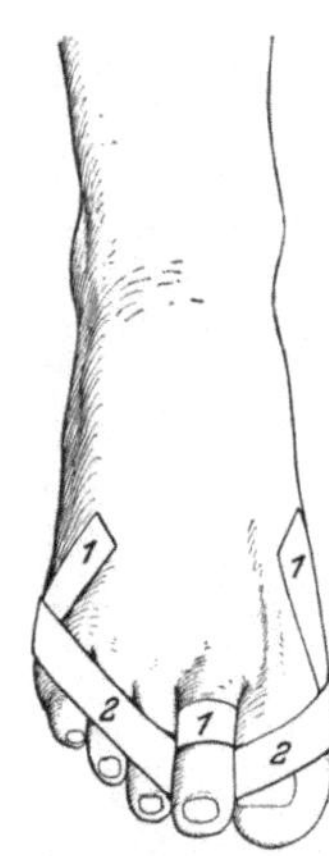
Abb. 318. Heft-
pflasterverband
zur Korrektur
der Hammer-
zehe.

Behandlung. Bei Kindern lassen sich die Hammerzehen
oft auf einfache Weise mittels zweier Heftpflasterstreifen korrigieren: Der eine Streifen zieht, um die Grundphalange zu
beugen, schleifenförmig über das Dorsum derselben, der andere
zum Zwecke der Streckung der Interphalangealgelenke unterhalb des Endgliedes
(Abb. 318). Werden diese Heftpflaster 2—3 Monate getragen, dann erzielt man
eine vollständige Streckung der Zehen. Daneben ist unbedingt auch der
gleichzeitig bestehende Plattfuß zu korrigieren.

Vorrichtungen, wie Sandalen und Schlingen, die die Zehen auf die Unterlage herunterziehen, sind zwecklos. Sie sind eine Plage für den Patienten und
führen nie zu einem wirklichen Erfolg.

Bei Hammerzehen höheren Grades muß man *operativ* vorgehen. Die Exartikulation der Zehe ist in allen Fällen eine unbegründete Maßregel; sie hat
überdies den Nachteil, daß die übrigen Zehen in die entstandene Lücke eintreten; wodurch die Entstehung des Hallux valgus besonders begünstigt wird.

In den leichten Fällen kommt man manchmal mit der subcutanen Tenotomie
der Zehenbeuger und -strecker sowie nachfolgendem Redressement zum Ziele.

Subcutane Tenotomie der Zehenbeuger und -strecker zur Korrektur der Hammerzehen.

Die Tenotomie wird stets subcutan in Lokalanästhesie vorgenommen. Von
zwei Einstichöffnungen am Dorsum und an der Planta wird das Tenotom

eingeführt und zuerst die Flexor-, dann die Extensorsehne unter entsprechender Spannung der Zehen schräg durchschnitten. Hierauf wird die Zehe gründlich redressiert und ein Heftpflasterverband in der vorhin geschilderten Weise angelegt; derselbe wird einmal wöchentlich erneuert und im ganzen 4 Wochen belassen.

Bei hochgradigen Hammerzehen ist die Tenotomie ganz nutzlos, da sich die Zehen nach Entfernung der Heftpflasterverbände bald wieder zusammenziehen. In diesen Fällen nehmen wir die Resektion der distalen Hälfte der Grundphalange vor.

Korrektur der Hammerzehe mittels Resektion der distalen Hälfte der Grundphalange.

Querovale Umschneidung des Clavus über dem Interphalangealgelenk, Entfernung der umschnittenen Hautschwiele und des Schleimbeutels. Die Streck-

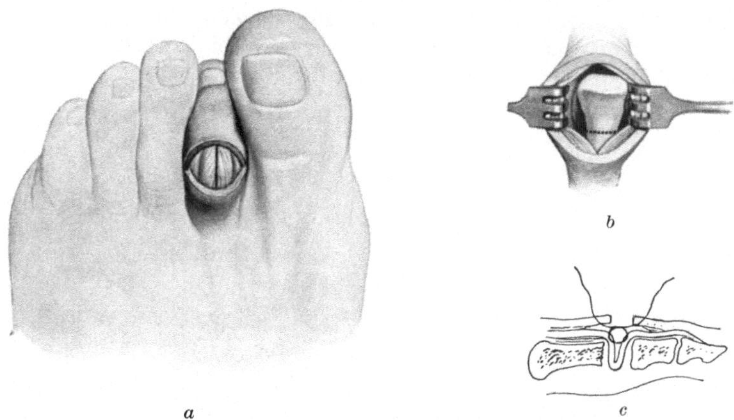

Abb. 319. Korrektur der Hammerzehe mittels Resektion der distalen Hälfte der Grundphalange. *a* nach einem querovalen Hautschnitt wird die Strecksehne in der Mitte längsgespalten und seitwärts luxiert, *b* die distale Hälfte der Grundphalange wird mittels einer einfachen Rippenschere reseziert, *c* die Strecksehne wird lappenartig zwischen die Gelenkenden interponiert und mit den Haurändern in Achtertouren vernäht.

sehne wird in der Mitte längsgespalten, von der Unterlage befreit und zu beiden Seiten luxiert (Abb. 319*a*). Hierauf wird das Interphalangealgelenk eröffnet, das distale Ende der Grundphalange freigemacht und etwa die Hälfte oder zwei Drittel desselben mit einer gewöhnlichen Rippenschere reseziert (Abb. 319*b*). Die jetzt etwas zu lange Strecksehne wird lappenartig zwischen die Gelenkenden interponiert und mittels zweier zarter Seidennähte in Achtertouren mit den Haurändern vereinigt (Abb. 319*c*). Dadurch wird die Sehne einerseits gerafft, andererseits die Ankylose verhindert. Anlegung eines lockeren Verbandes (ohne Heftpflasterstreifen wegen Gefahr einer Zirkulationsstörung) für 8 Tage, hierauf einfache Plattfußeinlage.

Beim Hohlfuß sind die steilgestellten Metatarsalköpfchen namentlich der ersten und fünften Zehe infolge des Druckes auf die Unterlage außerordentlich schmerzhaft. In diesen Fällen müssen die Metatarsalköpfchen reseziert werden.

Der **Digitus quintus superductus** ist eine angeborene Fehlstellung der fünften Zehe und beruht auf einer atypischen Anlage der Gelenkfläche im Zehengrundgelenk (ZUELZER); er ist durch eine Adduktion und Außenrotation sowie durch eine dorsale Subluxation gekennzeichnet.

Zur **Behandlung** genügt in leichten Fällen die subcutane Tenotomie des Zehenstreckers mit gleichzeitiger Excision der medialen Kapselpartie im Metatarsophalangealgelenk; danach wird ein Heftpflasterverband in korrigierter Stellung angelegt werden. Bei höheren Graden mit schmerzhaften Druckerscheinungen wird wohl die Exartikulation der fünften Zehe im Metatarsophalangealgelenk nicht zu vermeiden sein.

7. Die Krallenzehen.

Die Klauen- oder Krallenstellung der Zehen, vergleichbar derjenigen der Finger bei ischämischer Handkontraktur, ist, wenn angeboren, meist auf Störungen der Lendenmarkentwicklung zurückzuführen (Spina bifida usw.); erworben findet sie sich bei spastischen Lähmungen. In letzterem Falle kann man durch Resektion der betreffenden zuleitenden motorischen Nervenbahnen eine Beseitigung der Kontraktur erzielen. Die Freilegung des Nerven erfolgt in der Kniekehle (s. S. 335). Die Bahnen für die Zehenbeuger liegen im ventro-medialen und ventro-lateralen Teil des Nervus tibialis und müssen ausgiebig reseziert werden.

Anhang.

A. Die Prothesen.

Jeder Arzt, der in die Lage kommt, einen Amputierten zu versorgen, muß so viel Kenntnisse vom Prothesenbau besitzen, daß er wenigstens imstande ist, die Arbeit des Bandagisten zu kontrollieren und etwaige Mängel festzustellen. Auch das Stumpfmodell sollte vom Arzt angefertigt werden, weil nur der Arzt den Zustand des Stumpfes und seine Eignung für die Prothese richtig beurteilen kann.

Die Prothesen[1], auch die neuesten und besten Konstruktionen, sind nur ein *Ersatz*mittel für die verlorene Gliedmaße. Was ihnen mangelt, ist vor allem das *Gefühl*, der sensible Kontakt mit dem Gegenstande der Außenwelt, den wir durch nichts ersetzen können. Es gibt daher, wie Nachprüfungen gezeigt haben, eine große Anzahl von Armamputierten, die auf die Prothese vollkommen verzichten und ihren „sensiblen" Amputationsstumpf vorziehen, und es gibt Beinamputierte, namentlich unter der ländlichen Bevölkerung, die mit dem einfachen und leichten Stelzfuß wegen der besseren Fühlungnahme mit dem unebenen Boden besser gehen als mit einem komplizierten Kunstbein. Glücklicherweise kommt man für die praktischen Bedürfnisse mit relativ wenigen Gelenken und einfachen Mechanismen aus, doch bedarf es einer gewissen *Willenskraft* und Geschicklichkeit von seiten des Prothesenträgers, um mit geringen Mitteln möglichst viel zu erreichen. Vor allem ist ein längeres Training notwendig, um mit einer Beinprothese die Balance zu erlernen oder mit einer Armprothese richtig hantieren zu können. In diesem Umstande liegt auch die Erklärung, warum die Prothesenträger gegenüber ein und derselben Konstruktion sich so verschieden verhalten und warum der eine mit seiner Prothese ganz außerordentlich viel zu leisten vermag, während der andere mit der gleichen Prothese unzufrieden ist und sie unbrauchbar findet.

Die individuelle Einstellung ist für den Gebrauch der Prothese von außerordentlicher Wichtigkeit; auch kommt es sehr auf eine Reihe von äußeren Momenten an. So spielen Beruf und Alter des Amputierten eine große Rolle. Es ist ein Unterschied, ob man es mit einem Bauer oder mit einem Stadtmenschen zu tun hat, und schließlich ist bei Beinprothesen auch das Terrain zu berücksichtigen, auf dem der Amputierte sich bewegt. Auf bergigem Terrain wird die Prothese in ganz anderer Weise beansprucht als auf ebenem Boden.

1. Prothesen für die untere Extremität.

Was die *Belastung* bei Beinstümpfen anlangt, so sei zunächst darauf hingewiesen, daß diese Frage allzusehr in den Vordergrund gerückt wurde. Die Methoden zur Erzielung eines tragfähigen Stumpfes (GRITTI, PIROGOFF und plastische Stümpfe nach BIER) haben sich nicht in der Weise bewährt, wie man das ursprünglich erwartet hat. Auf die Dauer verträgt kein Amputierter die direkte Belastung des Stumpfendes und geht auf die Benützung anderer

---

[1] Größeres zusammenfassendes Werk: GOCHT-RADIKE-SCHEDE: Künstliche Glieder. Stuttgart: Ferdinand Enke 1920.

proximal gelegener Stützpunkte über. Doch muß zugegeben werden, daß eine *teilweise* Belastungsmöglichkeit des Stumpfes bei andauerndem Stehen und Gehen jedenfalls von Vorteil ist.

Welches sind nun die Forderungen, die man an eine gute Prothese stellen muß? Eine der wichtigsten Regeln ist, daß die *erste Prothese möglichst einfach und billig* hergestellt werden soll. Der Stumpf, auch der bestgeformte, unterliegt zahlreichen Veränderungen durch Schrumpfung der Muskulatur usw., und es ist eine alte Erfahrungstatsache, daß die Amputierten die erste Prothese nie lange benützen (höchstens 6—9 Monate).

Im Kriege hat man *Immediatprothesen* angewendet, bestehend aus einem Gipsverband um den Amputationsstumpf, an den am Fußende ein Bügel ohne Gelenk mit einer Blechplatte nach Art eines Entlastungsbügels angegipst wurde. Diese Immediatprothese hat sich auch ausgezeichnet bewährt. Der Amputierte kam bald ins Gehen, der Stumpf wurde abgehärtet und lernte diejenige Arbeit, die er leisten soll.

In der Friedenszeit ist man jedoch von den Gipsprothesen wieder abgekommen und wendet meist als ersten Ersatz eine *Lederprothese* an. Diese kann, normale Wundverhältnisse vorausgesetzt, schon 4—6 Wochen nach der Amputation benützt werden. Sie besteht aus einem ledernen Stumpfköcher, der, entsprechend den Veränderungen des Stumpfes, enger geschnürt werden kann, und aus einer Lederhülse mit Seitenschienen. Auch diese Lederprothese ist in den meisten Fällen nur eine *Übergangsprothese*, die nur so lange getragen wird, bis sich der Amputierte an das Gehen mit derselben gewöhnt und der Stumpf seine dauernde Form gewonnen hat. Ihre Lebensdauer ist auch relativ begrenzt, da die zahlreichen Schienen und Verbindungen sich bald lockern und dadurch eine gewisse Bruchgefahr mit sich bringen.

Geht der Amputierte mit der Lederprothese beschwerdefrei und sicher herum und ist durch Monate hindurch keine Stumpfveränderung mehr zu beobachten, dann erhält er seine definitive Prothese. (In der Regel wird die Lederprothese als Reserve-Prothese behalten, da jeder Amputierte in seinem späteren Leben mit *zwei Prothesen* versorgt werden soll.)

Als *definitive Prothese* kommt in erster Linie das Holzbein in Betracht. Es ist aus überseeischem Lindenholz gearbeitet, viel stabiler als die Lederprothese, dabei wesentlich leichter und dauerhafter. Sie wird ausnahmslos *ohne* Fütterung hergestellt, was für den Sitz der Prothese viel vorteilhafter und auch weit hygienischer ist. (Als Bekleidung des Stumpfes dient lediglich ein nahtloser Strumpf.) Es werden auch Metallprothesen aus Aluminium verfertigt, die noch um ein Geringes leichter sind als Holzprothesen, jedoch teurer und weniger dauerhaft. Zum Vergleich der Gewichte führen wir einige Zahlen an:

	aus Leder	aus Holz	aus Aluminium
Oberschenkelbein	3,50 kg	2,50 kg	2,20 kg
Unterschenkelbein	2,50 kg	1—1,60 kg	0,90—1,10 kg

Übrigens ist bei den Beinprothesen das Gewicht in den wenigsten Fällen von Bedeutung; es gibt sogar Amputierte, die mit einer schwereren Prothese besser gehen als mit einer leichten.

Für die Konstruktion der Prothese ist vor allem die Stumpflänge von Wichtigkeit, denn die Betätigung der Prothese hängt vor allem von der Hebelkraft ab. Je länger der Stumpf ist, um so leichter die Abhebelung. Allerdings wirken, wie ZUR VERTH gezeigt hat, allzu lange Stümpfe, die der Anbringung der Gelenke hinderlich im Wege stehen, wie z. B. der GRITTI-Stumpf, ebenfalls ungünstig.

Die Gelenke der Prothesen sind dreiteilig, gabelförmig eingefräst und durch einen in einem Hülsenlager befindlichen Bolzen verbunden, der das gesamte auf der Prothese lastende Gewicht aufnimmt und gleichmäßig verteilt. Das Vorwärtsschwingen des Unterschenkels geschieht durch eine in Verbindung mit dem Oberschenkel eingesetzte Druckfeder oder mit besonderen Kraftübertragungsbandagen, die vom Unterschenkel über Knie und Oberschenkel auf den

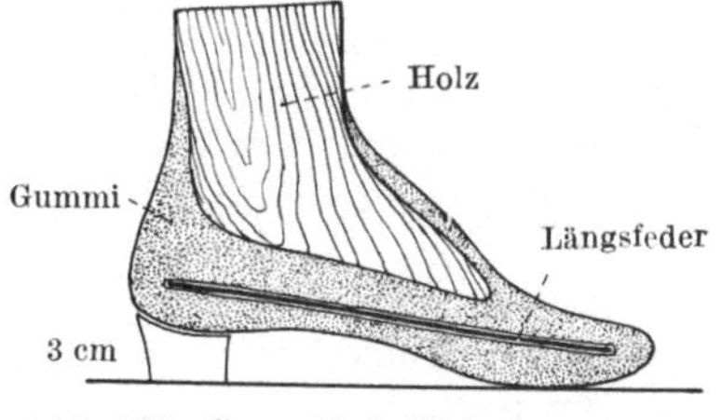

Abb. 320. Gummifuß (MARKS) ohne Knöchelgelenk.

Schultergurt übertragen werden, wodurch der Gang sicherer und natürlicher ist. Die Gelenke sind übrigens normalisiert und es ist dadurch für die leichte Auswechselbarkeit der Bestandteile vorgesorgt.

Eine sehr wichtige Frage im modernen Prothesenbau ist die Konstruktion des *Fußes.* Es werden entweder Holzfüße mit Knöchelgelenk oder Gummifüße ohne Knöchelgelenk (MARKS-Fuß) gebaut. Das Knöchelgelenk hat den Vorteil, daß beim Bergabgehen die Fußspitze durch den Druck auf die Ferse sich nach abwärts senkt; es ist daher für bergiges Terrain besonders geeignet. Das Gelenk trägt vorne eine Hemmung gegen die Dorsalflexion, rückwärts eine Tourenfeder, die sowohl auf Zug als auch auf Druck wirkt.

Der aus Rohgummi ohne Knöchelgelenk gefertigte Fuß ist stabil und sehr leicht, kommt allerdings nur für längere Stümpfe (langer Unterschenkelstumpf) in Betracht (Abb. 320).

Auch der Holzfuß mit Knöchelgelenk trägt eine Gummi- oder Merinofilzunterlage, die durch die ganze Sohle und den Zehenteil geht.

Das Grundprinzip der Prothesentechnik heißt: Möglichste Vereinfachung der Mechanik. Je mehr Bestandteile, je mehr Bolzen, Federn und Nieten, desto größer die Unsicherheit und desto größer der Reparaturbedarf.

Jede Beinprothese muß nach einem Lotsystem, für das bestimmte Richtlinien angegeben wurden, aufgebaut sein (GÖRLACH). Die Achse läuft durch die Mitte des Schenkelkopfes etwas vor der queren Knieachse und endet etwa in der Höhe des Talonaviculargelenkes. Die Unterschenkelachse liegt, von vorne gesehen, in der direkten Fortsetzung der Oberschenkelachse. Das ist jedoch nur dann richtig, wenn das gesunde Bein ein mäßiges Genu varum zeigt; hat dieses aber eine physiologische X-Beinstellung, so muß dieselbe in gleicher Weise der Prothese gegeben werden. Befindet sich nach Oberschenkelamputation der Stumpf in einer leichten Kontrakturstellung, dann darf die Prothese nicht in der Fortsetzung der Stumpfachse liegen, sondern muß unterhalb des Stumpfendes entsprechend abgebogen sein.

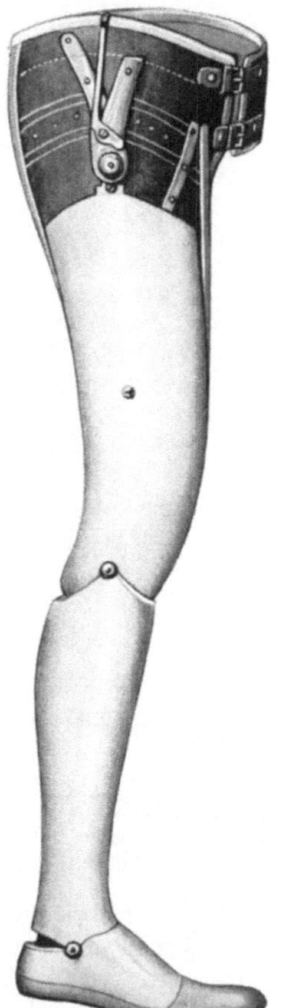

Abb. 321. Hüftexartikulationsbein aus Holz mit beweglichem Knöchelgelenk. Durch einen kleinen Hebel an der Innenseite des Oberschenkels ist das Kniegelenk beim Gehen sperrbar.

Zur Befestigung der Prothese am Körper dienen Bandagen in Form von Achselträgern, die zugleich das Prothesengewicht entlasten. Sie sind jedoch nicht unbedingt notwendig, wenn man einen sehr gut sitzenden festen Beckengürtel oder -korb herstellt.

Im folgenden seien nun die einzelnen Prothesen für die verschiedenen
Stümpfe der unteren Extremität beschrieben, wobei nur die einfachsten und
verläßlichsten Typen angeführt wurden. Die Konstruktion ist bei jeder Art von
Prothese — sei es Leder, Holz oder Aluminium — die gleiche.

Prothese nach Exartikulation des Hüftgelenkes.

Nach Auslösung des Hüftgelenkes dient zur Aufnahme des Beckens ein
genau nach Modell gearbeiteter Beckenkorb aus Härtleder, welcher den eigentlichen Stumpf bildet und mit
der Oberschenkelhülse durch
ein Hüftgelenk und eine Füh-
rungsschiene verbunden ist.
Ein auf einer Rolle laufender
Zug, der in das Innere der
Oberschenkelhülse verlegt ist,
unterstützt und reguliert die
Gehbewegung. Zur Ermög-
lichung eines sicheren Ganges
ist am Kniegelenk eine Sperrvorrichtung angebracht, wodurch dasselbe beim Gehen
fixiert werden kann. Bei dieser
Prothese wird stets ein Holzfuß mit Knöchelgelenk verwendet, das bei gesperrtem
Kniegelenk die Abwicklung
vom Boden erleichtert (Abbildung 321).

Prothese für
Oberschenkelamputierte.

Die Oberschenkelhülse wird
nach einem genauen Modell
des Oberschenkelstumpfes angefertigt, wobei auf die Ausarbeitung der Tuberstütze
besondere Sorgfalt verwendet
werden soll. Bei längeren
Stümpfen wird die Prothese
mit beweglichem Kniegelenk

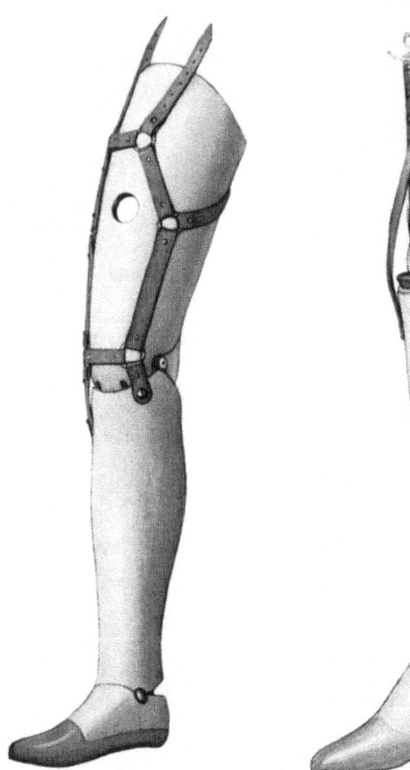

Abb. 322. Oberschenkelpro-
these aus Holz mit Traggurt
und beweglichem Knöchel-
gelenk.

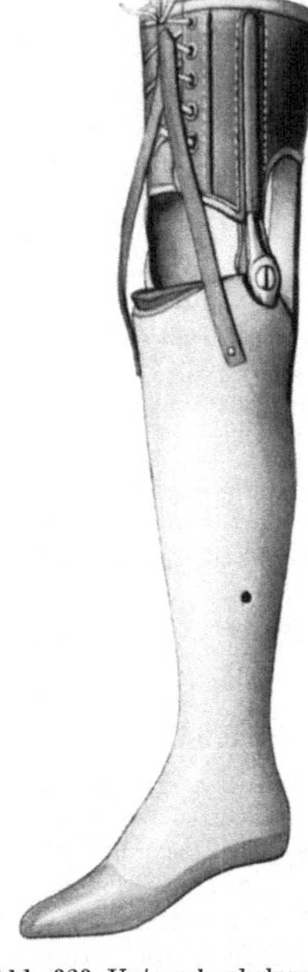

Abb. 323. Unterschenkelpro-
these aus Holz ohne
Knöchelgelenk.

und Gummifuß ohne Knöchelgelenk angefertigt. Ist der Oberschenkelstumpf
sehr kurz, so empfiehlt sich eine Sperrvorrichtung für das Kniegelenk und die
Anbringung eines Knöchelgelenkes, da in Anbetracht der geringen Hebelwirkung
des Oberschenkels der Gang dadurch wesentlich erleichtert wird. Die Knie-
sperre ist auch bei Amputierten im vorgerückten Alter und geringer Agilität
wünschenswert. Die Prothese wird durch einen Traggurt, der mit der Oberschenkelhülse in Verbindung steht, am Körper befestigt (Abb. 322).

Prothese für Unterschenkelamputierte.

Die Prothese besteht aus einer Lederhülse für den Oberschenkel ohne Tuberstütze und aus der hölzernen Stumpfhülse mit Gummifuß ohne Knöchelgelenk.
Der Stützpunkt bei der Belastung wird unterhalb des Kniegelenkes auf den
entsprechend ausgearbeiteten oberen Rand der Stumpfhülse verlegt. Bei sehr

kurzen oder sehr empfindlichen Unterschenkelstümpfen muß jedoch der Oberschenkelteil bis zum Tuber reichen und mit einer Tuberstütze versehen sein. In diesen Fällen ist eine Tragbandage unnötig (Abb. 323).

Prothese für Amputationsstümpfe nach PIROGOFF.

Die Konstruktion ist in diesen Fällen eine denkbar einfache; man kann das Sprunggelenk vollständig vernachlässigen. Die Prothese besteht aus einem Gummifuß, der in den Fixierungsteil des Unterschenkels übergeht. Zur Befestigung dient eine Unterschenkelhülse, die aus einem vorderen, dem Stumpf genau angepaßten Metallteil und aus einem aus Leder hergestellten Wadenstück, welches vorne verschnürt wird, besteht (Abb. 324).

Prothese für Amputationsstümpfe im Chopart und Lisfranc.

In diesen Fällen muß man eine Unterschenkelhülse verwenden, die durch eine Feder-Stahlschiene mit dem beweglichen Fußersatzteile zusammenhängt. Auf eine gelenkige Verbindung wird verzichtet. Die federnde Stahlschiene sorgt dafür, daß der Vorfuß nach der Abwicklung wieder in die Streckstellung zurückkehrt.

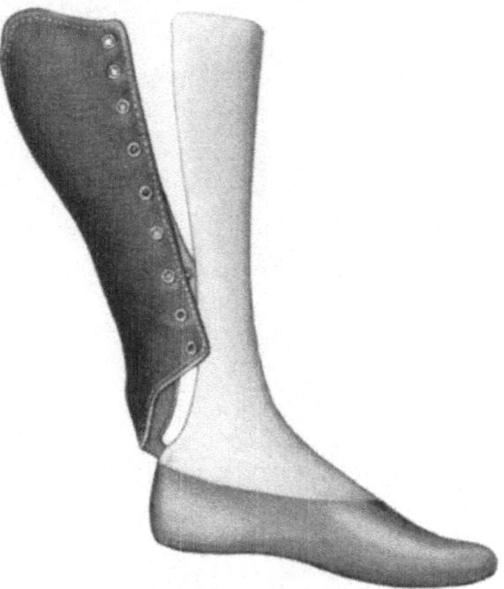

Abb. 324. PIROGOFF-Prothese aus Holz mit Gummifuß und gewalkter Ledermanschette.

2. Prothesen für die obere Extremität.

Sie sind in der Regel weit komplizierter gebaut als die Beinprothesen, da das hier angestrebte Ziel, ein viel höher gestecktes ist. Aber trotz aller aufgewandten Kunst und Mühe ist der Wunsch, für den Verlust der Hand einen vollwertigen Ersatz zu schaffen, bisher unerfüllt geblieben und selbst der geniale Gedanke SAUERBRUCHS, die im Stumpf vorhandenen Muskelkräfte operativ auszunützen, haben zwar neue Kraftquellen erschlossen, bisher jedoch zu keinen pratischen Ergebnissen geführt, da es nicht gelungen ist, die für

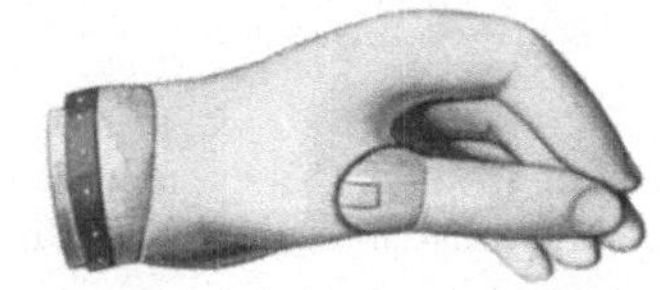

Abb. 325. Kunsthand aus Merinofilz mit federndem Daumen.

den Anschluß notwendige Prothesenkonstruktion zu finden. Nach den übereinstimmenden Mitteilungen aus verschiedenen Staaten (Deutschland, Frankreich, Rußland) haben die meisten Armamputierten ihre im Kriege erhaltenen Prothesen späterhin wieder abgelegt; nur die Mehrzahl der landwirtschaftlichen Arbeiter hat ihre Prothese beibehalten. Die anderen benützen hauptsächlich den gesunden Arm und bilden diesen derart aus, daß er ihnen für beide Arme dient. Andere helfen sich mit dem Armstumpf, wenn er nicht zu kurz ist, und leisten damit viel mehr als mit einer Prothese, weil sie das Gefühl bei der Berührung von Gegenständen brauchen. Zum Teil ist das ungünstige Resultat bei der Armprothese darin zu suchen, daß dieselbe im allgemeinen zu schwer, die Konstruktion zu kompliziert und dadurch zum täglichen Gebrauch ungeeignet ist [1].

Nach der Art der Verwendung können wir die Prothesen für die obere Extremität einteilen in kosmetische Prothesen und in Arbeitsprothesen.

---

[1] Vgl. JOTTKOWITZ, MÖSLEIN, GÖRLACH: Arbeit und Gesundheit. Berlin: Hobbing 1931.

a) Kosmetische Prothesen.

Die kosmetischen Prothesen haben lediglich den Zweck, den Verlust der
Extremität zu verdecken. In den meisten Fällen ist mit ihnen auch eine gewisse
Betätigung zwecks Erfassen ·von Gegenständen möglich. Diese künstlichen

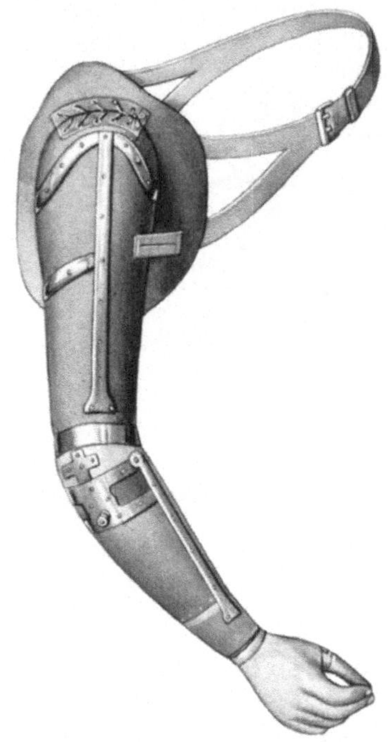

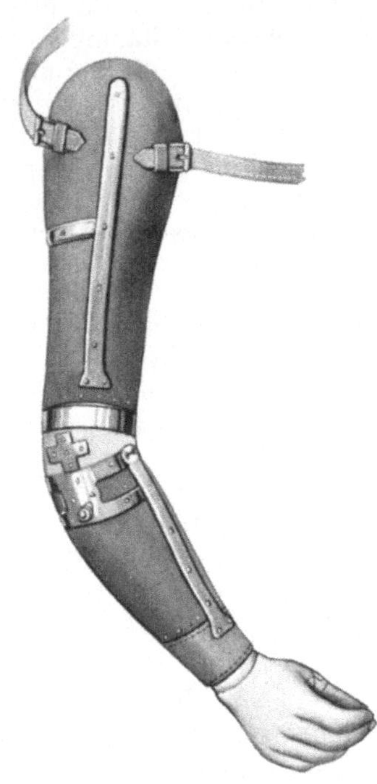

Abb. 326. Armprothese bei Exartikulation im
Schultergelenk mit Sperrvorrichtung im
Ellbogengelenk.

Abb. 327. Oberarmprothese mit sperrbarem
Ellbogengelenk.

Arme sind aus überseeischem leichtem Holz verfertigt. Bei den Armprothesen
spielt natürlich das Gewicht eine Rolle, da jede Mehrbelastung unangenehm
empfunden wird. Das Gewicht eines
Kunstarmes bei Exartikulation im
Schultergelenk soll nicht mehr als
1,1 kg, für Oberarmamputierte nicht
mehr als 0,95 kg und für Unterarmamputierte nicht mehr als 0,60 kg
betragen. Die Hand ist aus Hartfilz
(Merino-Blockfilz) hergestellt, das sich
im Aussehen und Anfühlen der natürlichen Hand nähert. Am besten
wird die willkürliche Bewegung der

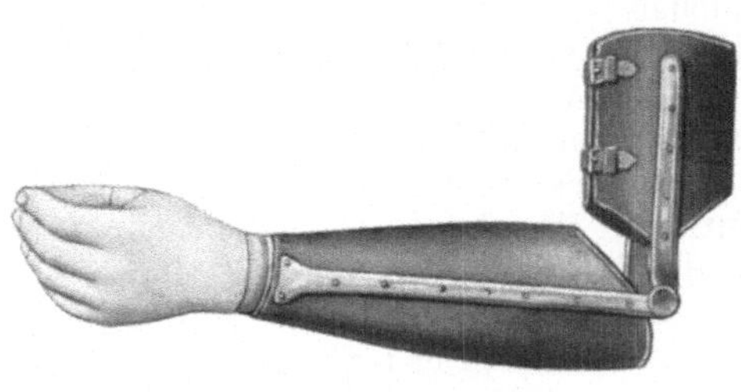

Abb. 328. Unterarmprothese.

Hand durch eine einfache elastische Hebelwirkung, und zwar durch einen
federnden Daumen ersetzt, wodurch das Tragen eines leichten Gegenstandes
ermöglicht wird (Abb. 325). Man kann aber auch durch eine im Unterarm
eingebaute, unauffällige Rastenfeststellung und durch mittels Bandagen über-
tragbarer Bewegungen der gegenseitigen Schulter die Fingerstellung in verschiedenen Phasen festhalten. Die vollkommenste Art der Umschaltung der
Schulterbewegung auf Bewegungen der Prothesenhand stellt der amerikanische

CARNES-Arm dar, der sich jedoch infolge der hohen Kosten bei uns in Europa nicht einbürgern konnte.

Prothese nach Exartikulation im Schultergelenk.

Zur Fixierung dieser Prothese dient eine genau nach Modell angefertigte Schulterkappe. Das Ellbogengelenk ist beweglich und durch eine im Innern desselben liegende Sperrvorrichtung in den verschiedenen Winkelstellungen fixierbar. Die Hand ist im Handgelenk beweglich und mit einem federnden Daumen zum Festhalten von Gegenständen versehen (Abb. 326).

Prothese für Oberarmamputierte.

Das Oberarmstück der Prothese wird über den Stumpf gezogen und mittels eines Brustriemens am Thorax befestigt. Das Ellbogengelenk ist beweglich und durch eine Sperrvorrichtung in beliebiger Beugestellung fixierbar. Die Hand ist dieselbe wie bei der Schultergelenkprothese (Abb. 327).

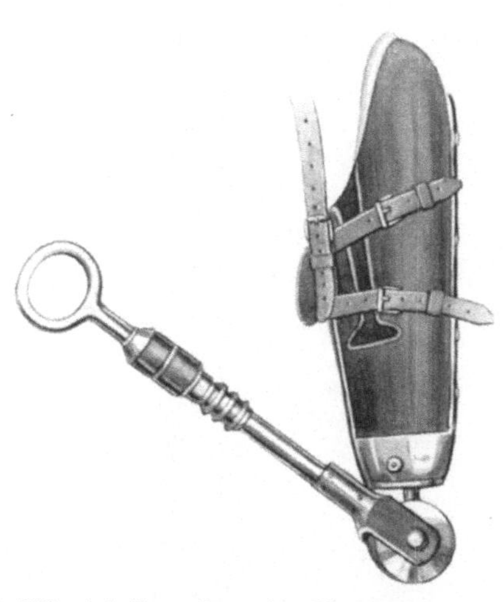

Abb. 329. Arbeitsprothese für Oberarmamputierte (System SOUKUP).

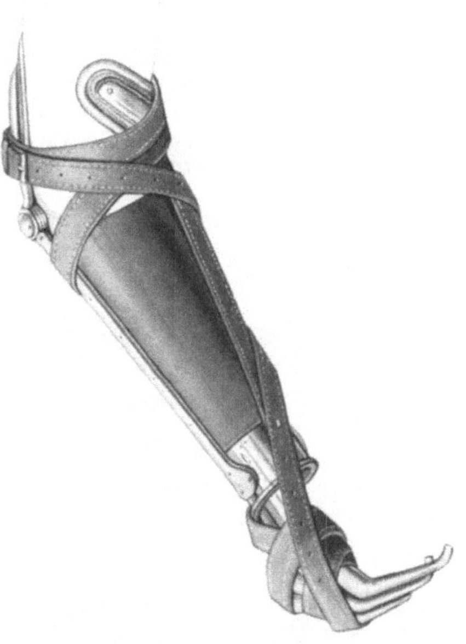

Abb. 330. Arbeitsprothese für Unterarmamputierte (KELLER-Arm).

Prothese für Unterarmamputierte.

Sie besteht aus einer kurzen Oberarmhülse, die durch im Ellbogen bewegliche Schienen mit der Unterarmprothese verbunden ist. Die Hand zeigt die gleiche Ausführung wie oben (Abb. 328).

Ist der Vorderarmstumpf vollständig erhalten und handelt es sich nur um den Verlust der *Hand*, dann können die Drehbewegungen durch einen einfachen Mechanimus in der Weise ausgenützt werden, daß mit der Supination der Daumen und die nächsten zwei Finger sich öffnen, bei der Pronation sich dieselben wieder schließen (Dreharm).

Für fehlende *Finger* werden Prothesen aus Holz oder aus Hartfilz getragen, die mit einer kleinen Manschette am Handgelenk befestigt sind. Einzelne Finger haben in der Regel keinen Mechanismus; die Prothese wirkt rein kosmetisch. Fehlen die ersten drei Finger der Hand, dann wird der Daumen federnd gemacht; hier ist ganz besonders individualisierend vorzugehen.

b) Arbeitsprothesen.

Die Arbeitsprothese hat den Zweck, dem Stumpf die Arbeitsmöglichkeit zu verschaffen; eine solche, die alle Leistungen in sich vereinigt, gibt es nicht. Keine der sog. Universalarbeitsprothesen hat sich bewährt; man kann nur durch bestimmte Ansatzstücke ein den individuellen Bedürfnissen des Amputierten entsprechendes Hilfsinstrument schaffen.

Arbeitsprothese für Oberarmamputierte. Als solche wenden wir den Wiener Arbeitsarm System SOUKUP an. Das Ellbogengelenk ist ein Klemmgesperre

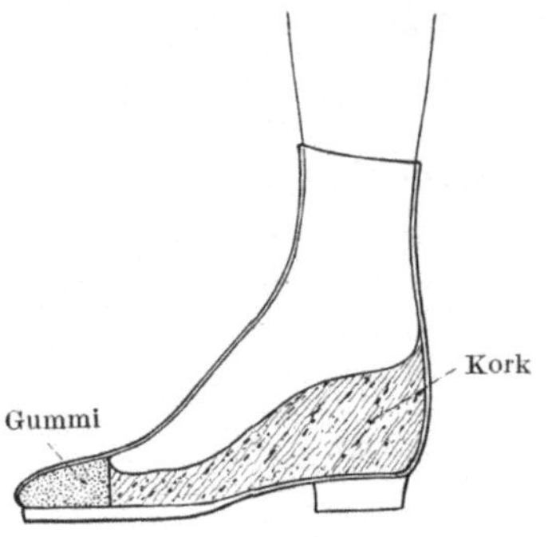

Abb. 331. Spitzfußschuh mit Korkeinlage zum Ausgleich geringer Beinverkürzungen.

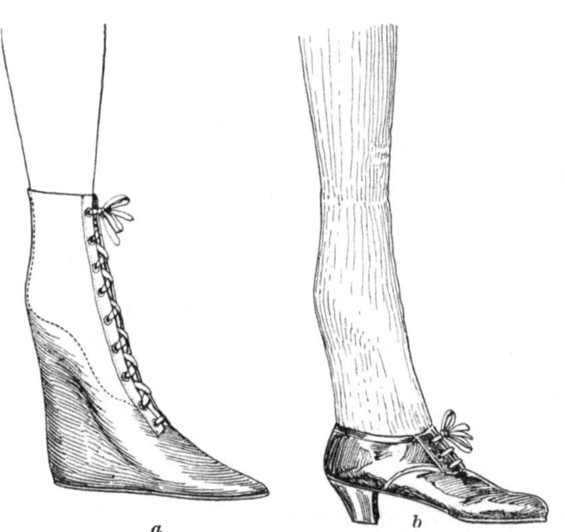

Abb. 332. O'CONNOR-Stiefel. *a* Verlängerungsstiefel, *b* Verlängerungsstiefel im Strumpf und gewöhnlichen Schuh.

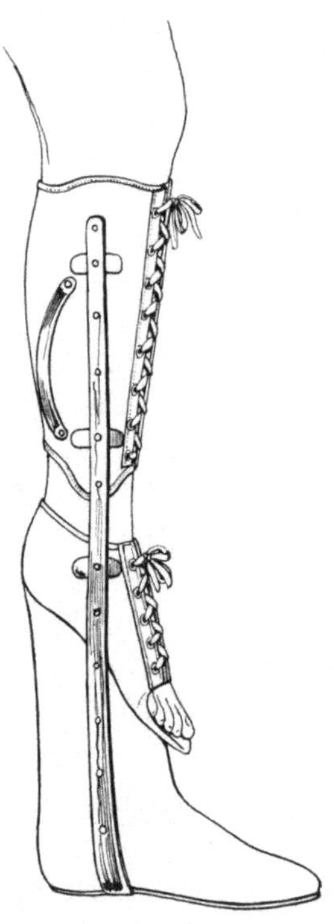

Abb. 333. Verlängerungsapparat mit MARKS-Fuß bei hochgradigen Verkürzungen.

und kann in jedem beliebigen Winkel festgestellt werden. Ebenso ist die Schwenkrichtung des Unterarmes um die Achse des Oberarmes in beliebiger Stellung fixierbar. Der vordere Teil des Unterarmes ist derartig eingerichtet, daß alle Arbeitsansätze mit normalisiertem Zapfen Verwendung finden können (Abb. 329).

Arbeitsarm für Unterarmamputierte. Als solcher hat sich am besten der KELLER-*Arm* bewährt, der aus einer Unterarmlederhülse mit Befestigungsriemen besteht und an seinem Ende eine Stahlhülse mit Fixierungsstiften zur Befestigung der Arbeitsansätze trägt (Abb. 330).

B. Beinverlängerungsapparate.

Zum Schlusse seien noch jene Prothesen angeführt, die der bloßen Verlängerung des Beines bei bestehender Verkürzung dienen.

Geringgradige Verkürzungen können durch eine einfache Korksohle, die in den Schuh eingearbeitet wird, ausgeglichen werden. Die Einlage ist im Fersenteil höher und nach vorne verlaufend, der Fuß kommt dadurch in eine künstliche Spitzfußstellung, wodurch das Aussehen des Schuhes und der Gang unauffällig werden (Abb. 331). Mit der Korkerhöhung kommt man bei Verkürzungen bis zu 8 cm aus. Bei höhergradigen Verkürzungen ist es sehr zweckmäßig, wenn man die Verlängerungsvorrichtung und den Stiefel getrennt anfertigen läßt (O'CONNOR-*Stiefel*). Der Fuß wird in Spitzfußstellung in einen Stiefel eingeschnallt, dessen Vorfuß aus Gummi gefertigt ist. Über diese Prothese wird der Strumpf und ein gewöhnlicher Schuh angezogen. Der Fuß wird dabei möglichst senkrecht gestellt, so daß der Fußrücken in einer Linie mit dem Unterschenkel sich befindet. Damit lassen sich Verkürzungen bis 20 cm ausgleichen, ohne daß der Schuh äußerlich entstellend wirkt (Abb. 332). Bei Verkürzungen noch höheren Grades müssen Schienenkonstruktionen angewendet werden. Das Bein steckt mit möglichst spitz gestelltem Fuß in einem Hülsenapparat mit Seitenschienen, die für den Fall, als das verkürzte Bein noch weiter im Wachstum zurückbleibt, verlängert werden können. Das Sprunggelenk läßt man am besten unbeweglich. Die Abwicklung des Fußes erfolgt am zweckmäßigsten durch eine gelenkige Verbindung im Vorfuß der Prothese oder mit Hilfe eines MARKS-Fußes (Abb. 333).

Sachverzeichnis.

Gelenksteifen und Gelenkplastik. Von Professor Dr. **Erwin Payr,** Geheimer Medizinalrat, Direktor der Chirurgischen Universitätsklinik Leipzig. In 2 Bänden.
1. Band: **Pathologische Biologie der Gelenke. Pathogenese und pathologische Anatomie der Ankylosen. Klinik, Diagnostik und Anzeigestellung.** Mit 240 zum Teil farbigen Abbildungen. XIII, 880 Seiten. 1934.   RM 120.—, gebunden RM 124.80
2. Band: **Allgemeine Technik. Spezielle Operationslehre.** In Vorbereitung.

Konstitutionspathologie in der Orthopädie. Erbbiologie des peripheren Bewegungsapparates. Von Dr. **Berta Aschner** und Privatdozent Dr. **Guido Engelmann** in Wien. (Bildet Heft 3 der „Konstitutionspathologie in den medizinischen Spezialwissenschaften".) Mit 80 Abbildungen. VII, 312 Seiten. 1928.   RM 28.—*

Verlauf der wichtigsten Knochen- und Gelenkerkrankungen im Röntgenbilde. Eine anschauliche Prognostik. **The course of the most important bone and joint diseases shown in the röntgen-photograph.** An intuitive prognostic. Von Privatdozent Dr. med. **Victor Hoffmann,** Oberarzt der Chirurgischen Universitätsklinik im Augusta-Hospital zu Köln. Mit deutschem und englischem Text. In 156 Serien mit 584 Abbildungen. X, 264 Seiten. 1931. RM 66.—, gebunden RM 69.80*

Operative Chirurgie der Knochenbrüche. Von Professor **Fritz König,** Würzburg.
1. Band: **Operationen am frischen und verschleppten Knochenbruch.** Mit 99 Textabbildungen (200 Einzelbilder). V, 194 Seiten. 1931.
                                        RM 27.—, gebunden RM 29.80*
2. Band: **Pseudarthrosen und schlecht geheilte Brüche.** In Vorbereitung.

Die Knochenbrüche und ihre Behandlung. Ein Lehrbuch für Studierende und Ärzte. Von Professor Dr. **Hermann Matti,** Chirurg am Jenner-Kinderspital und Chefarzt der Chirurgischen Abteilung des Zieglerspitales in Bern. Zweite Auflage. Mit 1000 zum Teil farbigen Abbildungen und 2 farbigen Tafeln. XV, 938 Seiten. 1931.   RM 86.—, gebunden RM 89.60*

Technische Operationen in der Orthopädie (Orthokinetik). Von Dr. med. **Julius Fuchs,** Facharzt für Orthopädie in Baden-Baden. Mit 126 Abbildungen. VI, 230 Seiten. 1927.   RM 16.50*

Praktische Orthopädie. Von Dr. **A. Schanz,** Dozent für Orthopädie an der Akademie für ärztliche Fortbildung in Dresden. Mit 504 Abbildungen. IX, 560 Seiten. 1928.   RM 42.—, gebunden RM 44.20*

Frakturen und Luxationen. Ein kurzgefaßtes Lehrbuch für Ärzte und Studierende. Von Dr. med. **K. H. Bauer,** a. o. Professor für Chirurgie an der Universität Göttingen. Mit 237 Abbildungen. VIII, 236 Seiten. 1927.
                                        RM 15.—, gebunden RM 16.80*

Frakturen und Luxationen. Ein Leitfaden für den Studenten und den praktischen Arzt. Von Professor Dr. **Georg Magnus,** Berlin. Zweite Auflage. Mit 43 Abbildungen. IV, 86 Seiten. 1933.   RM 3.60

Der Hohlfuß. Seine Entstehung und Behandlung. Von Dr. **M. Hackenbroch,** Privatdozent, Oberarzt der Orthopädischen Klinik Köln. Mit 40 Abbildungen. VI, 84 Seiten. 1926.   RM 6.60*